組織移植

Text Book

組織移植医・
組織移植コーディネーターにむけて

監修◉日本組織移植学会
編集◉日本組織移植学会教育委員会

JN204905

へるす出版

巻 頭 言

　このたび，日本組織移植学会監修の『組織移植 Text Book』が発刊された。本書は，組織移植医療に携わる医師，コーディネーター（以下 Co）の学会認定に関わる基本的事項をまとめたものである。日本組織移植学会は 2001 年の設立当初より，組織移植の進歩・発展に寄与すべく，組織提供のあり方やガイドラインあるいは認定バンク制度等のシステム構築を行ってきた。

　2005 年には日本組織移植学会認定 Co 制度を，2015 年には組織移植認定医制度を立ち上げ，心臓弁・血管・皮膚・骨・膵島・羊膜などの組織移植に関係する医師と Co の認定を行ってきている。しかしながら，今後の学会認定医，さらには専門医あるいは Co の将来を見据えた人材育成はきわめて重要であり，本書はその専門書として発刊されたわけである。内容は，組織提供医，各組織移植専門医あるいは Co が組織移植全般を横断的に理解すべき基本的事項が網羅されている。

　さて本学会は，組織バンクのクオリティーアシュアランスを図る目的で，認定組織バンク運営基準と認定組織バンク制度を整備し，これまでに，皮膚，心臓弁，骨バンク，羊膜，膵島に係る 15 施設（2018 年 6 月現在）を学会認定しているが，組織バンクの認定取得は組織移植の保険適用の必須条件となっており，本書に記載された内容は認定バンク取得の要件が盛り込まれスタッフ全員が理解し共有するべき内容となっている。

　2018 年 4 月には，組織移植に係る保険点数の大幅な増加が認められ，これからの組織移植医療の発展と学会の種々の活動の大きな助けになると思われる。今後はこの組織バンクに与えられたチャンスを生かし，十分なドナーの啓発を行うとともに，移植医と Co の育成を図る必要がある。さらには，日本臓器移植ネットワークや自治体，提供病院，移植病院とともに臓器・組織移植医療推進のための方策やドナーアクションが必要となってくるであろう。

　今回，作成された本書を多くの方が手に取り組織移植の発展と質の向上に役立てていただけることを祈念している。

2018 年 6 月吉日

日本組織移植学会　理事長

島崎修次

執筆者一覧 (五十音順)

青木　大
日本スキンバンクネットワーク

明石優美
藤田医科大学保健衛生学部看護学科

穴澤貴行
京都大学医学部附属病院肝胆膵・移植外科

井澤浩之
はちや整形外科病院

石垣理穂
京都府立医科大学組織バンク・アイバンク

伊藤泰平
藤田医科大学医学部移植・再生医学

上野豪久
大阪大学医学部附属病院移植医療部

内田　孟
国立成育医療研究センター臓器移植センター

占部　憲
北里大学メディカルセンター整形外科

大宮かおり
日本臓器移植ネットワーク

小野　稔
東京大学医学部附属病院心臓外科

笠原群生
国立成育医療研究センター臓器移植センター

金城亜哉
日本スキンバンクネットワーク

川崎　諭
大阪大学大学院医学系研究科眼科学

北村惣一郎
国立循環器病研究センター

木下　茂
京都府立医科大学感覚器未来医療学

剣持　敬
藤田医科大学医学部移植・再生医学

香野日高
東京歯科大学市川総合病院泌尿器科

後藤満一
大阪府立急性期・総合医療センター

齋藤　綾
東邦大学医療センター佐倉病院心臓血管外科

齋藤大蔵
防衛医科大学校防衛医学研究センター

阪本靖介
国立成育医療研究センター臓器移植センター

佐々木千秋
東京歯科大学市川総合病院角膜センター・アイバンク

篠崎尚史
慶應義塾大学医学部眼科学講座

島崎修次
国士舘大学大学院救急システム研究科

島﨑　潤
東京歯科大学市川総合病院眼科

関美智子
日本スキンバンクネットワーク

外園千恵
京都府立医科大学眼科学教室

田中秀治
国士舘大学大学院救急システム研究科

田村純人
東京大学医学部附属病院肝胆膵外科・人工臓器移植外科

寺岡　慧
国際医療福祉大学三田病院移植外科

中川　健
東京歯科大学市川総合病院泌尿器科

長島清香
東京大学医学部附属病院組織バンク

中村隆宏
京都府立医科大学感覚器未来医療学

西田幸二
大阪大学大学院医学系研究科眼科学

蜂谷裕道
はちや整形外科病院

服部　理
東京大学医学部附属病院組織バンク

福嶌教偉
国立循環器病研究センター移植医療部

福田晃也
国立成育医療研究センター臓器移植センター

星川　康
藤田医科大学医学部呼吸器外科学

益澤明広
東京大学医学部附属病院組織バンク

三瓶祐次
東京大学医学部附属病院組織バンク

本村　昇
東邦大学医療センター佐倉病院心臓血管外科

横田裕行
日本医科大学大学院医学研究科救急医学

渡邉和誉
兵庫アイバンク

目　　次

第5章 組織バンクの運営とメディカルディレクターの役割 *35*

第6章 認定組織バンクの役割と現状 *51*

第7章 日本組織移植学会認定医の役割と要件 *59*

第8章 移植コーディネーターの概要 *63*

第9章 組織移植のコーディネーション　　　69

第10章 各組織のドナー適応基準　　　97

第 11 章 各組織の採取・保存・供給　117

第 12 章 救急医療と脳死判定・臓器提供　171

第 13 章 心停止後の臓器提供と脳死下臓器提供　181

第 14 章　移植と免疫　　　　　　　　　　　*199*

第 15 章　臓器移植各論　　　　　　　　　　*209*

第 16 章　普及・啓発活動

日本組織移植学会の役割

Ｉ　日本組織移植学会の設立と役割

1．日本組織移植学会の設立

　平成 13（2001）年 10 月に，東京と大阪を中心として別個に存在していた組織移植関連の研究会を一つにまとめ，「日本組織移植学会（Japanese Society of Tissue Transplantation；JSTT）」が設立された。筆者は初代理事長として就任したが，まさにゼロからの出発であった。当初，JSTT として包含した医療には，皮膚，心臓弁・血管，気管，骨，角膜，耳小骨等の移植があったが，現在では，皮膚，心臓弁・血管，骨，膵島，羊膜が中心となっている。

　当時，欧米においては，組織移植は臓器移植とともに法的基盤を有する医療行為として公的な承認と体制整備，価格の設定，あるいは経費の支援がすでに行われていた。しかし，本邦では組織移植に関する法律は存在せず，また「臓器の移植に関する法律（臓器移植法）」にも包含されることなく隔離されたままになっている。JSTT が「『臓器の移植に関する法律』の運用に関する指針（ガイドライン）」（平成 24 年 5 月 1 日改正版）の第 14「組織移植の取扱いに関する事項」に基づき責任を持って運用しているものである。したがって，組織移植医療を実施するうえでの最初の問題は組織提供のインフォームド・コンセントの取得に関するものであった。日本臓器移植ネットワーク（Japan Organ Transplant Network：JOTNW）のコーディネーターは組織移植のコーディネーションを行うことはなく，JSTT は組織移植のためのコーディネーターを別個に自前で育成する必要があった。実に倍の経費のかかる無駄なことであるが，法律規定のある臓器移植とそれのない組織移植との壁であった。

2．日本組織移植学会の事業内容

　大きな社会問題を生じうる移植医療のなかで，このように法律のない組織移植の学会がまずなすべきものは，倫理面と管理・医療安全面のガイドラインの作成と徹底した普及であった。以下，JSTT の設立にあたり，基本的な骨格となった事業内容を略述する。

①「ヒト組織を利用する医療行為の倫理的問題に関するガイドライン」[1] および「ヒト組織を利用する医療行為の安全性確保・保存・使用に関するガイドライン」[2] の 2 部からなる基本的なヒト組織移植ガイドラインを作成・公表した。さらに，これらを英文化して，日本の組織移植ガイドラインとして厚生労働省の承認のもと世界保健機構（World Health Organization；WHO）に提出した。JSTT のガイドラインが日本国の組織移植ガイドラインとなったわけである。

②ドネーション体制を整備するために，「東日本・西日本組織移植ネットワーク」を杏林大学（現 東京大学）と国立循環器病研究センターに整備し，両者を JSTT のもとに併合した（図 1-1）。

③JOTNW のコーディネーターは組織提供のコーディネーションを行わない状況であったので，JSTT が独自に「日本組織移植学会認定コーディネーター制度」を発足させ，認定試験の実施と合格者への認定証の発行を開始した。また，東・西日本組織移植ネットワークで組織採取医師の技術

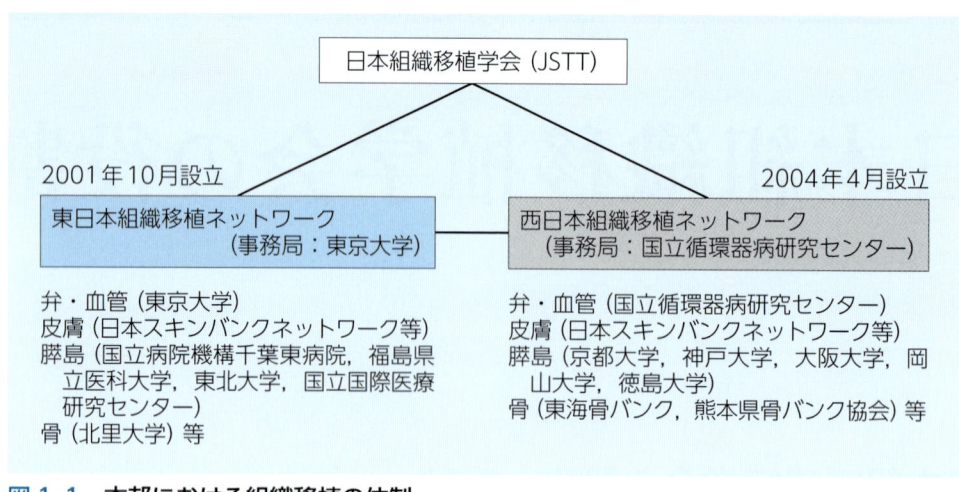

図 1-1　本邦における組織移植の体制

研修会を開始した。さらに，組織移植医療の長期の安全性を期して各組織移植医療ごとの症例登録（レジストリー）を開始し，書類の 20 年間の保管を業務付けた。

④ガイドラインに基づき「ヒト組織バンク」を開設するにあたって，施設が遵守すべき要項を「ヒト組織バンク開設における指針」[3] として公表した。さらに，バンク施設への実地検証を行い，改善策を指示するとともに合格した場合には，認定証を授与した。

　以上のように，JSTT として基本的な骨格であるガイドラインの策定，保存バンク指針，組織の利用指針，コーディネーター資格とその教育，インフォームド・コンセントのあり方を含め，平成 18 (2006) 年 8 月に「日本組織移植学会 別冊規約集 (Japanese Society of Tissue Transplantation：Guidelines for Tissue Transplantation)」[4] として発刊した。このなかでも，とくに安全面に関するガイドラインは，平成 12 (2000) 年 12 月 26 日に旧厚生省医薬安全局より出された医薬発第 1314 号「ヒト又は動物由来成分を原料として製造される医薬品等の品質及び安全性確保について」を遵守し，さらに厚生労働省からの感染症対策情報もいち早く取り入れ，ガイドラインを改訂し，安全面に最大限の注意を払ってきた。この結果，設立後 15 年を経たが，一度も大きな問題を発生することなく，日本の組織移植医療が進歩してきたことをうれしく，誇りに思う。これらの事業に対し，平成 20 (2008) 年 10 月 9 日に第 60 回保健文化賞が授与された。

　JSTT 設立当時から組織移植バンクとして存在した皮膚バンク，心臓弁・血管バンク，骨バンクに加えて，膵島移植，羊膜バンクが新たに加わり，名実共に医療先進国として必要な医療行為を国から任せられるまでの学会に成長した。診療報酬表にも「日本組織移植学会のガイドラインに則った場合のみ」認める旨の記載がされている。また，現在，膵島移植（先進 B）を除く皮膚，心臓弁・血管，骨，羊膜移植はすべて保険医療として承認された。この間，多くの JSTT 会員，日本移植学会，都道府県移植コーディネーター，JOTNW コーディネーター，組織提供病院の方々，さらに厚生労働省の方々にお世話になってきた。ここにあらためて感謝の意を表したい。

3.　今後の課題

　今後，JSTT が行うべき重要な問題点と思えることについて述べたい。

1) ダブル (デュアル) コーディネーションの実施

　現在，膵島移植の領域では凍結保存を行わず，新鮮移植が主流となっており，膵臓移植と類似状態であることから，脳死臓器提供コーディネーションに際して，JOTNW と JSTT の両コーディネー

表1-1 臓器提供と組織提供の関係

	脳死下臓器提供	心停止下臓器提供	
		心停止前対応	心停止後対応
提供可能臓器	心，肺，肝，膵，腎，小腸，眼球	膵，腎，眼球	眼球
提供可能組織	心臓弁，血管，膵島，皮膚，骨	心臓弁，血管，膵島，皮膚，骨	心臓弁，血管，皮膚，骨
組織採取に要する時間	臓器摘出後4時間	臓器摘出後6時間	6時間

ターが同席し，膵島コーディネーションも行われるようになっている。これにより，提供する家族側の負担は著しく軽減する。このダブルまたはデュアルコーディネーションを他の組織提供にも拡大すべきである。これが可能となれば，家族同意による脳死下提供数が増加し，心停止下提供数が減少している現状にも速やかに対応することが可能となる。最終的には，日本国として臓器・組織移植が一体化する法律に改変するべきであり，医療先進国を自負する日本のみが特異な状況のままになっている（**表1-1**）。

2）組織移植医療の財政的支援

現在，皮膚移植，骨移植，心臓弁・血管移植，羊膜移植はすべて保険医療となっている。しかし，いずれも保険点数は低く，バンク施設の負担が著しい。改善に向けて外保連や厚生労働省，中医協等との折衝努力を学会として続けることが重要と感じている。この結果，平成30（2018）年の保険償還点数の改定で底上げが図られたことは誠に喜ばしい。

最近のJSTTの動向をみていると臨床的，制度的報告が増加し，研究報告が少ない。組織の免疫原性を抑え，より長期間の生体内機能を期待するために，米国や欧州では心臓弁等ヒト組織の脱細胞化処理や自己細胞播種化などが行われ，一部実用化されている。しかし，本邦ではこれらの動きはいまだ乏しく，学会やバンク施設の研究進捗を期待したい。

〔北村 惣一郎〕

Ⅱ 組織移植と日本組織移植学会（JSTT）

JSTTは，現在「皮膚・骨・血管・心臓弁・膵島・羊膜」などを組織移植の対応と定めている。平成9（1997）年10月に施行された「臓器の移植に関する法律（臓器移植法）」の目的は，すべての移植医療の適正な実施を行うことであり，臓器移植法の基本的理念として臓器提供に関する本人意思の尊重，臓器提供の任意性の担保，移植術を必要とする者に対しての適切な実施，移植術を受ける機会の公平性の担保が図られなければならないとされている。しかし，臓器と定義されている「心臓，肺，肝臓，腎臓，膵臓，小腸，眼球」以外の「心臓弁，血管，皮膚，骨，膵島，羊膜」などの組織の移植はこの法的の範疇に含まれていない（**表1-2**）。それゆえ，厚生労働省が省令で定める「『臓器の移植に関する法律』の運用に関する指針（ガイドライン）」の第14には，「法が規定しているのは，臓器の移植等についてであって，皮膚，血管，心臓弁，骨等の組織の移植については対象としておらず，また，これら組織の移植のための特段の法令はないが，通常本人又は遺族の承諾を得た上で医療上の行為として行われ，医療的見地，社会的見地等から相当と認められる場合には許容されるものであること」と記載されている。これが組織移植を実施する唯一の根拠となっていた。

実際，組織の摘出，保存，移植手術を実施する場合には摘出施設内の倫理委員会で採取・保存・移

表 1-2　組織移植における適応症・適応手術

組　織	主な適応症・適応手術
心臓弁	1. 感染性心内膜炎等による大動脈弁閉鎖不全症 → 大動脈弁置換術・大動脈基部置換術 2. 人工弁感染・大動脈弁輪部膿瘍 → 大動脈基部置換術 3. 人工弁縫合不全を生じた大動脈炎症候群 → 大動脈基部置換術 4. 大動脈弁疾患 → Ross 手術での肺動脈再建 5. 先天性心疾患（左室低形成症候群，肺動脈・大動脈再建）→ Norwood 手術，その他
血管	1. 大動脈，大腿動脈 　・人工血管感染における大動脈再建 　・感染性大動脈瘤における大動脈再建 　・臓器移植時における動脈再建（臓器移植ガイドラインによる） 　・末梢動脈再建，血液透析用内シャント 2. 大腿静脈 　・肝臓移植時の門脈・肝静脈再建 　・静脈弁を利用した右室－肺動脈再建 3. 大伏在静脈 　・静脈弁を利用した右室－肺動脈再建 　・末梢動脈再建，腹部臓器血行再建
皮膚	広範囲の熱傷（重症度による適応を別に定める）
骨	1. 外傷による骨欠損部の修復 2. 腫瘍による骨摘出による骨欠損部の再建 3. 人工関節再置換術時の骨欠損部の修復 4. 骨折後の癒合不全
靱帯	靱帯損傷
角膜	角膜の混濁が角膜深層まで及ぶもの 内皮障害のある疾患（水疱性角膜症など）
膵島	重症糖尿病（1 型糖尿病，膵全摘後など）
羊膜	再発翼状片，角膜上皮欠損，角膜穿孔，角膜化学腐食，角膜瘢痕，結膜上皮内過形成，結膜腫瘍，その他

植を行うことに関して承認を得ておくことが必要であり，また第三者によるドナー・家族とのインフォームド・コンセントに基づき公正な承諾プロセスが担保されていることが必要不可欠である。しかし，1990 年代後半，組織バンクは当時，皮膚・心臓弁・血管・骨などのそれぞれのバンクができたばかりであり，臓器移植における JOTNW のような組織もなく，到底このような組織的な対応を行うことができなかった。

　このような背景から，心臓弁・血管バンク，スキンバンク，骨バンクなどが中心となって，専門家みずからが集まり，組織移植に関するガイドライン作成に向けて議論を始めた。これがきっかけとなり，それまで研究会として存在した東日本の組織移植ネットワーク，西日本の組織移植研究会，全国の組織移植に関係するドナー側・レシピエント側の関係者が集まり，北村惣一郎先生を初代理事長として，平成 13（2001）年に学術団体「日本組織移植学会（JSTT）」が設立された。

〔島崎 修次・田中 秀治〕

Ⅲ　日本組織移植学会（JSTT）のこれまでの活動

　JSTT は設立以来，単なる学際的団体に留まらず社会的な位置付けを持ち，組織移植の進歩・発展に寄与するべく組織提供のあり方や組織移植のルールづくり，ガイドライン，あるいは倫理的諸問題についても広く社会に向け継続して発信してきた。

　以下に，これまでの活動の流れと，JSTT が進めてきた施策について簡単に示す。

1. 「ヒト組織を利用する医療行為の安全性確保・保存・使用に関するガイドライン」[2] の作成

　JSTT 発足後の最初の作業が専門家による組織移植実施を包括する独自のガイドライン作成であった。前述したように，臓器移植法のような法律による制限がないため，専門家による厳しいレベルでの基準づくりを目指し，「ヒト組織を利用する医療行為の安全性確保・保存・使用に関するガイドライン」委員会を立ち上げ，学会設立わずか半年で完成した。

　本ガイドラインで，各バンク（組織）の個別の問題点を解決するとともに，各バンクがそれまで行ってきた取り組みを一つに集約し，医学的に安全かつ，すべてのバンクに適応できるものであった。本ガイドラインの重要な点は，組織移植を実施する際の安全性に配慮しつつ，組織移植の法的な位置付け，倫理委員会での承認，インフォームド・コンセントを行う際の要件，ドナーの適応基準，ヒト組織の処理・保存のあり方などについて細かく規定されており，2001 年以来，小さな改変を繰り返しながらも，今日まで大きな骨子の変更なく使用されている。

2. 「ヒト組織を利用する医療行為の倫理的問題に関するガイドライン」[1] の作成

　前述の「ヒト組織を利用する医療行為の安全性確保・保存・使用に関するガイドライン」と平行して作成が進められたのが，JSTT における倫理指針〔「ヒト組織を利用する医療行為の倫理的問題に関するガイドライン」（以下，倫理ガイドライン）〕の作成である。

　倫理ガイドラインは，ヒト組織を利用するにあたって遵守すべき倫理的な基本原則から始まり，ヒト組織の提供にかかる任意性の確保，ヒト組織の採取および移植の際の十分な説明と同意（インフォームド・コンセント），ヒト組織の提供の社会性・公平性およびドナーの尊厳の確保，無償の提供，提供されるヒト組織にかかる安全性および移植の有用性の確保，個人情報の確保，情報公開，ヒト組織の採取に関する基本原則，ヒト組織の採取における説明と同意のあり方，ヒト組織の採取手続き，ドナー適応基準のあり方，ヒト組織の移植施設への提供および移植への利用，研究機関および企業等における研究・教育・研修への利用およびその他の利用，組織バンクの運営等についてなど，組織移植に関わる内容であり，倫理的問題ばかりではなく社会的倫理問題を含む，多岐にわたり包含したガイドラインであり，JSTT の骨子となっている。

3. 組織バンク認定基準の作成と組織バンクの認定作業

　組織移植において，施設に保存された組織の品質保証（quality assurance；QA）はきわめて重要である。これを維持するために，JSTT が提示したガイドラインに従い，GTP（good tissue practice）を準拠し正しく活動している組織バンクを JSTT が認定する制度を制定した。全国の組織バンクのレベル向上を目標として，きわめてハードルの高い自己達成基準（9 セクション 100 項目以上の基準，第 6 章参照）を設定し，認定バンク制度が発足した。

　この認定バンク制度は現在，カテゴリー I のバンクでは，健康保険医療制度と各県からの組織バンクへの補助制度に密接に連携しており，同種皮膚移植，同種骨移植，同種心臓弁・血管移植，同種羊膜角膜複合移植などの場合には保険適用の条件として認められており，JSTT の定めた認定バンク（カテゴリー I）の基準を満たしていることが求められるようになってきた。

　組織移植に関する法律がない現在，診療報酬の一部に JSTT の認定基準と認定バンクが採用されているのは，学会としてもきわめて意義深いと思われる。

　一方，現行の組織バンクのように，他施設への組織の供給はできないものの，全国的に角膜・羊膜移植や同種骨移植が行われており，品質の高い組織採取業務を保証し，組織移植の進歩と組織移植医療の向上を図ることを目的として，JSTT の認定基準に沿った組織採取・一時保存を行う施設を，カテゴリー II の組織バンクと名付け認定する作業を開始した。

　これらの組織バンク認定と同等の施設条件が求められ同種移植の保険適用などと連携し，適切な医

療の展開が期待されている。

4.　組織移植コーディネーターの育成と認定作業

　JSTT が設立された当初，組織移植を専門でコーディネートする組織移植コーディネーターは存在していなかった。各組織バンクの医師等がそれぞれの組織の説明と同意の作業を行っていたのがほとんどであった。

　本邦のドナーコーディネーターは，JOTNW を中心に展開をされているが，組織移植は斡旋業として，国に認められた資格ではなかったため，組織バンクの活動・規約は前述のガイドライン同様，パブリック・アクセプタンスに則り，実施せざるを得ない状況であった。そこで，JSTT 組織移植コーディネーター委員会では，2003 年に認定コーディネーター制度を立ち上げ，組織移植コーディネーターの育成と継続教育を行うこととした。

　その概要は，①コーディネーションの際の承諾の公正性確保，②安全な組織摘出・保存技術の担保である。そのためには，学会が独自の基準を定め，組織移植コーディネーターの育成として，年2回（夏期および冬期）の移植コーディネーターセミナーを開催している。セミナーの内容は多岐にわたり，心臓弁・血管・骨・皮膚などの従来の組織移植とともに臓器移植の問題，膵島移植や羊膜・角膜などの新しい組織移植の問題，さらには救急現場における初期治療・脳死判定シミュレーションなども含めた研修を行い，一定の組織移植に関する経験を経てコーディネーター認定試験を行っている。また，認定された組織移植コーディネーターに対しては，継続的な生涯教育も実施されている。

　今後はロールプレイや現場での教育，いわゆる OJT（on-the-job training）などを含めて，より実践的な教育を取り入れていく予定である。とくに組織移植コーディネーターのスキル（適応判断と初動）の均一化，各組織バンクの適応判断（メディカルディレクターの共通認識），対応可能なコーディネーターの増員と教育，各組織バンクとの協力体制の整備，組織移植コーディネーターの新人教育と継続教育，新規採用枠の確保と組織移植コーディネーターの共有化など課題は多く存在している。

　現在，組織移植コーディネーターにおける最も大きな問題は人材の不足である。しかし，育成には費用ならびに時間がかかり，一朝一夕にはできない。計画的かつ持続的計画が必要であるとともに，コーディネーター費用と業務を勘案した，日本組織移植ネットワークなどの包括的な新しい仕組みの検討が必要と考える。

5.　「ヒト組織を利用する医療行為の安全性確保・保存・使用に関するガイドライン」と再生医療への取り組み

　保存組織の有効活用を図るために，研究用の組織活用について組織適正利用委員会でのルールづくりが完成した。iPS 細胞による再生医療がいよいよ臨床応用化していく状況下で，JSTT も細胞への対応が必要になっている。

6.　新たな組織としての膵島移植と羊膜移植の普及拡大

　JSTT が設立された 2000 年代に，組織移植として仲間入りしたのが，膵島移植や羊膜移植である。とくに 2003 年当時，新たな組織移植として期待されていたのが，膵島移植であった。これらの移植は先進医療として研究的治療がなされていた。現在は 2 施設がカテゴリー I として認定されている。

　他方，羊膜は 2014 年 3 月に高度先進医療から保険適用されるようになり，認定バンクとなる必要が生じてきた。そこで日本眼科学会，日本角膜学会，日本角膜移植学会と連携して羊膜バンクの実地審査を実施し，認定バンク化してきた。とくに組織バンクの行う質的管理は学会が担保すべき根幹的事項であり，また同時にコーディネーター教育・育成についても，JSTT では最重要事項と位置付け，量的・質的担保も行ってきたことから，そのルールに則って組織バンクの認定が行われ，現在までの9つのバンクがその認定資格を有することになった。

7. 今後の組織移植の課題

　JSTT の設立から 17 年，今日まで経済的問題を含め，多くの苦難の道を乗り越えながら徐々であるが確実に発展してきた。現在，本邦の組織移植を取り巻く環境は，組織移植を支える人的資源（コーディネーターと組織移植を必要とする医師などの担保，バンク運営や組織移植の経済的側面）を含めきわめて厳しいものがあり，経済的問題を含め慢性的な構造不況に陥っている。また，組織バンクは社会的に十分認知されていないため，少ない人的資源，経済的資源のなか，普及啓発はバンク自身が行わなければならない。現在のドナーの不足や組織の資金的な困窮は社会的認知が十分ではないことが原因である。そのためには，医療従事者から組織移植へ根本的に認識を変える必要がある。今後，新たなバンク制度としての羊膜バンクや，研究用の組織活用について組織適正利用審査委員会でルールづくりが完成した。iPS 細胞による再生医療がいよいよ臨床応用化していく状況下で，JSTT も細胞・組織工学，材料工学，遺伝子工学など多方面の分野に広げ，方々と連携を図っていく必要があるといえる。将来的には，臨床現場のインフォームド・コンセントを含む業務の煩雑化を考えると，JOTNW を中心とするドナーコーディネーターの一本化を図ることが必須の問題であり，喫緊の課題である。また，臓器移植法に一部として組織移植を位置付けることも，ドナーアクションプランの観点からも重要である。

■ 文献

1）日本組織移植学会：ヒト組織を利用する医療行為の倫理的問題に関するガイドライン．平成 20 年 8 月 23 日改訂，2008.
　http://www.jstt.org/htm/topics/rinnri.pdf
2）日本組織移植学会：ヒト組織を利用する医療行為の安全性確保・保存・使用に関するガイドライン．平成 20 年 8 月 23 日改訂，2008.
　http://www.jstt.org/htm/topics/annzenn.pdf
3）日本組織移植学会：ヒト組織バンク開設における指針．平成 20 年 8 月 22 日改訂，2008.
　http://www.jstt.org/htm/guideline/sisetu.pdf
4）日本組織移植学会編：日本組織移植学会 別冊規約集（Japanese Society of Tissue Transplantation：Guidelines for Tissue Transplantation），へるす出版，東京，2006.

〔島崎　修次・田中　秀治〕

資 料　組織バンク認定基準

大項目	中項目	小項目
Ⅰ．説明と同意のあり方		
	1．コーディネーター	
		①コーディネーターが在籍している
		②24 時間体制で対応可能である
		③院外への出動が可能である
		④日本組織移植学会認定コーディネーターが在籍している
	2．書式の使用	
		⑤必要書類の準備がされている
		⑥説明用紙に基づいた説明がされている
		⑦承諾書に基づいた承諾がされている
	3．インフォームドコンセントの実施	
		⑧以下の項目に従い正しく実施されている
		・　文書による承諾
		・　代諾者(肉親など)による承諾(ドナー本人が承諾能力を欠く場合)
		・　承諾の任意性の配慮と、その意思の尊重
		・　家族の心情への配慮
		・　同意の拒否および撤回
		・　中立性を尊重した説明
		・　第三者(組織採取病院医師、看護師等)の立会い(医師が説明を行なう際)

大項目	中項目	小項目
Ⅱ．ドナースクリーニング		
	1．書式の使用	
		①書式に基づいたドナースクリーニングがされている
	2．ガイドラインの準拠	
		②「ヒト組織を利用する医療行為の安全性確保・保存・使用に関するガイドライン」に示されている不適応基準を遵守している
	3．情報収集	
		③ドナーの適応基準に従って問診や診療録の情報収集を実施している
		④患者の海外渡航歴に関して確認を行っている
	4．理学的検査	
		⑤ベッドサイドで全身所見の確認がされている
		⑥病理解剖がある場合、その結果を適否の参考としている
	5．感染症検査	
		⑦血清学的検査の為のサンプルの採取が行われている
		⑧各種スクリーニング検査(血算、血型、HBs抗原、HCV 抗体 、HIV 抗体、梅毒、HTLV-1抗体、組織検査)においてはその時点で医学的に適切とされる方法を用いて施行している　サイトメガロウイルス、ヒトパルボウイルスについては組織バンクによって実施することが望まれる
		⑨検査後の血清保存がされている
		⑩細菌学的検査が行われている
	6．メディカルダイレクターの役割	
		⑪バンクが定めるドナー適応基準に該当するかの判断が困難な場合、メディカルダイレクターの指示体制が構築されている

III. 採取

1. 組織採取体制		
	①ヒト組織の採取が事前に採取施設内での倫理委員会等（病院長の承諾を含む）において承認されている	
	②24時間体制で対応可能である	
2. 採取環境		
	③ヒト組織の採取にあたり、可能な限り無菌条件下で行い、微生物等の汚染を極力防いでいる	
3. 採取手技		
	④採取に当たっては日本組織移植学会で定められた「ヒト組織を利用する医療行為の安全性確保・保存・使用に関するガイドライン」を準拠している	
	⑤採取に当たっては汚染がないよう清潔状態で行われている	
	⑥日本組織移植学会が主催するヒト組織に関する研修会に参加している	
	⑦採取のための一定技術レベルを保っている	
4. 採取器材		
	⑧ヒト組織の採取に当り、提供施設に一切負担のない様な採取器材を準備している	
	⑨組織採取器材はいつでも使用出来るように常に準備し、バックアップとともに管理されている	
	⑩組織採取器材を保管する場所が確保されている	
5. 採取医の態度		
	⑪ヒト組織採取の際には、倫理的にも適切な態度とご遺体に対する礼意が保持されている	
6. 採取による記録		
	⑫症例ごとの採取記録が整理されている	
	⑬摘出記録の保管や情報管理について組織バンク又はネットワークに責任者を定めて管理している	
	⑭記録書については保管期限を定め、鍵がかかる場所で適切に保管されている	

IV. 保存

1. 採取組織の一時保存		
	①採取組織は無菌的に容器に封入されている	
	②適切な環境温度に保持されている	
	③保存施設まで搬送されている	
2. 保存環境		
	④適切な組織の保存作業を行なうために専用の場所が確保されている	
	⑤組織が移植されるまでの適切な保管場所が確保されている	
	⑥採取組織の保存過程において、微生物の汚染が極力防がれている	
	⑦組織の処理・保存を行なう作業環境については、一定の清浄度が保たれるように留意している	
	⑧定期的に作業環境の安全性の確認検査が行なわれている	
	⑨保存する者の健康管理が記録されている	
3. 保存器材		
	⑩保存場所に下記等の組織保存専用器材を設置している □クリーンベンチ　□プログラミングフリーザー　□保存タンク　□冷蔵庫　□その他 ＊他の方法で保存する組織に関しては、使用器材を確認	
	⑪定期的に器材の整備をおこなっている	
4. 記録		
	⑫組織の保存に関する記録をおこなっている	
	⑬保存記録を保管・管理し、要請に応じていつでも提供出来るように努めている	

Ⅴ．供給			
	1．公平・公正の担保		
		①レシピエント選択基準があり遵守されている	
		②レシピエントに対して公平な移植の機会を提供している	
		③ヒト組織を自施設以外に公平に供給が行われている	
		④組織を供給する際には、ドナースクリーニング検査結果および処理方法等について併せて情報提供を行っている	
		⑤現時点でもっとも標準的かつ適切とされる方法を用いて組織保存の品質ないし機能評価がなされていること	
	2．記録		
		⑥個人情報保護の観点にたち、留意しつつ、供給に係る記録が行われている	
		⑦ドナー及び処理・保存過程及びレシピエントの記録について随時確認できる体制を整備している	
	3．追跡		
		⑧供給された組織は、必要に応じて追跡調査を行なえる	
		⑨必要に応じて提供したサンプル再検査が可能である	

Ⅵ．施設の要件		
	1．構成員	
		①バンク業務に従事する人数
		②構成員
		・代表者
		氏名・職種・所属・役職・従事年数・学会会員
		・メディカルダイレクター
		氏名・職種・所属・役職・従事年数・専門医資格・学会会員
		・コーディネーター
		氏名・職種・所属・役職・従事年数・学会会員・認定の有無・認定番号
		・採取医師
		氏名・所属・従事年数・学会会員
		・管理者の設置
		クオリティー・アシュアランス（QA）管理者
		氏名・所属・従事年数・学会会員
		クオリティー・コントロール（QC）管理者
		氏名・所属・従事年数・学会会員
		標準業務手順書（Standard Operating Procedure：ＳＯＰ）管理者
		氏名・所属・従事年数・学会会員
		採取管理者
		氏名・所属・従事年数・学会会員
		保存管理者
		氏名・所属・従事年数・学会会員
		供給管理者
		氏名・所属・従事年数・学会会員
		会計管理者
		氏名・所属・従事年数・学会会員
	2．体制	
		③組織バンクの代表者が明確であり運営のすべてに責任を持っている
	3．要綱	
		④組織バンクの組織運営・実施要綱が書面で作成されている
		⑤組織バンクの組織運営・実施要綱は適宜、見直し・改訂がされている
	4．委員会の設置と開催	
		⑥組織バンクの運営方針を決定する運営委員会が定期的に開催されている
		⑦組織バンクの倫理規定を監査する倫理委員会が定期的に開催されている
		⑧開催された委員会の議事録が保管されているか
	5．管理責任	
		⑨ヒト組織の採取における管理責任が明確にされているか
		⑩ヒト組織の保存における管理責任が明確にされているか
		⑪ヒト組織の供給における管理責任が明確にされているか

Ⅶ. 標準的作業手順書（Standard Operating Procedure：SOP）の整備		
	1．標準的作業手順書(SOP)	
		①SOP が施設内に存在する
		②SOP に基づき活動を行っている
		③SOP が毎年定期的に改訂されている

Ⅷ. 書式の整備		
	1．以下の書式が存在するか	
		①組織説明用紙
		（インフォームドコンセントに用いる用紙)
		②組織提供承諾書
		③組織採取記録書
		④機材チェック表
		⑤組織保存記録書
		⑥健康管理表
		⑦組織供給記録書

Ⅸ. クオリティー・アシュアランス（QA）・クオリティー・コントロール（QC）の実施状況		
	1．クオリティー・アシュアランス（QA）	
		QA に関する以下のプログラムが実行されている
		①環境の維持
		②器材の管理
		③検査の管理
		④有害事象の把握
		⑤スタッフの教育
		⑥記録の保持
	2．クオリティー・コントロール（QC）	
		QC に関する以下のプログラムが実行されている
		⑦環境モニタリング
		⑧環境維持モニタリング
		⑨保存管理モニタリング
		⑩試薬在庫モニタリング
		⑪検査手技モニタリング

Ⅹ. 運営		
	1．母体	
		①組織バンクの経営母体が明確にされている
	2．会計	
		②組織バンクを継続的に運営するための収支予算が作成されている
		③組織バンクの予算・決算が作成され、監事によって正しく管理されている
	3．事業計画	
		④組織バンクを継続的に運営するための事業計画が作成されている
	4．経費算出	
		⑤必要とされる適切な経費（採取、保存、供給費用、人件費、交通費など）が算出されている
	5．監査	
		⑥組織バンクの監査は定期的に行なわれているか

第2章

臓器・組織移植の歴史

　移植の歴史というと，一般的には近年の医学として考えられがちであるが，歴史を紐解いてみると，インド，ガンジス川上流において紀元前600年にはSushrutaによる外科手術学校での教育，実習，ならびに治療の記載がある[1)2)]。そのなかでもとくに興味深いのは，鼻や耳の損傷患者に対して頬の皮膚を移植するという記載があり，さらにはそれらに用いる手術器具も紹介されている[2)～4)]。これらの記載ではドナー組織はほぼ自家移植（autograft）であるが，そのほかにも金属の義足を埋め込むなどの症例も紹介されている。

　その後，近代医学として最初の学術的な移植医療の実績は，1668年にオランダ人のJob van Meenerenによる頭蓋の修復にイヌの頭蓋骨を使用した症例が報告されている[5)]。また，同一の可能性もあるが，1682年にMeenerenにより，ロシアの貴族に対してイヌの頭蓋骨移植の症例が記載されている。その後，初の同種移植としての記録は，1822年Bergerにより実施された自家移植での皮膚移植症例，さらに1881年には初の同種死体移植症例となる，落雷により熱傷を受けた患者に対する同種皮膚移植が記録されており，一時的処置として実施されたとある。拒絶反応により剥離したと推察されるが，自己皮膚の成長がその後にみられていることから，現在の熱傷に対する皮膚移植症例の基礎となるものである。

　一方，角膜移植では，19世紀に混濁した角膜にガラス片を埋め込んだり，亀の甲羅を薄切して挿入したりなどの症例が散見されるが，いずれも生体適合性がわるく生着しなかった。その後，1906年にEdward Zirmによる世界初の死体からの角膜移植が成功し，「Archives of Ophthalmology」に報告[6)]したが，その後は1928年にFilatovによる戦後の精巧な針とシルク糸が開発されるまでの間の報告はない。1944年には，ニューヨークの眼科医Townley Patonにより世界初のアイバンクが設立され，角膜移植が一般医療へと発展を遂げることとなった。

　ここまでの移植は主として，組織移植のなかでも，homograftで免疫に関与しないもの，allograftで拒絶反応を前提として成立するもの，さらには角膜移植のように抗原提示が少ないうえ，ACAID（anterior chamber associated immune deviation）と呼ばれる前房由来の免疫寛容システムにより拒絶反応が発生しにくい移植術が成功例としてあげられてきた[7)]。

　しかしながら，臓器移植においては，1905年にフランス人外科医Princeteauがウサギの腎臓を16歳の腎不全患者に移植したが，2週間後に死亡した。翌1906年には，同じくフランスのMathieu Jaboulayにより，ブタ腎臓を腕の血管に吻合させる方法で移植を行ったが，1時間後に患者が死亡した。これらの症例は異種移植（xenotransplantation）で実施されたが，初めての同種移植としては，1945年に一時的な腎移植としてPeter Bent Brigham Hospital（現在のBrigham & Women's Hospital）において実施された。献腎移植としては，1952年にHamburgerが交通事故死した女性の腎臓をその息子に移植したが，22日後に拒絶されたケースが記録されている。初の腎移植の成功例としては，1954年にJoseph E. Murrayらにより，やはりPeter Bent Brigham Hospitalで実施された生体間移植である。この症例では一卵性双生児間での腎移植が行われ，8年間生着し機能した。本症例の成功により，免疫学的な理解が進むと同時に，拒絶免疫を抑制するための研究の急速な発展を招き，1958年には初の免疫抑制薬を用いた移植の実施，さらには自己免疫疾患やアレルギーなどさまざまな分野での発

展に寄与した。その貢献で，1990 年に Murray は E.D. Thomas らとともにノーベル医学・生理学賞を受賞した。さらなる発展は，1999 年に University of Maryland Medical Center の研究班が発表した "high PRA rescue" 法で，妊娠後，輸血後，あるいは腎移植歴のある者などにみられ，腎移植待機患者の約 20% に存在するといわれる high PRA 血液の患者に対して有効な手術法とされた。

　心臓移植においては，異種移植として，1964 年に University of Mississippi の James D. Hardy による 69 歳男性患者にチンパンジーの心臓を移植した症例であったが，循環維持のためには小さすぎたため，90 分しか機能しなかったとされている。その後，1967 年に南アフリカの Groote Schuur Hospital の Christian Barnard による 18 歳女性自動車事故者の心臓を移植した症例が世界初の心臓移植となったが，この患者は 18 日後に肺炎で死亡した。

　1981 年にはスタンフォード大学の Bruce Reitz らにより，45 歳の肺動脈圧亢進症と診断された女性患者に心肺同時移植が行われた。この症例では，拒絶反応を抑える目的でシクロスポリンが試験的に投与された。1986 年 5 月に患者は死亡したが，その体験をもとに「I'll Take Tomorrow」(M. Evans) を Mary Gohlke，Max Jennings による共著で出版した。

　1982 年，ユタ大学の William C. DeVries は "Jarvik 7" 人工心臓を 61 歳の元歯科医師 Barney Clark 氏に移植した。Jarvik 7 はホースでつながれた外付け型コンプレッサーにより拍動する人工心臓であったために安静を余儀なくされ，112 日間生存した。1983 年には Toronto General Hospital（現 the University Health Network）で Toronto Lung Transplant Group の Joel Cooper が肺動脈線維症を患う 51 歳男性患者に片肺移植を施行し，腎不全で亡くなるまで 6 年以上生存した。1984 年には Pittsburgh Medical Center にて，世界初の心肝同時移植が実施された。1986 年には Toronto General Hospital で，肺気腫の患者に両肺移植を行い，この症例では 15 年間生存した。1989 年には，Presbyterian Hospital の外科医師団は心臓，肝臓，腎臓を 26 歳の女性に移植し，この症例は術後 4 カ月間生存した。その後，1990 年には初の生体肺移植として，スタンフォード大学の Vaughn A. Starnes により，12 歳の女児に母親からの肺が移植された。

　肝臓に関しては，1963 年にコロラド大学の Thomas E. Starzl が最初の肝臓移植を試みるが患者は数日内に死亡した。1967 年には初の肝臓移植が行われ，肝臓は 13 カ月機能した。その後，1969〜1974 年には Starzl により霊長類肝臓移植（異種移植）としてチンパンジーの肝臓が移植され，余命 1 日であった小児は 14 日間生存した。

　1966 年にはミネソタ大学の Richard C. Lillehei と William D. Kelly により，28 歳女性患者に膵臓を移植した結果，血糖値が下がり始めたが，3 カ月後に肺塞栓症で死亡した。1974 年には同じくミネソタ大学の David Sutherland が世界初となる膵島移植を行ったが，移植された膵島細胞が免疫システムに攻撃されるまでのわずかな期間しか機能しなかったとされている。さらに 1979 年には，Sutherland は初の膵臓移植を実施した。1988 年には University Hospital of London Sciences Centre の David Grant により，前年に小腸を摘出し飲食のできない状態であった 41 歳の患者に対して初の肝腸同時移植が行われた。同年にはフランスの Paul Brousse Hospital にて，1 つの提供肝臓が 2 つに分割され，2 名のレシピエントに移植された[8]。これらの症例を転機に肝臓の部分移植，つまり生体からも提供できることが示唆され，1989 年に University of Chicago Medical Center（現，University of Chicago Hospital）にて世界初の生体肝移植が行われた[9]。

　1980 年代に入り，腎臓の売買が世界的な問題となり，国際移植学会（The Transplantation Society；TTS）が 1985 年に倫理委員会から倫理規定を制定し，臓器売買を禁止した。そして本規定により劇症肝炎などの緊急性を要する肝不全の際に，生体からの提供で生命を守れることが世界的な話題となり，1991 年には世界保健機関（World Health Organization；WHO）がガイドライン（Guiding Principles on Transplantation）を制定し，そのなかに限定的肝の生体移植を容認した。これらの流れに沿って 1980 年代後半から 1990 年代にかけて多くの国が法整備を行うこととなった。その際に肝臓の限定生体間移植が拡大解釈され，腎提供での生体移植の急増と臓器売買に拍車がかかり，2003 年の WHO

総会にて，多様化する移植医療への再調査が決議され，同年10月にスペイン政府の主催でマドリッド予備会議が招集され，"Madrid Report"として2004年のWHO総会に提示された。その結果，WHOに正式に「移植課」が設置されることとなり，新たな枠組みでのガイドラインの制定を行うことが決議された。WHOではExpert Advisory Panelを設け，そのなかには国際移植学会も含まれた。これは従前にはなかった取り組みで，移植医療の専門家と国連機関が連携し，2008年5月に「イスタンブール宣言」を提唱した。この宣言で臓器売買のみならず，自国での臓器提供に努力していない国からの他国への渡航移植も悪とする新たな提言がなされ倫理上，各国の自給自足の原則のうえにのみ，国際協力が成立することが明記された。WHOでは2010年には国際移植学会の「イスタンブール宣言」を前文に記載した新たなガイドラインが制定されるにいたった。

　組織移植においては，1908年に，ドイツの医師 Erich Lexer が初めての死体からの膝関節移植を実施したが生着せず，本邦でも1911年に，山之内による初めてのhomograftでの血管移植が行われ，さらには1920～1930年代にフランスでは500例を超える睾丸移植，1964年にはエクアドルで世界初の手の移植などが実施されたが，免疫抑制に関する研究が十分でない時代，多くが拒絶反応をひき起こし生着しなかった。

　1988年にはトロント大学において，水上スキーで脊髄損傷した9歳児に，脳出血で死亡した16歳の女性から提供を受け，初めての神経移植が行われた。術後2年で足裏の凹凸が感じられるようになったとの報告により，中枢神経系でも移植で再生可能であることが示唆された[11]。同じく1988年には，コロラド大学にて，パーキンソン病患者に堕胎胎児から採取した細胞を脳に移植し，症状の回復が報告された[12]。しかし，その後，若年の患者には有効であることが報告されたが，若年の患者でも15%には重度な歩行障害が認められたと報告されている[13]。

　1998年に，Cleveland Clinic の Marshall Stone は，20年前のバイク事故で咽頭を損傷した患者に全咽頭移植を行い，術後3日で患者は事故以来初めて声を出すことができたと報告した[14]。同年には，ジョージア州エモリー大学にて臍帯血からのステムセルが12歳の白血病の少年に移植されるなど，移植に関するさまざまな報告がなされた。

　2000年にサウジアラビアの King Fahad Hospital and Research Centre において，26歳の患者に46歳のドナーからの子宮が移植された。99日後に血栓による不全で摘出されたが，移植後2回の生理があり，機能することが示された。

　2003年にはイタリアの Surgeons at Rome's Istituto Regina Elena において，下顎を癌により除去した80歳の男性に39歳のドナーからの下顎が移植され，また同年，オーストリアの Vienna's General Hospital において，多発性腫瘍により舌，下顎の一部を切除された患者に舌の移植が行われた。2004年にはイタリアの Sandro Giannini により，17歳で事故死した男性の足が1991年に事故で足の機能を失った男性に足首から下を移植され，2005年にはフランスで犬の咬傷により損傷した38歳女性に世界初となる顔面移植が行われた。2015年にはフィラデルフィア小児病院（Children's Hospital of Philadelphia）にて，敗血症により2歳で四肢の先端を失った8歳の少年に両手の移植が行われた。

　さまざまな移植が行われるようになった背景には，1964年に発売されたアザチオプリン，1983年に発売されたシクロスポリン，1994年のタクロリムスなどの免疫抑制薬の発展がある。

　これらの組織，器官，細胞の移植が拡大するなか，本邦でも日本手の外科学会倫理委員会同種移植部会作成による「手の同種移植のガイドライン」（2002年8月10日）[15]等，学会単位での指針などが発行されているが，本邦では法的には未整備の部分も多く，医療現場での倫理的，医学的判断は非常に重要となっている。今後の移植医療の発展には，従来のhomogenousな臓器，組織移植のみならず，再生医療，生殖医療，器官移植などの科学技術の発展とそれに伴う生命倫理の変化にも注意して進める必要がある。

■ 文献

1) Bhishagratna KKL：Chapter 16 piercing and bandaging of the lobules of ears（Karna-Vyadha-Vand-ha-Vidhimadhyaym）. An English translation of the Sushruta samhita. Calcatta, 1907, pp152-154.

2) Rutkow IM：The far east. Surgery：An Illustrated History, Mosby, Philadelphia, 1993, pp 65-69.

3) Tewari M, Shukla HS：Sushruta："The Father of Indian Surgery". Indian J Surg. 2005；67：229-230.

4) Mukhopadlhyaya G：The Surgical Instruments of the Hindus, with a Comparative Study of the Surgical Instruments of Greek, Roman, Arab and the Modern European Surgeons. Calcutta University Press, Calcutta, 1913, p 17.

5) Older J ed：Bone Implant Grafting. Springer-Verlag, London, 1992.

6) Edward Zirm：Archives of Ophthalmology（64：580-591）1906.

7) Streilein JW：New thoughts on the immunology of corneal transplantation. Eye（Lond）. 2003；17：943-948.

8) Bismuth H, Morino M：134 liver transplants：experience of the group at the Paul Brousse Hospital. G Chir. 1988；9：561-564.

9) Millis JM, Cronin DC, Brady LM, et al：Primary living-donor liver transplantation at the University of Chicago：technical aspects of the first 104 recipients. Ann Surg. 2000；232：104-111.

10) Mackinnon SE：Nerve allotransplantation following severe tibial nerve injury. J Neurosurg. 1996；84：671-676.

11) Mackinnon SE, Hudson AR：Clinical application of peripheral nerve transplantation. Plast Reconstr Surg. 1992；90：695-699.

12) Widner H, Tetrud J, Rehncrona S, et al：Bilateral fetal mesencephalic grafting in two patients with parkinsonism induced by 1-methyl-4-phenyl-1,2,3,6-tetrahydropyridine（MPTP）N Engl J Med. 1992；327：1556-1563.

13) Freed CR, Greene PE, Breeze RE, et al：Transplantation of embryonic dopamine neurons for severe Parkinson's disease. N Engl J Med. 2001；344：710-719.

14) Strome M1, Stein J, Esclamado R, et al：Laryngeal transplantation and 40-month follow-up. N Engl J Med. 2001；344：1676-1679.

15) 日本手の外科学会倫理委員会同種移植部会：手同種移植ガイドライン．日本手外科学会，2002. http://www.jssh.or.jp/doctor/jp/infomation/file/guideline.pdf

〔篠崎 尚史〕

第 3 章

移植医療における法的事項

I はじめに

　移植医療としては，臓器移植（心停止下，脳死下，生体），組織移植のほか，造血幹細胞移植（骨髄，臍帯血，末梢血）が実施されている。また提供者（ドナー）との関係により，自家移植，血縁者間・非血縁者間（同種）移植という分類もなされる。また今後は，iPS細胞等による多能性幹細胞由来の再生細胞による細胞移植，さらには異種移植といった分野が臨床応用されていく可能性がある。これらの移植医療は法律や指針，学会の定めるガイドライン等で定められたルールに則って実施されている。本章では，組織移植の実践において重要となる法的事項について，「臓器の移植に関する法律（臓器移植法）」を中心に説明し，さらに，近年施行された「再生医療等の安全性の確保等に関する法律（再生医療等安全性確保法）」と組織移植の関係も併せて説明する。

II 移植医療の特徴

　移植医療の特徴として，移植医と移植を受ける患者（レシピエント）の関係は医師-患者関係のみでは完結せず，ドナーと，そのドナーに関わる提供施設医療関係者が存在することが前提になることがあげられる。そのため，提供にあたっては中立な第三者としての立場であるコーディネーターの存在が必要とされる。また，通常の医療行為に関する情報は当該患者のプライバシーに属するものであるが，臓器提供・移植においては透明性の確保も望まれることから，レシピエントのプライバシー権を侵害しない範囲での情報公開が求められる点も移植医療の特徴である。

　情報公開においては，個人を特定できる情報を公開しないことはもちろん，「他の情報を容易に照合でき，それにより特定の個人を識別することができる」ような情報（個人情報の保護に関する法律，第2条第1項）についても注意する必要がある。臓器移植の場合，現状では，ドナーの年齢，性別，原疾患，提供臓器，意思表示の有無と内容および方法が可能な範囲で公表され，提供施設については，所在の都道府県，施設が同意すれば施設名が公表される。レシピエントについては，年齢，原疾患，移植臓器，移植施設などが公表されている。一方，組織移植においては，後に述べるように臓器移植法の対象外であることから，これらのような情報公開は原則としてなされていない。移植医療の透明性の確保は重要であるが，あくまでもレシピエントの権利保護を優先する立場をとることが原則であり，今後も情報公開のあり方については検討を続ける必要があると思われる。

III 臓器の移植に関する法律

　本邦における脳死下臓器提供は，平成9（1997）年に成立・施行された臓器移植法により規定されてきた。脳死判定および臓器提供については，15歳以上の者が書面により承諾している場合に家族が反対しない限りにおいて実施されてきたため，移植数は年間10例弱に留まり，とくに小児に対す

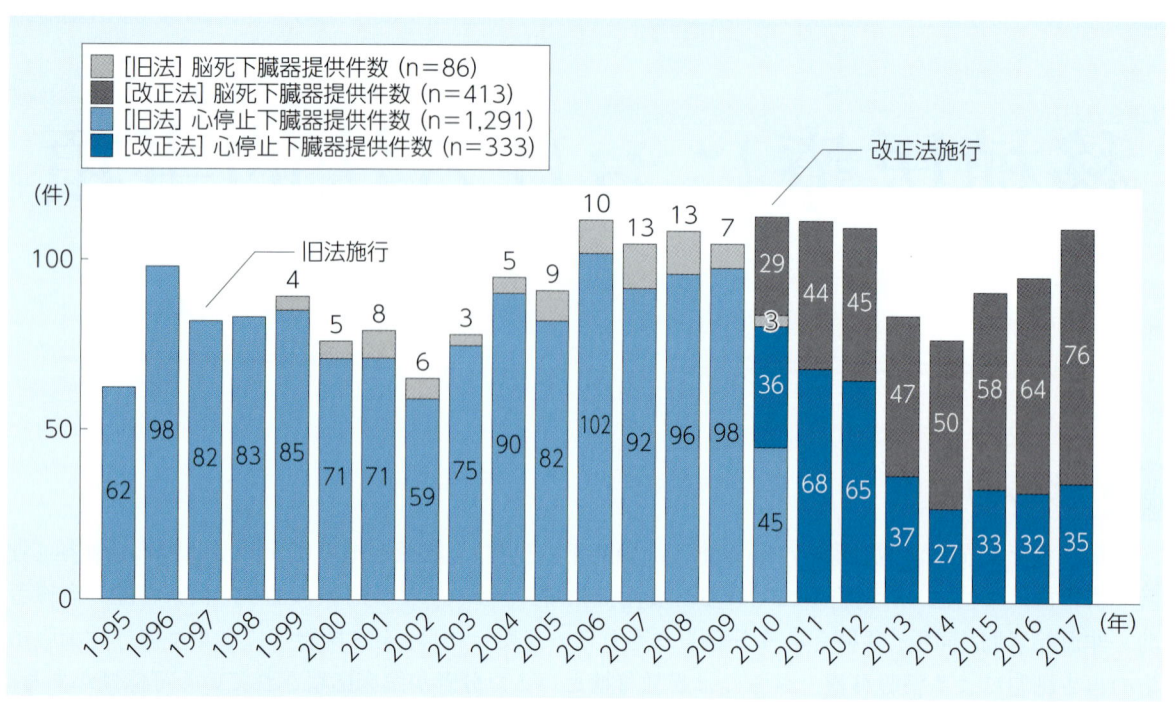

図 3-1　臓器提供件数の年次推移
＊ 1995 年は，日本腎臓移植ネットワーク発足後の 4〜12 月
旧法：臓器移植法，改正法：改正臓器移植法
〔日本臓器移植ネットワークホームページより：https://www.jotnw.or.jp/datafile/offer_brain.html#jirei〕

る移植が不可能であった。このため，多額の費用を必要とする渡航移植に頼らざるを得ない状況が続いていた。このようななか，国際移植学会（The Transplantation Society；TTS）は平成 20（2008）年 5 月に，自国におけるドナーの増加，生体ドナー保護，臓器売買等への反対を内容とする「イスタンブール宣言」を公表した。これらの状況を受けて，国内において臓器移植を受ける機会を増やし，小児への脳死下臓器提供も可能とするために，平成 21（2009）年 7 月に「臓器の移植に関する法律の一部を改正する法律（改正臓器移植法）」が公布された。法改正により，本人の意思が不明な場合でも家族の同意により脳死判定・臓器提供が可能となり，15 歳未満の者からの臓器提供への道も開かれるようになった。その結果，図 3-1 に示すように，脳死下臓器提供件数の増加がみられ，少ないながらも 15 歳未満の者からの提供もみられるようになった。一方で，心停止下臓器提供件数は法改正後から大幅に減少しており，脳死下，心停止下を合わせた臓器提供件数は法改正前後でほぼ変化がないという現状が課題として残っている。

　臓器移植法以外にも，臓器移植関連法令として省令や通知も定められている。「臓器の移植に関する法律施行規則」（平成 9 年 10 月 8 日厚生省令，最終改正平成 22 年 6 月 25 日），「『臓器の移植に関する法律』の運用に関する指針（ガイドライン）」（平成 9 年 10 月 8 日制定，最終改正平成 24 年 5 月 1 日，厚生労働省健康局長通知），「臓器提供者（ドナー）適応基準及び移植希望者（レシピエント）選択基準」（平成 9 年 10 月 16 日制定，最終改正平成 22 年 1 月 17 日，厚生労働省健康局長通知）等により臓器移植医療が実施されていることを理解する必要がある。

Ⅳ　臓器移植法理解のポイント

　臓器移植法の基本的理念は，臓器移植法第 2 条に定められ，提供意思の尊重，臓器提供の任意性，移植術を必要とする者に対する適切な移植および移植機会の公平性である。

　臓器の摘出が認められる要件は，改正臓器移植法の第 6 条に定められている。改正臓器移植法で

は，移植医療の国際的な原則に従い死体を脳死，心臓死で区別していないが，国会における改正臓器移植法の趣旨説明によると，「脳死が人の死であるのは，改正後においても改正前と同様，臓器移植に関する場合だけであり，一般の医療現場で一律に脳死を人の死とするものではない」と説明されている。あくまでもこの法律は，臓器移植に関する場合にだけに適用されるものである，と理解すべきである。臓器の摘出にかかる脳死の判定は，必要な知識および経験を有する2人以上の医師の医学的知見に基づき厚生労働省令で定めた判断の一致によって行う，とされている。当然ながら，脳死の判定には臓器摘出医や移植実施医は除かれる。脳死の定義および法的脳死判定法等については第12章を参照されたい。

　改正臓器移植法では，「移植に使用されるための臓器を死亡した後に提供する意思を書面により表示している者又は表示しようとする者は，その意思の表示に併せて，親族に対し当該臓器を優先的に提供する意思を書面により表示することができる」としている（第6条の2）。親族の範囲は現状では，配偶者とその子および父母，とされている。

　臓器摘出における規制的事項としては，変死あるいは変死の疑いがあり，刑事訴訟法上の検死の必要がある場合や，その他の犯罪捜査の手続きが必要である場合はこれらの手続きが終了しなければ臓器は摘出できない（第7条）ことがあげられる。また，使用されなかった部分の臓器は，病院または診療所の管理者の責任において，厚生労働省令で定める処理（焼却処分）をするよう定められており（第9条），臓器売買等の禁止については，第11条に定められている。

Ⅴ　組織移植の法的妥当性と法的・倫理的問題

　臓器移植法における「臓器」とは，「人の心臓，肺，肝臓，腎臓その他厚生労働省令で定める内臓（膵臓・小腸）及び眼球（角膜）」（第5条）であり，皮膚，骨，心臓弁・血管，膵島などの組織を用いた移植医療については，臓器移植法の対象外で，これらの移植のための特段の法令はない。「『臓器の移植に関する法律』の運用に関する指針（ガイドライン）」の第14に，「組織移植の取り扱いに関する事項」が記載されており，「通常本人又は遺族の承諾を得た上で医療上の行為として行われ，医療的見地，社会的見地等から相当と認められる場合には許容される」とされている。すなわち，組織の摘出には，十分な説明と遺族等の承諾を書面で得ることが必要であるとされている。

　このような状況の下で，適正に組織提供や組織移植を実施するために，日本組織移植学会（JSTT）が設立されその役割を果たしてきており，これまで「ヒト組織を利用する医療行為の倫理的問題に関するガイドライン」[1]，「ヒト組織を利用する医療行為の安全性確保・保存・使用に関するガイドライン」[2]を作成し，その後「ヒト組織バンク開設における指針」[3]を作成して組織移植医療の確立を推進してきた。また，JSTTに連携する形で，東日本・西日本組織移植ネットワークが設立されており，これらのネットワークが日本臓器移植ネットワークと連携することで，脳死または心停止下ドナーの情報を共有し，各組織バンクが組織移植コーディネーターを派遣するというシステムを構築している。このシステムは，各組織バンクが専属の専門コーディネーターを持ち，コーディネーターは院外での活動が可能で，組織移植ネットワークが公平な供給を行う，というシステムであるが，全国的なネットワークでの供給ができない施設，コーディネーターが不足している施設，JSTT認定バンクの取得条件を満たしていないバンクがある等，このシステムの全国的な整備・充実には人的・経済的に多くの課題が残されている。組織移植医療が，今後も社会が求める透明性と適正さを維持していくためには，組織移植が臓器移植法の対象となっていない現在では，JSTTのガイドラインの遵守が最低限求められるルールとなる。

　今後，倫理的・法的面で課題となりうるものとして，ヒト組織の研究・研修利用への対応があげられる。近年，新たな医療技術や医薬品の開発において，ヒト組織の研究利用の需要が高まっている。JSTTにおいては，組織適正利用委員会を発足させ，死体由来の組織の研究・研修利用への対応を可

能としているが，全国的にみれば，JSTT には属さない研究機関が，個別にヒト組織を保存し研究転用等を行おうとするものも散見される。このような状況においては，死体由来組織のバンクに関する法が不明確なことが問題になりうると思われる。死体から組織の提供を受けるために侵襲を加えた場合，「死体の損壊」に該当しないかという懸念が生じる（刑法第 190 条）。死体損壊等の違法性を阻却するものとして死体解剖保存法が定められているが，この法律は教育のための系統解剖や死因究明のための病理解剖を想定したもので，死体由来組織の研究利用等を想定したものではない。もし，「死体の一部の保存」として「死体解剖保存法」の規制に従うとなると，解剖医は組織を自施設に保存すべきとなり，研究へ供給するようなバンクとして運用することが困難となる。死体由来組織の研究・研修転用への明確な法律が定められていない現状では，臓器移植法や死体解剖保存法の理念も理解しつつ，JSTT で定めるガイドラインを遵守し，透明性を確保した体制で研究・研修利用を行うべきである。

　前述のように，臓器移植法で定める臓器（角膜を含む）は，法により売買が禁止されている。一方，組織の売買や取引は JSTT のガイドラインでは禁止しているが，法的には禁止されていない。研究転用の問題も含め，死体由来組織の扱いを今後も学会等の自主的な取り組みで対応していくべきか，あるいは法的な整備が必要なのかどうかについては，社会の変化・要請を踏まえ慎重に検討していくべきと思われる。

Ⅵ　再生医療等安全性確保法と組織移植

　再生医療等技術の迅速かつ安全な提供を図るため，再生医療等を実施する者が遵守すべき措置を明らかにし，特定細胞加工物の製造に関する制度を定めるために，「再生医療等安全性確保法」が平成 26 (2014) 年 11 月 25 日に施行された。この法律における「再生医療等技術」とは，人の身体の構造または機能の再建・修復または形成を目的とする，あるいは人の疾病の治療または予防を目的とする医療技術であり，細胞加工物を用いるもの，とされている。また，「細胞加工物」とは，人または動物の細胞に培養その他の加工を施したものとしている。法の適用を除外される技術は政令に列挙されており，例えば輸血や造血幹細胞移植は対象外である。また，「臓器移植」と「組織移植」も細胞加工物にあたらないため，法の適用を除外されている。しかしながら，組織移植で法の適用が除外されるものは，「組織に対し簡易な操作のみが加えられるものに限る」とされ，平成 28 (2016) 年 12 月時点では，膵島移植が唯一この法律の対象となっている。膵島を分離する過程が細胞に加工を加えるものとみなされ，かつすでに技術が確立し安全性の面から問題のない医療技術であるとはみなされていないこと等がその理由とされている。

　再生医療等安全性確保法では，人の生命および健康に与える影響の程度に応じ「第 1 種」「第 2 種」「第 3 種」再生医療等に 3 分類して，それぞれ必要な手続きを定めている。その分類は，図 3-2 に示すような条件によって分類される。膵島移植は，投与を受ける者以外のヒトの細胞を用いることから，第 1 種再生医療等に分類され，iPS 細胞を用いた治療と同様のレベルでの安全性の確保が義務付けられている。第 1 種再生医療等の提供のためには，まず提供計画について特定認定再生医療等委員会での審議を受け，委員会からの意見書と計画書を厚生労働大臣に提出する。厚生労働大臣が厚生科学審議会の意見を聞いて，安全性を確認し，実施を許可するという手続きが必要である。安全性等の基準に適合していないと判断された場合は計画の変更が命令される。体性幹細胞等を用いる治療を想定した第 2 種再生医療は，厚生科学審議会の意見は不要であるが，特定認定再生医療等委員会の意見を聞いたうえで厚生労働大臣に提供計画を提出して医療の提供が可能となり，体細胞等を想定した第 3 種再生医療等は，認定再生医療等委員会の意見を聞いたうえで厚生労働大臣に提供計画を提出して医療の提供が可能となる。

　再生医療等安全性確保法は，再生医療の適正な提供のための措置を定めている。治療実施により当

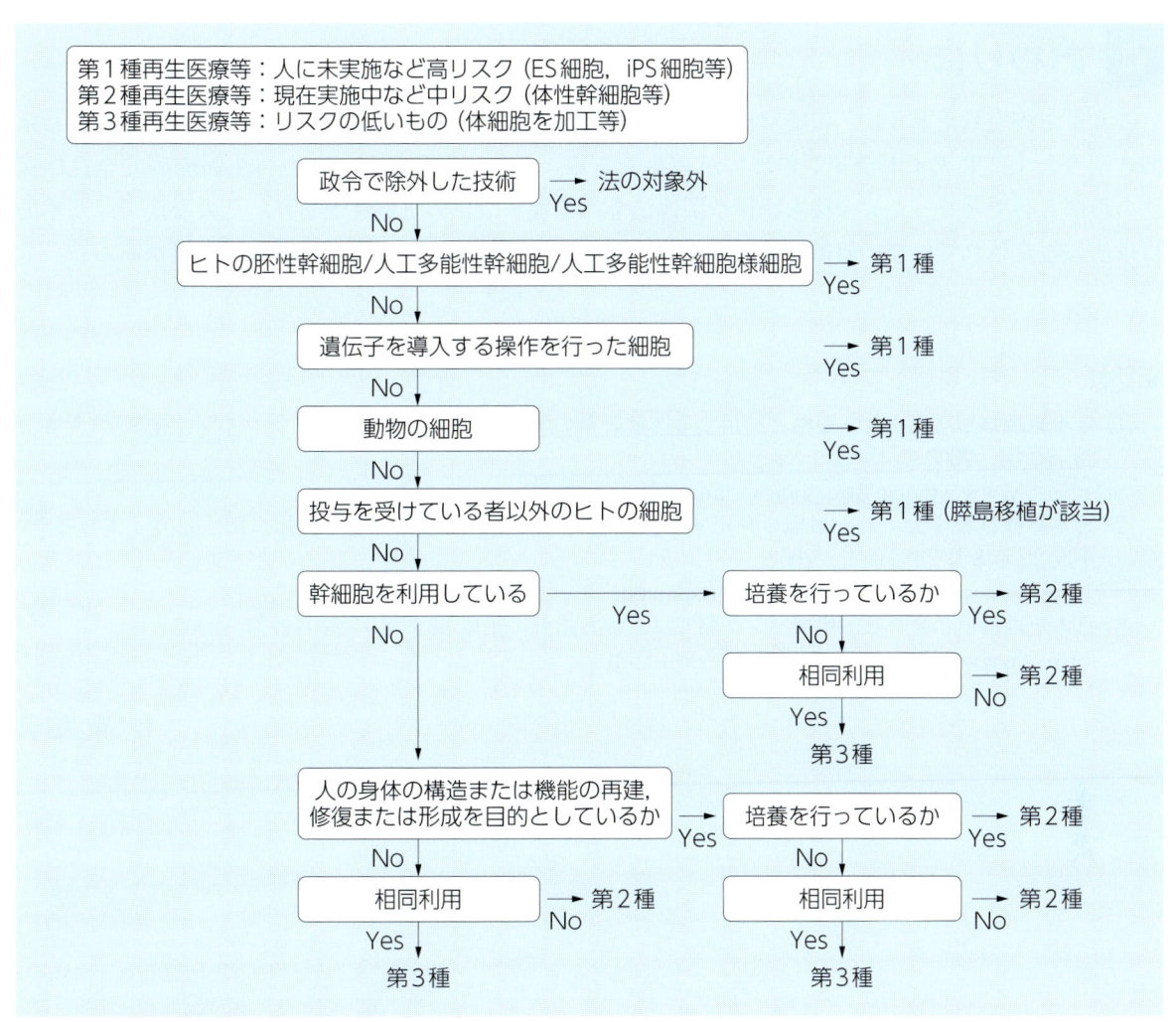

図 3-2　再生医療等技術のリスク分類

〔平成 26 年 10 月 31 日医政研発 1031 第 1 号厚生労働省医政局研究開発振興課長通知より〕

該治療によると思われる疾病等が発生した場合は，厚生労働大臣への報告が義務付けられている。その際厚生労働大臣は，厚生科学審議会の意見を聞いて必要な措置をとる。また，安全性の確保のために必要であれば，改善命令や再生医療提供の一時停止命令等を出すことも可能としている。また定期的（毎年）な実施状況の報告も義務付けられている。そのほか，インフォームド・コンセントや個人情報保護のための措置等を定めている。膵島移植の実施にあたっては，ドナーからの膵臓（膵島）提供の過程は，法の定める措置に従って実施する必要がある。つまり，インフォームド・コンセント，提供に関係する記録やそれらの保管等については再生医療等安全性確保法を遵守する形で行われなければならない。なお，膵島移植では，膵島分離の結果が移植基準を満たさない場合は移植は実施されず凍結保存されているが，移植されなかった場合には，臓器（組織）提供の過程は法の適用からは除外される。また，膵島移植が保険適用となる，すなわち技術が確立し安全性の面から問題のない医療技術であるとされた場合は，再生医療等安全性確保法の適用から除外される，とされている。

　法の定める再生医療等に用いる細胞（組織）は「特定細胞加工物」と定めている。特定細胞加工物の製造は許可制（医療機関であれば届け出制）となっており，許可・届け出のない細胞加工施設で細胞を調整することはできない。また，再生医療等安全性確保法は，医療機関が特定細胞加工物の製造を委託することを可能としたことも特徴である。委託する施設はもちろん，許可・届け出がなされたものでなくてはならない。

Ⅶ　おわりに

　これまで概説したように，組織移植医療の実践においては，臓器移植法やそれに関連する臓器移植関連法令と JSTT ガイドラインの理解が必要である。さらに近年施行された再生医療等安全性確保法の理解も必要となった。今後も法律や関連法令は追加・改正の可能性があり，そのなかで，基本的には法に規定されていない組織移植医療をどのように位置付けていくか考え続ける必要がある。

■文献
　1）日本組織移植学会：ヒト組織を利用する医療行為の倫理的問題に関するガイドライン．平成 20 年 8 月 23 日改訂，2008.
　　http://www.jstt.org/htm/topics/rinnri.pdf
　2）日本組織移植学会：ヒト組織を利用する医療行為の安全性確保・保存・使用に関するガイドライン．平成 20 年 8 月 23 日改訂，2008.
　　http://www.jstt.org/htm/topics/annzenn.pdf
　3）日本組織移植学会：ヒト組織バンク開設における指針．平成 20 年 8 月 22 日改訂，2008.
　　http://www.jstt.org/htm/guideline/sisetu.pdf

〔穴澤　貴行〕

第4章

移植医療における倫理・ガイドライン

I　はじめに

　組織移植の歴史は古く，高度な医学的知見と技術に裏付けられ，患者の機能障害の改善，疾患の治療さらには救命のために必要欠くべからざる医療として，国民の健康と福祉に大きく貢献しているにもかかわらず，社会的認知度は決して高いとはいえない。その意味では，組織移植はいまだ成長過程にある医療といえよう。また，組織移植は第三者からの善意による組織の提供を前提とした医療である。それゆえに，社会，医学・医療界の理解の深化が不可欠である。かつて不幸な臓器移植が社会の疑念を招き，移植医療が長い間停滞した歴史を振り返るまでもなく，組織移植の実践には，医学的にも，倫理的にも医学・医療界ならびに社会が納得しうる，一点の曇りもない実施が求められる。日本組織移植学会（Japanese Society of Tissue Transplantation；JSTT）が策定したガイドラインは，この医療に携わる者の倫理的，医学的規範を示すものであると同時に，JSTT およびそれに参加する個々にとって，みずからの姿勢と行動規範を社会，医学・医療界に示す宣言（credo）ともいえる。本章では指針，法令などの特質，限界，背景などについて概説する。

II　医学・医療におけるガイドライン

　医学・医療におけるガイドラインは大別すると，個々の具体的な診療行為に関する診療ガイドラインと，目指すべき目標，守るべき原則・基準，判断や行動の基準となる規範などを示す指針とがある。前者は主として医学的観点に基づいて学会などにより策定されるが，後者は医学的観点に加えて，法的・倫理的・道徳的，社会的見地から学会その他の団体あるいは管轄官庁等によって策定される。後者のうち，とくに倫理的規範について策定されたものが倫理指針である。法的拘束力はないが，違反した場合は何らかの罰則，あるいは行政処分の対象となることがある。また，診療行為によっては特掲診療料の施設基準が定められており，この基準に定められる指針・規則等に違反した場合は，診療報酬の請求が認められない場合もある。

III　法的・倫理的・道徳的，社会的見地から策定されたガイドライン

1.　法，施行規則，指針

　法は立法府（国会）で制定され，施行令は内閣が制定し，施行規則は担当省庁の大臣が省令として制定する。法，施行令，省令，さらに政令，条例，規則などを含めて法令と総称される。罰則は国会の定めた法によってのみ科され（罪刑法定主義），施行令や施行規則で定めることはできない。したがって，施行規則として制定される省令には罰則の規定がないが，その本法に違反したことによる処罰規定があるため，施行規則は犯罪構成要件的な性格があると考えられる。結論として，施行令と施行規則に違反する場合，その本法により罰則が科されるか，あるいは省庁による行政指導の対象とな

ることがある。

　これに対してガイドライン（指針）は，法律の運用について具体的に示す通達・通知として出されたり，対象が民間事業者である場合などは要望として出されることもある。通達とは，各大臣，各庁の長官，および種々の委員会が，その所掌事務に関して所管の諸機関や職員に命令または指示するものであり，法令の解釈，運用や行政執行の方針に関するものが多い。通知とは，特定人または不特定多数の人に対して特定の事項を知らせる行為である。ガイドラインには罰則の規定がないが，本法に違反した場合は当然その罰則が適用され，本法に違反しない場合でも行政処分の対象となることがありうる。学会・団体により策定されたガイドラインに違反した場合は，当該学会，当該団体の処分の対象となることがある。

2. 倫理に関する指針

1) 生命倫理（バイオエシックス）小史

　医師の行為に関する基本的規範としてはヒポクラテスの誓詞（The Hippocratic Oath）を嚆矢とするが，この誓詞には患者に対する説明，患者の同意などについて一切触れられていない。ヒポクラテスは，「治療中の患者にはほとんどのことを伏せ，関心を治療内容からそらし，今後のことや現在の状態について一切教えないように」とまで記している（ヒポクラテス全集）。医師は医療を施す者としてすべてを決定し，命令する存在であり，医療を施される患者は，医師の手に完全に身を委ね，決定と命令に従うべき存在とするパターナリズムと権威主義が支配している。患者の生命を一手に引き受ける医師は特別な技術（テクネー）を持ち，それを患者の治療のために使う道徳的な責任が求められるとして，医師の高潔，公平・公正，正義，善行，医学と医業に対する忠誠・献身について規範が必要であったと考えられる（善行主義）。

　医学・医療については，ヒポクラテス医学がローマのガレノスによって継承・発展させられ，その後ローマカトリックによる宗教弾圧を背景として，むしろ西欧世界よりイスラム圏で発展を遂げ，ビザンツ帝国の崩壊によりイスラム医学がイタリアに逆輸入され，イタリア・ルネサンスの開花とともに近代医学への第一歩を踏み出し，その後の大きな発展に道を開いた。

　しかし，医学・医療に対する倫理的規範については，中世から近代においては神学（とくにローマカトリック）によって権威主義，善行主義がさらに強まった。アンリ・ド・モンドヴィル（1260〜1325）は，「すべての患者に治ると請け合え。しかし何らかの危険性があるなら患者の両親または友人に話すように」と記しており，「患者に希望を持ち続けさせることが治療に役立つなら，患者に虚偽の説明をしてもよい」というヒポクラテスのディクタ（格言）がそのまま引き継がれている。さらに，モンドヴィルは，「治療に関する外科医のすべての指示に絶対的に従う」ことを患者に求め，「患者が従わない場合どんな結果になるかを告げ，病状を誇張して服従させるように」と求めている。

　米国のヒポクラテスと呼ばれるベンジャミン・ラッシュ（1745〜1813）は，患者を教育するとともに正しい包括的な情報を患者に伝えるよう勧め，治療を開始する際には情報の開示と患者による選択が必要と述べており，画期的な指摘ではあるが，「患者を十分に教育すれば医師の指示にみずから進んで従うようになる」という予定調和的な医師の支配というべき限界を持っていた。エジンバラ大学教授であったジョン・グレゴリー（1724〜1773）も，「医師の義務と資格についての講義録（1772）」で同様の趣旨を述べている。

　トマス・パーシヴァル（1740〜1804）は，「医学倫理（1803）」のなかで，善行の重要性と医師の責任について望ましい徳目を掲げ，患者の医学的ニーズに忠実に応えるよう医師に求めた。しかし，「暗い見通しは告げないこと。ただし患者の友人には時機を選び，場合によっては本人にも，危険な状態であることを知らせるように」と，深刻なケースでは真実を話すことよりも患者の利益になると医師が考える善行を優先すべきと説いている。パーシヴァルの著書は1847年に起草された米国医師会（American Medical Association；AMA）の倫理綱領（コード）のモデルとなった。AMAはその後

コードを 1903, 1912, 1947, 1957, 1980 年に改定したが，説明と同意，患者の自己決定権に関する規定は 1980 年の改定を待たねばならなかった。医学・医療がとくに 19 世紀から 20 世紀にかけて飛躍的に発展したのに対し，BC5 世紀のヒポクラテス以来のパターナリズム，権威主義が 20 世紀末まで引き継がれたことには驚きを禁じえない。

第二次世界大戦においてナチスが行った人体実験をはじめとする残虐行為がニュルンベルグ軍事法廷で裁かれ，1948 年「生物医学研究の最も重要な要件は被験者の自発的参加である」とするニュルンベルグ綱領が採択されたが，1948 年の世界人権宣言（国際連合），ジュネーブ宣言〔WMA (World Medical Association, 世界医師会) がヒポクラテスの誓詞を現代語訳したもの〕，WMA「医の国際倫理綱領 (1949)」などにおいては，説明と同意および患者の自己決定権については触れられていない。国際看護師協会の倫理コード (4 つの基本的責任, 1953) についても同様である。すなわち，「被験者の自発的参加」は理念としては提唱されたが，それを実現するための具体的施策はなされていない。その意味ではこの時点においても，ヒポクラテス以来のパターナリズム，権威主義を脱却しえていないと言わざるを得ない。

他方，米国では医療訴訟が増加し，モーア判決 (1905)，シュレンドルフ裁判カルドーソ判決 (1914)，サルゴ裁判ブレイ判決 (1957) などによって，「すべての患者は，自分の身体に何がなされるべきかを決定する権利がある。したがって，患者の同意なしに手術をする主治医は暴行を犯すことになり（暴行理論），その損害への責任を負う」ものとして，医師の説明義務，患者の自己決定に法的根拠が与えられた。とくに，1957 年の判決では，"consent to treatment" という概念が明確化された。

このような医療訴訟の増加，さらには公民権運動，消費者運動などを契機とする人権意識の高まりを背景として，ようやく生命倫理に関する議論が盛んに行われるようになった。「被験者の自由な同意を最大限保障する」とするコーネル・コード (1952)，同意の規定を含めた新しい連邦条例の立案（医薬品修正法, 1962) などを経て，ニュルンベルグ綱領によって提起された「生物医学研究における被験者の自発的参加」を主旨とし，「研究は診断上の価値または治療上の価値を患者にもたらすと認められる時に限り承認される」と規定し，「インフォームド・コンセントによる被験者の自発的・自由意思による参加」を義務付けるヘルシンキ宣言 (WMA, 1964) が策定された。ヘルシンキ宣言はその後数回の修正を経て，より明確にインフォームド・コンセントの原則が定式化されるにいたった。

1963 年にボストン大学法律・医療研究所は，研究計画を検討委員会が事前審査することを提唱し，生物医学研究におけるヒト被験者保護のための国家委員会（米国, 1974〜1978 年）において，インフォームド・コンセントの書式と実施方法，IRB (Institutional Review Board, 施設内研究倫理審査委員会) の設置と審査が勧告された。1979 年に策定された「研究対象者保護のための倫理原則および指針（ベルモント・レポート）」は，「人格の尊重」，「個人は自律的な主体として扱われるべき」，「自律的な人間が熟慮したうえでの選択を重んじ，他者を害する以外はその人の行動を妨げない」を基本原則とし，インフォームド・コンセントを十分な情報の提供，その理解（理解したことを確認する責任も含む），そのうえでの自発的な同意と規定したうえで，倫理原則を，①自律尊重 (respect for autonomy, 患者の意思決定の尊重)，②無危害 (non-malfeasance, 予想される危害の最少化)，③恩恵 (beneficence, 予想される利益の最大化)，④正義・公正 (justice)，とするものである。また，ヘルシンキ宣言では，研究を非治療的研究と治療的研究に分類し，後者には治療におけると同様の医師の裁量権を認めているが，ベルモント・レポートではこのような研究の区別を認めず，すべての臨床研究に被験者保護のための審査を受けることを義務付けている。

続いて，1980 年に米国では医学・生物医学研究における倫理問題研究のための大統領委員会において，自己決定権の原則が示され，その後 AMA 倫理綱領の改定，AMA の「Current Opinions of the Judicial Council of the AMA (1981)」の策定，国際医科学団体協議会 (Council for International Organizations of Medical Science；CIOMS) と世界保健機関 (World Health Organization；WHO) の共同作業による「ヒトを対象とする生物医学研究の国際倫理指針 (1982)」の策定，欧州評議会による

「人権と生物医学条約（生命倫理条約，1996）」など，次々と重要な決定がなされ，ヒポクラテス以来2,500年間にわたって医療界を支配し続けたパターナリズム，権威主義からの脱却がようやく現実化するにいたった。

この頃より，ニューヨークヘイスティング・センター，ジョージタウン大学ケネディ研究所生命倫理学センター（以上米国），生命倫理学研究所（エジンバラ），生命倫理学公共政策センター（ロンドン），国立保健医学研究所（フランス），保健衛生倫理研究所（マーストリヒト），生命倫理学研究センター（ブリュッセル），ボルハ生命倫理学研究所，アンダルシア生命倫理学研究センター（以上スペイン），生命倫理学センター（ジェノヴァ），生命倫理学イタリア協会（フィレンツェ），生命倫理学シチリア研究所（以上イタリア），ヒト生命倫理学センター（メルボルン），セント・ヴィンセント生命倫理学センター（以上オーストラリア）などの生命倫理学の研究機関が世界各地に設立され，生命倫理学の研究は大きく発展した。

米国の各医療機関においては，患者が有する権利とこれに対する医療機関の姿勢を示すべく相次いで「患者の権利章典」，「患者の権利宣言」を公表した。とくに，ベス・イスラエル病院は，患者に二人称で呼びかける「患者としての権利（1972）」を公表し注目を浴びた。米国病院協会は1973年に，平等な医療を受ける権利，最善の医療を受ける権利，知る権利，自己決定権，プライバシー権などを明示した「患者の権利章典（A Patient's Bill of Rights）」を策定した。これについては医療訴訟に対する対策とする評価もあるが，第1章「個人の尊厳」の項に，「患者はみずから病を克服しようとする主体として，その生命，身体，人格は尊重される」と明記されており，ここで患者を「みずから病を克服する主体」と位置付けたことは，これまでの患者を「医療を施される受動的立場」に位置付ける観点からのパラダイム・シフトであり，画期的なものであった。

本邦においては，日本病院会の「患者の受療に対する倫理的権利」（勤務医師マニュアル，1983），「患者の権利宣言案」（患者の権利宣言全国起草委員会，1984），厚生省健康政策局総務課の「患者サービスガイドライン—患者サービスのあり方に関する懇談会報告書（1989）」，日本医師会の第II次生命倫理懇談会「説明と同意についての報告（1990）」，次いで第IV次生命倫理懇談会「『医師に求められる社会的責任』についての報告—良きプロフェッショナリズムを目指して（1996）」，「患者の権利章典」（日本医療生協医療部会，1991）などにおいてインフォームド・コンセントの必要性が提起され，1997年の「医療法」の改正により，「医療の担い手は，医療を提供するに当たり，適切な説明を行い，医療を受ける者の理解を得るよう努めなければならない（第1条の4第2項）」と定められた。さらに，日本医師会の「医の倫理綱領（2000）」，「医師の職業倫理指針第3版（2016）」，日本看護協会の「看護者の倫理綱領（2003）」などが策定されている。

2) インフォームド・コンセント
(1) 説明の義務と知る権利

インフォームド・コンセントは，①医師による説明（病名とその説明，推奨される治療方針とその説明，予想される結果と危険性についての説明），②患者側の十分な理解とその確認，③自由意思による同意あるいは拒否のステップで行われる。医師による説明は，「医療法」第1条の4第2項，「民法」第656条の診療契約上の準委任契約で法的に義務付けられており，患者側の知る権利は各種の指針，権利宣言などで裏付けられている。

しかし，医師には一定の裁量権があり，患者側は「知る権利を放棄する権利」を有する（期待権，プライバシー権）。この場合のプライバシー権とは「放っておかれる権利」，「そっとしておかれる権利」（"right to be let alone"）であり，「知りたくないことは知らせないでほしい」ということであろう。例えば，がんの場合，病名の告知を望んでいない患者に一方的にがんの告知を行った結果，精神的苦痛を被ったとして訴訟にいたった事例もある。患者が本当にがんの告知を望むか否かを事前に把握することはたやすくない場合もあり，「知る権利を放棄する権利」と「説明の義務」の二律背反はイ

ンフォームド・コンセントにおける説明のうえで困難を伴う問題である。もっとも，本邦の判例では，期待権侵害のみを理由として医師が不法行為責任を負うか否かについては，「当該医療行為が著しく不適切なものである事案について検討しうるに留まる」とされている。

　この問題については，時間をかけて相互に少しずつ情報を共有しつつ，患者の心情，性格，死生観，宗教観を把握し，徐々に相互理解，相互信頼が醸成される過程で，病名を含む情報の共有，意思決定の共有を図ることにより，事実の受容が可能となることもある（shared decision making）。

(2) インフォームド・コンセントの問題点

　インフォームド・コンセントの問題点として，説明の過程で生命予後を過小に，治療の成功率を過大に，危険性を過少に説明すると誘導となり，生命予後を過小に，治療の成功率を過少に，危険性を過大に説明すると免責のための説明となり，これではインフォームド・コンセントの形骸化にもつながりかねない。

　また，医師により提案された治療に対する同意ということは，患者に拒否権しかないのではないかとの批判もある。自己決定権の尊重という観点からは，本来は推奨された治療の代替治療も含め，あらゆる治療上の選択肢を提示し，この選択肢のなかから患者が自由意思によって選択することを保障すべきであろう〔informed decision（-making）〕。

　さらに，医師と患者側の情報の非対称性という問題については，医師がどのようにわかりやすい説明に努めたとしても解消しえない問題である。この乗り越えがたい情報の非対称性という問題については，逆の立場から専門性とそれに基づいた判断，医療専門職としての責任の放棄ではないかとの批判もありえよう。難しい問題ではあるが，両者間での徹底した情報の共有，意思決定の共有を図るべく努める以外にこの問題を克服する道はありえないだろう。

(3) 特殊な状況下でのインフォームド・コンセント

　患者が小児である場合，意識障害で意思疎通が不能な場合，認知症で判断能力に問題がある場合，精神疾患で理解力，判断能力に問題がある場合，緊急で時間的余裕がない場合などにおいては，後述のような対処がなされることが多い。

　本邦においては，小児の場合には親（保護者）に対してインフォームド・コンセントが行われることが多い。一般的に，子どもには「未来を得る権利」があるため，その時点での自己決定権を制限されるとされ，これが子どもの自己決定権が保護者によって代替される根拠となっていると考えられている。しかし，小児であっても，判断能力があると認定される限りにおいて，患児の意思は尊重されるべきとする見解もあるが，何歳から判断能力を有するかについて統一見解はない。各医療機関が独自のガイドラインに従っているのが現状であるが，その年齢は12〜20歳までばらつきがみられる。米国小児科学会のガイドラインでは15歳以上からはインフォームド・コンセントを得るべきとされ，英国のガイドラインでは16歳未満の患者については本人が理解・同意することが困難な場合，親や介護者の同意が必要と規定されている。

　本邦では意識障害で意思疎通ができない場合，認知症で判断能力に問題がある場合などは，家族など代理人に対してインフォームド・コンセントが行われる。精神疾患の場合も基本的には，同様に家族など代理人にインフォームド・コンセントが行われるが，精神疾患に固有な治療，入院等については「精神保健法」，「精神保健及び精神障害者福祉に関する法律」など法的規定が存在する。

　緊急事態で時間的余裕がない場合，事前の説明を省略し，治療を優先させた後に事後の説明を行うことはやむを得ないこととされている。このような場合，合理的な人間であれば同意したであろうという推定的同意を根拠に治療が行われる。

3）自己決定権

　自己決定権（autonomy）とは，一定の個人的な事項について，公権力から干渉されることなく，自由に決定する権利を指す。そもそも自己決定権は，ジョン・S.ミルの「個人は，他者に迷惑をかけな

い限り，何をしても自由である（自由論，1859）」という主張が端緒となっている。第2次大戦後，世界人権宣言（1948），国際人権規約（"all peoples have the right of self-determination", 1966）により基本的人権の尊重が求められ，現在では成熟した判断能力を有することを前提として，一定の制約の下に（「加害原理」「公共の福祉に反しない限り」など）「人格的生存に不可欠な権利」（人格的利益説）として保障されている。

　米国においては，自己決定権は「米国憲法」修正第14条（適正手続き条項，平等保護条項）の保障するプライバシー権に由来する米国固有の権利であり，憲法上最高の地位を占めるものとされている。かつてプライバシー権の発展に尽力した元最高裁判事ルイス・ブランダイス（1856～1941）は「諸権利を最高度に統合する権利，最も重視される権利はプライバシー権（"right to be let alone"）である」と述べている。"right to be let alone" とは「個人の肉体および精神の自由の不可侵の権利」を意味し，「自己の身体・財産・思想の保有・利用・発表・処分に関する自己決定権」，すなわち「自己に対する自己の主権」と言い換えることができる。

　1960年代の公民権運動（「公民権法」，1964）の激化，消費者運動の高まり，他方で医療訴訟が急増し，患者の人権運動が盛んになり，個人の権利として「個人的な事項について自由に決定する権利」を求める声が高まった。これらを背景として，1968年に「統一死体提供法（Uniform Anatomical Gift Act）」が制定され（1987, 2006年改正），18歳以上で知的精神的判断能力があることを前提に献体，臓器提供が可能となった。これが医療における「自己決定権」の法律上の嚆矢と考えられる。次いで，1976年にカリフォルニア州で「自然死法（Natural Death Act）」が制定され，18歳以上で知的精神的判断能力があることを前提に，回復不能の末期状態において生命維持装置の中止を文書で指示することが可能となった（living will）。さらに，1983年に同州で「医療における持続的委任権法（Durable Power of Attorney for Health Care Act）」が制定され，意思決定を代行する人を前もって委任できる制度が確立された（advance directive）。1990年には米国連邦政府の患者の「自己決定法（Patient Self-Determination Act）」が制定され，「自律＝自己決定（自己決定の核心は自尊（self-respect）の保障）」が自己の根底的確信に基づく決定として確立された。

　ところが，自己決定権については連邦憲法に明文化されておらず（基本的権利を規定する憲法修正14条には自己決定権についての規定はない），「明文なき権利（憲法修正9条）」と解釈されている。現在米国においては，自己決定権に相当する自由は，自己の情報をコントロールする権利とともにプライバシー権として認められている。

　ドイツにおいては，自己決定権は「ドイツ連邦共和国基本法」第2条第1項「人格の自由な発展の権利」の一般的人格権あるいは一般的行為の自由として法的に認められている。基本権の不可侵性として，他人の権利，憲法的秩序，道徳律の3つの制約に反しない限り保障されており，あくまで自由が原則で制約が例外であり，この権利の制約には厳格な審査（3段階審査）に基づいた正当化手続きが必要とされている。

　英国においても，「患者憲章（The Patient Charter）」，「NHS憲章（The NHS Constitution for England）」（2009）で患者の権利と責任について規定され，スウェーデンにおいても「保健医療サービス法」により適切な情報提供と自己決定の尊重が義務付けられている。

　本邦においては，自己決定権は日本国憲法第13条後段の「生命，自由及び幸福追求に対する国民の権利（幸福追求権）」の一部として保障されると解釈されている。もともと第13条後段の幸福追求権は第14条の個別の条文によって保障されていない権利を補充的に保障するもの（明文なき権利）とされているが，「人格的生存に不可欠な利益」を保障するもの（人格的利益説）として第13条前段の「個人の尊重」と一体的に解釈され，第13条前段の「自律的個人としての尊重」を具体的な権利として規定したものと考えられている。他方，幸福追求権を一般的行為の自由を保障するものとし，他者を害さない，公共の福祉に反しない限り認めるとする考え方もある。

　以上に述べたように，本邦では自己決定権は「個人的な事項について，公共の福祉に反しない限り，

公権力から干渉されることなく，自由に決定する権利」と解釈されており，具体的には，①生命・身体の処分を決める自由（延命治療の拒否（尊厳死），宗教的理由による輸血拒否など），②家族のあり方を決める自由（結婚・離婚，妊娠・避妊・妊娠中絶など），③ライフスタイルを決める自由，などで構成される。しかし，本邦において現時点で自己決定権を正面から認める最高裁判所判例は存在しない。ただし，宗教上の理由による輸血拒否の事例に関しては「患者が，輸血を受けることは自己の宗教上の信念に反するとして，輸血を伴う医療行為を拒否するとの明確な意思を有している場合，このような意思決定をする権利は，人格権の一内容として尊重されなければならない」との判決が出されている。しかし，この判例で一般的に治療方法の自己決定権が広く認められたと捉えることはできず，事例的な判断であるといえよう。

　今日自己決定権は凄まじいラディカルな展開を見せており，自殺の権利，安楽死の権利，麻薬自己使用の権利，医学的には推奨されない医療処置を求める権利，同性婚の権利，代理母出産の権利等々にまで広がりつつある。前述の自己決定権について「行き過ぎた自由（超個人主義的自由主義）」として批判的に評価する見解もある。しかし，本来の患者の自律尊重（ベルモント・レポート）という観点からの自己決定権については，ヒポクラテス以来の患者は「医療を施される受動的な立場」という観点から「病を克服しようとする主体」と位置付ける根本的な転換という側面を見落としてはならないだろう。

　そもそも自己決定権は，ジョン・S.ミルの自由論が端緒となっていることについてはすでに述べたが，「権力は腐敗する」（ショ ン・アクトン，1887）という信念のもとに，個人の完全な自治と経済的自由，すなわち国家の市場への介入の否定（自由放任主義，レッセ・フェール），自己所有原理に基づく徴税の否定を究極の目標とする libertarianism（自由至上主義，超個人的自由主義）が米国で興隆する。いわゆる liberalism が自由の前提として社会的公正を掲げ，貧者や弱者救済のため国家による富の再分配や法的規制などをある程度許容するのに対し，libertarianism は徴税による富の再分配を公権力による強制的な財産の没収として否定することから，両者は根本的に異なる。それゆえ保守派からは家族観，性道徳などについて批判され，他方では弱肉強食の強欲資本主義として批判されている。また，米国社会にみられる極端な個人主義に陥った結果としての公共心の衰退，行き過ぎた利益追求が招いたリーマンショック，世界的規模の深刻な格差拡大などは libertarianism（および neo-liberalism）の帰結であるとして，公共善（共通善）を前提とする communitarianism（共同体主義）との論争を招いた。このように，自己決定権の問題は，個々の自由をどこまで認めるか（逆にいえば自由に対する制約をどの範囲に設定するか），医療の分野に留まらず，広く社会・政治の領域にまで関わる問題である。この問題を考えるうえで「自由は人間にとっての呪いである」「人間は自由の刑に処されている」（ジャン・P.サルトル）という言葉は大変意味深い。

　医療の分野においても，医学的に推奨されない処置（極端な場合は理不尽な処置）を求める権利に医療者としてどのように対応するのかということは，大変難しい問題である。米国では医療サービスの消費者としての患者の権利の確立（「患者の権利章典」，Patient's Bill of Rights，1973）が見直され，患者と医療専門職とのパートナーシップを重視し，そのなかで双方の合意形成を目指すという方向に変化してきている（米国病院協会「治療におけるパートナーシップ（The Patient Care Partnership）」，2003）。自己決定権を患者の権利として明確に規定している英国においても，患者の責任についても併記し，「治療上の意思決定に参加・関与することは患者の権利である」という内容に変化してきている。また，スウェーデンにおいては，治療・ケアは可能な限り患者との協議により計画・実行すべきであり，適切な情報提供と自己決定の尊重を医療専門職の規範・責務とするとされており，欧米諸国では自己決定権の絶対視から，患者と医療専門職とのよりよい信頼関係の構築のうえで双方の合意形成を目指す方向に緩やかに変化してきていると解釈されよう（shared decision-making, informed co-choice）。このことは本邦の医療における意思決定のあり方に重要な示唆を与えていると考えられる。

3.　倫理に関する指針の特質

　医療における倫理は医学・医療の長い歴史，ある意味では悲惨な歴史のなかで，医学・医療に携わる者の行動の規範ともいうべきものが蓄積され，体系化されてきたものである。その根本にある原理は，「行為の価値はその結果によって左右される」とする帰結主義とその源流にある功利主義（最大多数の最大幸福），どのような条件においても絶対的な価値を人格に置き，人格の尊重を至高の原理とする義務論（カントの定言命法）とに大別されよう。義務論は，「行為の価値はその結果ではなく目的にある」とするカント倫理学の影響を受けており，課せられた義務・規則を遵守しているか否かを問題とするものである。

　功利主義が「最大多数の最大幸福」という原理のもとに，少数の社会的弱者（vulnerable subjects）を犠牲にしてきたことは，孤児・犯罪者を対象とした人痘接種の試み（1718 年），黒人を対象としたタスキギー梅毒研究（1932 年），孤児や知的障害児を対象とした赤痢菌静注事件（1943 年），プルトニウム人体注入実験（1945〜1947 年），知的障害児を対象として肝炎ウイルスを注入したウィローブルック事件（1956〜1972 年），ユダヤ人を対象とした癌細胞注入事件（1963 年）など，多くの非人道的，非倫理的研究に示されている。

　ヘンリー・K・ビーチャーによるこれらの非倫理的研究に対する告発（Ethics and Clinical Research, N Eng J Med, 1966），その後タスキギー事件報道を契機として，全米研究規制法（National Research Act, 1974）が制定され，被験者保護全米委員会，生物医学および行動科学研究の被験者保護のための全米諮問協議会が設置され，IRB 設置が義務付けられた。被験者保護全米委員会は 1974〜1978 年にかけて報告書を作成し，そのなかの一つが有名な「ベルモント・レポート」である。このレポートは人格の尊重を最高原則として，先に述べた 4 つの倫理原則（①自律尊重，②無危害，③恩恵，④正義・公正）を提唱している。これらはいかなる条件下においても絶対的に遵守されるべき義務である（定言命法）。

　このように倫理指針は，次項で述べる診療ガイドラインと異なり，絶対的に遵守されるべき特質を持っていると考えられる。これに違反した場合は，場合によっては刑事訴追，民事上の賠償責任，行政処分，学会・団体による処分を受けることもありうる。

Ⅳ　診療ガイドライン

1.　診療ガイドラインの特性と限界

　診療ガイドラインとは，その時点での標準的診療を示すものである。具体的には，ある均一な患者集団（疾患，病期，年齢，性別，合併疾患など）に，特定の医療行為を行った場合，ある確率で治療効果が得られることを統計学的に示すものである。したがって，過去において特定の均一な集団に実施された特定の医療行為の治療効果が示される。すなわち，ある特定の均一な集団に，ある特定の医療行為がなされた場合，ある特定の確率で治療効果が期待しうることを意味している。これらの統計学的に示された治療効果は evidence とされ，これらのガイドラインに準拠して診療を行う場合，EBM（evidence-based medicine）と称されている。

　しかし，均一な患者集団群というものが果たして存在しうるのであろうか？　同じ性別，同じ年代（同一年齢），同一疾患に罹患した患者群であったとしても，それは均一な集団ではない。その意味では，決して均一な集団などありえない。例えば，同一薬剤の投与，手術・処置に対する患者の反応は個体によって，また置かれた条件によって異なる。薬剤投与を例にあげると，薬剤の吸収（bioavailability，生物学的利用能），薬物代謝，細胞外排出蛋白（p 糖蛋白），膜受容体との親和性，併用される薬剤との相互作用，これらに関わる酵素とその遺伝子多型，合併疾患，肝・腎などの臓器機能などにより，薬剤の効果は修飾される。

　さらに，疾患，病態に対して実施される医療行為も均質なものではありえない。ある一つの医療行

為を実施するには，約7,200種類の医療行為，約5,000種類の医薬品，約50,000種類の医療機器・器具のなかからそれぞれ一つを選び出し，これらを組み合わせて医療行為が行われるとされている。また，現代では，医療行為の実施に際しては多数の職種の医療従事者がこれに関与している。医療行為はさまざまな人々によって担われ，したがって複数の回路が可変的な環境と相互作用し，これが複合系システムと呼ばれるゆえんである。これに対して，工業生産の生産現場においては，それぞれの行程に関与する当事者全員は自分たちの役割を完全に把握しており，それぞれの行動は予測可能であるとされている（複雑系システム）。もっとも，最近では工業生産の製造工程においても多様性の不協和（ディソナンス；dissonance）の組織化（ヘテラルキー；heterarchy）と解釈されている。

また，一人の人間が行う行為においても「ばらつき（エラー；error）」があり，均一な行為とはいいがたい。このエラーは，「間違いによって犯すフォルト（fault）」と解釈されることがあるが，そもそものエラーの語源は「あちこちに行く，さまよう」という意味のerreur（ラテン語）であり，誤り，違反，欠陥などを意味する「フォルト（fault）」（語源はラテン語のfallere）とはまったく別の概念である。エラーについては射撃競技，アーチェリーなどの的を考えるとわかりやすい。すなわち，中心を狙っているにもかかわらず，その結果はばらついており，むしろ分散という概念に近い。この一人の人間の行為のばらつきは，複数の人間によって担われる医療行為においてはさらに加重されると考えられる。このように，手術・処置，薬剤の投与などの医療行為は，均質なものではありえない。

母集団が多い場合は前述の問題はある程度克服可能とされるが，母集団が少ない場合はランダムエラー，αエラー，βエラーなど統計学上のエラーも考慮に入れなければならない。

したがって，診療ガイドラインは，本来は均質でないある特定の患者集団を均一な患者集団と仮定し，本来は均質でないある特定の医療行為を均一な医療行為と仮定したうえで，その効果を統計学的に示すものである。診療ガイドラインに基づいて，ある医療行為を特定の患者に対して行う際には，推奨される医療行為を単に機械的に適用するのではなく，患者個々の特性，診療ガイドラインの特質と限界を考慮したうえで実施することが重要であろう。

本邦においても，各疾患に対する多くの診療ガイドラインが各学会により策定・公表されている。ある疾患に対して，治療法Aでは1年生存率が35％，治療法Bでは25％であり，治療法Aにおける生存率が治療法Bに対して危険率5％で統計学的に有意に良好であったとする。危険率5％とは，20例中19例（95％）においては治療法Aの有効性が期待されるが，20例に1例（5％）においては治療法Aが有効でない危険があるということを示している。95％の確率で治療法Aが優れているといっても，1年生存率が35％であることには変わりはない。

上記のようにガイドラインに基づいたEBMとは，あくまでもその時点での標準的（とみなされる）治療を意味し，それによってある確率で治療効果が期待できることを意味しており，その意味ではいわばminimal requirementであり，医療の標準化，底上げにはなるが，ある特定の患者個人にとって最善の医療を意味するものではない。

しかし，これは診療ガイドライン自体の問題ではなく，医療の不確実性に由来する問題である。わかりやすい例をあげると，ビルの屋上から一枚の紙を落とした場合，その着地点を正確に確定することは困難である。しかし，1,000枚の同じ紙を同時にビルの屋上から落とした場合，ビルの高さ，風向き，風速，湿度，気温，紙の大きさ，厚さ，重さ，紙の表面の性状（空気抵抗など）などが一定であれば，ある一定の範囲に紙が着地することを推定することは可能であろう。すなわち，与えられた条件下において，確率的にその結果を予測することはできても，ある特定の紙の着地点を知ることはできない。天気予報で降水確率を示すことしかできないのと同じである。医療においても，ある集団にある条件下である事象が起こる確率を示すことはできても，特定の個人に特定の事象が発生するか否かについて示すことはできない。ある疾患に対する治療の有効性が90％とされても，その患者個人が結果として有効な90％に該当するか，有効でない10％に該当するかは統計学的に推定することしかできない。これが医療の不確実性である。

2. EBM と personalized medicine

　EBM は，患者個々の特性に可能な限り配慮しつつ実施される personalized medicine とは正反対の概念と位置付けられるかもしれないが，患者個々の条件，例えば遺伝子多型，遺伝子変異などが明らかにされ，それらと病態との関連，治療や薬剤の効果との関連性が明らかにされデータとして蓄積されれば，それらが新たな evidence となりうるわけである。それらの evidence が蓄積されれば，新たなより personalized medicine に近づいた EBM となりうる（precision medicine）。すなわち，EBM と personalized medicine とは相補的なものと位置付けられる。

　EBM は過去の医療による evidence の集積に基づいた指針である。「EBM は過去の evidence で今日の治療を決める」と揶揄されるゆえんである。EBM からは新しい治療法，新しい医療は生まれないことも事実である。EBM はその時点におけるある確率の範囲内で有効性を期待しうる治療法を示すものであるが（それゆえ標準的医療と呼ばれる），そこからはより有効な新しい医療は生まれない。

3. 診療ガイドラインのためのデータベース

　代表的な診療ガイドラインのデータベースとしては，Cochrane Library（Wiley）と Up To Date（Wolters Kluwer）があげられよう。コクラン共同計画（Cochrane Collaboration；CC）に基づいて，種々の疾患に関する医療情報を収集し（Cochrane Library），過去の多くの臨床試験に関する論文からランダム化比較試験（randomized controlled trial；RCT）を中心として，エビデンスレベルの高いものを収集し，システマティックレビュー（systematic review）の手法を用いて，その時点での最善の治療法のエビデンスを提示する The Cochrane Database of Systematic Reviews と呼ばれるデータベースが構築されている。1992 年に英国 NHS（National Health Service）によって，EBM に基づく医療政策の策定とその定量的な評価の一環として開始された。CC の日本支部は，2014 年に設立されている。

Ⅴ　組織移植に関わる法律とガイドライン

　組織移植に関連する法律としては，「臓器の移植に関する法律」，「再生医療等の安全性の確保等に関する法律」，「個人情報の保護に関する法律」などがある。さらに，診療行為全般に関する法律としては，「医師法」，「医療法」が遵守されるべきであることはいうまでもない。これらに加えて，保険適用となっている組織移植の診療に際しては「保険医療機関及び保険医療養担当規則」がある。

　組織移植に関連する指針としては，「ヒト組織を利用する医療行為の倫理的問題に関するガイドライン」，「ヒト組織を利用する医療行為の安全性確保・保存・使用に関するガイドライン」，「バンキングされたヒト組織供給のためのガイドライン」，「供給の手引き」（いずれも JSTT），「『臓器の移植に関する法律』の運用に関する指針（ガイドライン）」（厚生労働省），「人を対象とする医学系研究に関する倫理指針」，「ヒトゲノム・遺伝子解析研究に関する倫理指針」，「遺伝子治療等臨床研究に関する指針」，「手術等で摘出されたヒト組織を用いた研究開発の在り方」，「異種移植の実施に伴う公衆衛生上の感染症問題に関する指針」，「ヒト受精胚の作成を行う生殖補助医療研究に関する倫理指針」，「疫学研究に関する倫理指針」，「臨床研究に関する倫理指針」，「ヒト幹細胞を用いる臨床研究に関する指針」，「個人情報の保護に関する法律についてのガイドライン」，「医療情報システムの安全管理に関するガイドライン」などがあげられる。

　組織移植の診療に従事する者は，あらかじめこれらの法律，指針に目を通しておく必要がある。実際の診療に際しては，組織移植に対する社会の理解，信頼を深め，適正かつ円滑に組織移植を推進するためにもこれらを遵守する必要があると考えられる。

Ⅵ おわりに

　組織移植に関連するガイドラインを中心に，法令等について解説した。倫理に関する規定については
どのような条件下であっても遵守すべきと考えられる。しかし，ドナーの除外項目など医学的規定
に関しては，患者の利益と不利益，安全性と危険性を考慮し，利益が不利益を上回ると判断される場
合に限り，その旨を患者・家族に十分に説明したうえで，書面による同意が得られた場合に実施が許
容されることもありうる。その際には可能な限り安全性を最大化し，かつ危険性を最少化すべく努め
る必要がある。診療ガイドラインに基づいて，ある医療行為を特定の患者に対して行う際には，推奨
される医療行為を単に機械的に適用するのではなく，患者個々の特性，診療ガイドラインの特質と限
界を考慮したうえで実施することが重要であろう。

■ 文献

1）エリオ・スグレッチャ：人格主義生命倫理学総論―諸々の基礎と生物医学倫理学. 秋葉悦子 訳，知泉
　　書館，東京，2015.
2）秋葉悦子：自己決定論を超えて. 老年精医誌 2017；28：270-279.
3）ジョージ・J. アナス：患者の権利. 上原鳴夫，赤津晴子 訳，日本評論社，東京，1995.
4）デイヴィッド・ロスマン：医療倫理の夜明け―臓器移植・延命治療・死ぬ権利をめぐって. 酒井忠昭
　　監訳，晶文社，東京，2000.
5）トーマス・シュランメ：はじめての生命倫理. 村上喜良 訳，勁草書房，東京，2005.
6）アーサー・カプラン：生命の尊厳とはなにか―医療の奇跡と生命倫理をめぐる論争. 久保儀明 訳，青
　　土社，東京，1999.
7）伊藤道哉 編著：医療の倫理資料集. 第2版，丸善出版，東京，2013.
8）ルース・R. フェイドン，トム・L. ビーチャム：インフォームド・コンセント. 酒井忠昭，秦　洋一
　　訳，みすず書房，東京，1999.
9）ローラン・ドゴース：なぜエラーが医療事故を減らすのか. 入江芙美，林　昌宏 訳，NTT 出版，東
　　京，2015.
10）マイケル・J. サンデル：リベラリズムと正義の限界. 菊池理夫 訳，勁草書房，東京，2009.
11）仲正昌樹：集中講義！　アメリカ現代思想―リベラリズムの冒険. NHK ブックス，東京，2008.
12）日本病院会：患者の受療に対する倫理的権利. 勤務医師マニュアル. 1983.
13）患者の権利宣言全国起草委員会：患者の権利宣言案. 1984.
14）厚生省健康政策局総務課 編：患者サービスガイドライン―患者サービスの在り方に関する懇談会報告
　　書. 金原出版，東京，1989.
15）デヴィッド・スターク：多様性とイノベーション―価値体系のマネジメントと組織のネットワーク・
　　ダイナミズム. 中野　勉，中野真澄 訳，日本経済新聞出版社，東京，2011.
16）大野　博：患者の自己決定権の国際比較とわが国への示唆. 日医療経済会報 2013；30：28-43.
17）Beecher HK：Ethics and clinical research. N Engl J Med 1966；274：1354-1360.

〔寺岡　慧〕

第 5 章

組織バンクの運営とメディカルディレクターの役割

I 組織バンクの役割と運営

1. 組織バンクの役割

　善意によって提供された組織を保存し，必要に応じて移植施設へ供給する機関が組織バンクである。法律上は臓器として扱われている角膜を扱うアイバンクは，行政の認可により各都道府県単位で設置されているが，皮膚，骨，心臓弁・血管，羊膜，膵島等の各組織バンクは大学や基幹病院そして学会組織を背景に持つ法人が日本組織移植学会（JSTT）等のガイドラインを遵守し，活動している。JSTT の基準を満たす品質の高いバンク業務を行う認定バンクについては，第6章を参照されたい。

　具体的な活動として，組織の採取・摘出，保存，移植施設へのシッピング（搬送）を担うほか，組織提供に関する一般社会への啓発活動の拠点，関係する医療者の教育の場を提供するのも重要な役割である。各組織バンクが学会や東西日本それぞれのネットワークを活用し，認定コーディネーターの育成と関連医療職の生涯教育を通じて社会の信頼の維持を図るのも大切な役割である。

2. 組織バンクの運営

　組織バンクはその対象とする医療の性質上，必然的に多職種連携，組織によっては診療横断的，そして院内外にまたがる活動が日常的に行われる組織である。

　カテゴリー I のバンクにおいては，摘出では所属院外施設でのドナー担当医師はもちろん，事務方，看護師をはじめとする医療スタッフと連携し，ロジスティックスを整えたうえで摘出医チームを交えてドナー対応を行い，保存においてはプロセッシングを高いレベルで維持するため，施設環境管理責任部署とプロセッシング診療科医師らと綿密なコミュニケーションを継続している必要がある。シッピングの際には対象組織の質と安全性の確認と，レシピエント側の診療科・施設の提示する医学的妥当性の判断，希少なグラフトの場合は公平性を的確に担保できる仕組みを持たなければならない。

　管理責任者を中心にガバナンスを明確にしたうえで，メディカルディレクターの役割を当該バンクの性格に則って整理し，活動の背景にある諸規則や法的枠組みを理解しつつ，ドナーと家族の善意に対する感謝，そして提供いただいた組織に対する礼意の保持を原点とした運営を行うべきである。

〔田村 純人〕

II メディカルディレクターの役割

　JSTT の定める組織バンクの組織または施設の用件では，「組織バンクの代表者が明確であり運営のすべてに責任を持っている体制であること」と定められている（ヒト組織バンク開設における指針）[1]。また，認定バンク制度上，「組織バンクの責任者あるいはメディカルディレクターは日本組織移植学会認定資格を有すること」と記されている（日本組織移植学会 組織バンク認定制度施行細則，第12条5）。しかし，メディカルディレクターとは，その役割は何か，明確な記述はない。文言の通

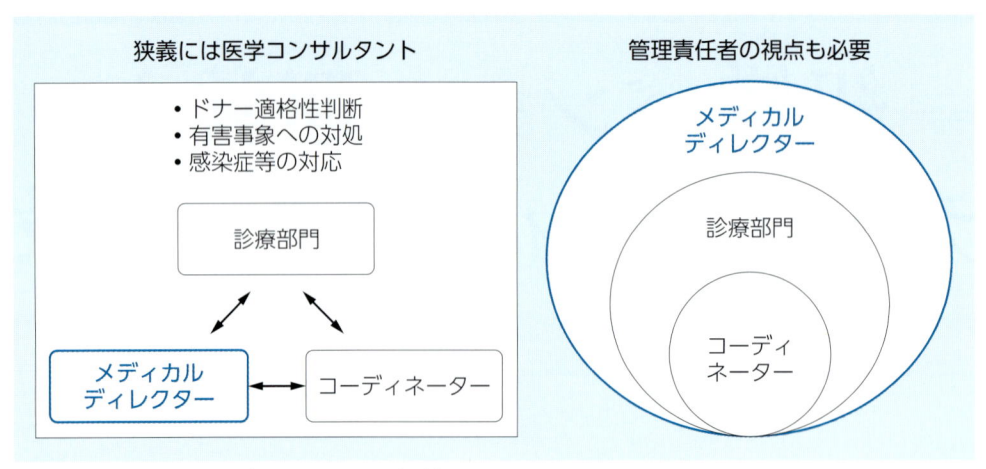

図 5-1　メディカルディレクターの役割

り解釈すれば，medical director であるので，組織バンクの医学的な管理に責任を持ち，判断・決断を下すのが職務という解釈も成り立ち，現に海外の組織バンクでは経営管理責任上の立場と医学的な管理責任を持つ立場を分離させている施設もある。

　米国の American Association of Tissue Banks では，組織バンクの管理組織（governing body）のなかに管理責任者（管理責任を担う幹部職員：management with executive responsibility）を置くことを定めている。管理責任者は必ずしも医師である必要はなく，medical director より医学的，科学的サポートが適宜得られる体制があればよいとされている。この medical director は，①ドナーの適格性（donor suitability criteria）の判断，②有害事象（adverse outcomes）への対処，③感染症検査が陽性（confirmed positive test results）の場合の確認と関係者への周知，の 3 点について主に責任を持つ旨が明記されている[2]。いわばコンサルタント的な位置付けで，医師に管理責任を負わせずとも運営が可能な仕組みが基本となっている。日本組織移植学会の認定バンクの規定においても，将来の組織移植の発展を期待し，同様の仕組みを排除するものではない配慮がなされている。

　しかしながら，本邦における組織移植の社会的認知度は発展途上にあり，運営基盤が脆弱である組織バンクがほとんどで，また，施設の人的資源に限りがあることから，管理責任者と医学的な運営管理の役職を分離させることは現実的ではない。また，ヒト組織を扱ううえで，本邦では医師による手技は必須であり，医師チームの管理という視点からも，医師であるメディカルディレクターは，コンサルタントに留まらず，組織バンクの運営管理に及ぶすべてに責任を持っている代表者と考えるのが妥当であろう（図 5-1）。もちろん，各組織バンクの母体の経営状況，人的資源，さらにはガバナンスの形態により，さまざまな責任の配分がありうると考えられる。

　さらに，各組織の組織バンクの数が限られており，JSTT の定めるカテゴリー I の認定組織バンクはそれぞれがいわば基幹施設であるため，運営管理上の保守に留まることなく，現状を発展させる原動力となることも期待される。この場合，管理者，管理責任者に留まらず，学術的な動向を的確に吸収したうえで組織移植発展の展望を示し，医療スタッフの教育者・庇護者となり，所属基幹施設を含めて発言力を発揮することもメディカルディレクターの重要な役割である。

■文献

1) 日本組織移植学会：ヒト組織バンク開設における指針. 平成 20 年 8 月 22 日改訂，2008.
　 http://www.jstt.org/htm/guideline/sisetu.pdf
2) AATB：Standards for Tissue Banking. 13th ed, American Association of Tissue Banks, Virginia, 2013.

〔田村　純人〕

Ⅲ 組織バンクにおける問題

組織移植の発展と普及に組織バンクの存在は欠かせない。しかしながら、組織移植は、その明らかな医学的有効性が欧米を中心として世界的に認められているにもかかわらず、本邦での社会的認知度はいまだ発展途上である。組織バンクにおける問題の多くはここに根差している。以下に3点を指摘する。

1. 行政のなかでの組織バンク活動の位置付け

組織バンク活動については、血液事業一般や脳死下における臓器提供のように、行政のサポートが明確であるとはいえない。組織バンク（角膜と皮膚を除く）は、臓器を扱う日本臓器移植ネットワークのような法人組織は存在せず、斡旋業も持っていない。主に基幹医療施設が独自に組織バンクを設立し、コーディネート活動や経済基盤などの確立に取り組み、また、法的根拠に代わり学会で設けた基準に沿って活動を行っているのが現状である。このため、各バンクの構成員は、医療者や提供施設をはじめ、一般社会との信頼関係の維持はきわめて重要であることを認識し、日々の活動に努める必要がある。

2. 組織提供と臓器提供との連携

現状ではドナー対応等において、組織移植関係者と臓器移植関係者が分かれて活動することが多い。ドナー家族や提供病院からみると、煩雑であり、善意を生かす終末期医療の対応として好ましい状況とはいえない。ドナー家族や提供施設に臓器担当と組織担当が別々にアプローチし、問診やインフォームド・コンセント、そして施設使用のマネジメントを行っていることは、多大な負担を強いているに他ならないといえよう。本邦での臓器移植と組織移植の発展の歴史の違いから、現場のロジスティックや医師の対応体制に違いがあることはやむを得ない側面もあるが、何よりもドナー家族の負担を軽くするために、また、より効果的な啓発活動につなげるために、成熟した合理的な連携体制を臓器移植関係者とともに模索する必要がある。

3. 運営基盤の維持

組織の種別により運営基盤はさまざまであるが、行政によるサポートが十分とはいえない。近年、保険適用になる組織移植も増えつつあるものの、保険点数自体は採取や保存等に関する費用が考慮されているとはいいがたく、保険診療の枠のなかでは独力で確固とした経営基盤を持つことはきわめて厳しい。各組織バンクは、関係診療科医療者のボランティア労働、そして所属施設の理解によって運営を賄っているのが現状である。組織移植医療の認知度が低いため、企業からの外部資金導入も、なかなか容易ではない。経営基盤が安定してこそ、組織バンクの要である認定コーディネーターの処遇も安定し、専門医療職としての魅力もさらに増すと考えられるため、学会組織等を通じた行政に対する働きかけを継続する必要がある。

〔田村 純人〕

Ⅳ 組織バンクにおける SOP とクオリティコントロール

組織バンクでは、クオリティコントロールの一環として、スタッフ全員の技術レベルを一定の水準に保たなければならない。そのために、組織バンク業務の詳細な方針や手順をまとめた標準業務手順書（standard operating procedure；SOP，図5-2）を各バンクで作成する必要がある。

1. SOP とは

　SOP とは，特定の業務を均一なレベルで遂行するための詳細に記述された指示書のことである。それゆえ，SOP に含まれるべき内容は，誰が読んでも適切かつ均一なレベルで業務が遂行できるように，具体的かつわかりやすく作成されなければならない。

2. SOP 作成の目的

　SOP を作成し，それに基づき業務を行うことで全スタッフの業務の均一化が図れる。また，業務内容をまったく理解していない新入職員が SOP を読んだ場合であっても，ある一定の水準まで業務内容を理解することが可能となるため，新人教育の基本となる教材として用いることができる。加えて，個々の作業内容を相互に理解できるため，スタッフ間での業務連携を円滑に行うことが可能となる。

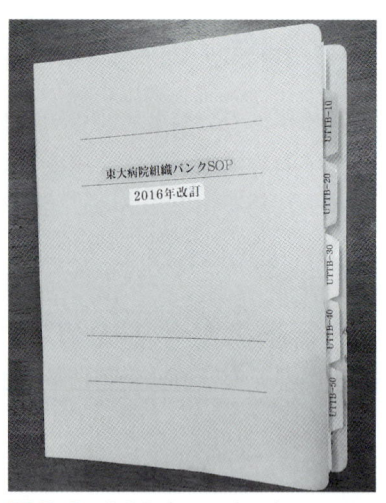

図 5-2　SOP (standard operating procedure)

　このように，組織バンクの作業は，誰がいつ行っても同じレベルで実施できることが必要であり，品質管理の最大の目標である。

3. SOP の作成

　SOP の内容として，①組織バンク運営，②組織提供・保存・供給への対応，③衛生管理，④製造管理，⑤品質管理の視点より項目を分け，それぞれについて，わかりやすく概要を示すとともに，具体的かつ詳細に業務内容を記載する必要がある。SOP の作成にあたり重要なのは，誰もが理解できるように作成することである。そして，業務を行う際にその内容を確認すれば問題点が解決できるように，必要な内容を網羅しておくべきである。また，詳細な記載のために下記の点を押さえ，物品や操作手順については写真や図を用いて記載することが望ましい。

1) 業務の項目

　一つひとつの業務範囲を明確に記載することで，行う業務に不備が生じないようにすることが重要である。また，業務を行う前や判断に迷った際に，容易に SOP を確認することができるような検索しやすい項目で構成することが望ましい。

2) 業務の流れ

　正しい手順を記載し，業務の流れを段階的に記載する。また，業務手順と方法の概要を示すフローチャートと業務をより詳しく説明した記載を行うことが望ましい。組織提供のコーディネーションを進めるなかで，状況により関わるスタッフに変化が生じるため，いくつかの想定を立てておくことも大切である。

3) 使用する施設・器材・書類の明記（名称，使用数等）

　組織バンク業務における，ハード面とソフト面の使用についても詳細に記載する。また，日常の運用のみならず，施設の定期点検や器材の入れ替え作業，購入のタイミングなどの管理面についても記載することが望ましい。

4) 業務上の留意点

　業務を進めるなかでの留意点をスタッフ全員に共有することは大変重要である。とくに，過去に問題となった事例をあげることで，同じ失敗を繰り返さないようにしなければならない。

表 5-1 SOP 項目例

項目名	目　次	項目名	目　次
組織バンク運営マニュアル	Ⅰ．医の倫理	組織バンク衛生管理に関する基準書	Ⅳ．清浄度測定試験
	Ⅱ．組織移植運営委員会		Ⅴ．付着菌試験
	Ⅲ．文書・記録の保管管理		Ⅵ．清掃
凍結保存同種組織に関する基準書	概略		Ⅶ．廃棄物
	Ⅰ．ドナー情報への対応		Ⅷ．手洗い
	Ⅱ．摘出チームの編成		Ⅸ．血液汚染
	Ⅲ．組織摘出手技		記録書（別紙）
	Ⅳ．組織の抗生物質処理	組織バンク製造管理に関する基準書	概略
	Ⅴ．組織保存作業		Ⅰ．試薬・消耗品等の入手・管理
	Ⅵ．組織凍結作業		Ⅱ．物品の滅菌
	Ⅶ．組織の入庫		Ⅲ．組織保存担当者の教育訓練
	Ⅷ．組織のスクリーニング		Ⅳ．セキュリティ
	Ⅸ．組織のシッピング		Ⅴ．見学者
	Ⅹ．組織の解凍と記録		Ⅵ．異常発生時
	Ⅺ．組織の研究転用と焼却処分		Ⅶ．点検とメンテナンス
	Ⅻ．フォローアップ		記録書（別紙）
	記録書一覧（別紙）	組織バンク品質管理に関する基準書	概略
	参考資料		Ⅰ．試験委託の手続き
組織バンク衛生管理に関する基準書	概略		Ⅱ．試験検査記録の作成と維持管理
	Ⅰ．物品の搬出入		Ⅲ．ドナー血清の保管
	Ⅱ．入退室		記録書（別紙）
	Ⅲ．浮遊菌試験		

　例として，組織バンクの SOP に含まれるべき内容を具体的に示す（**表 5-1**）。また，組織バンク業務としてそのほかにも，**表 5-2** に示すような，業務上必携となる書類を添付することも重要である。**表 5-3** および**図 5-3〜14** に筆者らの施設の SOP より抜粋した作成例を紹介する。

4. SOP の遵守と処罰

　前述したように，組織バンクにおける業務内容の中心は，「ドナー情報の受信」「家族へのインフォームド・コンセント」「組織の採取」「組織の保存」「組織の供給・移植」「フォローアップ」である。これらのうち，「ドナー情報の受信」と「フォローアップ」以外は，各組織バンクが扱う組織ごとに特有の分野が存在する。そのため，SOP は各組織の特徴を考慮して作成されるべきである。組織提供は，ドナーをはじめその家族，提供病院スタッフ，組織採取医師，そして組織移植コーディネーターといった多くの人たちが互いに連携をとることにより成り立っている。そのため，SOP が守られない場合，お互いの状態や次に何を行うかといったことが把握できないため，連携をうまくとることができず，摘出チームの調整に遅れが出てしまい家族を待たせてしまうことや，互いの動きがみえずに情報が錯綜してしまうといったことが生じる可能性がある。円滑な連携のためには，双方向で情報を共有し，かつ互いのやるべきことを把握している必要がある。

　また，SOP は組織バンクのクオリティコントロールの一環として作成されているため，組織採取手順の変更，新しい感染症の報告などがある場合には適時更新・修正される必要がある。そして，更新・修正された際には，バンク員に徹底するように追加講習などで再度確認するべきである。確認を怠ると，組織保存時のコンタミネーションや，レシピエントに未検査の項目の感染症が生じるなどの

表5-2　組織書類一覧例

組織提供関連書類	組織移植関連書類
ドナー情報用紙	保存組織使用申請書
タイムテーブル	同種心臓弁（血管）移植に関する説明書
組織提供承諾書	同種組織移植に関する説明・同意書
施設使用許可書（2 枚）	凍結保存組織使用判定書
摘出チームスケジュール管理表	会計表
組織採取セット（消耗品）（全 2 枚）	ドライシッパー返送案内
摘出タイムテーブル	凍結保存組織の教育・研究使用に関する承諾書
細菌検査チェックリスト	追跡調査票
術中所見	
抗生物質添加保存液チェックリスト	
組織記録用紙	
組織保存用器具リスト	
保存時器材持ち出しシート	

表5-3　SOP 例（筆者施設）

①	取り扱う組織の名称や保管場所などの正式名称を定めている	図 5-3：正式名称のリスト
②	業務の流れ等はフローチャートを用いてその業務の目的と手技を簡潔に書き表している	図 5-4：業務フロー
③	使用する医薬品は一覧表にして明記する	図 5-5：医薬品一覧
④	ドナー情報対応時の記録項目の例，SOP 内でとくに重要な部分は枠で囲み強調している	図 5-6：一次情報収集
⑤	摘出手術では，摘出チーム，コーディネーターそれぞれの役割について色分けしたフローチャートを用いて SOP に記載している	図 5-7：摘出フロー
⑥	摘出チーム出動時の摘出器材等は写真を添付し，摘出未経験者でもイメージできるようにしている	図 5-8：摘出セット，図 5-9：アイスボックス内
⑦	保存に使用するバッグはメーカー，規格を記載する	図 5-10：パッキング
⑧	組織の ID 付加のルールを明確にする	図 5-11：組織 ID 付加ルール
⑨	保存バッグのラベル記載ルールを明確にする	図 5-12：ラベリング
⑩	細菌検査結果と移植可否についても表形式で記載する	図 5-13：細菌検査
⑪	組織バンクで使用する記録書は，通し番号を付け，一覧表にして SOP に添付している	図 5-14：書類一覧

問題が起こる可能性がある。万が一 SOP に違反したならば，違反をそのまま見過ごすのではなく，どうして違反をしてしまったのか，その結果どのような問題を生じてしまったのかを明確に分析し修正する必要がある。なぜなら，違反内容を明確にせず，不明瞭な状態のままでは，違反の重大さを認識することができないからである。同じことを起こさないためには SOP を遵守するような講習または研修を行うべきである。

　組織移植は臓器移植と異なり，JSTT が作成した「ヒト組織を利用する医療行為の倫理的問題に関するガイドライン」と「ヒト組織を利用する医療行為の安全性確保・保存・使用に関するガイドライン」に準拠して各組織バンクが活動を行っている。法律のような強制力の強いものに縛られていない反面，各組織バンクが常にそのガイドラインを遵守した活動が行われなければならない。そのような

緒言

凍結保存同種組織（以下組織）の名称等は下記の通りである。

一般名称	凍結保存同種組織
組織保管場所名	東京大学医学部附属病院組織バンク
組織保存作業場所名	東京大学医学部附属病院組織バンク
移植方法	外科手術にて移植
適応症	大動脈弁：感染性心内膜炎，人工弁感染など
	肺動脈弁：先天性心疾患の一部など
	大動脈：感染性大動脈瘤，人工血管感染など
	末梢動脈：透析用シャント機能不全など
	静脈：肝胆膵系疾患の一部，先天性心疾患の一部など

図 5-3　正式名称のリスト

4. 医薬品の管理

組織の摘出，保存に使用される医薬品
下表に，各医薬品の使用される工程およびそのグレードを示す。

医薬品	使用される工程	グレード
RPMI 1640	抗生物質処理，組織保存	*
バンコマイシン	抗生物質処理	日本薬局方
セフメタゾン	抗生物質処理	日本薬局方
リンコマイシン	抗生物質処理	日本薬局方
ポリミキシン B	抗生物質処理	日本薬局方
DMSO	組織凍結保存	*

図 5-5　医薬品一覧

3.　摘出，保存，管理の方法およびプロセス・コントロール
2.1.　方法（フローチャート）
　　　方法を以下に示す。

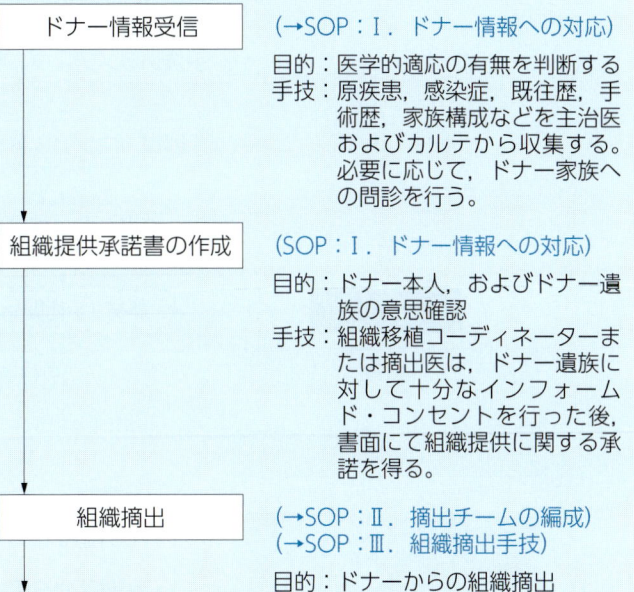

| ドナー情報受信 | （→SOP：I．ドナー情報への対応） |

目的：医学的適応の有無を判断する
手技：原疾患，感染症，既往歴，手術歴，家族構成などを主治医およびカルテから収集する。必要に応じて，ドナー家族への問診を行う。

| 組織提供承諾書の作成 | （SOP：I．ドナー情報への対応） |

目的：ドナー本人，およびドナー遺族の意思確認
手技：組織移植コーディネーターまたは摘出医は，ドナー遺族に対して十分なインフォームド・コンセントを行った後，書面にて組織提供に関する承諾を得る。

| 組織摘出 | （→SOP：II．摘出チームの編成）（→SOP：III．組織摘出手技） |

目的：ドナーからの組織摘出

図 5-4　業務フロー

文書番号 UTTB-21-003	凍結保存同種組織に関する基準書 Standard Operating Procedure	改訂番号	004
		43 頁の内 6 頁	

3.　1 次情報収集と 1 次評価
　1）第一報を受けたら，以下の事項を確認し，ドナー情報用紙（別紙 1-1〜1-6）に記録する。

①提供施設名，診療科，担当主治医，連絡先，所在地
②ドナーの性別，年齢，血液型
③原疾患，発症日
④感染症の有無
⑤意思表示カードや登録制カードの有無
⑥現在のドナーの状態
　・心停止後か心停止前か
　・心停止後の場合は心停止時刻
　・心停止前の場合は血圧，心拍数，呼吸状態，尿量等
⑦ドナー家族の状況
　・ドナー家族への組織提供に関する提示の有無
　・ドナー家族の受け入れ状況

　2）以上の情報を総合し，ドナー候補者の医学的適応を判断する（参考：1. 心臓弁・血管ドナー医学的適応基準）。ドナーの医学的適応の判断は，原則として組織バンクのメディカルディレクターが行う。

図 5-6　1 次情報収集

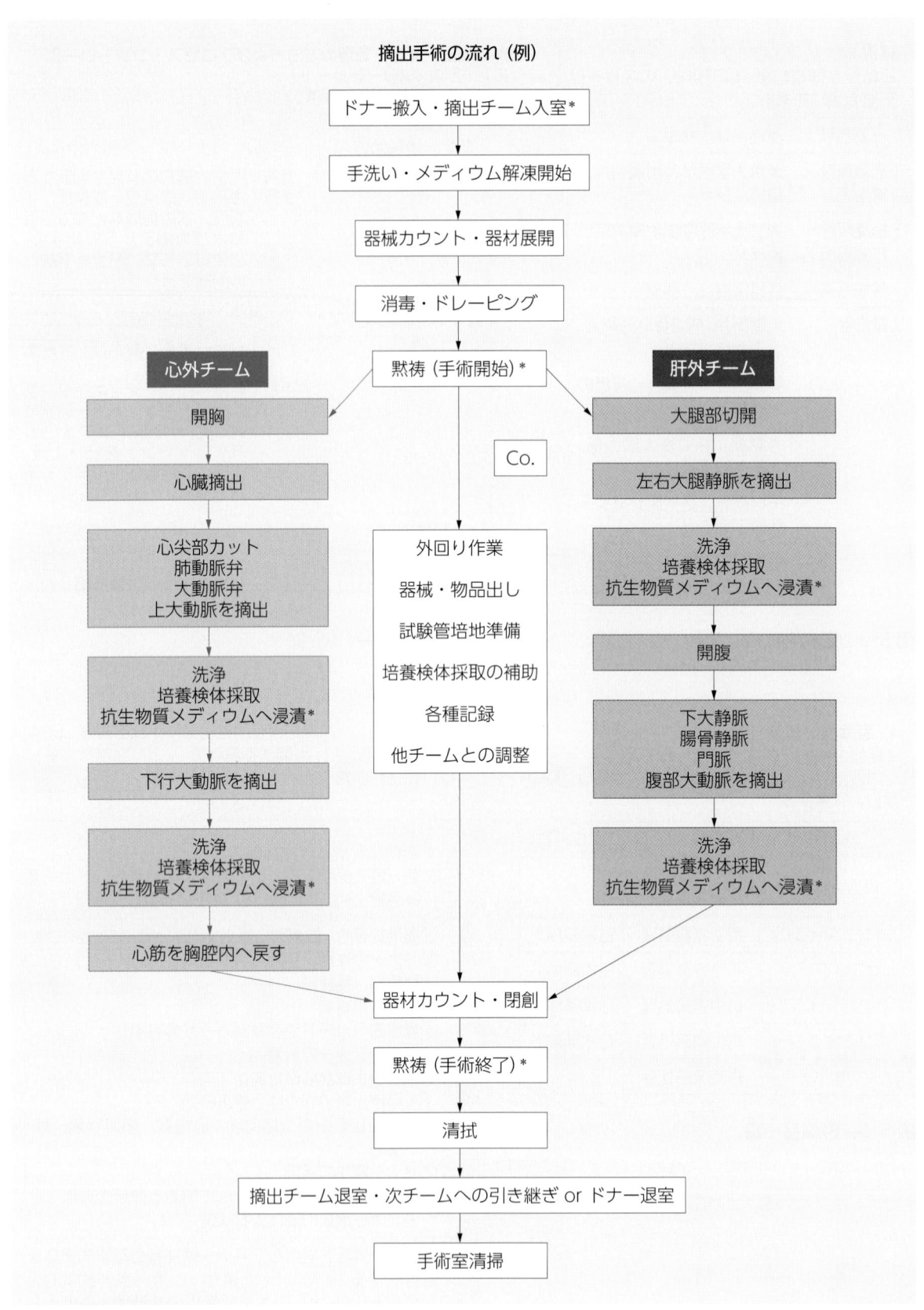

図 5-7　摘出フロー
＊：時刻をチェックする項目

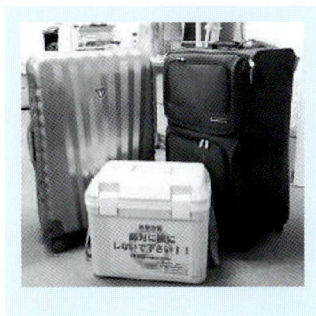

2. 出発準備
1) 摘出器材の確認を行う。必要物品数, 滅菌期限を組織採取セットリスト（別紙6-1〜6-2）で確認する。

―参考写真―
摘出セット1式
- トランク2台（消耗品, 手術器具）
- アイスボックス1個

図5-8　摘出セット

アイスボックス内
- アイスノン×3個
- メディウム×3本
- 細菌検査用試験管×25本以上

―参考写真―

図5-9　アイスボックス内

4. パッキング
1) 組織の凍結保存は二重パッケージで行う。保存バッグは, 液体窒素内（−196℃）でも安定なものを使用し, すべて滅菌されたものを使用する。

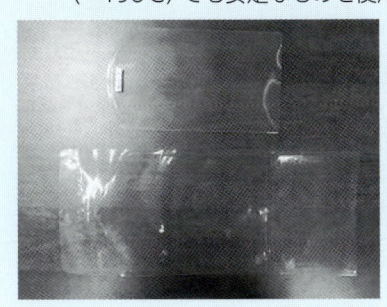

組織保存用バッグ
写真上；内バッグ (CryoLoc FEP Peel Pouch) Cryopreservation Primary Pouch (Pouch Size 7"×4") Item ID CL-1810
写真下；外バッグ (CryoLoc FEP Peel Pouch) Cryopreservation Secondary Pouch with Integral Label Pocket Item ID CL-3012

図5-10　パッキング

5. 組織 ID の発行
1) 組織 ID は, 9桁の数字でナンバリングする。

例：06 − 01 − 01 − 001（9桁）
　　①ドナーID　②組織区分　③枝番

①ドナーID（例：06-01 → 2006年1番目のドナー）
②組織区分のつけ方と略称

01	大動脈弁 (AV)	02	肺動脈弁 (PA)
03	下行大動脈 (DA)	04	上大静脈 (SVC)
05	下大静脈 (IVC)	06	腹部大動脈 (AA)
07	門脈 (Po)	08	右腸骨動脈 (RIA)
09	左腸骨動脈 (LIA)	10	右腸骨静脈 (RIV)
11	左腸骨静脈 (LIV)	12	右大腿動脈 (RFA)
13	左大腿動脈 (LFA)	14	右大腿静脈 (RFV)
15	左大腿静脈 (LFV)	16	右大伏在静脈 (RSVG)
17	左大伏在静脈 (LSVG)	(18)	(気管)
99	その他		

③枝番のつけ方：組織を分割した場合に連番で付ける
　例：中枢右大腿静脈　→　06-01-14-001
　　　末梢右大腿静脈　→　06-01-14-002
　例：肝部下大静脈　→　06-01-05-001
　　　肝下部下大静脈　→　06-01-05-002
　　　分岐部下大静脈　→　06-01-05-003

図5-11　組織 ID 付加ルール

7) 外回りは外バッグごと組織を受け取り, 外バッグのポケットに組織 ID, 組織名, 保存日, メディウム容量を記載した用紙を入れる。

100 mL	← 総容量
−−**−**−***	← 組織 ID
大動脈弁	← 組織名
2007/04/01	← 保存日

図5-12　ラベリング

4. 細菌検査

7) Ⅲ-3-11) にて採取した検体（組織摘出時），および V-3 にて採取した検体（組織保存時）は，それぞれ SRL に細菌検査を依頼する。

8) 培養結果は 1 週間，2 週間，4 週間で報告書を SRL から受け取り，結果を確認する。

9) 培養結果の判定方法は以下の通りである。

抗生物質処理前 （組織摘出時）	抗生物質処理後 （組織保存時）	メディウム （組織保存時）	判　定
−	−	−	移植可
−	−	＋	条件付き移植可*
−	＋	−	移植不可
−	＋	＋	移植不可
＋	−	−	移植可
＋	−	＋	移植不可
＋	＋	−	移植不可
＋	＋	＋	移植不可

＊：レシピエントおよびその家族に感染の危険性を伝えたうえで移植可。ただし，MRSA，真菌，それに準ずるものが 1 カ所からでも検出された場合は，同ドナーのすべての組織を移植不可とする。

図 5-13　細菌検査

記録書一覧

別紙 1-1〜1-6	ドナー情報用紙（全 6 枚）
別紙 2	タイムテーブル
別紙 3	組織提供承諾書
別紙 4	施設使用許可書（2 枚）
別紙 5	摘出チームスケジュール管理表
別紙 6-1〜6-2	組織採取セット（消耗品）（全 2 枚）
別紙 7	摘出手術器材リスト
別紙 8	摘出タイムテーブル
別紙 9	細菌検査チェックリスト
別紙 10	術中所見
別紙 11	抗生物質添加メディウムチェックリスト
別紙 12	組織記録用紙（例として大動脈弁のみ添付）
別紙 13	組織保存用器具リスト

図 5-14　書類一覧

なかで，各バンクの個別の事情を起案し SOP を作成することにより，バンク内の規律を正し，構成員が一定の水準で活動を行うことができるようになる。

〔三瓶 祐次・服部 理・田村 純人〕

Ⅴ 組織保存における QA/QC

　品質管理（quality control；QC）とは，工業製品化の過程で用いられる言葉であり，サービスや品質上の目標点を設定し，それに到達するための取り組みのことである。例えば，安全な組織を払い出しするために細菌培養検体の採取方法・検査項目を SOP で定める，といったバンク内部で行われる活動を指す。

　また，品質保証（quality assurance；QA）とは品質が求められるものにおいて，それらに保証を与えるのに必要な証拠を提供することである。前述の例でいえば，払い出しする組織の安全性を保障するために細菌培養検査の結果報告用紙を組織とともに移植施設に渡すなど，QC されたものを外部に向けて証拠として提示する活動がこれにあたる。

　QA/QC に求められるものは，最低限の品質と安全性基準の確保のために必要な基本方針と備えるべき環境を規定し，確実な処理を行い必要とされる品質に常に合致する組織を供給することである。また品質保持システムを構築し，エラーの発生を予防することをも目的とするものである。

　組織バンクにおいて行われる QA/QC は，提供いただいた組織が種々の感染や拒絶を起こすなどの移植上の問題を起こさないために，バンク業務を行ううえで最も重要なパートである。組織バンクには，① QA/QC 基準，② QA 組織構成，③ QA 基本方針，④標準作業手順書：（SOP），⑤ QA のための書類作成，⑥ QA における組織の保存のトレーニング，⑦ QA/QC 検証，⑧詳細な評価とフィードバックなどが必要となる。このクオリティコントロール遂行のためには，組織バンク独自のプログラムを確立すべきである。

　本節では，組織保存における QA/QC 遂行のために重要となる4つのポイント（表 5-4）について以下に示す。

1.　正しい保存方法の技術取得

　バンクされた組織の一定の品質を確保するためには，SOP に従って，組織バンクスタッフのトレーニングプログラムを作成することが重要である。これに基づいて教育し，経験させ，さらに訓練を継続するべきである。また，行われたトレーニングは記録・保存すべきであり，その記録や結果をもとに，教育プログラムは毎年見直す必要がある。また，JSTT などで行われているトレーニングプログラムには積極的に参加し，その内容を各バンクへフィードバックするべきである。これらの講習会への参加は，学会認定コーディネーター申請資格の要件となるものもあり，組織バンクに携わるスタッフは必ず受講すべきである。

1) JSTT 主催「コーディネーターセミナー」（図 5-15, 16）

　年に2回開催されるセミナーで，組織バンクコーディネーターが対象だが，組織バンク業務に携わるスタッフなら誰でも参加可能である。

2) 国立循環器病研究センター組織保存バンク主催「ホモグラフト移植・摘出講習会」（図 5-17）

　ホモグラフト摘出業務に携わるスタッフ，またはこれから携わる者が対象で，参加者は心臓血管外科医のほか，移植に関わるコーディネーターなどが参加している。ホモグラフトに関する講義やテスト，ブタの心臓を使用した摘出のデモンストレーションや実習が行われる。

表 5-4　クオリティコントロールの4つのポイント

1. 正しい保存方法の技術取得
2. 使用器材，試薬や在庫の管理
3. 保存作業でのクオリティの確保
4. 環境モニタリング

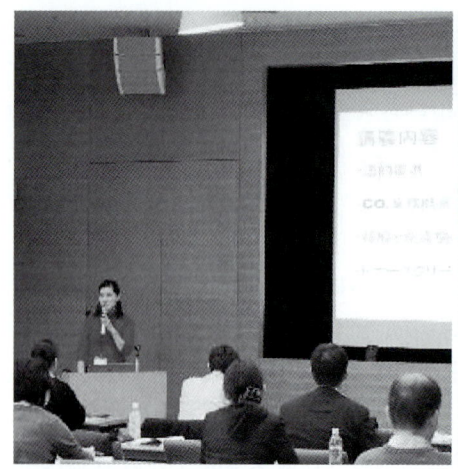

図 5-15　講習の様子

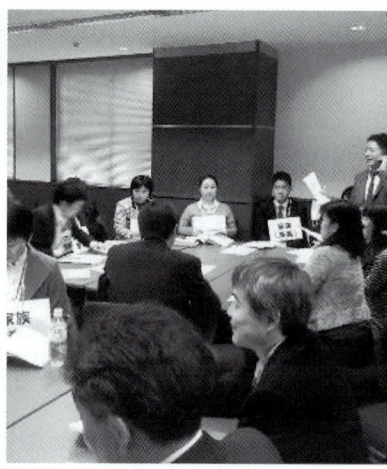

図 5-16　実習の様子

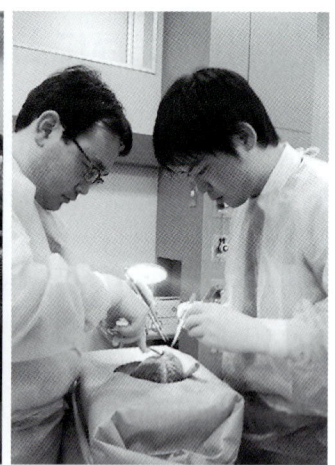

図 5-17　摘出講習会

トリミング準備				RPMI	
	無塵衣		クリーンルーム内常備	DMSO	
	術衣			黄色フィルター	
入り口	マスク			ナルゲンフィルター	
	帽子			プロリン	
	シューズカバー		当日	ホモグラフト	
	手袋			試験管培地	
Dr.	ガウン			カメラ	
	滅菌手袋		書類	スケッチ	
	ドレープ			トレーサビリティ	
	器械各セット			保存場所	
	保存パック			摘出所見データ	
	二重ボトル			検体シール	
	ガーゼ		その他	iPad	
	シリンジ			wearable cam	
持参	クリップ			エタノール	
	注射針 18/20			無塵布	
	針ボトル			床掃除用シート	
	ゴミ袋				

図 5-18　必要物品リスト

2. 使用器材，試薬や在庫の管理

　組織採取または保存に関わる物品は，すべて品質管理されたものでなければならない。組織バンクにあるすべての器材，薬品に関しては入手先，製造年月日，製造メーカー，修理連絡先などを一覧にしておく（図5-18, 19）。

　摘出や保存時に使用する物品に関しては，いつでも組織の摘出・保存が行えるよう，在庫数や使用期限を把握し，徹底した管理を行うべきである。とくに，滅菌器材や試薬・薬剤には使用期限があるので注意を要する。また，すべての器材，薬品，機械を対象としたチェックリストを作成する。

3. 保存作業でのクオリティの確保

　各組織バンクにおいて，すべての作業はSOPに従って行われなければならない。SOPはあらかじめ作成されるべきである。SOPによって定められた採取・保存が適切に実施されているか定期的に監査を行う必要がある。そのためには，熟練したスタッフが監査を行うことが望ましい。

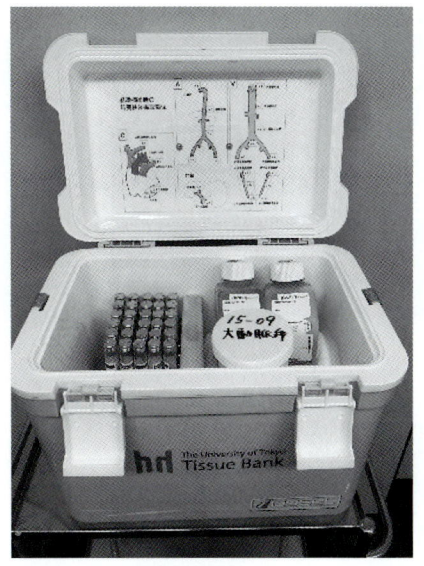

図 5-19　摘出器材チェックリスト　　　図 5-20　組織の搬送

1) 組織の搬送 (図 5-20)

　容器にはバンク名，ロット番号，採取組織名を表記すべきである。また，保存施設へ搬送するまで，SOP に規定された環境温度に保持し，その温度についても記録すべきである。容器は，汚染されず，かつ保存作業まで無菌的に維持できるものが望ましい。この時点で，採取された組織は感染の危険性を含んでいるため，取り扱いには十分注意が必要である。

2) 細菌培養検査 (図 5-21)

　採取された組織についての細菌培養検査を行う。この際，細菌の混入が起こらないよう適切な微生物クリアランスを実施するとともに手技には十分注意する。細菌培養検査が陽性の場合は，移植に用いることができない。また，保存の段階で抗生物質が使用されている場合には，偽陰性に注意する。筆者らの施設では検体搬送時の細菌の減少や死滅による影響を避け感度を向上させるため，ガム半流動高層培地を使用している。

3) パッキング

　組織を保存するパックは，無菌で物理的に超低温環境での保存に適したものを使用する。パックは外界からの汚染がないように完全密封すべきである。

4) ラベリング (図 5-22)

　採取組織の取り違えのないように，各バンクで統一されたナンバーを記載する。ラベルシールを使用する際は超冷凍下でも剥がれない材質を用いるべきである。

5) 追跡調査 (図 5-23)

　組織バンクは，保存され供給したもののクオリティが保たれているか，また移植後に事故が発生していないか追跡調査をすべきである。メディカルディレクターは有害事象が疑われる報告を受けた場合には，徹底的に迅速に調査するべきである。

4. 環境モニタリング

1) 設備

　バンク施設は清潔，衛生，排水設備，照明設備，換気設備などが十分に維持され，SOP に従い作

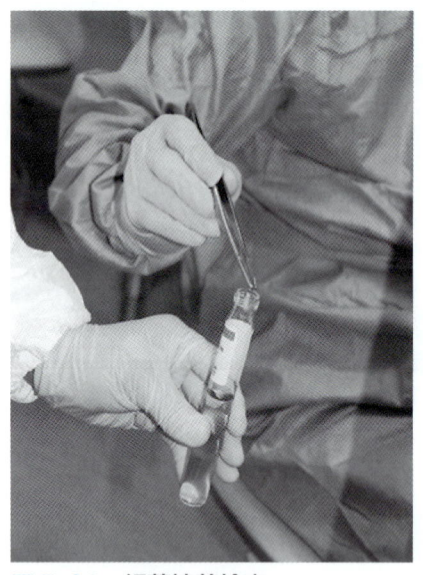

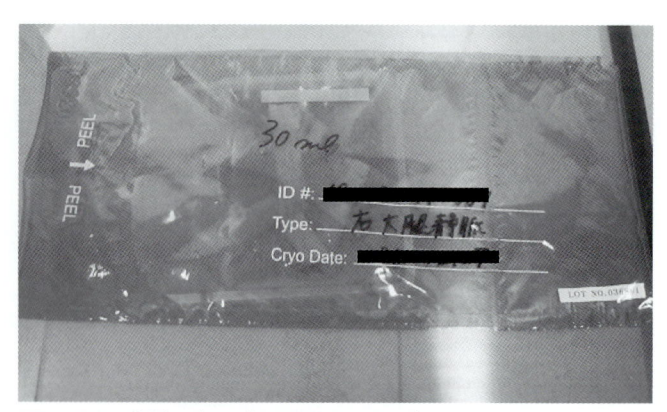

図 5-22　保存バッグへのラベリング

図 5-21　細菌培養検査

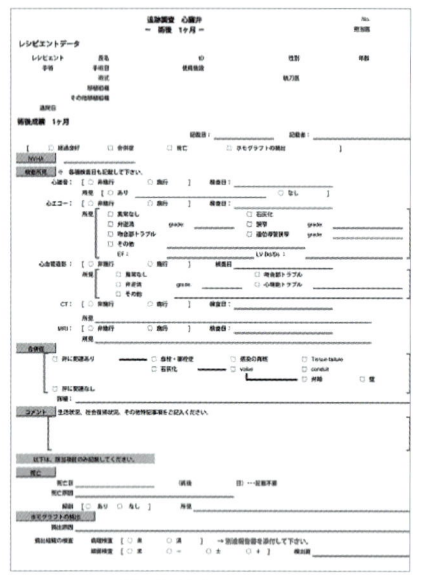

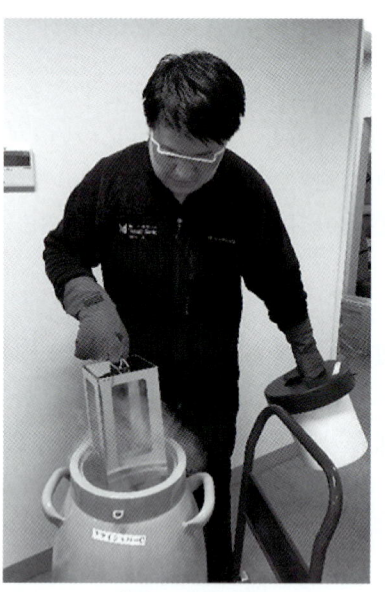

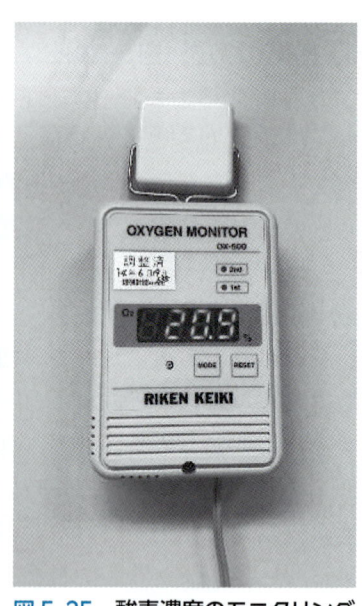

図 5-23　追跡調査票　　　　図 5-24　窒素の取り扱い　　　　図 5-25　酸素濃度のモニタリング

業が行いやすいようにするべきである。保存作業を行う部屋は，細菌学的に環境整備された管理環境下で行うことが望ましい。そのため，定期的なサニテーション（殺菌作業や洗浄作業）・バリデーション（環境や装置の点検）を行うべきである。

2) 液体窒素の取り扱い（図 5-24，25）

　液体窒素は，－196℃の超低温液化ガスであり，単純窒息性ガスである。取り扱いの際は酸欠防止のため，十分な換気および酸素濃度のモニタリングが必要である。また，凍傷防止のため耐寒手袋を着用すべきである。

3) 貯蔵室・貯蔵温度のモニタリング（図 5-26）

　保存されている組織が品質を保持できる環境になっているか，貯蔵室の温度・湿度を温度監視装置などを用いて常にチェックするべきである。

　保存されている組織が，品質を保持できる温度で保存されているか，また許容範囲を越えていない

か，温度監視装置などを用いて常にチェックするべきである。温度監視装置には液体窒素下で保存されている組織の保存タンク内の温度を 24 時間監視するシステムがあり（図 5-27），異常が発生したらアラームメールによって知らせることができ（図 5-26，27），災害時においても有意義である。また，メモリー機能が付いておりデータを保存することもできる。

4) バンクスタッフの管理

　組織の採取，保存，凍結，パッキングなど直接サンプルを取り扱うバンク業務に関わるスタッフは，作業を行うのに適切な服装をすべきである。服装は，ガウン，グローブ，マスク，ゴーグルなどを着用し，ドナー，採取組織，そしてスタッフの間で感染などの影響を考えた材質にすべきである（図 5-28）。

　また，安全な組織を維持するために，バンク業務に関わるスタッフは健康管理に心がけるべきである。組織の安全に反するような重大な感染を起こしているスタッフは，状態が回復するまで一連の作業を行ってはならない。また，健康チェック表を作成し定期的にチェックを行うべきである（図 5-29）。

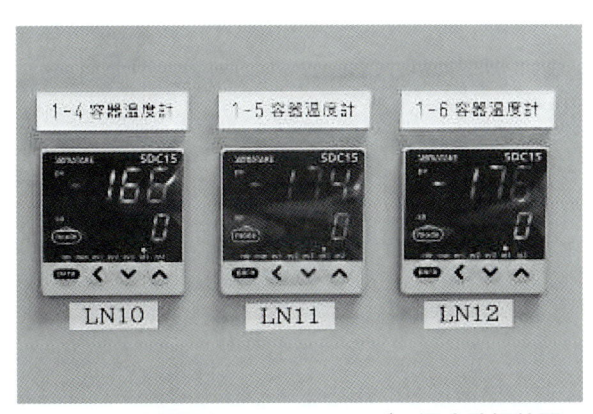

図 5-26　貯蔵温度のモニタリングと温度監視装置

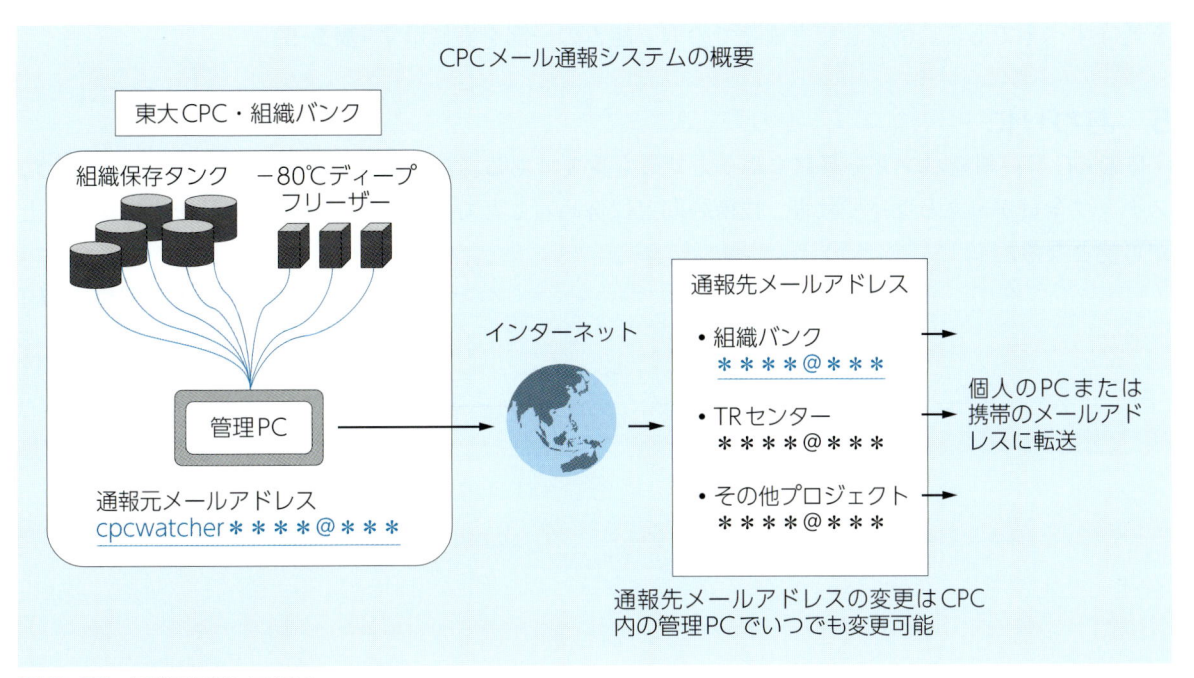

図 5-27　温度監視システム

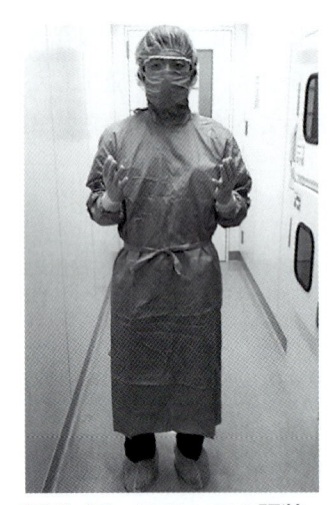

図 5-28　スタッフの服装　　**図 5-29　健康管理・衛生管理表**

表 5-5　個人情報保護に関する当施設での取り組み

- 個人情報管理区域（病院長に届け出て定められた場所）以外に個人情報を持ち出さない。個人情報管理区域では部屋を施錠し，引き出しやロッカーも施錠する。
- 可能な限り個人が同定できないよう氏名を匿名化し住所・電話番号・ID は初めから資料には含めない。
- コンピュータには必ず起動時パスワードを設定する。また，ウイルス対策ソフトをインストールし常に最新の状態にする。
- USB メモリーに個人情報を入れない。ファイル共有ソフトは使用禁止。個人情報を含むファイルには読み取りパスワードを設定する。
- 個人情報の入った紙・電子媒体の破棄は必ず破砕処理を行う。
- FAX は事前にテスト送信を行う。

5) コンピュータ/データ管理

　組織提供に関するすべての記録は，後に追跡できるよう段階ごとに残す必要があり，採取組織の保存期間が切れても最低 20 年間は保存しなければならない。

　情報化の急速な進展を受け，平成 27（2015）年 9 月に「個人情報の保護に関する法律」が改正されたが（改正個人情報保護法），組織移植においてもデータの守秘が保証されるシステムを導入しこれを遵守すべきである。例として当施設での取り組みの一部を表に示す（表 5-5）。

5.　おわりに

　QA/QC は，組織バンクを運営するうえで最も重要である。各組織バンクにおいて SOP に基づき，スタッフ全員が一丸となって教育，技術の向上に努めることで，統一して高いクオリティを保つことが可能となる。

〔長島 清香・田村 純人〕

第6章

認定組織バンクの
役割と現状

I 日本組織移植学会（JSTT）の基本方針

　日本組織移植学会（JSTT）は，その設立から一貫して組織移植に関わり，医学的ならびに社会的研究とシステム構築を行い，本邦の組織移植の進歩・発展に寄与してきた。なかでも，「臓器の移植に関する法律（臓器移植法）」では触れられていない，組織提供のあり方や組織移植についてのルールづくり，組織移植におけるガイドライン，あるいは倫理的諸問題についてのガイドラインを議論し制定し，広く社会に向けて発信してきた。

　さらに，日本組織移植学会認定コーディネーター制度と同時に品質管理（quality control；QC），透明性の高いバンクの運営を示した，組織バンク運営基準を提示した。この運営基準を確実に実施しているか否かを調査し確認するために，組織バンク認定制度を構築するにいたった。この制度の導入により，現在全国で18バンクが認定され（図6-1），同種皮膚や心臓弁・血管や骨などの保険点数算定，膵島・羊膜などに関わる高度先進医療を大きく後押しし，さらに最近では医療制度のなかで組織バンク運営費用を保険点数のなかで算定できるようになった。

　現在，認定バンク事業はJSTTの品質保証（quality assurance；QA）を行ううえでの根幹をなす事業となっている。本章では，組織バンクが求める運営の基準とバンク認定のプロセスについて具体的に説明する。

II 組織バンクの法的な位置付け

　「『臓器の移植に関する法律』の運用に関する指針（ガイドライン）」の第14に，「組織移植の取り扱いに関する事項」において臓器移植法が規定しているのは，臓器移植等についてであって，皮膚，血管，心臓弁，骨等の組織の移植については対象としておらず，またこれら組織の移植のための特段の法令はない。通常本人または遺族の承諾を得たうえで医療上の行為として行われ，医療的見地，社会的見地等から相当と認められる場合に許容されるものである。したがって，組織の摘出にあたっては，組織の摘出にかかる遺族らの承諾を得ることが最低限必要であり，移植等に対して，摘出する組織の種類やその目的等について十分な説明を行ったうえで，書面により承諾を得ることが運営上適切である。このため，組織バンクでは運営にあたり，①「ヒト組織を利用する医療行為の倫理的問題に関するガイドライン」[1]，②「ヒト組織を利用する医療行為の安全性確保・保存・使用に関するガイドライン」[2]，③「ヒト組織バンク開設における指針」[3]および施設調査用紙，④「日本組織移植学会認定コーディネーター制度─規則および同施行細則」[4]の4つのガイドラインを準拠していることが求められている。

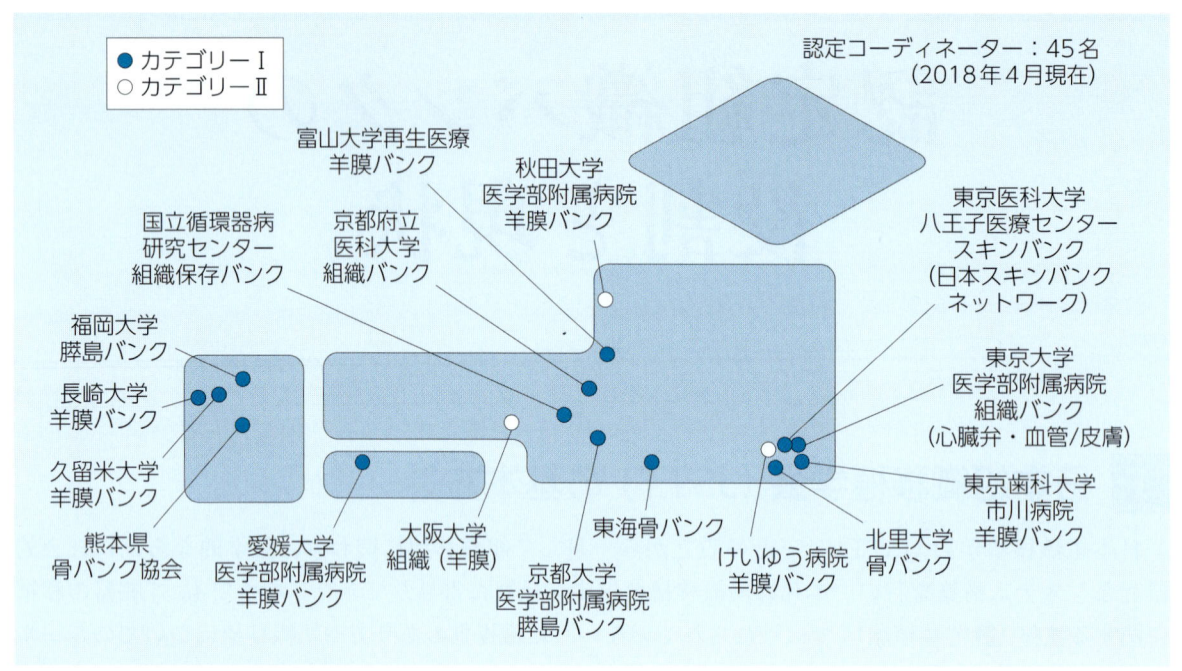

図 6-1　日本国内における認定組織バンク

Ⅲ　ヒト組織を利用するにあたって遵守すべき基本原則

組織バンクとして活動する際に，必ず遵守すべき基本原則は，以下の7点に絞られる。
①ヒト組織の提供にかかる任意性の確保
②ヒト組織の採取および移植の際の十分な説明と同意
③ヒト組織の提供の社会性・公共性およびドナーの尊厳の確保
④無償の提供
⑤提供されるヒト組織にかかる安全性および移植の有用性の確保
⑥個人情報の保護
⑦情報公開

また，ヒト組織の採取に関する際の基本原則は，以下の3つを遵守するべきである。

①ヒト組織の採取における説明と同意のあり方
②ヒト組織の採取手続きの公平性
③ドナー適応基準を正しく守ること

　これを遵守するためには，第三者による説明と同意が必要である。JSTT では，コーディネーター育成のため，日本組織移植学会認定コーディネーター制度を立ち上げている。認定コーディネーターとなるためには，最低限4年制大学の卒業相当の学歴を有し，臓器・組織移植に最低1年以上従事しており，所属組織上司の推薦状が必要であると同時に，認定バンクのための講習会を受講していることと，筆記・面接試験で一定の成績を有していることが最低条件となる。これらの質の高いコーディネーターが基本原則を守りながら，組織移植を希望する患者と提供病院においてのインフォームド・コンセントが必要となる。

　なお，これらの項目を自施設内での規則〔標準作業手順（standard operating procedure；SOP）〕にすべて書き込まれ，毎年更新することも組織バンクでの重要な作業となる。

Ⅳ 組織バンクと高度先進医療・保険点数

　組織バンク認定事業は JSTT が実施する，組織バンクの質を担保するための重要な作業である。しかし，先進医療または保険医療の下で組織移植医療を実施するためには，JSTT の認定バンクであることが必要である。

　その要件は，

- JSTT にて認定された施設であること
- カテゴリーⅠの場合は，組織移植を実施することにおいて JSTT に認定された組織であること
- 他施設へのシッピングに関して実施でき，広域型組織バンクネットワークとしての必要な要件であること
- 公平・公正な医療の給付が可能であること

である。

　すなわち，JSTT の提供する組織バンク認定プログラムが組織移植医療政策と連携して学会みずからが QA プログラムと保険診療を推進することとなった（図 6-2）。

Ⅴ 組織バンクの基本理念

　組織バンクでは守るべき基本理念がある。カテゴリーにかかわらず，すべてのバンクが以下の①〜⑧までの要件を JSTT ガイドランに沿って組織移植の適応を正しく遵守し，適正な組織の採取に保存や組織バンクの運営および設置における，安全性・有効性ならびに倫理的・技術的妥当性を担保する必要がある。

組織バンク施設の要件
①組織バンクの代表者が明確であり，運営のすべてに責任を持っている体制であること
②組織バンクの組織運営・実施要項を書面で作成されていること
③組織バンクの運営方針を決定する委員会等を定期的に開催し，議事録が保管されていること
④組織バンクの会計が管理され，書面にて記録を残しておくこと
⑤組織バンクの事務体制が明確になっていること
⑥個人情報を保護するための体制の整備が行われていること
⑦ヒト組織の採取，保存，供給のすべてにわたり管理責任が明確にされていること

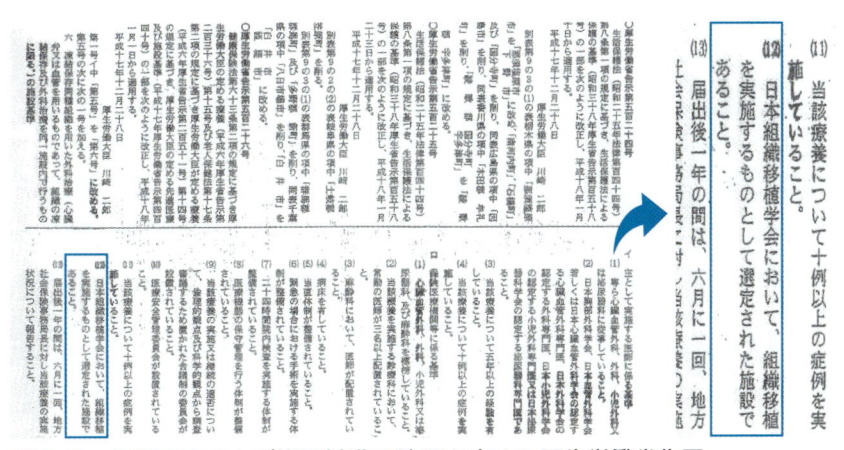

図 6-2　先進医療および施設基準の改正を定めた厚生労働省告示

⑧組織バンク事業を行うにあたって供給の公平性および採取・保存の際，技術の適格性を中立的な立場から，監査を定期的に受けていること

Ⅵ 組織バンクのカテゴリー分類

　組織バンクの基本理念を遵守のもと，組織バンクは以下の 3 つのカテゴリーに分類する（図 6-3，表 6-1）。JSTT の組織バンク認定委員会は，認定バンクを以下の要件に応じどのカテゴリーに適合するかについて審査することとなる。

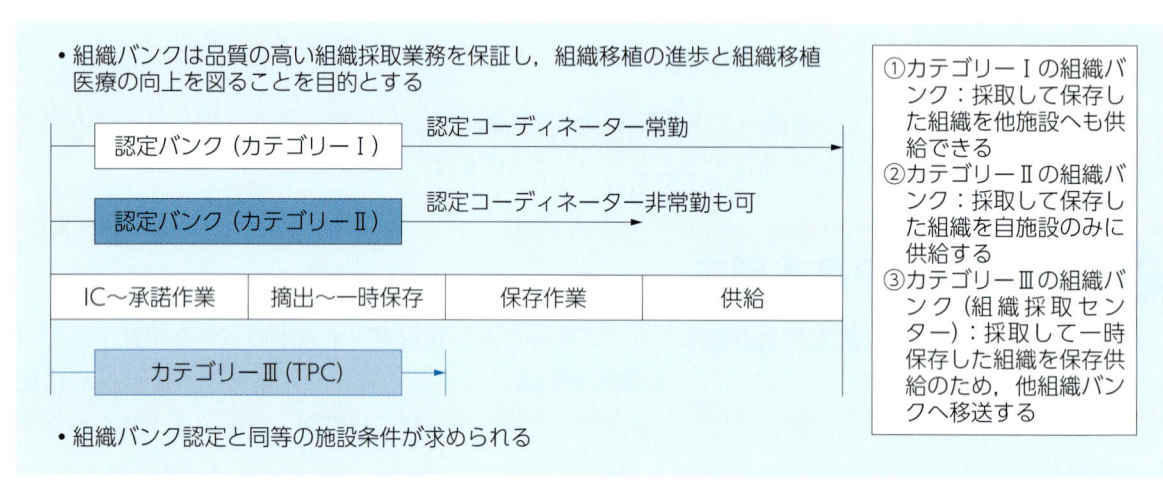

図 6-3　組織バンクのカテゴリー分類

表 6-1　組織バンクとカテゴリー分類

	組織バンク（カテゴリーⅠ）（従来の認定バンク）	組織バンク（カテゴリーⅡ）（新しい組織バンク）	組織採取センター（カテゴリーⅢ）（TPC）
機能	他施設への組織の提供可能	自施設のみ組織の提供可能	多施設で組織の採取可能
相違点	JSTT 認定コーディネーター（専任）	JSTT 認定コーディネーター（兼任可）	JSTT 認定コーディネーター（兼任可）
	24 時間対応	24 時間対応が望ましい	24 時間対応
摘出医	責任医師・複数の摘出医師（複数）	責任医師・複数の摘出医師（最低限）	責任医師・複数の摘出医師
QA/QC	摘出に関しての QA/QC	摘出に関しての QA/QC（最低限）	摘出に関しての QA/QC
実施共通項目	組織移植の適切なコーディネーション	組織移植の適切なコーディネーション	組織移植の適切なコーディネーション
	組織の適切な採取	組織の適切な採取	組織の適切な採取
	組織の適切な保存	組織の適切な保存	組織の適切な一時保存
実施項目	外部施設への保存組織の供給	自施設内のみへ組織の供給	認定バンク施設への採取組織の移送
	適切な組織運営（QA/QC を含む）	適切な組織運営（QA/QC を含む）	適切な組織運営（QA/QC を含む）

各カテゴリーの組織バンクの基本的要件としては，

- 組織の摘出に関わる医師が存在し，摘出に関わる部門があること
- 組織の保存と供給を行う衛生的で管理された設備を有すること（カテゴリー I および II）または組織の一時保存を行う衛生的で管理された設備を有すること（カテゴリー III）
- 組織移植に関する資料を保管する場所を有すること（カテゴリー I および II）または組織摘出と移送に関する資料を保管する場所を有すること（カテゴリー III）
- 専属の JSTT 認定コーディネーターを有すること（カテゴリー I）または兼任を含める JSTT 認定コーディネーターを有すること（カテゴリー II および III）
- 組織バンクの責任者あるいはメディカルディレクターは JSTT 認定資格を有すること。また摘出を統括する医師，QA ならびに QC に関わる者も JSTT 会員であることが望ましい（すべてのカテゴリー）

以上の基本的要件を満たしているものを，JSTT では認定組織バンクと称することができる。

VII 組織バンク認定について

JSTT では，品質の高いバンク業務を保証し，組織移植の進歩と組織移植医療の向上を図ることを目的として，組織移植業務にかかる組織バンクの認定を行っている。

認定されたバンクは，以下の条件を備えていることが求められる。

①組織の摘出に関わる医師または部門があること
②組織の保存を行う衛生的で管理された設備を有すること
③組織移植に関する資料を保管する場所を有すること
④専属コーディネーターを有すること
⑤JSTT 会員が 1 名以上いること
⑥組織バンクの責任者あるいはメディカルディレクターは JSTT 認定資格を有すること。また，摘出を統括する医師，QA ならびに QC に関わる者も JSTT 会員であることが望ましい（すべてのカテゴリー）

JSTT ガイドラインを遵守したバンキングの調査・認定については，認定申請の際にはこれまで行ってきた組織移植の実績，基本原則，認定条件など 100 項目にも及ぶ調査項目をすべて満たしていることが必要となる。申請願（図 6-4）と合わせて，記入用紙にすべてを記載し，SOP を添えて JSTT 事務局に送付する。

VIII 組織バンク認定審査プロセス

JSTT 事務局では受け付けた記録とともに，まず 100 項目にも及ぶ項目を組織バンク認定委員会において持ち回り審議を行い，記載の的確性を確認する。その後，委員が選定されて実地調査を行う（図 6-5）。

申請のあったバンクに対し，現地にて調査員が派遣され，100 項目すべてを JSTT で提示している，組織バンク設置のためのガイドラインを遵守してバンキングが行われているか，SOP に不備はないか，あるいは現地で正しくドナー情報や保存記録が記載されているかなどをつぶさに調査を行う（表 6-2）。とくに大事な点は，JSTT で提示している，クオリティの高い組織バンクが実践されているかを調査することである。

組織バンク名			
バンク代表者	所属・職名		
	氏名		
バンク開設時期			
	西暦　　　　年　　　　月		

		提供者数	移植者数
過去 3 年間の先進医療の実施状況（過去 3 年に活動がない場合には，それ以前の活動状況を記入のこと）	年		
	年		
	年		
日本組織移植学会員数	名		
日本角膜学会/日本角膜移植学会における術者トレーニングを受けた人数	名		
必要な要件	平成 26 年 3 月 31 日まで，先進医療を取得していましたか。（先進医療取得通知書を添付すること）		（はい / いいえ）
	日本組織移植学会「ヒト組織を利用する医療行為の安全性確保・保存・使用に関するガイドライン」を遵守していますか。（学内倫理委員会等に提出された，ドナースクリーニングの要項等を添付すること）		（はい / いいえ）
	日本角膜学会からの羊膜取り扱い施設としての推薦を受けていますか。		（はい / いいえ）
	認定バンク（カテゴリー I / II）申請はしていますか。あるいは予定時期		（はい / いいえ）（申請予定年月日）

図 6-4　申請願（基本的事項）

第 1 段階　申請の相談

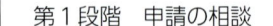
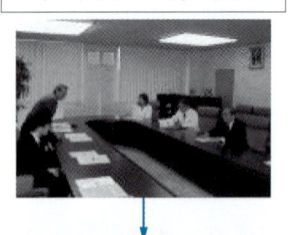

第 3 段階　厳正な現地調査

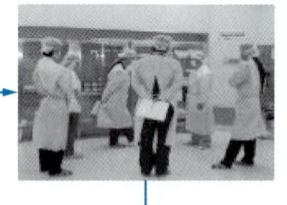

第 2 段階　厳正な書類審査

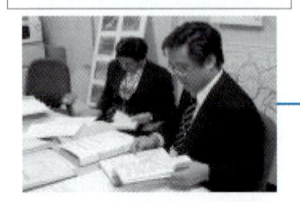

第 4 段階　委員会の審議と理事会での審議により認定

図 6-5　組織バンク認定までの流れ

表 6-2　現地調査項目（詳細項目）

- 過去の提供事例における書面の整理とすべての活動の確認
- 組織の整備状況
- メディカルディレクターの確認（学会員・認定医）
- 摘出医師の確保（研修会への出席なども含む）
- 認定コーディネーターの確保（認定講習会参加の確認）
- QA/QC スタッフの確認
- 上記の OJT の実施状況
- 摘出保存器材の準備
- 保存に使用する機器の確認
- QA/QC の実施状況の確認
- 健康管理表
- 無菌状況の検査・ヘパフィルターのチェック
- 資器材の保守管理
- 薬剤の保守補充管理
- SOP の確認と各種書面の整備の確認

表 6-3　現地調査で指摘された問題に対する修正のフィードバック（例）

平成○○年○月○○日
○○○○○バンク　御中

　春暖の候，時下ますますご清祥の段，お慶び申し上げます。平素より組織移植医療に多大なるご理解をいただき誠に感謝申し上げます。
　さて，先日行わせていただきました「組織バンク認定実地審査」ではご対応いただきありがとうございました。審査時にも改善点についてお話をさせていただきましたが，別紙の通り改善依頼書を添付させていただきました。つきましては，6月末日（3カ月の間に）までに，事務局まで改善点等についてご報告いただけますようお願い申し上げます。
　ご提出後，内容の確認をさせていただいた後に，委員会・理事会での審議ののち，認定バンクとして認定証書を発行させていただきます。以上，何卒よろしくお願いいたします。

敬具

　以下の点について改善・修正をお願いいたします。その旨を○月末日までに学会事務局までご提出いただけますようお願い申し上げます。

《Ⅰ　説明と同意》
・第三者性を保つために医師または看護師等スタッフの立ち合いを行うこと
・提供に関わる流れ（Co. の動き）について SOP 内に明記すること

《Ⅱ　ドナースクリーニング》
・ベッドサイドにおいて全身の観察および理学的所見の確認を必ず行うこと
・理学的所見の確認の仕方についても SOP へ反映させること

《Ⅲ　採取》
・症例ごとの採取記録について，採取の時間，採取スタッフ名，使用器材，問題の発生などについて記載する欄を追記すること
・採取記録だけにかかわらず，書類の保管期限が 20 年であること（JSTT ガイドラインより）を SOP 内に記載する
・バックアップ用の組織採取器材の準備が必要
・1 症例ごとに，ドナーファイルとしてファイリングし，管理すること（管理者チェック必要）

《Ⅳ　保存》
・保存機器の保守・管理（温度管理・落下細菌の結果等）を行うこと
・保存者の健康管理表の作成と管理が必要
・保存作業の時間，実施者，使用試薬，使用資器材等のロット番号を含めた書類の充実を図る必要がある
・書式について，管理責任者による最終チェック欄を設けること
・羊膜 ID が，細切前の羊膜のどの部分にあたるのかを図示し，管理すること。また，供給時にもそれがわかるよう書類を添付すること。SOP にも反映すること

《Ⅴ　供給》
・レシピエントの選択基準・適応を SOP 内に記載をすること
・トレーサビリティについて，有害事象の発生時に対応できるようにレシピエント
・カルテ（手術記録へのロット番号記載などを含め）に記載を残すこと
・供給された組織が，必要に応じて追跡調査を行えるようにすること
・バンクで管理しているドナー・レシピエントの情報については，情報漏洩の観点から，インターネット環境にないほうがよい
・組織保存器材について，定期的な整備をし，その書類を保管しておくこと

《Ⅵ　施設の要件》
・QA・QC 担当者の役割を SOP に明確に記載し，別の担当者を立てること
・摘出医師は学会員であることが望ましい

《Ⅶ　SOP》
・各項目で，内容の不足箇所について改訂すること
・SOP の修正後，各書式も合わせて提出すること
・毎年の SOP の改訂が必要
・器材管理，薬品管理などのリストを作成する必要がある

《Ⅸ　QA，QC》
・QA 管理者が環境維持・器材管理・検査管理・有害事象の把握・記録の保持を確実に実施すること（チェック欄を設ける等）
・QC 管理者が，環境モニタリング・試薬在庫モニタリング・検査手技モニタリングを確実に実施すること（チェック欄を設ける等）

Ⅸ　現地調査の通知と認定費用

　現地調査の結果で修正すべき点がある場合には，委員会からのフィードバックが通知される。一定の修正期間をもち，この期間内に（3カ月以内）に修正を行う（添付資料修正文例，表6-3）。

　費用については，組織バンク認定申請・審査料は500,000円（カテゴリーⅠおよびⅡ），100,000円（カテゴリーⅢ）とする。なお，カテゴリーのⅡからⅠへのアップグレードを希望する場合には，申請日が次の更新までの期間内であれば，認定申請・審査料は200,000円となっている。また，ⅢからⅡあるいはⅠへのアップグレードは，申請日にかかわらず，認定申請・審査料は500,000円ほどかかる。委員会および理事会での審議とこれらの費用の振り込みが確認されて初めて認定バンクと認定される。

Ⅹ　組織バンクと社会的問題

　組織バンクは社会的に認知されていないという立場に立つべきである。そのため，普及・啓発はバンク自身が行わなければならない。本邦の組織移植を取り巻く環境は，組織移植を支える人的資源（コーディネーターと組織移植を必要とする医師などの担保，バンク運営や組織移植の経済的側面）を含めきわめて厳しいものがあり，経済的問題を含め慢性的な構造不況に陥っている。また，組織バンクは社会的に十分認知されていないため，少ない人的資源，経済的資源のなか，普及・啓発はバンク自身が行わなければならない。現在のドナーの不足や組織の資金的な困窮は，社会的認知が十分でないことが原因である。そのためには，医療従事者から組織移植へ根本的に認識を変える必要がある。

■文献
1) 日本組織移植学会：ヒト組織を利用する医療行為の倫理的問題に関するガイドライン．平成20年8月23日改訂，2008.
   http://www.jstt.org/htm/topics/rinnri.pdf
2) 日本組織移植学会：ヒト組織を利用する医療行為の安全性確保・保存・使用に関するガイドライン．平成20年8月23日改訂，2008.
   http://www.jstt.org/htm/topics/annzenn.pdf
3) 日本組織移植学会：ヒト組織バンク開設における指針．平成20年8月22日改訂，2008.
   http://www.jstt.org/htm/guideline/sisetu.pdf
4) 日本組織移植学会：日本組織移植学会認定コーディネーター制度—規則および同施行細則．平成19年4月11日改訂，2007.
   http://www.jstt.org/htm/guideline/kisoku.pdf

〔田中　秀治〕

第7章

日本組織移植学会認定医の役割と要件

I はじめに

　日本組織移植学会（JSTT）は 2001 年に設立された。初代理事長は，当時，国立循環器病センターの総長であった北村惣一郎先生で，その理事長挨拶に，「ヒトの組織は通常，お亡くなりになった方やご遺族の尊い意思によって提供されるものであり臓器移植と共通するところがあります。提供者の意思を大切にして，重篤な病状にある患者さんの救命のために安全な組織を提供し，かつ透明性の高い運営を行う組織バンクとネットワークの構築が今，本邦に求められているものです」と記されている。ここに組織移植医療の根幹となる概念が示されている。その後，この概念を実現すべく，組織移植の体制整備が順次進められた。JSTT がこれまで整備してきた内容は本テキストブックにまとめられているが，総論から各論まで，多岐にわたる。

　JSTT では，組織移植に関わる広範な知識と，さらに実践能力を備えた組織移植医療に関わる医師を継続的に育成し，組織移植の質の向上を図るためには，認定医制度の発足が必須であるとの考えにいたり，2014 年の理事会でその方向性が提案され，了承された。その翌年の 2015 年には施行規則・細則案が作成され，関連学会に書状で意見を求めるとともに，学会ホームページでパブリックコメントを募集するというプロセスを経て，最終案が同年 8 月 29 日の総会で提示され，承認された。この制度は，倫理的に正しい組織移植医療の健全な発展を目指し，組織ドナーへの敬愛の念を抱き，礼意を尊ぶ移植医療に関わる医師を養成し，各組織移植で共有すべき知識・技量の向上普及により組織移植医療の水準を向上させることを目的としている（図 7-1）。第 1 回目の認定医セミナーは総会翌日の 8 月 30 日（日），大阪で開催され，翌 2016 年の 1 月に認定医申請の受付が開始され，2 月に書類審査，3 月には 40 人の認定医が誕生した。認定医の氏名は，本人の許諾のもと，学会ホームページ上で公開されている。

　本章では，認定医に期待する役割と，日本組織移植学会認定医制度規則・細則に準じ，その要件について記載する。

II 日本組織移植学会（JSTT）認定医の役割

　臓器移植が「臓器の移植に関する法律（臓器移植法）」で規定されているのとは異なり，組織移植におけるルールは法的には規定されていない。それゆえ，一からのルールづくりが必要であった。学会設立後は，組織提供のあり方や，組織移植についての規定づくり〔ヒト組織を利用する医療行為の安全性確保・保存・使用に関するガイドライン，平成 14（2002）年 8 月〕，あるいは倫理的諸問題についての指針〔ヒト組織を利用する医療行為の倫理的問題に関するガイドライン，平成 14（2002）年 8 月〕が次々と作成され，公表された。特筆すべきは，同時にその英語版も作成され，本邦はもとより，広く世界に向けて情報発信がなされたことである。さらに，コーディネーター育成のため，JSTT 認定コーディネーター制度が立ち上がり〔平成 17（2005）年 3 月〕，同制度の規則および細則も制定され

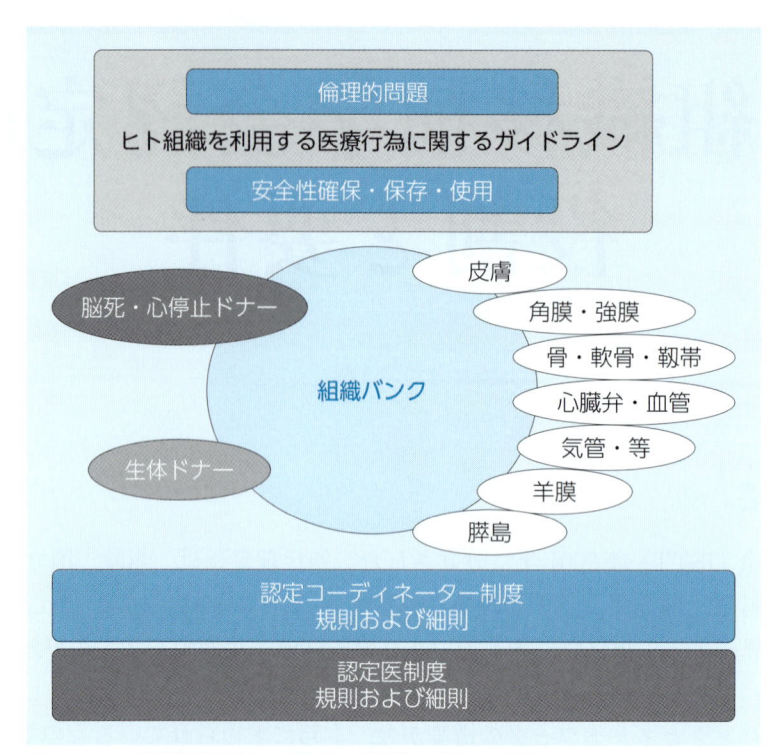

図 7-1　組織移植医療の健全な発展に関わる要件

た。品質管理，透明性の高いバンク運営を明確に規定するため，組織バンク運営基準〔ヒト組織バンク開設における指針および施設調査用紙，平成 16（2004）年 8 月〕が策定された。保存されたヒト組織の企業や研究所等への提供については，組織適正利用審査委員会が立ち上げられ，企業や研究所等から提出された，企業適格性，供給を希望する組織とその使用目的に関する審査申請書について審査を行うことにより，その運用が厳しく規定されている。この仕組みによりヒト組織は組織移植に利用するのみならず，その対象を細胞・組織工学，材料工学，遺伝子工学分野にも展開することが可能となっている。

　組織移植は法的には規制されていないため，JSTT のガイドラインに準じた医療行為が，診療報酬の算定には必須となっている。すなわち，同種の組織を用いて，皮膚移植，骨移植，強膜移植，弁置換術，血管移植術，バイパス移植術，羊膜移植術等を行う場合，JSTT が作成した「ヒト組織を利用する医療行為の安全性確保・保存・使用に関するガイドライン」を遵守した場合に限り算定される。

　一方，いまだ保険診療となっていない膵島移植に関しては，臓器移植のための臓器摘出，コーディネーションと同次元の時限性への対応が迫られる。膵島は viability の良好な一定条件の心停止ドナーの膵臓や，脳死ドナーから摘出された膵臓が用いられる。脳死下臓器提供の際，膵臓移植が不可である場合にのみ，膵島移植への選択肢が与えられる。具体的には，以下の 3 つの条件，①ドナー年齢60 歳以上，② BMI が 30 以上，③その他（長期の心肺停止，糖尿病既往歴等）のうちいずれか 1 つでも該当する場合，3 人の膵臓メディカルコンサルタント（medical consultant；MC）に連絡が入り，MC が 1 名でも膵臓移植の適応があると判断する場合には，レシピエント選択が継続される。候補施設が最終的に移植できないと判断した場合，あるいは摘出したが膵臓移植に不可と判断した場合，膵島移植に選択肢が与えられる。この間，提供現場で，膵島移植チームは，臓器摘出チームの一員としての行動が必要となる。それゆえ，臓器提供の現場でのチームとしての行動規範を理解し，遵守しなければならない。

　臓器移植では，移植を目的として摘出した臓器が移植に使用できない時は焼却することとなっているが，組織の場合は組織バンクに保存され，ドナー家族の了解のもと，組織の適正利用審査委員会の審査を受け，許諾されれば，研究転用も可能となっている。研究転用は研究施設のみならず，一般企

業へも門戸が開かれている。膵臓移植に適さないと判断された膵臓から分離された膵島は，移植条件を満たさない場合，かつドナー家族が研究転用を可としている場合は，凍結保存され，研究転用が可能となる。

　組織移植は既述の通り，臓器移植法では規制されていないが，膵島移植は，「再生医療等の安全性の確保等に関する法律（再生医療等安全性確保法）」の縛りを受ける。再生医療等の迅速かつ安全な提供および普及の促進を図るため，2014年に再生医療等安全性確保法が施行された。膵臓から膵島分離酵素を用いて膵島を分離する膵島移植は，細胞を「加工」するとみなされ，また他家由来の細胞を用いることから，第一種再生医療等に分類された。そのため，高度な審査能力と第三者性を持つ特定認定再生医療等委員会での承認を必要とする。今後，加工というステップが加わるiPS細胞由来の組織移植が展開すると予想されるが，膵島移植と同様の制約を受けることを理解しておく必要がある。

　これまで述べてきたように，組織移植には，臓器移植に関わる倫理的な「作法」とともに，長期保存後も安全性を担保する科学的な裏付けが必要となる。そのなかで，traceabilityの確保とともに，公平で公正なバンクの運用も必須である。JSTT認定医は，組織移植に関わるこれらすべての事項を理解し，ガイドラインに準じた組織移植医療，研究に関わることが要求される。

Ⅲ　日本組織移植学会認定医の要件

　JSTT認定医としての要件は，安全で安心できる組織移植医療を実践しその質の向上を図るための諸要素，すなわち，ヒト組織を利用する医療行為の倫理的問題，安全性確保・保存・使用についての指針，さらにヒト組織バンク開設における指針を理解し，JSTT認定コーディネーターとともに認定医の役割を理解し，組織医療の現場での実践とともに組織移植に関する十分な学術的知識（学術集会・セミナーへの参加）を持つことが要件となる。なお，平成29（2017）年12月末日までの移行措置期間においては，認定医セミナーの参加は義務付けてはいないが，認定医更新の条件となっていること，また移行措置後の新たな仕組みとして，本書に準拠した内容の筆記試験が予定されていることを付記しておく。

　日本組織移植学会認定医制度規則および細則については学会ホームページを参照願いたい。各々のダウンロードも可能となっている。以下に，申請条件，申請方法について規則・細則より抜粋（抜粋部は ■ で示す）したものを記す。

1.　申請条件

　申請条件は新規申請の場合は，「日本組織移植学会認定医制度規則第5条および日本組織移植学会認定医制度細則第10条に記載の申請資格の要件を満たすこと」となっている。また，移行措置の場合は，日本組織移植学会認定医制度細則第9章に記載の申請資格の要件を満たすこととなっている。

日本組織移植学会認定医制度規則第5条（抜粋）

　認定医の認定を申請する者は，次の各項に定める資格，要件をすべて具えていなければならない。なお，認定医資格は臨床系（内科系・外科系等）および基礎系（薬学・再生医学・病理学・免疫学・倫理学等）医師に対して認定される。

1) 日本国の医師免許を有すること。
2) 申請時において日本組織移植学会の会員であり，会費を完納していること。
3) 組織移植医療に必要な経験と学識技術を修得し，組織提供推進の重要性を理解し，かつ医療倫理を遵守していること。臨床系の場合は，通算3年以上の組織移植医療の臨床修練を行っていること。基礎系の場合は3年以上の研究歴を持つこと。

①認定医：臨床系の場合　細則に定める移植症例の臨床経験および業績を必要とする。

②認定医：基礎系の場合　著者または共著者である移植に関する論文または学会抄録 3 編以上。

4) 5 年以内に日本組織移植学会総会・学術集会に 1 回以上の参加，かつ日本組織移植学会認定医セミナーに 1 回以上の参加があり，かつ通算 1 年以上日本組織移植学会会員であること。

5) 評議員による推薦。

日本組織移植学会認定医制度細則第 10 条（抜粋）

認定医：臨床系の認定医申請には領域別に以下の組織移植に関わる業務の臨床経験（最低でも 3 例）および業績数を必要とする。

1) 臨床経験

①皮膚，②心臓弁，③大血管・末梢血管，④骨・靱帯，⑤膵島，⑥気管・気管支，⑦網膜，⑧羊膜（臨床経験は，組織移植手術，ドナー組織摘出手術，ドナー管理，組織プロセッシング・保存，組織バンク業務の経験，および内科医としての移植患者の術前・術後管理経験などを全て含む。また，初期研修期間の臨床経験は含まない），⑨移植術前または術後の精神科コンサルテーション

2) 業績

著者または共著者である移植に関する論文または学会抄録 3 編以上，または本学会学術総会での第 1 著者としての学会抄録 1 編以上。

2. 申請方法

申請の受付期間は，1 月初旬～2 月初旬の約 1 カ月間設けるが，詳細は年ごとに異なるため，学会ホームページでの確認が必要である。申請書類は学会ホームページよりダウンロードし，必要事項を記入し，学会事務局まで送付の記録が残る形式（書留等）で送付する。

アドレス：http://www.jstt.org/htm/certified/JSTT_certified_%20Application.docx

申請時に認定審査料 20,000 円を振り込む。

1 次審査は書類審査で，書類の不備があった場合は個別に通知する。1 次審査合格者を対象に，認定医委員会において 2 次審査（書類審査）を行う。理事会の議決を経て，認定審査の合格者を認定医として登録する。認定審査の合格者は認定医認定料 10,000 円（移行措置の場合も同額）を振り込む。後日，認定証が発行される。認定料の振り込みを確認後，認定医認定証を交付する。

Ⅳ　おわりに

これまで，JSTT 認定医に必要とされる知識と役割，さらにその要件について規則・細則に準じ記載した。さて，認定医には，これからの組織移植医療のなかで，どのような役割が期待されるようになるであろうか？　組織バンク認定制度施行細則のなかで，責任者ならびにメディカルディレクター，品質保証（quality assurance；QA），品質管理（quality control；QC）に関わるものは JSTT 会員であることが望ましいと規定されているが，2015 年より，認定組織バンクを統括するメディカルディレクターは，2018 年 3 月末までに組織移植認定医の資格を有することが必須となっている（日本組織移植学会組織バンク認定制度細則第 23 条）。今後，認定医の存在は，組織移植医療の質の向上に関連して，さらに厳しく条件付けられていくことが予想される。現在，臓器移植と組織移植は，法的にも，システム的にも別個に運営されているが，近い将来，ドナーおよびその家族からの目線で統一されたものになるべきものであろう。その場合においても，JSTT の認定医に備わった知識と能力は，システムの基盤を支えるものとして，重要な役割を担えるものと確信している。

〔後藤　満一〕

第**8**章

移植コーディネーターの概要

I　はじめに

　移植医療は提供を受ける患者（レシピエント）と移植を行う医師の問題だけではなく，臓器を提供する方（ドナー）と提供側の医師が存在して初めて成り立つ医療であり，広く社会の理解を得ることが必要となる。

　本邦では1997年に「臓器の移植に関する法律」（以下，臓器移植法）が施行され，日本臓器移植ネットワーク（JOTNW）を中心にした移植システムが構築され，脳死下臓器提供と心停止後の腎臓提供が行われてきた。2010年に臓器移植法が一部改正され，家族の承諾で提供可能となり，小児からの臓器提供が可能となった。また，親族への優先提供も可能となった。改正臓器移植法により，脳死下臓器提供件数は増加したが，依然として移植を必要としている患者の多くが亡くなっているのも現状である。移植医療のより一層の社会への認知が必要であり，本邦の状況に応じた移植医療システムの構築やコーディネーションのあり方の検討がさらに必要と思われる。同時に，移植コーディネーターの資格，処遇についても，移植コーディネーターという社会的役割，責任という面からも，今後まだ基盤整備されなければならない仕事でもある。

　移植コーディネーターは，ドナー側とレシピエント側を結ぶ唯一の存在である。このためドナー側，レシピエント側のどちらにも公平に関わらなければならない。誠意を持ってドナーの家族と接し，ドナー本人の意思，家族の意思を尊重し，移植医療がスムーズに行われるよう，医療知識や法的知識，さらには迅速な判断能力，コミュニケーション能力など，さまざまな知識・能力が必要となってくる。

II　移植コーディネーターとは

　移植コーディネーターは，ドナー移植コーディネーターとレシピエント移植コーディネーターに大別される（図8-1）。本章で述べる移植コーディネーターとは，主にドナー移植コーディネーターを指す。

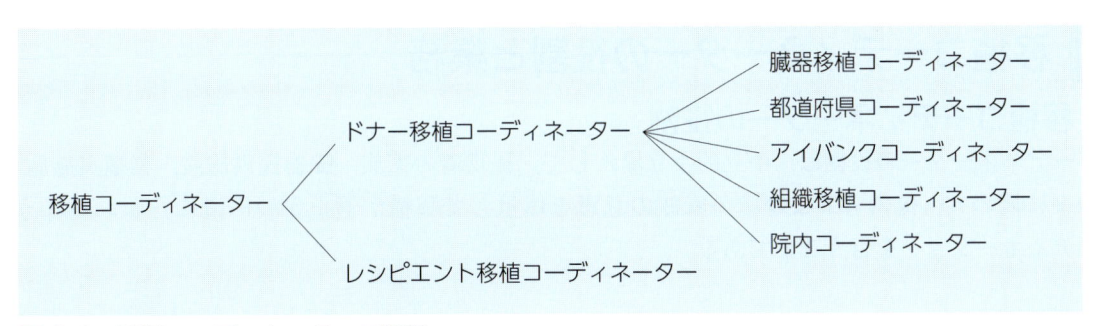

図 8-1　移植コーディネーターの種類

表8-1　ドナー移植コーディネーターの種類と雇用先

	ドナー移植コーディネーター				
	臓器移植	都道府県	アイバンク	組織移植	院内
雇用先	日本臓器移植ネットワーク	都道府県庁，腎バンク，病院等	各アイバンク	各組織バンク	所属医療機関
インフォームド・コンセント，承諾作業のできる範囲	臓器，眼球その他組織も可	臓器，眼球その他組織も可	眼球	組織	臓器組織提供についての概略
人数（全国）	約30名	約60名	約20名	約30名	約1,000名

1．ドナー移植コーディネーターの種類

　ドナー移植コーディネーターは，臓器・組織提供時の調整，啓発活動を行う役割を担っており，職質により以下の5つのカテゴリーに分類される（**表8-1**）。

①日本臓器移植ネットワークコーディネーター：JOTNW に所属しているコーディネーターである。JOTNW は日本で唯一の臓器斡旋機関（非営利組織）であり，活動拠点となる支部を設置し，実務者である移植コーディネーターを中心に24時間臓器提供に対応しており，眼球以外の臓器の斡旋に携わっている。

②各都道府県コーディネーター：各都道府県にも，それぞれの自治体の事業として設置され，JOTNW から委託された移植コーディネーター（約60名）が活動しているが，設置状況や雇用体制は自治体ごとにさまざまである。

③アイバンクコーディネーター：眼球（角膜）においては，各都道府県にアイバンクが存在して眼球の斡旋を行っており，アイバンクコーディネーターが対応している。しかし，専属コーディネーターを設置しているアイバンクは少ない。

④組織移植コーディネーター：組織移植（膵島・心臓弁・血管・皮膚・骨・羊膜など）については，それぞれの大学，医療機関において活動している。斡旋業務や国家資格はないが，2005年より日本組織移植学会（JSTT）にて認定を行っている。組織移植に関する説明と承諾が可能である。

⑤院内コーディネーター：各病院内で設置されているコーディネーターで，全国に約1,000名といわれている。一般に看護師や医療従事者などの職種を兼任していることが多い。その役割の重要性から，近年設置する施設が増加している。

2．レシピエント移植コーディネーター

　レシピエント移植コーディネーター（移植病院に所属）は，移植前後のレシピエントや家族のケアをすることが仕事である。2011年より日本移植学会レシピエント移植コーディネーター認定合同委員会にて認定を行っている。

Ⅲ　移植コーディネーターの役割と業務

1．移植コーディネーターの役割

　コーディネーターの役割は，中立的な立場として，提供者の家族，臓器提供施設，移植実施施設とも公平に関わり，提供者およびその家族の意思を尊重して移植が適正かつ円滑に行われるように，コーディネーションを行うことである。

2. 移植コーディネーターの業務

1）臓器移植コーディネーター（JOTNW 所属）

（1）移植医療の普及・啓発

　移植医療の実際を広く一般の人や医療現場の人に説明し，個人や組織として考えてもらうことを目的とし，臓器提供意思表示カードを紹介することなどで移植を考える機会を提供する。臓器提供施設においては，個人の臓器提供意思を尊重できるシステムの検討を依頼する。

（2）移植希望者の登録とデータ整理

　公平・公正で適正な移植者選定の基盤となる移植希望者の登録受付，および定期的な更新作業を行い，登録データの整備を行うことが重要となる。

（3）臓器提供者情報を受けてから移植終了までの対応

　臓器提供者とその家族の提供意思の尊重が基本となるが，家族の心情を配慮しながら提供者主治医，摘出チーム，移植医らとの調整を行う。

（4）臓器移植後の経過報告と事後処理

　家族の承諾を得たうえで葬儀参列，その後の家族訪問を行い，レシピエントの経過報告など，必要に応じた家族支援に努める。また，家族訪問の様子，レシピエントの経過の報告をドナー発生施設担当医師へ行う。提供施設への費用配分，法的必要書類などの整備も必要である。

2）都道府県コーディネーター

　都道府県コーディネーターは，JOTNW から斡旋の業務を委託されたコーディネーターであるため，臓器提供の情報を受けてから移植終了，その後の支援などを JOTNW 所属コーディネーターとともに行う。また，地域に根差した移植医療の普及・啓発も重要な業務である。

3）アイバンクコーディネーター

　臓器移植のコーディネーターと同様，ドナー発生時にドナー家族に説明をして承諾作業を行う。また，その後医師が摘出した眼球を持ち帰り，眼球・角膜の状態を調べ，角膜片を作成し，移植手術に備え保存しておく業務を行うテクニシャンの役割も重要である。また，移植を希望される人への連絡，手術後のケア，ドナー家族のケア，近隣の医療施設への協力依頼など，その業務は多岐にわたる。詳しくは第 11 章の「角膜・強膜」を参照のこと。

4）組織移植コーディネーター

　組織移植コーディネーターも他のコーディネーターと同様，脳死下，心停止後のドナー発生からの対応，組織採取術への立ち会い，その後のフォローアップを行う。採取された組織は，すぐには移植に用いられないため，保存作業を行う。組織バンクによっては，組織保存作業を行うテクニシャン業務を担う。

5）院内コーディネーター

　各病院内で臓器や組織移植に関する体制整備，普及啓発，実際の提供時の院内調整の役割を担う。

Ⅳ　日本組織移植学会認定コーディネーターの役割と要件　～組織移植コーディネーター認定制度～

　ドナー移植コーディネーターは，24 時間体制でドナー発生に備え，連絡を受ければすぐに出動し，コーディネーション業務を行う。組織提供に関するインフォームド・コンセントの場面では，ご家族の心情や精神的負担も考慮し，一度に提供可能な組織すべてについて説明を行うことが望ましい。所

属する組織バンクに関する知識だけでは，このニーズに応えることはできず，現場でのスムーズなコーディネーションが要求される。

　JSTTの組織移植コーディネーター委員会（以下，コーディネーター委員会）では，年に2回のコーディネーターセミナーを実施し，コーディネーターの教育・育成を行っている。このセミナーは，組織移植コーディネーターに限らず，JOTNWに所属する臓器移植コーディネーター，各都道府県コーディネーター，院内コーディネーター，アイバンクコーディネーターとの合同セミナーという形で開催されている。

　内容としては，臓器・組織移植総論，組織移植各論，インフォームド・コンセントとコミュニケーション，提供増加に向けた病院開発，ドナースクリーニングと各種感染症，コーディネーターに必要な資質などであり，講義形式，ロールプレイ，ディスカッションといった形式で，セミナーを行っている。

　こうした流れから，平成17（2005）年にJSTTとして組織移植コーディネーターの認定事業が起案され，JSTT組織移植コーディネーター認定委員会（以下，認定委員会）の発足とともに，認定コーディネーター制度が制定された。善意による組織提供者への礼意を保持した対応と，普及啓発活動などの提供者拡大に努めるとともに，ドナー側・レシピエント側の権利が脅かされることなく，組織移植医療が円滑に遂行されるように，その責務を自覚し行動することがコーディネーターの使命であり，認定制度ではこれらを基本理念としている。

　認定制度の概要として，申請資格を有するものは申請書類をコーディネーター委員会に提出し，年1回認定委員会によって実施される認定審査を受験することとなる。認定委員会において合格と判断された者は，コーディネーター委員会に認定コーディネーターとして登録され，認定日より3年間有効な認定証が理事長より交付される。認定証を取得したコーディネーターは，3年ごとに更新審査を受けなければならない（3回目の更新審査で合格となった者は，認定期間が5年間に延長される）。

　認定審査の申請資格は，

①医療系4年制大学卒またはそれと同等の知識を有すること

②コーディネーターとして実務経験を1年以上有すること

③申請時において本学会の会員であること

④本学会主催のコーディネーターセミナーを2回以上受講していること

これらすべてを満たす場合に与えられる。上記に加え，

　a）組織バンクコーディネーションに必要な知識を有すること

　b）組織移植コーディネーターとして，業務，責任，接遇に関する役割認識があること

　c）原則として，組織移植コーディネーターの業務に専任できること

　d）提供者発生時には，夜間，休日においても対応できること

などといったことも求められる。

　また，申請資格にある本学会主催のセミナーへの参加については，コーディネーターという職種の特徴から会期に参加できないことも考慮し，JOTNWの実施する臓器移植セミナー，関連学会・研究会・団体の実施するセミナーなどへの参加，所属施設で実施される継続的な教育などをもって，総合的に判断されることがある。

　なお，この認定制度は，教育等の面からコーディネーターの質を高めることに寄与することを目的としており，セミナー等では習得の困難な技術面の教育については，各施設における責任者および指導者からの教育を義務付けている。教育プログラムを終了し，所属長が技術面の責務を果たせると判断した者に関して，コーディネーター委員会が書類審査を行い，認定委員会が認定を行うという条件も付帯されている。

　認定後3年または5年ごとに必要な認定証交付の更新は，コーディネーション実績，セミナー受講，学会参加などの累積ポイント，および再認定試験によって審査される。活動実績に基づく加算ポ

表 8-2　認定証交付の更新に関わるポイント一覧

	ポイント
1.　セミナー，勉強会への参加	
・本学会主催のコーディネーターセミナー	10点
・日本臓器移植ネットワーク主催の臓器移植セミナー	10点
・各組織ごとに開催される講習会	5点
・関連学会・研究会・団体の実施するセミナー	5点
2.　コーディネーター業務経験：コーディネーション	
・初期情報の収集	1点
・ご家族へのインフォームド・コンセント	2点
・摘出時の手術室対応	1点
・提供後の家族訪問	1点
・組織提供全過程のコーディネーション	3点
3.　コーディネーター業務経験：普及啓発	
・提供病院での説明会	5点
・提供病院への啓発ツール設置	3点
・提供病院定期訪問	2点
・教育機関での勉強会，講演	5点
・一般市民への啓発活動	5点
4.　学会研究発表等	
・学会参加（地方会，研究会）	1点
・学会参加（全国学術集会）	2点
・学会発表（地方会，研究会）	3点
・学会発表（全国学術集会）	5点
・論文発表（和文，学会誌）	5点
・総説等	3点
・論文発表（英文）	10点

イントは**表 8-2** に示したように設定されている。1〜3 の項目については，項目ごとに 3 年間で合計 30 点以上を満たさなくてはならず，4 の学会研究発表などにおいては，3 年間で 15 点以上を満たすことが条件となっている。

　この制度により現在約 50 名が認定を受け，全国各地で活躍している。

　まだ一般的にあまり知られていない組織移植を普及させ，提供意思を持った方々からの提供数を増加させるためには，より一層の組織移植コーディネーターの教育・育成が重要である。

〔青木　大〕

第9章

組織移植の
コーディネーション

I 組織提供の流れ

1. 組織移植と臓器移植の違い

臓器と組織の違いは，対象そのものが違うことは言うまでもないが，組織移植は法律の範疇外であることから，日本組織移植学会（JSTT）のガイドラインを遵守して提供・移植が行われている。

また，心停止後6～12時間以内であれば提供が可能（膵島・羊膜以外の組織）であることから，家族には患者（ドナー）の看取りの時間を十分設けることができる。

さらに，提供いただいた組織は，組織バンクに持ち帰り組織保存を行う必要がある（膵島は新鮮膵島移植が行えない場合に保存を行う）。組織の保存期間は，多くの組織バンクが5年としており，これは組織を保存するパックの耐用年数でもある。組織採取後，最長5年以内に移植にいたるが，組織によって保存期間は異なる。よって，提供から移植にいたる期間が長い点も，臓器移植との違いとなる。

組織を提供いただいた後，組織バンクにて組織保存を行うが，その際血液検査とともに組織の培養検査も行われる。これらの検査にて，陽性と判明した場合には残念ながら移植に用いることができないが，この場合には組織移植医療推進のための教育・研究に使用させていただくことが可能となる。これは，組織移植コーディネーターによる，組織提供に関するインフォームド・コンセントの際に家族に説明がなされ，同意が得られた場合にのみ研究や教育に用いられる。これらの違いについては，組織提供に関する説明を希望されるドナー家族に，組織移植コーディネーターより丁寧に説明がなされる。

さらに，臓器提供が行われると，提供病院に対して日本臓器移植ネットワーク（JOTNW）から費用配分があるが，組織提供については費用配分がない。このことから，提供病院の負担をできる限り軽減できるように，組織移植コーディネーターは逐次留意しながら対応する必要がある。

脳死下臓器提供後に組織提供が行われる場合，また心停止下臓器提供後に組織提供が行われる場合，心停止後に組織提供のみ行われるケースが考えられるが，いずれも組織提供のタイミングは最後となる（図9-1，2）。臓器提供後に組織提供が行われる際は，手術室の使用時間が長くなるため，提供病院での事前の調整が非常に重要となる。

2. ドナー情報の受信

組織提供の流れは，臓器提供がある場合と組織提供のみの場合とで，提供の流れが大きく異なるため注意する。提供病院またはJOTNW・各都道府県の臓器移植コーディネーターから東・西日本組織移植ネットワークへドナー情報の第一報が入る。第一報を受信した際に確認する事項は，①施設名，②ドナーの年齢，③性別，④原疾患，⑤既往歴，⑥搬入からの簡単な経過，⑦感染症の有無，⑧現在のバイタルサイン，⑨情報提供のきっかけ，⑩家族の様子などである。心停止後の連絡の場合には死亡確認時刻，検視・検案の有無を確認する。また，心停止時刻と死亡確認時刻が異なることもあるため，注意深く情報収集を行う。これらの情報より，現時点で提供が可能であると考えられる組織を情

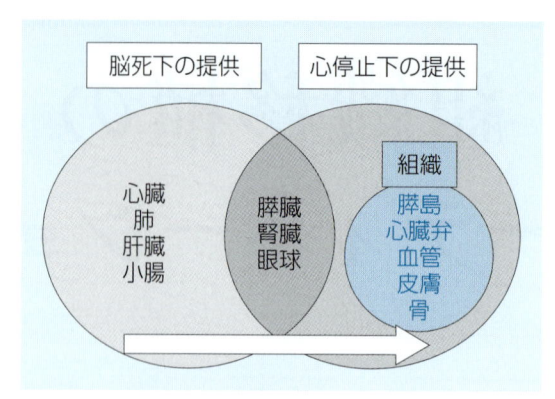

図9-1　組織提供の種類とタイミング

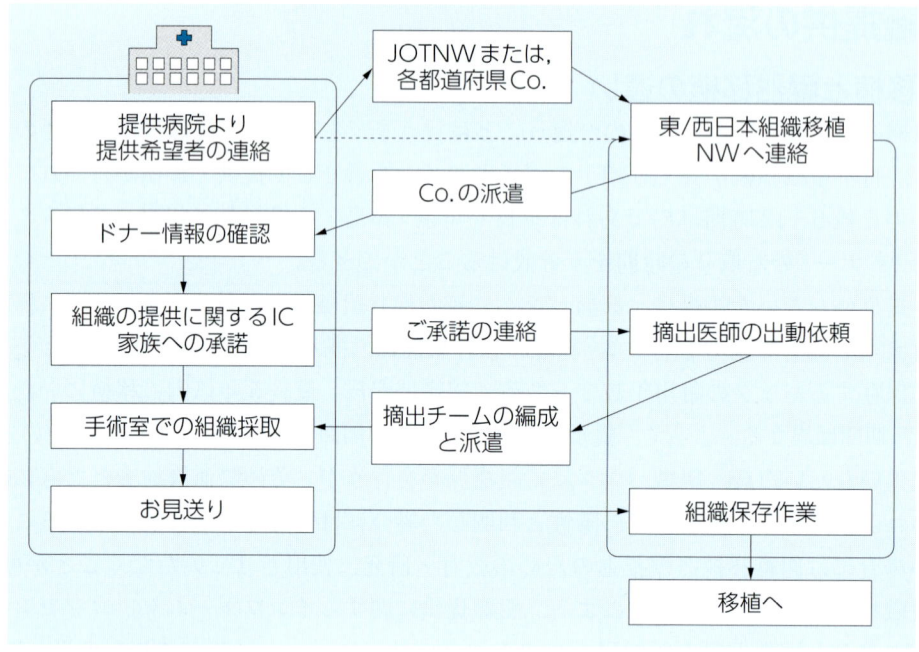

図9-2　組織提供の流れ

報提供者に伝え，組織移植コーディネーターが提供病院に向かう旨と，おおよその到着時刻，今後の流れを簡単に説明する。

　提供が可能かどうかの判断は，ドナー適応基準（第10章ドナー適応一覧を参照），提供病院の所在地（地域によっては対応不可能な組織バンクがある）を参考とし，判断に迷う際は各組織バンクのメディカルディレクターに判断を仰ぐ。多組織の提供が可能な場合には，東・西日本組織移植ネットワークから，該当するすべての組織バンクへ正確に情報共有することが重要である。

　通常は，組織提供の承諾後に摘出チームの編成を行うが，心停止からの時間，提供施設の場所などによっては早々にチーム編成を行い，家族対応コーディネーターとともに提供病院へ出発することもある。

3.　提供病院での調整

　組織移植コーディネーターが提供病院に到着したら，主治医や提供施設スタッフからドナーの医学的な情報収集および院内体制の確認を行う。組織提供を初めて行う施設については，「施設使用許可書」（図9-3）を作成する必要がある。「『臓器の移植に関する法律』の運用に関する指針（ガイドライン）」の第14「組織移植の取り扱いに関する事項」では，「組織の移植のための特段の法令はないが，通常本人又は遺族の承諾を得た上で医療上の行為として行われ，医療的見地，社会的見地等から相当

年　月　日

（施設名）

____

（施設長名）

____

御依頼

現在、我が国においては組織（膵島・心臓弁・血管・皮膚・骨等）の欠損や障害を持つ方々に対する治療として、組織移植が行われています。この組織移植のための組織提供は、「臓器の移植に関する法律」の運用に関する技術指針（ガイドライン）において、医療的見地、社会的見地等から相当と認められる場合、許容されるものであることとされています。そこで、日本組織移植学会ではこのガイドラインに準じて、安全性の担保も含めたガイドラインを作成しております。そのガイドラインをもとに東・西日本組織移植ネットワークでは、多数の患者さんの救命やQOLの向上に向けた同種組織移植治療普及のために、ご本人やご家族（ご遺族）が提供を希望された場合、ご遺体から組織を摘出・凍結保存し、組織の欠損や障害を持つ方々へ提供組織をシッピングする活動をしております。

貴施設で組織提供希望者があった場合、組織移植医療普及活動に対してご理解、ご協力をお願いしたく存じます。提供に際しては組織を最善の状態とするために、組織温阻血時間をなるべく短くすることが必要であり、組織摘出を夜間に行う事、また可能な限り清潔な場所をお借りしなければならない事もございます。そこで、以下の項目について趣旨をご理解の上、ご許可の程宜しくお願い申し上げます。

1. 組織提供承諾書が提出された場合、組織摘出に関し、貴施設手術室またはそれに準ずる部屋を使用させていただきたく存じます。
2. ご家族（ご遺族）への説明・待機のために、組織移植コーディネーター等が貴施設に立ち入り、部屋を使用させていただきたく存じます。

組織摘出の際には貴施設のご迷惑にならないよう、迅速を旨とし、必要な物品（皮膚消毒・手術衣・手術器械・採取保存器具等）は組織摘出チームが持参いたしますが、もし現場でお借りした物品がある場合には後日責任を持って組織摘出チームが返却致します。また、使用後の手術室の清掃等も行います。

以上、組織移植の意義をご理解の上、貴施設における組織提供について何卒ご協力を賜りますようよろしくお願い申し上げます。

東日本組織移植ネットワーク　代表世話人　島崎　修次

西日本組織移植ネットワーク　代表世話人　北村惣一郎

年　月　日

東日本組織移植ネットワーク
代表世話人　島崎　修次　殿
西日本組織移植ネットワーク
代表世話人　北村惣一郎　殿

（施設名）_______________

（施設長名）_______________印

組織移植医療を目的とした組織提供希望者（ドナー）からの組織摘出に関して、下記について許可します。

記

1. 組織提供承諾書が提出された場合、組織摘出に関し、当施設手術室またはそれに準ずる部屋を使用すること
2. ご家族（ご遺族）への説明・待機のために、当施設に組織移植コーディネーター等が立ち入り、部屋を使用すること

図 9-3　施設使用許可書例

と認められる場合には許容されるものであること。したがって，組織の摘出に当たっては，組織の摘出に係る遺族等の承諾を得ることが最低限必要であり，遺族等に対して，摘出する組織の種類やその目的等について十分な説明を行った上で，書面により承諾を得ることが運用上適切であること」としている。これらについて，書面にて組織提供の必要性と目的を明示し，提供施設内での家族との面会，組織採取について施設の許可を得るためのものである。取得できた場合には，施設長が代わっても再取得する必要はないが，組織提供の際にはその都度確認を行う。また，可能な限り組織提供前に取得されていることが望ましく，病院啓発等で事前に説明を行うべきである。

4. インフォームド・コンセントと承諾書の作成

院内体制やドナー情報の確認が取れた後，家族がコーディネーターからの説明を希望された場合には，面談（インフォームド・コンセント）が行われるが，時間が許す限り，現在の状況やインフォームド・コンセントに入る旨を他組織バンクと共有する。さらに，病院スタッフにインフォームド・コンセントへの立ち会いを依頼する。

臓器提供のインフォームド・コンセントがすでに終わっている場合には，家族の様子や内容などを臓器移植コーディネーターと事前に共有することが重要である。臓器提供に関するインフォームド・コンセントの内容と重複する内容，例えば採血を行うことやカルテの閲覧許可，問診内容については一部省略するなど，家族の負担軽減に努める。

組織提供に関するインフォームド・コンセントの内容としては，臓器提供との違いや，提供部位（部位の選択ができる組織もある），提供後の傷の処置，採血，検査結果により移植に用いられない可能性，研究転用，組織採取にかかる時間，傷などについてである。提供の意思が家族の総意であることを確認し，承諾書（図 9-4）の作成へと移る。

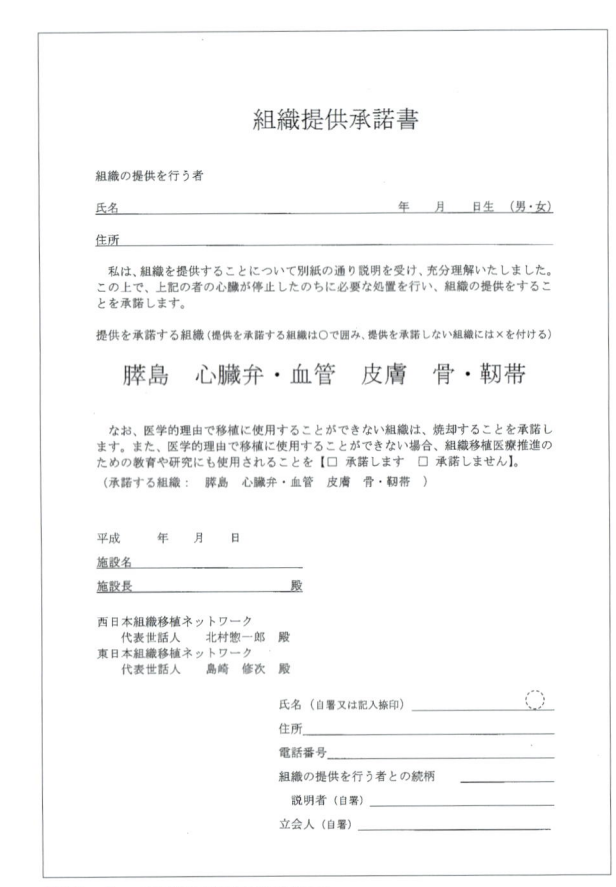

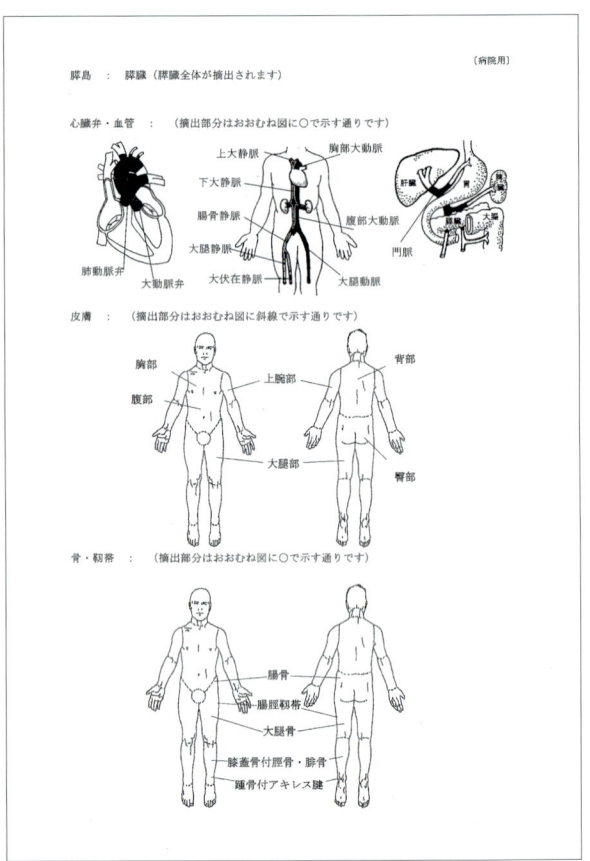

図 9-4　組織提供承諾書例

　承諾書の作成にあたっては，承諾書の記載内容を家族と一つひとつ確認をしながら進める。とくに，多組織提供の場合には，提供部位を図で示しながら記入を進める。承諾書の作成が終了したら，1枚目を提供病院に，2枚目を組織バンクに，3枚目を家族にお渡しする。また，組織採取前まで承諾書の撤回が可能であることを説明し，インフォームド・コンセントが終了しても，手術室へ移動する前まで家族の総意を確認することに努める。さらに，海外渡航歴等の問診内容を問診票（図9-5）に記載し，今後の流れについても家族へ説明する。

5. ドナーの2次評価と組織採取チームの派遣

　組織提供承諾書，および問診票の作成が行われたら，組織提供に向けてカルテ等よりドナーの医学的情報収集を行い，ドナーの2次評価を行う。この時，ドナースクリーニングを行うことは非常に重要であり，理学的所見の確認を注意深く行う。例えば，交通外傷による骨折や擦過傷の程度，褥瘡などの皮膚病変，発赤などは皮膚・骨提供の適応判断材料となる。また，血清学的検査や感染症データなどについては，可能な限りコピーをいただけるよう提供施設に依頼する。多組織提供の場合には，各組織バンクとドナー情報を共有しスムーズな適応判断が行われるよう考慮する。臓器・組織提供の場合には，臓器移植コーディネーターと情報共有を図り円滑に提供が進むよう調整を行う。情報収集した内容は「ドナー情報収集用紙」（図9-6）を用いる。

　組織提供に承諾が得られた場合には，ドナーの医学的情報収集を行うのと同時に，組織採取医チームを提供病院に派遣する。臓器提供がある場合には，臓器提供後に組織提供となる。また，多組織提供の場合には，①膵島（腹部臓器の提供がある場合にのみ提供可能），②心臓弁・血管，③皮膚，④骨，⑤角膜の順に提供が行われる。採取時間が長くなるので，組織採取チームの手術室への入退室は時間を空けることがないように調整を行うことが重要である。また，心臓弁・血管，皮膚，骨の提供

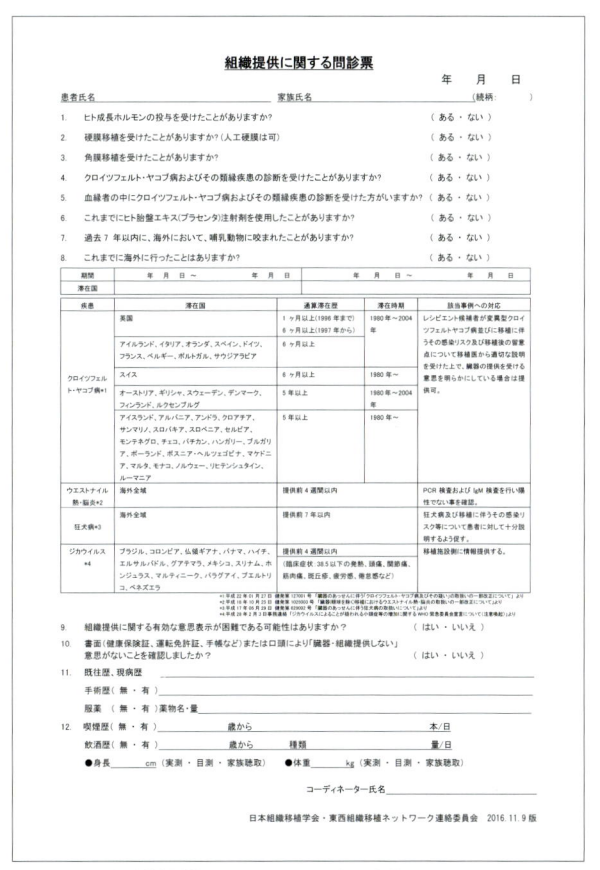

図 9-5　組織提供に関する問診票例

については，部位を限定することが可能であるため，家族より承諾が得られた部位について，家族対応コーディネーターは採取医師と必ず確認を行う。

6. 手術室調整

　提供施設における手術室調整については，病院スタッフに借用物品や入室する組織採取医師・移植コーディネーターの人数，かかる時間，提供の流れについて報告・相談する。借用物品については，バックテーブルや点滴台，吸引瓶などであり，組織採取に使用する器材は基本的には借用しないようにすべて持ち込む。各組織の採取時間の目安は，膵島 30 分，心臓弁・血管 2 時間，皮膚 2 時間，骨 2 時間，角膜 30 分〜1 時間である。多くの組織が提供となれば，採取にかかる時間も長くなるため，病院スタッフと調整を行う。場合によっては，長時間にわたる手術室の使用が困難なこともあるため，事前の調整が重要となる。

　臓器提供がある際には，臓器移植コーディネーターと手術室入室経路や採取チームの入室時間などを事前に打ち合わせてから手術室の調整を行う。

7. 検視・検案について

　内因性以外の死亡の場合，また提供病院に入室して 24 時間以内の死亡の場合などには，検視・検案が入ることとなる。心停止後の場合には，主治医からできる限り早く警察に連絡を入れていただき，組織提供がある旨を伝え，検視・検案を速やかに行ってもらえるよう調整する。組織提供（膵島以外）は，心停止から最大 12 時間以内に組織採取を開始する必要がある（組織によっては採取までに許容時間が 12 時間より短い）ので，検視・検案についてもこの時間内に行われるよう調整する。しかしながら，ここで重要なのは時間の許す限り，家族がドナーとの看取りの時間をとってもらうことである。

組織ドナー情報収集用紙 1　(症例 No.　　　　　　　)

□脳死下臓器組織提供　□心停止下臓器組織提供　□心停止後組織提供

初期情報 1－（1）

第一報受信日時＿年＿月＿日 午前・午後＿時＿分　発信元（　Co.・病院ｽﾀｯﾌ　）
病院名＿＿＿＿　担当科＿＿＿＿　担当医＿＿＿＿
所在地＿＿＿＿
電話＿＿＿＿内（　　　）
Co 到着日時＿年＿月＿日　午前・午後＿時＿分

フリガナ
患者氏名＿＿＿＿（ 男・女 ）
生年月日＿年＿月＿日（　歳）
住所　〒＿＿＿＿

TEL＿＿＿＿
血液型＿＿型　Rh（＋・－）
身　長＿＿cm（実測・目測・家族聴取）
体　重＿＿kg（実測・目測・家族聴取）
BMI＿＿Kg/m²
HLA A（　・　）B（　・　）DR（　・　）

家族関係（Key Person：　　　　）

特記事項

検視（要・不要）　検案（要・不要）
管轄警察署＿＿＿＿　担当者＿＿＿＿
電話番号＿＿＿＿

原疾患＿＿＿＿
発症からの経過

入院日時
年　月　日 午前・午後　時　分
外　傷（有・無）外傷箇所＿＿＿＿
心肺停止（有・無）＿回＿分間
呼吸器装着日時
年　月　日 午前・午後　時　分
脳死とされうる状態にあると判断された日時
年　月　日 午前・午後　時　分
法的脳死判定
1回目開始　年　月　日 午前・午後　時　分
1回目終了　年　月　日 午前・午後　時　分
2回目開始　年　月　日 午前・午後　時　分
2回目終了　年　月　日 午前・午後　時　分
死亡時刻　年　月　日 午前・午後　時　分

記入者＿＿＿＿

JSTT・東西組織移植ネットワーク連絡委員会　170331

組織ドナー情報収集用紙 2　(症例 No.　　　　　　　)

初期情報 1－（2）

身体図（カテーテル・外傷・手術痕等を記入）

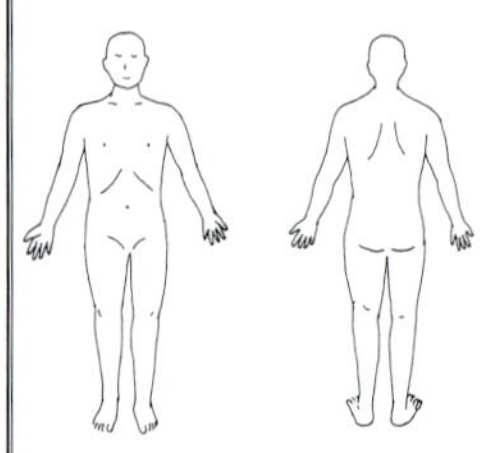

既往歴
悪性腫瘍・心臓疾患・肺疾患
肝臓疾患・腎臓疾患・糖尿病

服薬（無・有）
薬物名＿＿＿＿

薬物依存（無・有）薬物名＿＿＿＿
手術歴（無・有）

嗜好情報
喫煙歴（無・有）1日＿本＿歳から
飲酒歴（無・有）＿＿歳から
種類＿＿＿＿　量＿＿/日
〈18歳未満の場合〉
虐待の疑いがない旨の確認（済・未）

書面による臓器提供意思表示（有・無）
〈有の場合〉意思表示ｶｰﾄﾞ・意思表示ｼｰﾙ・意思登録ｶｰﾄﾞ・健康保険証・運転免許証・ﾏｲﾅﾝﾊﾞｰｶｰﾄﾞ・その他（　　　　）
記載内容（1/2/3　拒否臓器：　　　特記欄：　　　）
親族優先提供の意思表示（有・無）
脳死判定承諾書（有・無）　臓器摘出承諾書（有・無）
摘出条件（脳死・心停止・心停止後）
承諾臓器　心臓・肺・肝臓・膵臓・腎臓・小腸・眼球・その他＿＿＿＿
承諾組織　皮膚・心臓弁・血管・骨・靭帯・膵島・その他＿＿＿＿
承諾者（家族）氏名＿＿＿＿　続柄＿＿＿＿
住所＿＿＿＿
＿＿＿＿　電話＿＿＿＿
摘出手術予定時間＿年＿月＿日　午前・午後＿時＿分
摘出予定臓器　心臓・肺・肝臓・膵臓・腎臓・小腸・眼球・その他＿＿＿＿
摘出予定組織　皮膚・心臓弁・血管・骨・靭帯・膵島・その他＿＿＿＿

メモ

記入者＿＿＿＿

JSTT・東西組織移植ネットワーク連絡委員会　20170331

組織ドナー情報収集用紙 3　(症例 No.　　　　　　　)

初期情報 1－（3）

現在の状況＿年＿月＿日　午前・午後＿時＿分

脈拍＿回／min（整・不整）・N/A　体温＿℃（深部温・直腸温・腋窩その他温）・N/A
血圧＿／＿mmHg・N/A
昇圧剤（使用・未使用）・N/A
昇圧剤名 ①＿＿＿＿　使用量＿μg／kg／min
昇圧剤名 ②＿＿＿＿　使用量＿μg／kg／min
昇圧剤名 ③＿＿＿＿　使用量＿μg／kg／min
ピトレッシン＿＿＿＿　使用量＿U／hr

一般検血
RBC＿×10⁴／mm³　WBC＿／mm³
Hb＿g／dl　Ht＿%　Plt＿×10⁴／mm³
CRP＿mg／dl

動脈血ガス分析（採血時 FiO_2＿、PEEP＿cmH_2O）
pH＿　$PaCO_2$＿mmHg　PaO_2＿mmHg
SaO_2＿%　HCO_3^-＿mEq／l　BE＿mEq／l

腎機能
＜入院時＞尿量＿ml／h　BUN＿mg／dl　Cr＿mg／dl
＜現　在＞尿量＿ml／h　BUN＿mg／dl　Cr＿mg／dl

肝機能
GOT＿U／l　GPT＿U／l　ALP＿U／l
LDH＿U／l　ChE＿U／l　γ－GTP＿U／l
TP＿g／dl　T－Bil＿mg／dl　D－Bil＿mg／dl
その他
ヘパプラスチンテスト＿%　HbA_{1c}＿%

感染症
HBs-Ag（＋・－・ND）HCV（＋・－・ND）HIV（＋・－・ND）HTLV-I（＋・－・ND）
HBc-Ab（200倍希釈）（＋・－・ND）　CMV（＋・－・ND）
TPHA（＋・－・ND）　RPR（＋・－・ND）

その他

記入者＿＿＿＿

JSTT/東西組織移植ネットワーク連絡委員会　170331

組織ドナー情報収集用紙 4　(症例 No.　　　　　　　)

検査データ（1）

末梢血液検査

日付										
採血時刻										
RBC										
Hb										
Ht										
WBC										
Plt										

生化学／凝固線溶系検査

日付	搬入									最終
採血時刻										
Na										
K										
Cl										
BUN										
Cr										
血糖										
Ca										
P										
TP										
T－Bil										
D－Bil										
GOT／AST										
GPT／ALT										
γ－GTP										
Mg										
ALP										
LDH										
PT（%・秒）										
PT-INR（単位なし）										
APTT（%・秒）										
ヘパプラスチンテスト										
FDP										
CPK										
CK-MB/TOT										
アミラーゼ										
リパーゼ										
HbA_{1c}（NGSP）										
CRP										

JSTT・東西組織移植ネットワーク連絡委員会　170331

図 9-6 ①　ドナー情報収集用紙例

（つづく）

組織ドナー情報収集用紙 5　（症例No.　　　　　）

培養検査（細菌・真菌）

	採取日	中間（　時間後）結果	最終結果	感受性
血液（好気性）#1				
血液（好気性）#2				
血液（嫌気性）#1				
血液（嫌気性）#2				
尿				
咽頭				
気道分泌物				
同上塗抹				
創傷				
髄液				

組織ドナー情報収集用紙 6　（症例No.　　　）　フローシート

（縦書きの項目：月日、時刻、血圧（収縮期・拡張期）、HR、体温、SpO₂、CVP、尿量、OCT TOTAL、輸液量、輸血量、大分注射量、IN TOTAL、FFP、赤血球濃厚液、血小板、アルブミン（　）、ヘスパンダー（　）、ドーパミン（　）、ドブタミン（　）、ノルアドレナリン（　）、イノバン（　）、その他）

組織ドナー情報収集用紙 7　（症例No.　　　　　）

ＩＣＵ評価（1）

心臓DATA　□非収集

心電図　（有・無）
日付 ＿＿／＿＿／＿＿　時間 ＿＿＿：＿＿　所見 ＿＿＿＿＿
洞調律　不整脈　PAC　　PVC　　VT（有・無）AF/Af（有・無）
異常Q波 有（部位　　）無　ST変化 有（部位　　）無　左室肥大（有・無）
＿＿＿＿＿＿＿＿＿＿＿＿＿＿＿＿
医師名：＿＿＿＿＿

心エコー　（有・無）
日付 ＿＿／＿＿／＿＿　時間 ＿＿：＿＿　所見 ＿＿＿
IVSth ＿＿＿　LVDd/Ds ＿＿＿　PWth ＿＿＿　%FS ＿＿＿　EF ＿＿
AR ＿＿＿　MR ＿＿＿　TR ＿＿＿　PR ＿＿＿
心嚢液 ＿＿＿＿＿＿　IVC ＿＿＿
Asynergy：＿＿＿＿＿
CVP ＿＿＿　BP ＿＿／＿＿　HR ＿＿＿　不整脈 ＿＿＿
循環器用剤：（Y・N）薬剤名＿＿＿ 量＿＿＿ 薬剤名＿＿＿ 量＿＿＿
薬剤名＿＿＿　ADH ＿＿＿
医師名：＿＿＿＿＿

胸部レントゲン検査　（有・無）
心胸郭比 ＿＿%　胸水（有・無）　その他 ＿＿＿＿＿

冠動脈造影　（有・無）
日付 ＿＿／＿＿／＿＿　時間 ＿＿：＿＿　所見 ＿＿＿
医師名：＿＿＿＿＿

肺DATA（1）□非収集
血液ガス

日付	/	/	/	/	/	/	/	/	/	/
採血時刻										
pH										
PaCO₂										
PaO₂										
SaO₂										
HCO₃⁻										
BE										
FiO₂										
PEEP										
PIP										
TV										
RR										

組織ドナー情報収集用紙 8　（症例No.　　　　　）

ＩＣＵ評価（2）

肺DATA（2）□非収集

肺　評価：＿＿＿＿＿
挿管日：＿＿／＿＿／＿＿　挿管場所：＿＿＿　挿管時の誤嚥：＿＿＿
呼吸音：CLEAR　（Y・N）コメント：＿＿＿＿＿
：左右差　（Y・N）コメント：＿＿＿＿＿
分泌物の量／性状：＿＿＿＿＿
培養：＿＿＿＿＿　日付：＿＿／＿＿／＿＿
グラム染色：日付：＿＿／＿＿／＿＿　時間：＿＿＿
コメント：＿＿＿＿＿
気管支鏡：日付：＿＿／＿＿／＿＿
＿＿＿＿＿＿＿＿＿＿＿＿＿＿＿＿
医師名：＿＿＿＿＿

胸部X線検査

日付	時間	結果／医師
	：	
	：	
	：	

胸部CT又はMRI検査

日付・検査	時間	結果／医師

図 9-6 ②　ドナー情報収集用紙例　　　　　　　　　　　　（つづく）

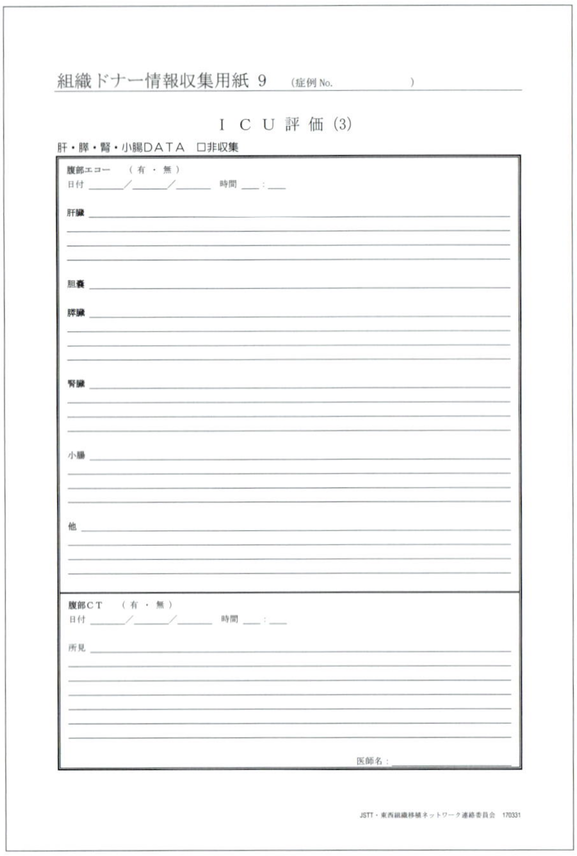

組織ドナー情報収集用紙 9 (症例No.　　　　)

I C U 評 価 (3)

肝・膵・腎・小腸DATA　□非収集

腹部エコー　（有・無）
日付 ____/____/____　時間 ___：___

肝臓 ____

胆嚢 ____

膵臓 ____

腎臓 ____

小腸 ____

他 ____

腹部CT　（有・無）
日付 ____/____/____　時間 ___：___

所見 ____

医師名：____

JSTT・東西組織移植ネットワーク連絡委員会　170331

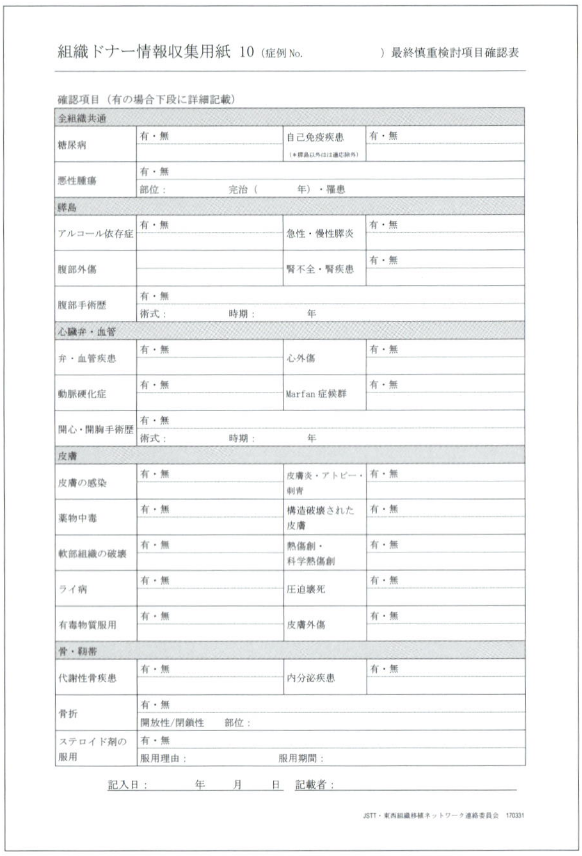

組織ドナー情報収集用紙 10 (症例No.　　　　) 最終慎重検討項目確認表

確認項目（有の場合下段に詳細記載）

全組織共通			
糖尿病	有・無	自己免疫疾患（＊膵島以外は適応除外）	有・無
悪性腫瘍	有・無 部位：　完治（　年）・罹患		
膵島			
アルコール依存症	有・無	急性・慢性膵炎	有・無
腹部外傷		腎不全・腎疾患	有・無
腹部手術歴	有・無 術式：　時期：　年		
心臓弁・血管			
弁・血管疾患	有・無	心外傷	有・無
動脈硬化症	有・無	Marfan 症候群	有・無
開心・開胸手術歴	有・無 術式：　時期：　年		
皮膚			
皮膚の感染	有・無	皮膚炎・アトピー・刺青	有・無
薬物中毒	有・無	構造破壊された皮膚	有・無
軟部組織の破壊	有・無	熱傷創・科学熱傷創	有・無
ライ病	有・無	圧迫壊死	有・無
有毒物質服用	有・無	皮膚外傷	有・無
骨・靭帯			
代謝性骨疾患	有・無	内分泌疾患	有・無
骨折	有・無 開放性/閉鎖性　部位：		
ステロイド剤の服用	有・無 服用理由：　服用期間：		

記入日：　年　月　日　記載者：

JSTT・東西組織移植ネットワーク連絡委員会　170331

図 9-6 ③　ドナー情報収集用紙例

場合によっては，司法解剖となる時は提供自体が不可能となる。また，行政解剖となる際には，提供組織や採取部位を警察・解剖医に報告し，組織採取が可能かどうかを確認する必要がある。

臓器提供がある場合には，死亡確認がなされる前に検視・検案の調整が行われるので，組織提供が一緒にある場合には臓器移植コーディネーターや都道府県コーディネーターとともに調整をする。

8. 組織採取

組織の採取にあたっては，家族に組織提供の意思に変わりがないかを確認する。ドナーに対しては，採取の最初と最後に黙祷を行うなど，礼意の保持に努める。また，組織採取開始時と終了時には器材カウントを必ず行う。

手術室対応コーディネーターは，タイムテーブルや採取組織などの記録を行うとともに，組織採取チームの入退室の時間調整を行う。採取チームの入室時間は早すぎても，遅すぎてもならない。多組織提供の際には，採取チームの入退室を速やかに行い，時間が空かないように留意する。また，傷の処置についても丁寧に行う。切開創については通常の手術で行うように縫合し，臓器の提供があった場合には同じ方法で縫合する。傷が直接目に触れることがないよう，包帯や絆創膏で処置を行う。

一方，家族対応コーディネーターは家族の状況把握に努め，採取経過の報告を行うなどする。組織採取が終了したら，家族と面会できる環境を設定し，組織採取の報告を行う。この時，家族の心情に十分配慮し，家族の希望があれば一緒にエンゼルケア等の処置を行う。その後，お見送りを行う。

使用した手術室については掃除を行い，ゴミは組織バンクに持ち帰る。また，手術室を退室する前に，記載したタイムテーブルをコピーして提供施設に提出する。

9. 組織の保存

　手術室にて一次保存した組織は，各組織バンクへ持ち帰られ，二次保存が行われる。膵島については，膵臓より膵島を分離する作業が組織バンクで行われ，一定の収量が得られた場合は新鮮膵島移植が行われ，収量が得られなかった場合には保存される。その他の組織については，トリミング後二次保存が行われ，移植に用いられるまで超低温にて厳重に保管されることとなる。

〔明石　優美〕

Ⅱ　多組織にわたるコーディネーションの特徴

　組織提供が多組織にわたる場合には，情報共有を逐次図ることがとくに重要である。ドナー対応を行う時はもちろんであるが，日頃から横のつながりを持ち，提供施設に対しても定期的な病院訪問を欠かさない，など日々の活動が重要となる。

　ドナー情報第一報が入った段階で，対応する組織移植コーディネーターは，提供が可能な全組織の提示を行う。該当する組織バンクに，ドナー情報の第一報の連絡が入ることとなるが，この時収集した情報を漏らさずにすべて共有する。また，各組織バンクも他の組織バンクの状況把握に努め，情報共有を積極的に図れるような配慮が必要である。

　また，臓器提供がある場合には，対応する臓器移植コーディネーターと情報共有を図り，円滑な対応ができるよう配慮する。心停止後の臓器・組織提供の際には，ドナー対応が長期にわたることもあるが，承諾後には，組織が採取に至るまでドナーの日々のバイタル等を把握するために，院内コーディネーターや臓器移植コーディネーターと情報共有できるよう，常に連絡体制を構築しておく。

　家族対応コーディネーターは，一人で多組織のコーディネーションを行う必要がある。インフォームド・コンセントでは，すべての組織における内容を把握し，家族にわかりやすく説明する。また，必要な医学的情報（検査データなど）や採血量についても組織によって若干違いがあるので，これらの違いや組織の特徴をよく理解して，コーディネーションに対応しなくてはならない。

　さらに，組織採取に関しては各組織の採取方法・流れ，必要物品，傷の処置の仕方，また採取にかかる時間なども把握しておく。これらについて把握することで，迅速な組織採取が可能となり，組織提供全体の統括を行うことができる。

　脳死下臓器・組織提供がある場合，とくに心臓，または膵臓の承諾が得られており，同じ部位から組織（心臓弁，または膵島）としても承諾をいただく，いわゆる「ダブル承諾」を行うことがある。これは，臓器としての摘出が万が一かなわない場合に，組織として採取することであり，ドナー家族としては提供ができれば臓器でも組織でも構わない，という意見が多く聞かれることから，このような対応を行っている。この場合にも，臓器移植コーディネーターとの連携が必須である。

〔明石　優美〕

Ⅲ　インフォームド・コンセントと本人の意思の尊重

1. 臓器・組織提供における説明と同意

　本邦では，「臓器の移植に関する法律（臓器移植法）」が施行された 1997 年 10 月から，改正臓器移植法が施行される 2010 年 7 月 17 日までは，脳死下からの臓器提供において，本人の書面による意思表示と遺族による承諾のどちらも必要な状況であったが，改正後においては，心停止下での提供と同様に，本人が拒まない場合，家族の承諾により提供可能となっている。

　家族は愛する者のおかれている現状を受け入れることすら困難で，気が動転し悲嘆に暮れるなか，臓器・組織を提供するかどうかについて重い決断を迫られることになる。そのような家族を医療従事者はどのようにサポートし，ケアしていけるのかなど，移植医療の課題はいまだ大きいままである。

表9-1　臓器提供に必要な法的事項

1. インフォームド・コンセント
2. 承諾
3. 脳死判定（脳死とされうる状態・法的）
4. 死亡宣告
5. 臓器摘出
6. 斡旋

臓器・組織提供は，医学的技術のみならず，心理的ケアの側面からも，取り組まれるべきであろう。

2.　移植医療の本質

　移植医療はネオ・カニバリズム（食人主義）のうえに成り立っている。レシピエントは，移植された臓器・組織を食べたのと同じであり，ドナーからみれば，自己の身体では助からなかった臓器・組織が他人の身体を借りて復活するのである。口から食べているわけではないが，他者の肉（臓器・組織）を己の肉体に取り入れるという意味においてはカニバリズムである。口から食べた場合，血や肉，エネルギーに変換されるだけだが，臓器・組織移植はその臓器の機能をそのまま取り込むわけで，無駄がないという解釈もできる。すなわち，ドナーから臓器・組織を摘出する移植医は獲物に群がる肉食獣でもあり，一方，移植以外に助かる術のない患者にとっては，神様からの贈り物を届けてくれる天使でもありうる。

3.　生命倫理・死

　本邦では明治時代までは，口をきかなくなり，冷たくなるということが死であったとされていた。大正時代以降は死の3徴候（心拍停止，自発呼吸停止，瞳孔の散大固定化）がごく自然に受け入れられてきたが，臓器移植法が成立し施行され，臓器提供をする場合においてのみ，脳死も「人の死」とすることが定められた（**表9-1**）。

　現在では，まだ前述の3徴候によって一般的な「人の死」と捉えられているが，心拍と呼吸が停止し，瞳孔が散大固定しても髪の毛や髭，さらには爪も伸びる。肉体の全細胞の機能が失われたわけではなく，3徴候とはプロセスの一つにすぎないにもかかわらず，一般的に3徴候を持って「人の死」と受け入れることに何の抵抗もないのは，それぞれの理性による判断と，社会のコンセンサスが得られているからである。

　つまり，これは「人の死」の定義が恒久的なものでないことを意味している。脳死は脳幹を含む全脳の不可逆的な機能喪失の状態であるが，脳死を「人の死」として捉えるかどうかも，それぞれの個人と社会の死生観に委ねられ，議論されるべき問題である。

　死には，法律に基づき医師によって判定される段階「死の判定」と，周囲の人が認める死の段階「死の受容」がある。残された家族が死を受容するまでには，驚きや悲嘆，苦しみなどさまざまな体験をすることになる。おそらくそのストレスの強さは，日常生活において感じるストレスとは比べものにならないほどであろう。とくに脳死の状態での臓器提供においては，脳死を死と認め，わずかな時間で臓器提供を承諾するか否かの判断をしなければならない。的確な脳死判定が行われる状況であっても，器械により呼吸は維持され体温もある状況のなかで家族は判断しなければならないため，死に対する受容がどこまで得られているかについても十分にアセスメントしたうえで，進めていく必要がある。

4.　インフォームド・コンセント

　1964年のヘルシンキ宣言によって，国際的にインフォームド・コンセントが承認された。インフォームド・コンセントとは，医療行為を実施する際の患者の納得と同意を得るための説明ということで，日本語に直訳すると「説明されたうえでの承諾」となる。承諾を得るためには十分な説明がな

表9-2　家族との話し方 (5S の法則)

Softness	やわらかい口調で
Slowness	ゆっくりと
Seriousness	厳粛さと
Sympathy	悲しみを共有する気持ちを込めて
Sensitivity	家族の感情を害することなく行うことが重要である

され，十分に理解されなくてはならない。承諾は説明対象者の自主決定によりなされるものであり，情報・理解・自発性という3つの要素を充足してこそ，真のインフォームド・コンセントといえる。近年では，インフォームド・チョイスという言葉も生まれており，これはより一層患者の自主性を重視していることの表れであると考えられる。

　臓器・組織提供時におけるインフォームド・コンセントにおいては，家族との面談をいつ，どこで，誰と，どのように何を話すのかを明確にすることが重要である。「『臓器の移植に関する法律』の運用に関する指針（ガイドライン）」，第3「遺族及び家族の範囲に関する事項」では，「原則として，配偶者，子，父母，孫，祖父母及び同居の親族の承諾を得るものとし，これらの者の代表となるべきものにおいて，前記の「遺族」の総意を取りまとめるものとすることが適当であること。ただし，前記の範囲以外の親族から臓器提供に対する異論が出された場合には，その状況等を把握し，慎重に判断すること」となっている。

　家族の死生観，提供に対する考え方を模索し，精神状態を理解しながら，臓器・組織を提供することができるという一つの「選択肢」を示すことが，インフォームド・コンセントにおけるコーディネーターの役割である。その際，"explain but do not persuade" という言葉を肝に銘じ，決して選択を急がせたり，説得したりしてはならない（表9-2）。

　コーディネーターには，家族の圧迫感，閉鎖感，重圧感，義務感を取り除く配慮や，言葉遣い，着座位置，色，明るさ，騒音などの物理的環境要因をすべて考慮し，相手の感情変化に対する機敏な対応が必要不可欠である。家族の微妙な心理変化などは，目線や手などのちょっとした動きに反映される。コーディネーターの表現に驚くこともあるだろうし，家族だけで相談したいなどというシグナルを発している場合もある。そのシグナルを捉え善処することはコーディネーターであれば，成されなければならない事項であることはいうまでもない。

5. 環境づくり

　医療機関に，インフォームド・コンセントに関して快適な環境（家族と静かに話せる個室の用意など）を整えてもらい，承諾の場所，時間等の事前の確認を行う。家族とのコンタクトの前に，医療機関に協力を仰ぎ，コンセンサスを得ておくことは大切なことである。そしてその後，家族にインフォームド・コンセントを実施する。そこで行われる適切な説明と家族の理解が，臓器・組織提供の承諾作業の前提である。

　前述のようなスムーズなコーディネーションを行うためには，病院開発が必要である。病院開発とは，ポテンシャル情報（ドナーになりうる可能性のある人の情報）が病院からもたらされ，コーディネーションが実施できる環境を整備することである。そのためには，医療従事者の臓器・組織提供に対する負のイメージを取り除く必要がある。理解のある医療従事者を見つけ出し，医療機関内での連絡システムやコーディネーションの環境整備などの準備に協力してもらわなければならない。病院開発なくして提供数の増加はありえないと考えられる。臓器・組織提供に関わると面倒だという印象を与えるようなことであれば，その後の協力は得られなくなってしまうからである。また，提供後のフォローアップも重要で，提供した家族は，愛する人が亡くなったことは悲しいが，提供できたこと

はうれしく名誉に思う人が多い。また，誰かの体のなかで愛する人の命が続いていることが，家族の生きる支えになっている場合もあることを伝え，それを手伝ったスタッフは誇りを持ってよいのだということを伝える。医療従事者はドナーの死を介助してしまったと負の印象を背負っていることもあるので，コーディネーターは医療従事者のケアの視点も必要であり，彼らの納得が次の提供につながるのである。

6. 本人の意思尊重

　臓器・組織提供の意思を確認することについては，臓器移植法第2条1項「死亡した者が生存中に有していた自己の臓器の移植術に使用されるための提供に関する意思は，尊重されなければならない」と掲げられている。提供の意思について，医療機関においてリビング・ウィルとして確認されることが望まれているなか，提供希望者が提供できる環境を構築していくことが急務である。アドバンス・ケア・プランニング〔「将来の意思決定能力の低下に備えて，患者やその家族とケア全体の目標や具体的な治療・療養について話し合う過程（プロセス）」とされている〕に注目し，意思決定への支援介入の導入を行っている施設が増えてきているなか，臓器・組織提供についても検討項目に掲げられるようになっていくことが重要であると考えられる。

　そのような環境を考慮すると，院内コーディネーターの役割とドナーコーディネーターとの連携の強化が重要となる。医療全般がチーム医療として取り組まれている環境のなか，ドナーコーディネーターは，中立な第三者としての立場を維持するために外部関係者とならざるを得ない場合が多いが，患者の提供意思を実現するために協働するチームの一員であることを，医療スタッフに理解していただくように努め，意思を尊重できる環境を築くためにさらなる連携の強化が望まれる。

〔渡邉　和誉〕

Ⅳ　患者家族とのコミュニケーションの取り方

　コミュニケーションにおいて大切なことは，お互いのなかに安心感を作り出すことである。コーディネーターにおいて，まず「聞く」能力を高めることが必要である。

1. 話を聞くには

　「話を聞く」には安心感・信頼感がなければならない。しかしながら，たいていの人はほとんど話を聞いていないのが現実である。人は1分間に約300〜400の語を話すが，1,000語は楽に情報処理できるといわれている。多くの場合，人は次に自分が何を言おうかと考えていたり，違うことを考えていたりと，聞いているようで実は聞いていないのである。人は，あまりに自分の話を聞かれないと，自分の存在を否定されたように感じるものである。翻って，自分の話をよく聞かれるということは，自分の存在そのものを受け入れてもらう体験である。

　話を聞けるためには，話を聞いてもらったという実感が大切で，自分が話を聞いてもらうことによって相手の話が聞けるのである。話し手は，聞き手に聞く耳を持たせるように安心感・信頼感を与え，聞き手は，話し手に提案や要望を引き出させるために効果的な質問をしなくてはならない。

　質問にはオープンクエスチョンとクローズドクエスチョンがある。オープンクエスチョンは，5W1H（表9-3）と呼ばれる，いつ・どこで・誰が・何を・なぜ・どのようにしてといった疑問詞の入る質問であり，クローズドクエスチョンは，はい・いいえで終わる質問のことをいう。相手にたくさん話してもらおうと思えば，対話のなかにオープンクエスチョンを多く盛り込む必要がある。話を引き出すということは，オープンクエスチョンをたくさん使うということである。コーディネーターは相手の心情や状況を思いやり，必要に応じてこの2つの質問方法を選択することが重要である。

表 9-3　コミュニケーション施策の設計
分析結果から導き出した "勝ちパターン" をもとに
コミュニケーション施策の要素 (5W1H) を最適化

5W1H	
Why（目的）	なぜアプローチするのか？
Who（ターゲット）	誰に？
What（コンテンツ）	何を？
When（タイミング）	いつ？
Where（メディア）	どこに？
How（方法）	どのように？

2. コミュニケーションの技術（スキル）

　コミュニケーションは，キャッチボールだといわれている。キャッチボールには受け取られる範囲，視線，適度な距離が必要で，これはコミュニケーションにも当てはまる。反応がなかったり，相手が取れないようなボールを投げる，こちらを向いていない，また，近すぎても遠すぎてもキャッチボールは成り立たない。コミュニケーションも同様である。一度にたくさんのボールを投げる，返さずに持ったままなど，日々自分がどういうボールを投げているかを考え，気づくことによって，自分が投げるボールを選択することができるようになり，うまくコミュニケーションがとれるようになるのである。

　人とのコミュニケーションを円滑にするためのコミュニケーションスキルには，ペーシング（pacing：合わせること）とアクノレジメント（acknowledgment：承認）がある。

1) ペーシング

　相手とのペースを合わせることは，過剰な防衛意識と抵抗を解き，相手との間に親密さを作り出すために必要なことである。具体的な方法として，相手の好きな話題を提供する，話すスピード・トーン，笑顔，服装，相づち・うなずき，姿勢・視線，反復などがある。コミュニケーションの取り方には，言語的コミュニケーションと非言語的コミュニケーションがあり，実は非言語的コミュニケーションのほうが多くの内容をやり取りしているといわれている。前記を言語と非言語に分けると，言語は好きな話題，相づち・うなずき，反復であり，非言語は笑顔や服装，姿勢・視線である。話すスピードは言語，非言語どちらにも分けられる。

　コミュニケーションの要素を，①言葉の意味・内容，②言葉のトーン・スピード，③表情・身振り，の3つに分けると，最も相手に影響を与えるのは，③の表情や身振りといった見た目の情報である。言葉の意味や内容は7％しか影響しないといわれている（図 9-7）。つまり，人はいわれていることよりも，相手の全体から伝わる雰囲気や表情などの非言語的メッセージに反応するのである。よって，患者家族とコーディネーターが接点を持つ際，服装は落ち着いた色で失礼のない服（スーツなど）を着用すること，さらに姿勢は威圧的にならないほどよい距離と背筋を伸ばし相手の目線の高さに合わせるなどの配慮が重要である。

2) アクノレジメント

　承認するという意味で，相手の存在を認めることである。存在を認められることは人が生きていくうえで基本的な欲求であり，ほめることは承認の代表例の一つである。承認の言葉には "I" の立場と "You" の立場があり，例えば "You" の立場は「（あなたは）すごい」「えらい」などの評価のニュアンスが入る。"I" の立場は「助かった」「うれしい」といった自分の主観が入ったものである。

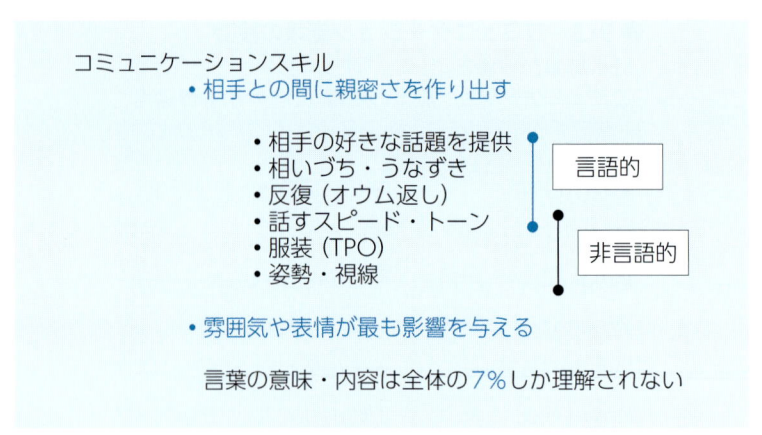

図9-7　コミュニケーションスキルの活用術

表9-4　家族との対話における重要点

- 個人のコミュニケーション能力の向上
- 面談前の，家族の状況把握を医師や看護師から得る
- 面談前に，医療スタッフへの十分なインフォームド・コンセントと環境設定
- 面談環境整備
  部屋の状況：明るさ，温度，騒音，家具類の配置，清潔度等に配慮

- 対話は，コーディネーターの総合力
- 常に広い知識と知見を身につける
- やさしさと思いやり
- 相手の立場に立った会話と理解

3. 話が聞けないのは

　人は出来事（刺激）によって反応するが，その反応は人によって違う。反応はその人の先入観，経験，価値観，固定概念，体調，教育，しつけ，自分の余裕などによって変わってくる。これらで構成されているのが一つの基準である。基準の特徴は，知らず知らずのうちに持っていて，一人ひとり違い，「自分の基準が正しい」と思っているのである。自分の基準に合う話ばかり聞いていても成長しない。

　また，基準は自分にも向いているため，自分が自分の基準に当てはまらないと自己嫌悪に陥る。

　人の話を聞けないのは，①基準に合わない，②基準が否定されそう，③余裕がない，④次に何を話すかに意識がいっている，からである。基準が否定されそうと感じている人には安心感を与え，話を聞く余裕がない人には，まずその人の話を聞くことが重要となってくる。

　相手の行動が自分の基準に合うか合わないかで，コミュニケーションにおけるストレスが変わってくる。自分の基準に合わない相手の行動に対してストレスを感じるのである。自分の基準に意識を向け，相手をどんな基準でみているか考えることで，話を聞くことができるようになる。

　話を受け取ることと同意・賛成することは，必ずしも同じではない。同意できなくても相手の気持ちを受け取ることはできる。コミュニケーションでは，相手が「話を聞いてもらった」という実感を得ることが大切なのである。

　臓器・組織提供の話をする際，どうしてもコーディネーター側からの一方的な情報を伝達する形になりがちであるが，多くは急性期の経過中により提供される場合が多い。そのような状況のなかで，患者家族の状況を理解するのは，コーディネーター単独での把握はきわめて困難であるため，すでに患者家族と信頼関係を構築できている提供施設スタッフらにも同席してもらい，コミュニケーションをとる環境構築を心がけ，さらには病状や現況の理解がどこまでできているのかを十分アセスメントしたうえで，それに応じたコミュニケーションをとることが必要である（表9-4）。

〔渡邉　和誉〕

V ドナースクリーニング

　組織移植に限らず，すべての移植医療においてドナーからレシピエントへの感染症の罹患は，万が一にもあってはならない。組織移植医療においても，ドナーからの感染症罹患防止のために実施する検査，ならびに感染症の存在を示す可能性を見抜く技術や知識は，移植コーディネーターにとって，レシピエント，医療従事者，ならびに自分自身を守るためにも必要不可欠である。とくに，組織移植の多くが心停止下で行われているので，注意すべきである。移植医は直接，ドナーに接することはなく，したがってドナーの情報収集を的確に行い，感染症のリスクを極小化するのは移植コーディネーターの仕事といっても過言ではない。

　本節においては，基本的な考え方と最低限必要なドナースクリーニングの方法について述べる。

1. ドナースクリーニングにおける基本理念

- ドナーに感染症の可能性がある場合は，絶対に移植に用いられないように処置する
- ドナーの尊い提供の意思を，最大限活かす

　これらの理念には，感染症の疑いがあるドナーに直面した際に，バンクとして（移植コーディネーターとして）高度な判断を迫られることを自覚する必要がある。つまり，血清学的検査等で明確な結果が出ないケースで，かつ感染症が考えられる臨床症状を示すドナーに遭遇した場合を考える。ご本人が提供を希望し，さらに家族の意思として強く提供を希望されていて，協力いただいた医療機関の医師や看護師，あるいは長期間移植を待ち続けているレシピエントのことを考えると，「斡旋したい」あるいは「斡旋すべき」という考えが生じるのは移植コーディネーターとして当然のことである。

　しかし，万が一にもドナーからレシピエントに疾病が感染しない斡旋を，適格に実施しなければならない。ドナーの感染症結果が明確な場合には，移植コーディネーターのとるべき行動は明確である。しかし，感染が疑われる症例に遭遇した際に，移植コーディネーターは明確なスクリーニングに対する知識，経験を十分に持ち合わせることで，判断基準を明確にすることが可能となる。その観点からも移植コーディネーターとして，常に新しい医療知識と社会的常識，倫理観を持って活動する必要がある。

2. 全身的スクリーニングにおける基準（米国の基準を抜粋）

1）米国食品医薬品局（Food and Drug Administration；FDA）規約

- 21 CFR 1270 defines a physical assessment as a limited autopsy or recent antemortem physical examination of the body to assess for any evidence of high risk behavior and signs of HIV and hepatitis infection

2）米国組織バンク協会（American Association of Tissue Banks；AATB）医学基準

- 死体からの提供に際して，バンクの責任あるものが身体的検査を行わなければならない
- 検査は，病理解剖，死亡直前，直後の臨床所見による，HIV 感染，肝炎感染，および他の細菌的，ウイルス的感染，および他の外傷性創傷部位を含むハイリスク行動，ならびに瘢痕などを観察しなければならない（D4.200 Assessment）

3）米国アイバンク協会（Eye Bank Association of America；EBAA）医学基準

- すべてのポテンシャルドナーにおいて，とくに HIV と薬物常用に関する注意を払いながら全身的スクリーニングを行わなければならない
- 各アイバンクは，これらの検査とその記録に関する規約がなければならない（D1.000 Donor Screening）

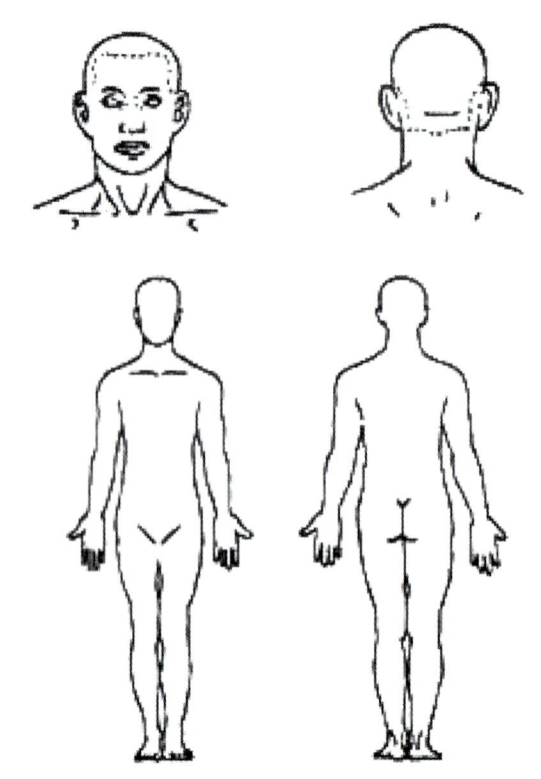

図 9-8　ドナースクリーニング
頭部・全身

3.　全身スクリーニングを行う手順

　全身の観察から細部の観察へ移行する方法で行う（マクロからミクロへ）。ドナー検査を行う際には，どの手順で，どのような方法で，さらにどのように記録するかを決定しておくことが必要である。なぜなら，問題点を見つけようとする方法で観察すると，特徴のある所見がある場合，他の細部の所見を見落とすという事故が発生することがある。したがって，ドナースクリーニングの方法・手順は，あらかじめ記録用紙を準備して，観察する順番を決めておくことが必要である。その手順に則り，常に同じ順番で観察を行うことで，見落としを防ぐことができる。また，文字のみの記載では不十分な場合も少なくないため，ドナーチャートには全身と頭部の図（図 9-8）を記載し，手術痕，外傷，その他，目立った所見については図解しておくことも必要である。これらの手順は，各バンクのメディカルディレクターにより，「医学基準」の制定と，移植コーディネーターによる検査方法の習熟に努めることが安全性担保のうえから重要となる。

①ドナーの確認：ドナーが医療機関で発生した場合には，承諾書上の氏名とベッドの氏名を確認，タッグがある場合にはそれらとの確認を行う。手術室等での提供の際には，承諾書上の氏名，カルテの氏名，性別，年齢や手術痕などの特徴により，観察すると同時に確認を行う。

②全身の特徴：ドナーの全身をくまなく観察して，手術痕，注射痕，創傷痕などを確認する。刺青や目立つ皮膚の異常なども観察する。

③細部の確認：見落としのないように順序よく確認して，所定のドナーチャートに記録する。さらに，全身の特徴を観察した際に着目した点については，カルテやその原因の究明できる資料をあたり，正確に記録する。

4.　全身の観察

　全身（ドナー）の観察を行うには，記録するためのチャートに則って実施しなければならない。このチャートは組織ごとの詳細な，組織バンクごとの観察手順を作成しなければならない。例えば，①

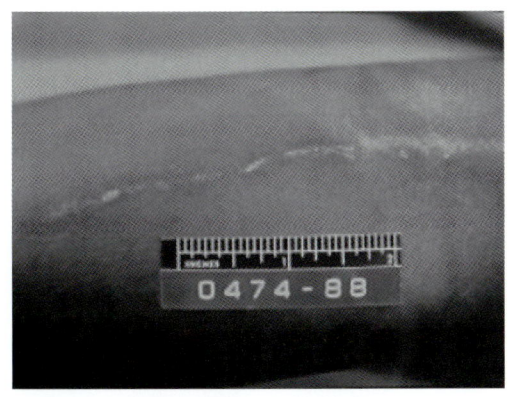

図9-9a　多数の連続した注射痕
創傷も古い。

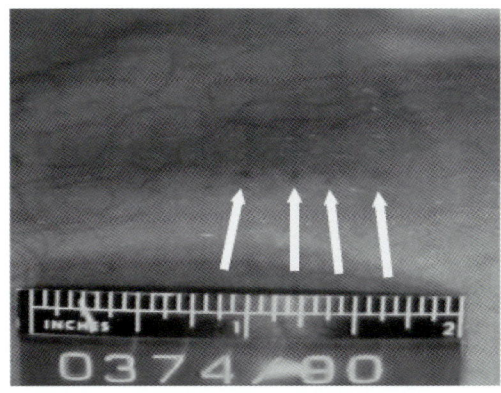

図9-9b　4カ所の比較的新鮮な注射痕

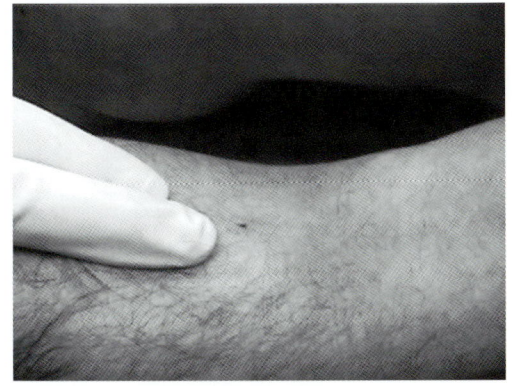

図9-10a　死後の点滴注射痕

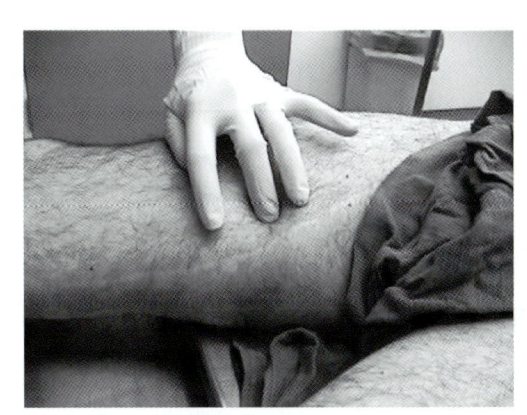

図9-10b　大腿部に存在する手術痕

腹側の頭部，②頸，③右側の胸部，④腹部，⑤脚部，⑥左の胸部，⑦腹部，⑧脚部，⑨陰部，⑩背面の同順，というような観察順序を決定することで，見落としを防ぐことが可能である。また，各部位でも何を見ているのかを順序よく思考するために，観察する対象を明確に理解することも重要である。

1) 注射痕の確認

注射痕の確認の際に留意すべき点は，それらが医療行為であるか，薬物に関連したものであるかの識別である。とくに新鮮な注射痕が多数存在する場合には，どの時点で発生した痕であるかを確認する必要がある。

図9-9 に示す2種類の注射痕では，図9-9a の場合は，その数の多さと全体の創傷の古さからみて，HIV（human immunodeficiency virus），HCV（hepatitis C virus）などの感染症に十分注意しなければならない症例であることがわかる。実際にこの症例は，麻薬常習者であった。このような状態であれば，比較的容易に識別できるが，図9-9b に示す症例では，比較的新鮮な4カ所の連続した注射痕が存在する。

上記のような注射痕の存在するドナーの場合には，これらが実施された医療行為の断定と同時に，薬物の常習性に関する情報を注意深く収集する必要がある。また，呼吸器やドレナージチューブの装着状況もカルテから読み取り，遺体の状況との整合性の確認を行う必要がある。

また，輸血歴の調査もドナースクリーニングには重要な項目であり，図9-10b に示すような大きな手術痕が存在する場合には，手術の目的，術式，日時を調査する必要がある。時間の経過した手術の場合では，提供医療機関のカルテでは判明しない場合も少なくない。その場合には，家族からの情報収集や，5年以内であれば施術医療機関に対しての情報収集の許可を家族から得て，先方への連絡などにも協力していただくことも必要に応じて実施しなければならない。

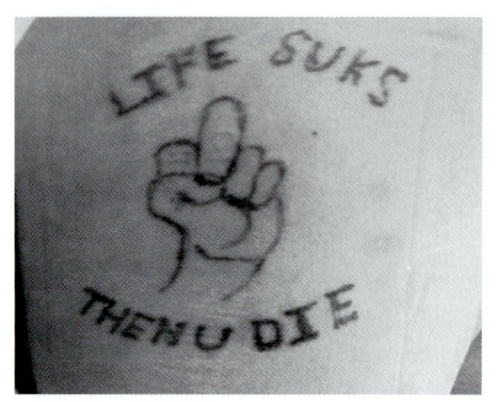

図 9-11a　施術後 3 年以上経過した刺青

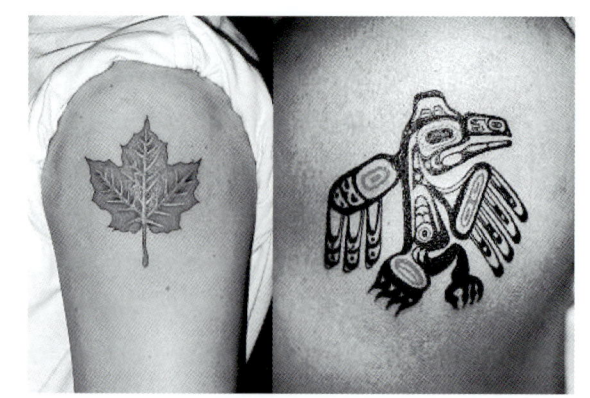

図 9-11b　施術後 1 週間以内の刺青
周辺部の皮膚炎症により，術後間もないことが確認できる。

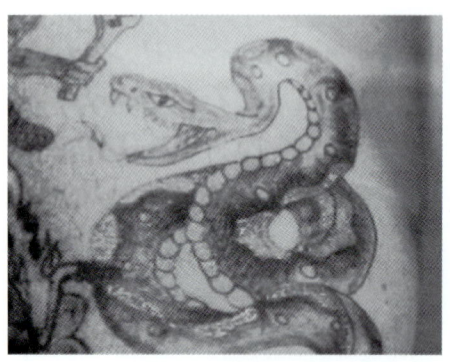

図 9-12　麻薬の注射痕による壊死部位を隠す目的で彫られた刺青

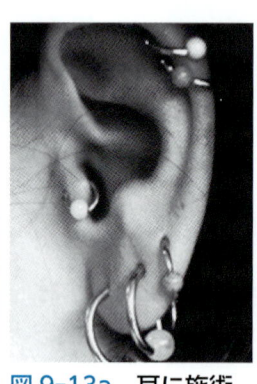

図 9-13a　耳に施術されたピアス

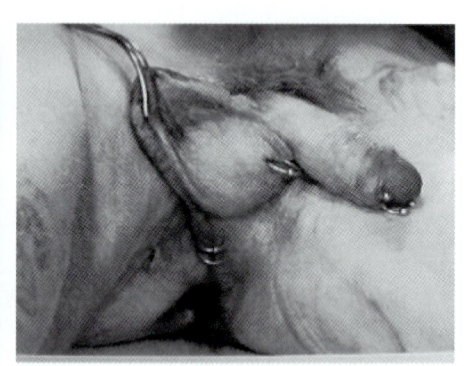

図 9-13b　陰部に施されたピアス

2) 刺青，ピアス，針治療

　本項目については，本邦での除外規定は存在しないが，1998 年にテキサスで実施された研究において，刺青の存在するドナーの 60% 以上が HCV，もしくは HBV（hepatitis B virus）感染者であったことから，FDA も「組織提供された患者が 12 カ月以内に刺青の作成や，耳や鼻へピアスの挿入などを行っている患者」をドナー除外項目として GTP（good tissue practice）に追加した。

　本邦でも各組織バンクにおいて，これらの項目は検討され，メディカルディレクターを中心として，ポリシーを作成することが望まれる。とくに，感染症のウインドウ・ピリオドに関しては，検査項目，検査方法により差が生じるうえ，後述する点滴等による稀釈の可能性も加味して，適切なガイドラインを整備する必要がある。

　図 9-11 に示した刺青を比較すると，図 9-11a は輪郭も不明瞭になりつつあり，色も鮮明でない。また，デザインをみると自作であることが見てとれる。一方，図 9-11b に示す例では，色も鮮やかであり，新鮮であることがうかがえるが，とくに注目すべき点は，刺青の周囲，約 1.5 cm に炎症がみられる点である。この写真は生体であり，ドナースクリーニングにおいては，やや不鮮明になる点も考慮しておく必要があるが，これほど新鮮な刺青の場合は，感染があった場合でも，感染の可能性のあるウインドウ・ピリオドに該当するため，ドナー適応から除外されなければならない。また，デザインに注目すると，色も鮮やかであるうえ，しっかりとした描写で，明らかにプロフェッショナルによる仕事であることがわかる。地域性にもよるが，プロの刺青師では針を多数の人間に使い回しをする場合が多く，その分，感染の危険性も増大していると考えるのが妥当である。

　刺青のなかでも，とくに利き手でない腕の上腕部については，図 9-12 のような，いわゆる麻薬による注射痕を隠蔽する目的で彫られた刺青に注意する必要がある。この場合では，注射針による壊死

表 9-5　ヒトヘルペスウイルスの分類

亜科名	属名	例	
		分類名	一般名
α herpes virus	Simplexvisur	ヒトヘルペスウイルス 1	単純ヘルペスウイルス 1 型
		ヒトヘルペスウイルス 2	単純ヘルペスウイルス 2 型
	Varicellovirus	ヒトヘルペスウイルス 3	水痘・帯状疱疹ウイルス
β herpes virus	Cytomegalovirus	ヒトヘルペスウイルス 5	サイトメガロウイルス
	Roseolovirus	ヒトヘルペスウイルス 6	ヒトヘルペスウイルス 6
		ヒトヘルペスウイルス 7	ヒトヘルペスウイルス 7
γ herpes virus	Lymphocryptovirus	ヒトヘルペスウイルス 4	EB (Epstein-Barr) ウイルス
	Rhadinovirus	ヒトヘルペスウイルス 8	カポジ肉腫関連ヘルペスウイルス

を生じた部位をヘビの模様に見せたものである。このような症例の場合では，最近の感染を疑い，血清学的検査では検知されない感染の存在を考えて，除外すべきである。

　また，近年では広範に使われているピアスには，とくに注意を要する。これらも，ピアスの周辺部位を注意深く観察することで，新鮮度はある程度確認できるが，ピアスが装着されたままの状態だと，1 週間以上経過して良好な状態のものでは，炎症は孔内に限局されるため，ピアスが装着されたままでの提供があった場合には，取りはずして観察する必要がある。ピアスの部位も，耳（図 9-13a），眉，舌，臍はもとより，陰部にも施行されている場合もある（図 9-13b）。

　針治療に関しては，さらに確定は困難である。本邦における針灸治療では，1990 年代後半からその多くがディスポーザブル針に置き換わっているが，一部では針を再利用している可能性を否定できず，その実態は明らかでない。この場合には，家族から症歴を聴取する際に確認すべき項目として，問診票のなかに入れることも考えられる。しかし，実際に施術した針灸院を特定し，針の種類の確定を問診で行えるか，正確性に疑問がある。この点もバンクの方針として，そのような条件下でも安全性に対しての最大限の努力を行うのか，科学的に考えて価値が低いと判断するのかは，あらかじめ設定しておく必要がある。

3) 性感染症 (sexually transmitted diseases ; STD)

　性感染症の症状についても，組織移植コーディネーターは熟知する必要がある。その理由は，移植する組織においては，特定の性感染症がドナー除外項目である場合や，移植コーディネーターみずからの感染を防ぐため，あるいは他の性感染症の初期症状としての場合などにより，これらの情報に熟知することが求められるためである。ここでは，ヘルペス，梅毒，コンジローマ，AIDS (acquired immune deficiency syndrome) について述べる。

A. ヘルペスウイルス (herpes virus)

　ヒトヘルペスウイルスは，大別して，α，β，γ の 3 亜科からなり，それぞれ表 9-5 に示すような 2 属からなり，1〜8 が知られている。臓器移植においては，免疫抑制薬の使用によるサイトメガロウイルスの再活性化による脳炎等は，重篤な障害や死亡にもいたる症例が報告されていることから，ドナーのみならずレシピエントの感染も注意しなければならない。

　通常，ヘルペスといわれる病態では，ヒトヘルペスウイルス 1〜3 に罹患した単純ヘルペスウイルス 1 型 (herpes simplex virus type 1 ; HSV-1)，単純ヘルペスウイルス 2 型 (herpes simplex virus type 2 ; HSV-2)，および水痘・帯状疱疹ウイルスによる帯状疱疹を指す。ヘルペス自体では，組織移植においては使用禁忌とはならないが，ヘルペス症状が顕著な場合には，免疫不全や他の STD の可能性も考えられるため，ドナー情報として慎重に情報収集する必要がある。

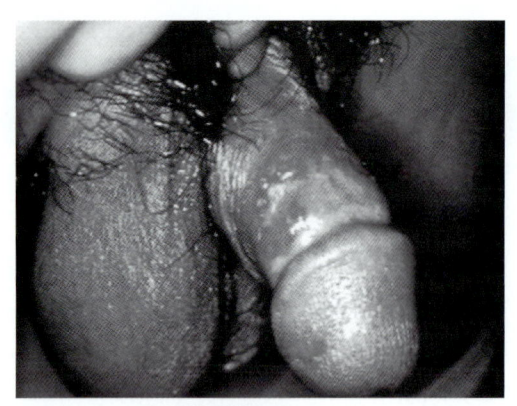

図 9-14a　急性期症状のヘルペス
湿疹より透明。

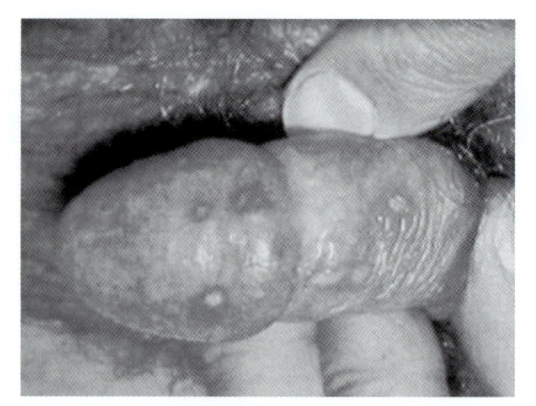

図 9-14b　急性期症状のヘルペス
急性期後期のヘルペス症状な滲出液が確認できる。

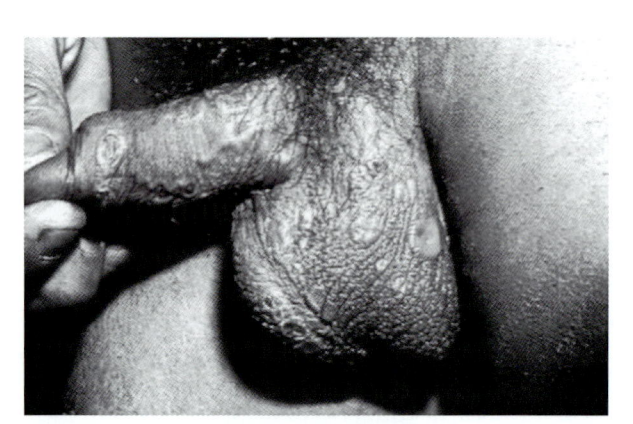

図 9-15a　男性陰部に生じた梅毒症状

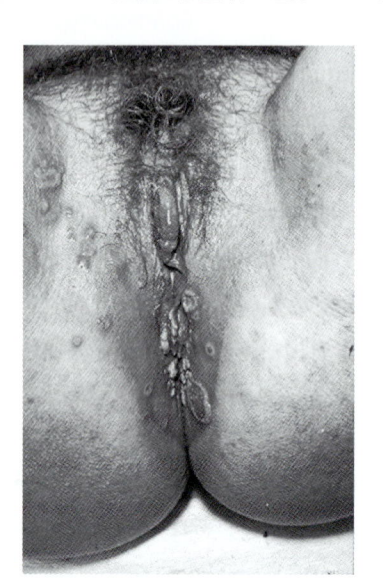

**図 9-15b　女性陰部に生じた
梅毒症状**

　HSV-1 では，成人の 95% が感染しているといわれ，通常，腰部より上，とくに口，口唇，舌に発疹や潰瘍を伴う。HSV-2 は，腰より下部に発症するが，両タイプとも，経皮感染する。

　初感染では，口唇などの発疹とともに高熱を発し，とくに成人では重篤となる症例もある。感染後のウイルスの再活性化による発症後の急性期では，**図 9-14** に示すような透明，あるいは黄白色の膿の滲出液がみられる。

B. 梅毒（syphilis）

　トリポネーマの感染により発症する。第 1 期症状として，感染後 10～90 日で感染部位に**図 9-15**に示すような病態を生じる。

　その後，6～12 週で，とくに掌や足裏に脱色した組織（**図 9-16a**）がみられるようになり，第 2 期症状を迎える。徐々に全身に発疹が現れ（**図 9-16b**），円形脱毛や風邪に類似した症状を示す。

　角膜移植に際して，梅毒は，TPHA（Treponema pallidum hemagglutination assay），ガラス板で陽性のドナーからの組織を，角膜保存液（Optisol GS™ など）中に，4℃ で 3 日間以上保存された場合には感染しないことが証明されており，移植に用いられる。感染直後の病変を理解して，角膜においては，この処置を講じられるようにしなければならない。

C. 尖圭コンジローム

　ヒトパピローマウイルス（human papilla virus；HPV）により発症する。小さな硬化した尖頭が生じる場合と，これらが集合してカリフラワー様（**図 9-17**）の病変を示す場合がある。感染は経皮感染

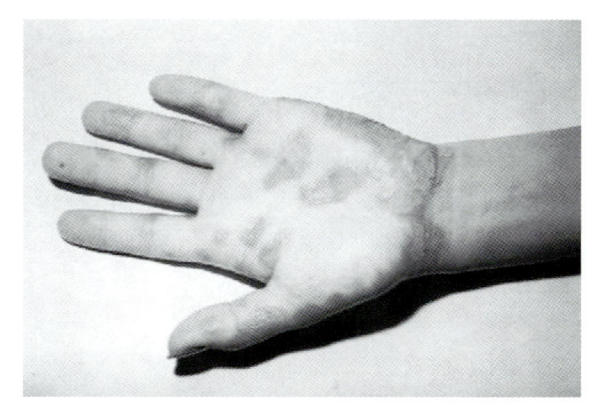

図 9-16a　掌に生じた脱色病変

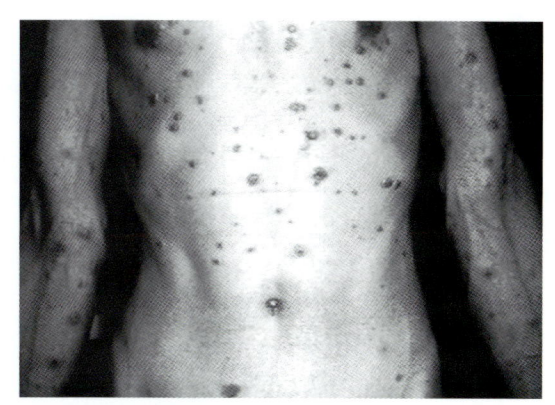

図 9-16b　全身に発症した発疹

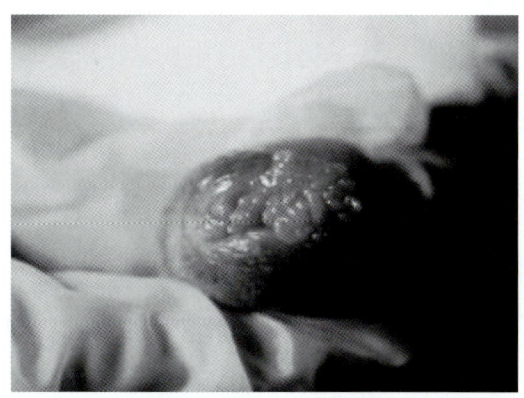

図 9-17　尖圭コンジロームの所見

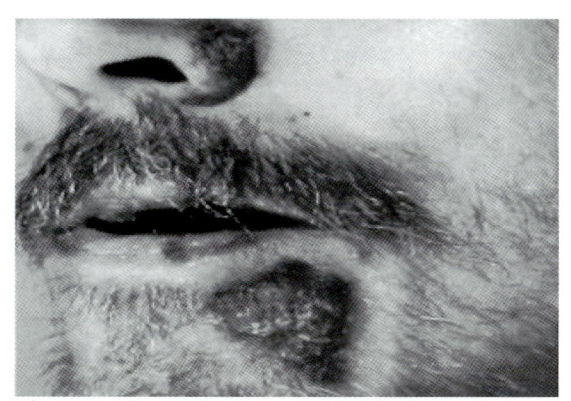

図 9-18a　下顎部に生じたカポジ肉腫
本例では鼻側にも発症している。

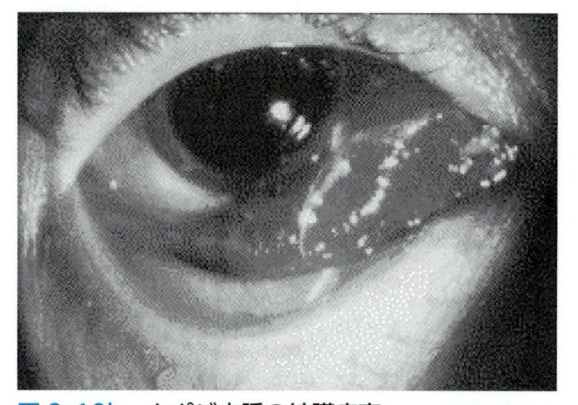

図 9-18b　カポジ肉腫の結膜病変
怒張した結膜組織が確認されるが，早期には眼科でも
確定診断が困難な症例である。

で，感染者との広範な性交渉により感染する。悪性の場合，陰茎癌，子宮頸癌の原因となる。

D. AIDS 関連所見

　ドナースクリーニングのなかでも，AIDS に関連する所見を理解することは，その感染防止上重要であり，AIDS という疾患の医学的，社会的意義からも，移植コーディネーターとして細心の注意を払わなければならない。

(1) カポジ肉腫（Kaposi's sarcoma）（図 9-18）

　ヒトヘルペスウイルス 8（HHV8）により生じる，皮膚癌様の病変の約 20% のカポジ肉腫患者がHIV 感染者であるという統計があり，本症例をみた場合には，HIV 抗体陽性者である可能性を考えなければならない。病変は，皮膚や口内，眼結膜などに発症するため，ドナースクリーニングの際に，とくに口内，眼瞼，球結膜を観察する手順を習得しておかなければならない。早期結膜病変にお

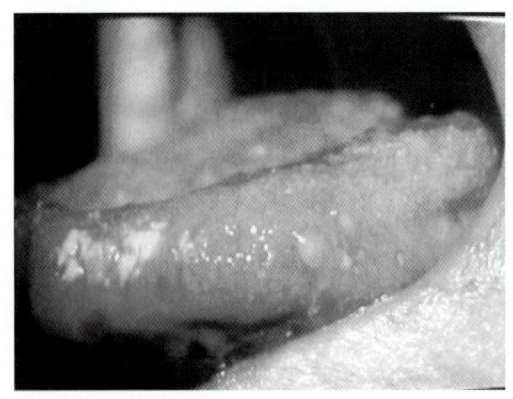

図 9-19　舌に発症したカンジダ感染症
HIV の早期症状としても考えなければならない。

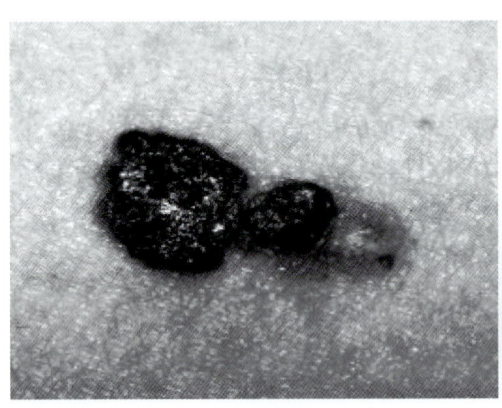 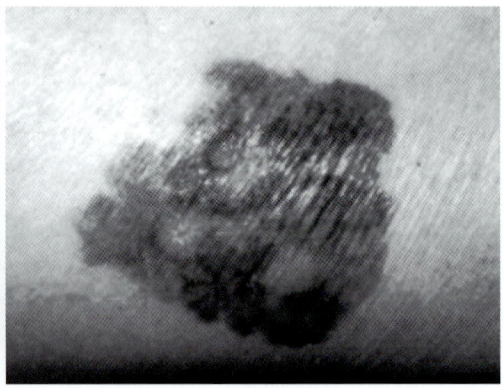

図 9-20　メラノーマの所見
周辺の不整な輪郭，色調の異なる病変，直径 6 mm 以上の径といった特徴が確認できる。

いては，結膜炎と混同される場合も少なくなく，通常の結膜炎との相違点を習得しておく必要がある。

(2) カンジダ感染症

　口腔内では，図 9-19 に示すように，カンジダ感染症も HIV の初期症状として現れる場合もある。これらの HIV 初期症状の確認は，血清学的検査により断定されるまで（組織の提供，摘出，保存），移植コーディネーターみずからの身を守るためにも，熟知している必要がある。

4) その他

　ドナースクリーニングの際に，さらに注意を要する所見として，皮膚癌の鑑別がある。ここでは，メラノーマ，基底細胞癌，双極細胞癌について簡単に述べる。

A. メラノーマ

　皮膚のメラニン色素をつくるメラニン細胞から皮膚メラノーマとして増殖する。白人での発症率が，黄色人種や黒人に比べて高い。図 9-20 に示すように，周辺部が不整で，凸凹した形であり，かつ隆起している。左右の対象性がなく，病変内での色調も単一でないことが特徴で，褐色と赤褐色，茶色など 2 種以上の色を示すのもメラノーマの特徴である。図 9-21 には，メラノーマの確定に必要な，形態的な判断基準を示す。

B. 基底細胞癌（basal cell carcinoma）

　皮膚癌のなかでも最も頻度の高い癌で，ペアー型の表面がなめらかな膨らみを持ち，多くは少数の血管が確認される（telangiectasia）。長期間の日光により発生すると考えられており，日に当たる部位，とくに顔面，頸，背中などに発症する。図 9-22a には鼻に生じた症例，図 9-22b では眼瞼に生じた症例を示す。

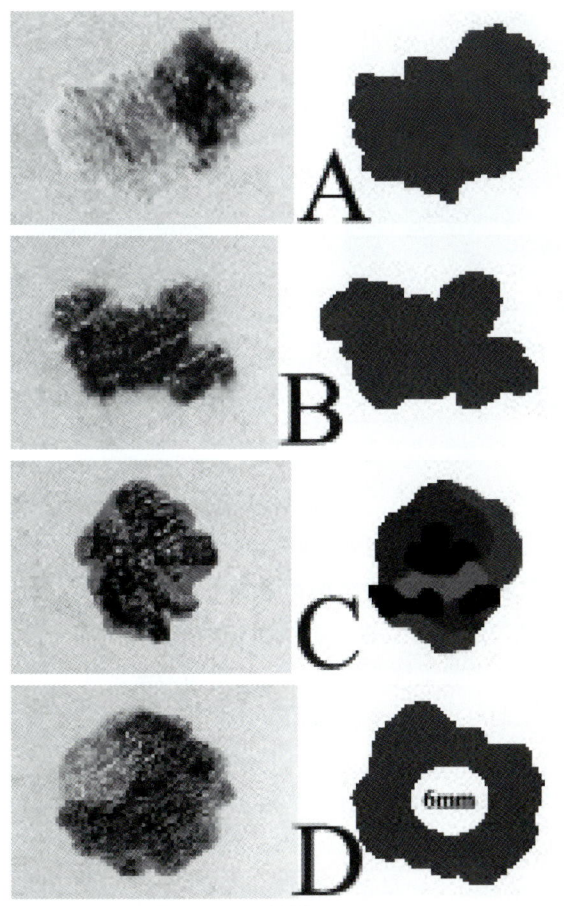

図 9-21　メラノーマの特徴
A asymmetry（非対称性）：病変部位が非対称形である。
B border irregular：病変部の輪郭が正円でなく不整である。
C color：病変部位の色調が単一でない。
D diameter：病変部の直径は 6 mm 以上

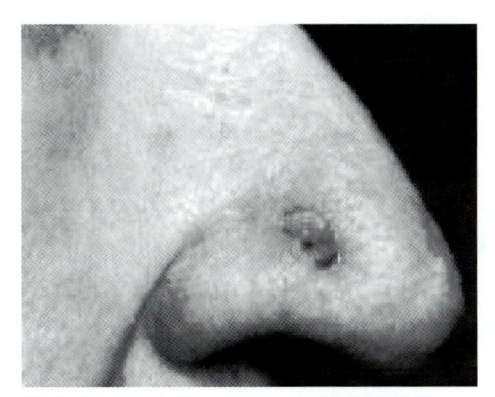

図 9-22a　右鼻に発症した基底細胞癌

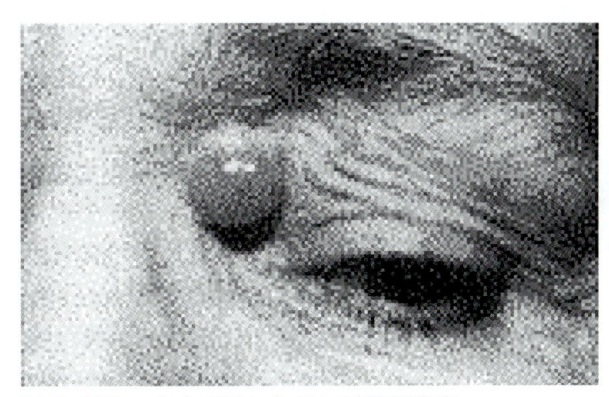

図 9-22b　右上眼瞼に生じた基底細胞癌

C. 有棘細胞癌（squamous cell carcinoma）

　基底細胞癌に次いで，発症数の多い癌である。病変部位は乾燥している場合がほとんどで，周辺部から垂直方向に病態が進み，潰瘍性となる場合（図 9-23a）と，逆に中央部に隆起した病変部位を示す場合（図 9-23b）がみられる。

5. まとめ

　本節では，移植コーディネーターがドナースクリーニングを行う際に必要な，基本的な方法，およ

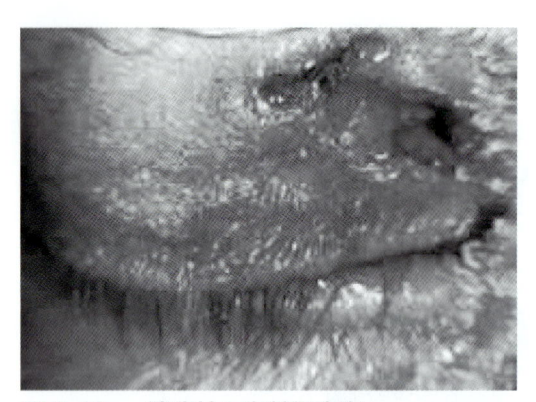

図9-23a　潰瘍性の有棘細胞癌

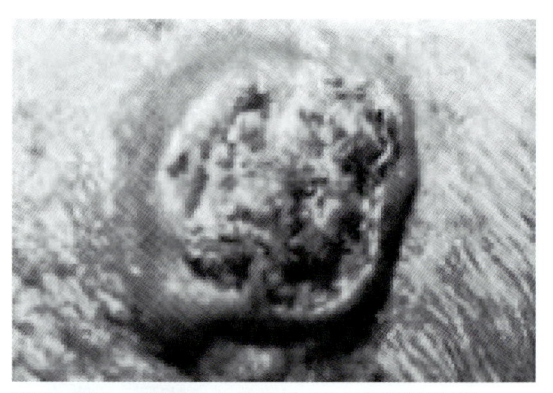

図9-23b　隆起した病変を示す有棘細胞癌

びドナー情報を得るうえで必要と思われる，最低限の外見上の特徴の観察方法等について述べた。各臓器，組織の使用禁忌に関しては，随時，更新されるため常に最新の情報を得て，メディカルディレクターの責務で業務手順書に反映し，日常の業務が適切に反映される必要がある。移植医療を実施する際に，移植医には，移植組織に関わる情報を組織バンクからのドナー情報以外に得る方法がない。組織移植において，ドナー側からの感染症を防ぎ，移植組織の安全性を担保することは組織バンクの使命であり，この役割を果たすキーパーソンは移植コーディネーターである。

謝　辞　本節の執筆に関して，Transplant Services Center, UT Southwestern Medical Center at Dallas（テキサス州ダラス）より発刊された "Physical Inspection of the Potential Eye & Tissue Donor." より資料の提供と情報の提供をいただいた。ご協力をいただいた Donna Drury, BS, CEBT, CTBS, Ellen Heck MT, MS, CEBT, H. Dwight Cavanagh, MD, PhD に心より感謝する。

　The author would like to thank Donna Drury, BS, CEBT, CTBS, Ellen Heck MT, MS, CEBT, H. Dwight Cavanagh, MD, PhD, and the staff at Transplant Services Center, UT Southwestern Medical Center at Dallas, Texas, USA, for their educational slides and data compilation from "Physical Inspection of the Potential Eye & Tissue Donor."

〔篠崎　尚史〕

Ⅵ　東・西日本組織移植ネットワークの活動と連携体制

1. 東・西日本組織移植ネットワークの連携体制

　1990 年代初めより，組織移植の臨床応用を図る活動が盛んになった。1991 年の杏林大学でのスキンバンク設立を皮切りに，全国各地で基幹医療施設を基盤とするさまざまな組織バンクが設立され，1993 年には大阪で第 1 回組織移植医療研究会が開催されている。東日本では 1998 年に関東臓器・組織移植研究会が設立され，2000 年に東日本臓器・組織移植研究会に改名した後，2001 年には現在の東日本組織移植ネットワークとなった。ここまで，本邦の組織移植に対する取り組みは地域性が高く，全国を縦断する学術的に組織が存在していなかったが，全国共通の視野で諸問題を解決する研究の場が求められ，2001 年に組織移植医療研究会（関西圏），東日本組織移植ネットワーク（関東圏）が統合され，JSTT が設立された。

　その後，学会を主体とした学術交流，倫理規定や組織バンク施設等に関する重要な各種ガイドラインの作成，ならびにコーディネーターの教育と認定といった重要な成果が得られる一方で，依然として組織移植の社会的な認知度は十分であるといえず，各地域での啓発活動を効果的に継続し，また，地域に密着したコーディネーターらの活動や行政への対応を支えるうえで，活動の現場に近いネットワークの存在は欠かせず，西日本と東日本のそれぞれで独立した活動が継続されている（図9-24）。

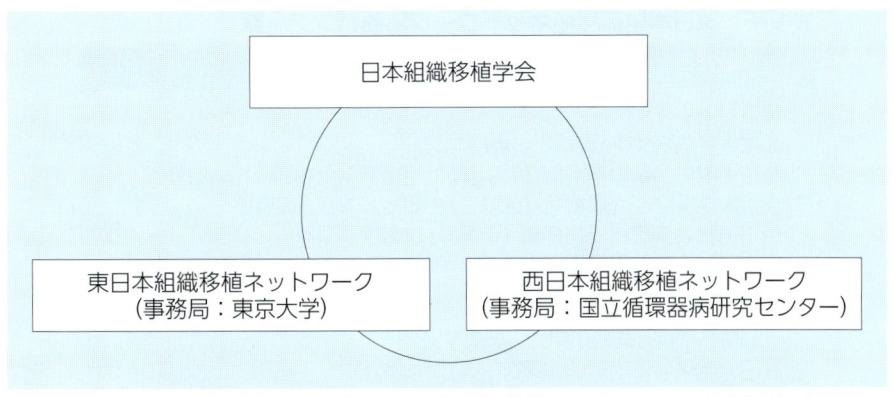

図 9-24　日本組織移植学会と東・西日本組織移植ネットワークの連携体制

連携体制としては，JSTT のなかに東・西日本組織移植ネットワーク連絡委員会が設けられ，委員長は隔年でそれぞれ東日本，西日本担当者が担い，主に実務的な情報交換ならびに事務調整を行い，近年では啓発パンフレットや施設使用許可書式等の実務書類の共通化，ならびに全国組織である日本臓器移植ネットワーク（JOTNW）との活動の直接の窓口となっている。

2. 東日本組織移植ネットワークの活動

東日本での組織移植を包括的に支える組織として，東日本組織移植ネットワークがある。1998 年に関東臓器・組織移植研究会として発足した。事務局は 2016 年に杏林大学臓器・組織移植センターから東京大学医学部附属病院組織バンクに移転した。東日本域に存在する臓器・組織の提供施設と移植を行う施設との連携を密にとり，相互協力のもとに臓器・組織の円滑な提供と供給のための教育・研究・ネットワーキングを行うことを目的としている。

主な活動として，ドナーコール対応の共通電話番号の輪番制による維持（東京大学，北里大学），対応円滑な組織提供を図るための連携，普及啓発活動，そして移植コーディネーターの育成と生涯教育があげられる。また，上記目的を達成するため，JSTT，JOTNW，西日本組織移植ネットワーク，EMT（Educational Meeting of Tissue Transplant Coordinator）などの団体と連携している。とくにEMT は月に 1 回開催され，地域で活動するコーディネーターらの貴重な情報交換と教育の場となっている。

現在，東日本地域では 14 名の JSTT 認定組織移植コーディネーターが活躍中である。東日本組織移植ネットワークには 2018 年 7 月現在，延べ 5 施設の JSTT 認定バンク施設（カテゴリー I：延べ5 施設，カテゴリー II：2 施設），5 施設の膵島分離・移植施設（表 9-6）が含まれる。

〔田村　純人〕

3. 西日本組織移植ネットワークの活動

西日本の組織提供は，組織ごとに施設バンクが設置され，施設内提供から始まったのが，周辺地域の病院と連携した組織提供へと発展していった。心臓弁・血管では，北村らが，1990 年に奈良県立医科大学に，1999 年には国立循環器病センター（現 国立循環器病研究センター，National Cerebral and Cardiorascular Center；NCCC）に施設バンクを設立した。その後，2001 年に東日本組織移植ネットワークが，2004 年に NCVC 組織バンクが中心となって西日本組織移植ネットワークが設立された。

現在，スキンバンクが関東に活動域を限定しているので，西日本組織移植ネットワークは，心臓弁・血管（NCVC：大阪，奈良，兵庫），京都大学・大阪大学・福岡大学・岡山大学・徳島大学・長崎大学（膵島：全国），東海骨バンク，熊本県骨バンク協会（骨：東海・熊本）と連携して，西日本全域の組織提供のコーディネーションを行っているが，すべての地域で組織が採取できないので，各組

表9-6　東日本組織移植ネットワーク所属バンク一覧

日本組織移植学会認定バンク
カテゴリーⅠ 　北里大学病院（神奈川県）：骨バンク 　東京大学医学部附属病院（東京都）：組織バンク（心臓弁・血管） 　東京大学医学部附属病院（東京都）：組織バンク（皮膚） 　東京歯科大学市川総合病院（千葉県）：羊膜バンク 　東京医科大学八王子医療センター（東京都）：スキンバンク
カテゴリーⅡ 　けいゆう病院（神奈川県）：羊膜バンク 　秋田大学医学部附属病院（秋田県）：羊膜バンク

膵島分離・移植施設，担当診療科（日本膵・膵島移植研究会）
東北大学病院：移植・再建・内視鏡外科 福島県立医科大学附属病院：臓器再生外科 国立病院機構千葉東病院：外科 国立国際医療研究センター：膵島移植プロジェクト 信州大学医学部附属病院：移植外科

織バンク周囲に限定している。いずれの組織もまだ提供数は少ないが，近畿圏の脳死下臓器提供が増加したので，心臓弁・血管の提供が増加してきている（年間5～10件）。

　組織提供を全国レベルにし，家族・提供施設の負担を軽減するために，臓器移植コーディネーターと組織移植コーディネーターが連携した体制を構築する必要があるため，NCCC組織バンクでは西日本組織移植ネットワークと連携して2つの施策を開始した。一つは，西日本の心臓血管・肝臓外科施設と連携して，その施設周辺での組織採取を可能にする取り組みで，もう一つは，西日本の認定組織移植コーディネーターの資格を持つ，組織移植コーディネーターと臓器移植コーディネーターと連携して，その地域の組織提供の家族説明・同意所得を可能にする取り組みである。

　今後，組織移植コーディネーターの場合は所属組織バンク，臓器移植コーディネーターの場合には，所属の府県またはJOTNWの承諾を得て，臓器と組織の提供のインフォームド・コンセントのタイミングの調整を行うなどして，NCCC組織バンクの対応地域を拡大していく方針である。そのようなシステムが構築された後には，他の組織に拡大する予定である。

〔福嶌 教偉〕

Ⅶ 日本臓器移植ネットワーク（JOTNW）との連携

1. 臓器移植と組織移植

　臓器移植は「臓器の移植に関する法律」に基づき実施されるが，組織移植には特段の法令はない。

　しかし，組織移植は「『臓器の移植に関する法律』の運用に関する指針（ガイドライン）」の「第14 組織移植の取扱いに関する事項」において，遺族等に対して摘出する組織の種類やその目的などについて十分な説明を行ったうえで，書面により承諾を得ることと規定されている。なお，具体的運用に関してはJSTTでガイドライン等を制定し，組織移植を実施している。

2. JOTNWとの連携

1）啓発活動時の対応

　啓発活動には一般国民に向けた啓発と医療従事者に対する啓発とがあるが，いずれにおいても組織移植コーディネーターと連携し対応する。

　平成29（2017）年8月に実施された内閣府による「移植医療に関する世論調査」によると，臓器移

植に対する関心度について，56.4％ が関心があり，43.6％ が関心がないと回答し，関心があるの割合は前回調査に比べ微減となった（前回調査：平成 25 (2013) 年 8 月 56.6％）。組織移植に関する関心度の調査結果は確認できなかったが，組織提供の実績から組織移植を知っている国民は少ないと推察される。臓器・組織にかかわらず移植医療として共に情報提供することは，最後に取りえる選択肢の一つとして国民一人ひとりが考える一助になると考えられる。

　また，臓器・組織提供後には医療機関を訪問し，関わった医師，看護師，事務担当者などへ協力に対するお礼，ドナー家族の近況報告，レシピエントの経過報告，経費面の説明などを行う。さらに，医師や看護師，その他関係者などとの意見交換や情報共有を行い，課題や問題点があればその解決に向け勉強会や研修会を開催し院内体制整備を図り，今後の円滑な臓器・組織提供の実践につなげている。

2) ドナー候補者発生時の対応

　JOTNW は医療機関からドナー候補者発生の連絡を受信し，組織提供の可能性がある場合は，組織移植ネットワークに連絡し初動から共に活動する。医療機関に到着後，医師や看護師などからドナー候補者の医学的情報を収集し，ドナーとしての適応判断を行う。さらに，家族構成や家族の様子などを聞き，家族の病状の受け止めの程度，キーパーソンなどを把握し家族面談に備える。なお，組織提供に関しては，家族への説明の前に，組織提供に関する医療機関の合意（許可）が必要になるため，医療機関の協力体制についてあらかじめ確認する必要がある。また，地域により提供可能な組織が異なるため，家族への情報提供はもちろんのこと，医師や看護師への情報提供時には注意が必要である。

　家族への説明は，同席する家族と医療者の人数を踏まえ，対応するコーディネーターの人数を検討する。家族の人数よりコーディネーターが多いと圧迫感を与える可能性があるため，説明する臓器・組織コーディネーターは適正な人数で臨む。また，説明内容に関しては，重複する部分と臓器・組織特有の部分があるため，家族にとってわかりやすい説明となるよう説明内容の順番，タイミングなどを工夫するとよい。なお，膵臓提供と膵島提供について，摘出臓器としては同じ膵臓であり，家族にとっては臓器と組織の区別が難しい。ドナー候補者の医学的状況により臓器提供もしくは組織提供となるが，提供後は共に 1 型糖尿病のレシピエントに移植されることを伝えるとよい。

　承諾後臓器摘出までは，カルテからの情報収集，摘出手術にかかる手術室との打ち合わせ，家族との関わりは臓器・組織コーディネーターと協力して実施する。

　臓器提供後は，家族がレシピエントの経過報告を希望する場合は，定期的に報告する。提供後 1〜3 カ月をめどに厚生労働大臣感謝状や組織移植学会等からの感謝状を家族に手渡しする場合は共に家族宅を訪問し，レシピエントの経過を報告する。なお，提供された組織は半年〜数年後移植されるため，その後はそれぞれのコーディネーターが責任を持って家族に報告している。

　なお，JOTNW で受信した情報のうち，死後連絡であった場合は臓器提供はできないため，医療機関名，連絡先，患者概要等を聞き取り，組織移植コーディネーターにつなぎ対応を依頼している。

3. まとめ

　臓器移植と組織移植は法律の有無や対応する組織の違いはあるが，承諾要件，施設合意の必要性等基本的事項については同じである。

　家族にとっては臓器・組織の区別はなく，本人意思の尊重，社会貢献，生命の永続など，最後に取りえる選択肢の一つとして考え，家族の総意として提供するかしないかを決断する。コーディネーターは家族が最良の決断ができるよう，臓器・組織提供に関して正しい情報を提供することが大切であり，その後のプロセスにおいても，必要時，互いに補完し合えるよう協力することが必要である。

　そのためには互いの役割を理解し尊重し合い，日頃から情報交換をして顔の見える関係性を構築しておくことが何よりも重要である。

〔大宮 かおり〕

第10章

各組織のドナー適応基準

I 膵島

膵島移植は，ドナーの膵臓から分離した内分泌組織である膵島をレシピエントの門脈内に移植する組織移植であり，対象は内因性インスリンの枯渇した1型糖尿病患者である。長く臨床成績は不良であったが，2000年にカナダのアルバータ大学から，ステロイドを使用しない免疫抑制療法と複数回にわたる脳死下ドナーからの膵島移植を組み合わせたエドモントン・プロトコールの実施により，1型糖尿病患者7名全員のインスリン離脱が報告され，膵島移植は1型糖尿病の治療法として現実化した。このプロトコールではステロイドを使用しない免疫抑制法がクローズアップされるが，成功の要因として，厳格なドナーの適応基準も重要である。すなわち，ドナー条件として，長時間の低血圧のない15～70歳の脳死下ドナーを用いること（経過中10分以上の温阻血時間がないこと），UW（University of Wisconsin）solution にて *in situ* perfusion を行い保存すること，冷阻血時間を12時間以内とすること，であった。

本邦では2004年に心停止下ドナー膵を用いた臨床膵島移植が開始された。2004～2007年まで，心停止下ドナーを用いた膵島移植が18症例，34回行われ，2回移植の1例と3回移植の2例においてインスリン離脱が一時的に達成された。しかし，膵島生着率は，複数回移植例で初回移植後1，2，5年時90%，70%，30%，全症例で72.2%，44.4%，22.2%であり，生着例においては HbA1c の改善と重症低血糖の消失が認められたが，心停止下ドナーを用いての成績改善は難しいと判断された。

膵島移植は組織移植の範疇にて実施されているが，他の組織移植と異なり，膵臓の摘出にあたっては，膵臓の灌流が必要であり，膵島の viability を維持するため，心停止後30分以内の灌流が必要である。その後，本邦の心停止下ドナー膵島移植の成績不良を背景として，2013年からは，日本臓器移植ネットワークと東・西日本組織移植ネットワークの連携により，脳死下ドナーで膵臓移植に用いない膵臓を膵島移植に使用できる体制が構築され，現在では脳死下，心停止下共に膵島移植のドナーとして用いられている。しかし，組織移植としての膵島移植を目的としたカニュレーションや全身へパリン化は認められていないため，脳死下または心停止下ドナーの腹腔内灌流を行う場合，すなわち腎臓や腹部多臓器の摘出がある場合に限り，膵島移植のための膵臓摘出が可能である。

本邦の臨床膵島移植は，1997年に組織された日本膵・膵島移植研究会「膵島移植班」により医学的検討，体制整備，レシピエントの適応検討・登録，課題の検討が行われ，膵島移植実施を全国統一チームで公平・公正に行うことを骨子とする「膵島移植の指針」[1] が刊行された。そのなかで，ドナー適応基準についても検討，作成され，日本組織移植学会（JSTT）に供した。ドナー適応基準は，JSTT の「ヒト組織を利用する医療行為の安全性確保・保存・使用に関するガイドライン」[2] を遵守して行う。

膵島移植のドナー適応基準（本章末の「ドナー適応一覧」参照）は，年齢は70歳以下，温阻血時間（心停止から膵臓の灌流開始まで）が30分以内，除外基準としては他の組織移植ドナー基準と同じで，①全身性の感染症，②悪性腫瘍，③膠原病などの自己免疫疾患，④中枢神経系の疾患，⑤原因不明の

死亡，⑥海外渡航歴を確認，である。膵島移植特有の基準としては，糖尿病の既往がないこと，アルコール依存症がないこと，急性膵炎や慢性膵炎がないことがあげられる。

現在，膵島移植は保険適用されておらず，多施設共同臨床試験〔重症低血糖発作を伴うインスリン依存性糖尿病に対する脳死下ドナーまたは心停止下ドナーからの膵島移植，CIT-J（clinical islet transplantation in Japan）〕で実施されている。本臨床試験では，JSTT の基準に加えて，血中の HbA1c が 6.0% 未満という基準を加えている。

また，脳死下ドナーの場合，膵臓は膵臓移植に優先的に提供されるため，膵島移植のドナー適応基準を満たす場合でも，膵臓移植に提供されることが多い。しかし，膵臓移植では明らかな基準はないが，高齢（年齢60歳以上），肥満（BMI 25 以上）では適応としない施設が多く，膵島移植に使用可能である。したがって，脳死下ドナー家族に承諾を得る場合，膵臓移植への膵臓提供の禁忌ではないが，前述の高齢，肥満など，各施設での辞退が予想される場合，膵臓移植の承諾とともに組織移植コーディネーターにより膵島移植の承諾もとっておく，いわゆる「ダブル承諾」も実施されている。

実際には，各膵島移植施設が，前述の基準を満たすドナーに関し，年齢，肥満度に加えて，心停止エピソードの有無，入院時，経過中の血糖値やインスリン使用の有無と投与量，昇圧剤の使用状況などで総合的にドナー適応を決定している。また，膵島移植では，レシピエントの体重1kgに対し 5,000 IEq 個の膵島が必要なため，選択されたレシピエントに対するドナーの体格（膵臓の大きさ）もドナー適応にあたって重要な要因となる。

■文献

1）日本膵・膵島移植研究会膵島移植班：膵島移植の指針．1998．
2）日本組織移植学会：ヒト組織を利用する医療行為の安全性確保・保存・使用に関するガイドライン．平成20年8月23日改訂，2008．
http://www.jstt.org/htm/topics/annzenn.pdf

〔剣持　敬〕

Ⅱ　心臓弁・血管

組織移植に用いられる凍結保存ヒト心臓弁・血管は，①大動脈弁，②肺動脈弁，③大動脈，④末梢動脈，⑤静脈系，の5種類に大別される。この5種類は移植使用される疾患群が若干異なっており，その患者群も異なる場合が多い。もちろん，ドナー適応基準のなかで，共通の除外項目は他の組織と同じであり，心臓弁・血管もそこに含まれる（本章末の「ドナー適応一覧」参照）。

ドナー年齢においては，大動脈弁，大動脈，末梢動脈といった動脈系は，高齢者では動脈硬化が進行しており，臨床使用に向かない場合もある。この点を考慮し，組織バンク発足以来ドナー年齢は，動脈系は60歳以下，静脈系は70歳未満としていた。しかしながら，ドナー不足状態の長期化とドナー年齢の高齢化が進行してきたため，JSTT 東西組織移植ネットワーク連絡委員会で協議した結果，2015年7月よりドナー年齢を動脈，静脈共に70歳以下に変更した。高齢ドナーの問題点としては，大動脈壁の動脈硬化巣（プラーク）や石灰化，大動脈弁の硬化病変などがあげられるが，大動脈弁尖そのものの変化は乏しく，上行大動脈の大動脈壁部分での硬化性変化に留まることがほとんどであり，大動脈弁としての使用には問題ないことがほとんどである。また，大動脈壁の硬化巣に関しても，大動脈同種組織を使用する患者群は基本的には人工血管感染などの感染症例であり，大動脈同種組織に期待するのは長期にわたる耐久性というよりも急性期の抗感染性である。ドナー不足の現状を考慮すると，硬化巣のみを切除し，それ以外の部分を臨床使用するという運用も許容されるであろうと思われる。

心停止から摘出までの時間（温阻血時間）は原則的には12時間以内としており，組織バンク活動当初はこの原則通りに摘出していた。一方で，摘出直後と抗生物質処理前後の摘出組織からの細菌培養

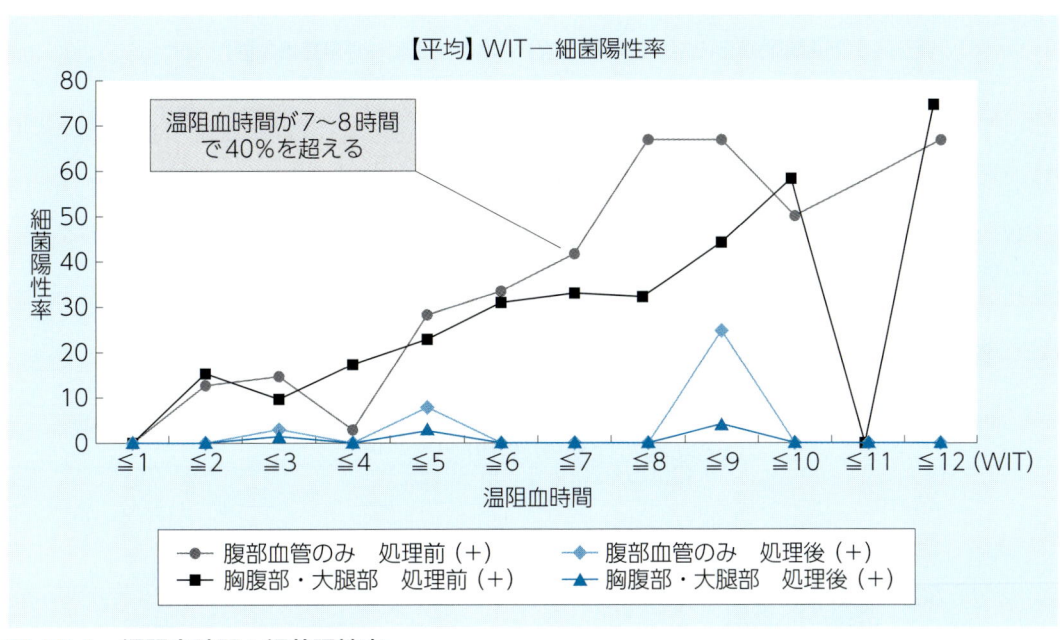

図 10-1　温阻血時間と細菌陽性率

〔日本組織移植学会 2006 年，東大組織バンク，大坪絢子作成〕

陽性率を温阻血時間に着目して調査したところ，温阻血時間が 7 時間を超えると細菌陽性率が上昇する傾向が観察され，2006 年に JSTT で報告した（図 10-1）。このデータをもとに，2007 年以降は，温阻血時間は原則はあくまでも 12 時間以内であるが，6 時間以内とすることが望ましいとした。抗生物質処理によりほとんどの組織は除菌化され，臨床使用に回されるが，温阻血時間短縮によるコンタミネーション防止に努めることは重要であろう。

　心臓弁・血管における特有の除外項目は，本章末の「ドナー適応一覧」に掲げられているが，弁疾患といっても僧帽弁にのみ病変が限局し，大動脈弁は正常であることも多く，ここに掲げられているような場合でも自動的にドナー除外するのではなく，メディカルディレクターに相談することが重要である。数少ないドナーから少しでも多くの同種組織を提供していただくことは組織バンクの大きな使命であると考える。

　ドナーの適応は，その時代の医学的根拠と社会的根拠によって変化する。今後も医学の進歩と社会の変動に沿ったものにアップデートしていくことが望まれる。

〔本村　昇〕

Ⅲ　皮膚─同種皮膚移植

1.　皮膚移植の種類

　皮膚移植には，一般に医療として行われている自家皮膚移植，生体から他者に提供される同種皮膚移植，死体から他者に提供される死体同種皮膚移植などがある（図 10-2）。このうち，広範囲重症熱傷治療を行いうる創傷被覆材のなかで，最も有効とされるのがアログラフト（凍結同種保存皮膚）である。アログラフトは，亡くなられた方あるいはその家族の尊い提供意思により，ドナーとして提供いただいた皮膚であり，その生理学的活性を低下させることなく，長期間クオリティを保ったまま超冷凍保存した皮膚をいう。

　広範囲重症熱傷治療を行う際には，熱傷専門知識と経験を積んだ熱傷専門医や看護スタッフによる創の治療が行われるが，材料の選択が非常に重要となる。創を永久的に閉鎖するためには，患者自身の健常な部位の皮膚を採取して創閉鎖を行うのが唯一の方法で，広範囲の受傷の場合には多くの健常

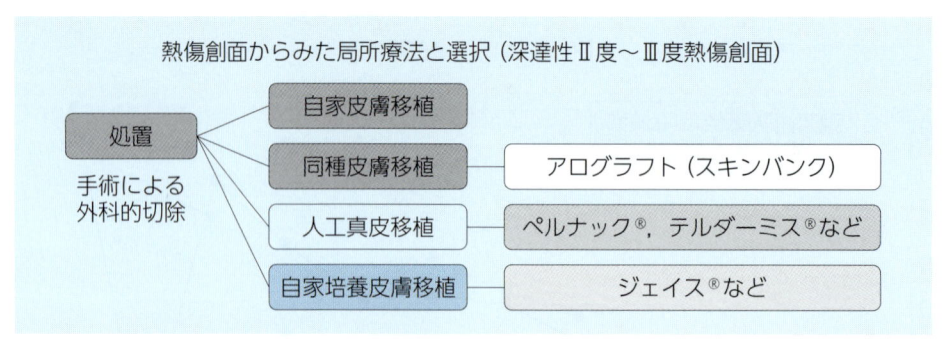

図 10-2　現在臨床使用可能な皮膚移植

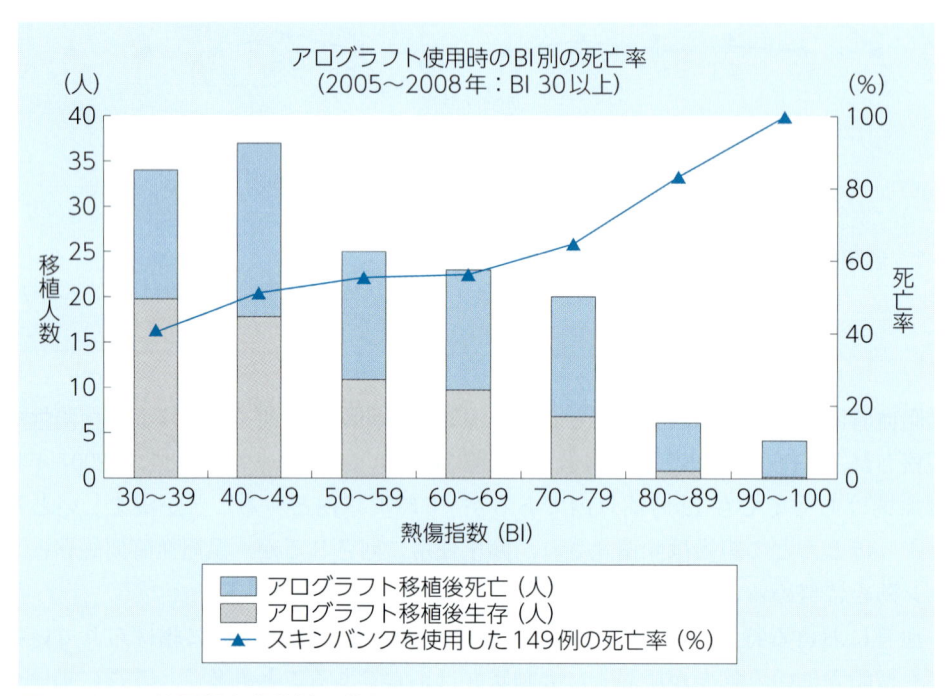

図 10-3　死体同種皮膚移植の効果

な皮膚を採取することができない。その結果，人工材料やブタ皮膚のように動物由来の材料，あるいはアログラフトが選択されている。そのなかでも生体親和性が高く，広範囲熱傷に対して救命効果が高いのが，凍結同種皮膚移植である。

　本節ではこのうち，広範囲熱傷にきわめて有効とされている凍結同種皮膚移植とスキンバンクについて述べる。

2.　凍結同種皮膚移植の効果

　日本スキンバンクネットワーク（Japan Skin Bank Network；JSBN）のこれまでの調査では，凍結同種皮膚移植の効果として，BI（burn index）40～80 までの最も救命困難といわれるレンジにおいて，死亡率を半数以下に改善できることが認められた。現在では，年間 30 例前後の方から 1,600 枚近い皮膚の提供をいただくまでになった。皮膚の供給に関しても，年間 70～100 名近い方へ移植されている。死体の皮膚を凍結保存して行われる凍結同種皮膚移植は，BI が 40～80 までの最も救命が難しいレンジにおいて，死亡率が 10～20％と大幅な改善を認めている（図 10-3）。

　アログラフトの特徴として，
①凍結同種皮膚の存在により受傷早期の広範囲感染創切除が可能となる
②永久生着も得られることもあるが，多くは数週間で拒絶され脱落する。しかし，多くは拒絶性の少ない同種真皮層のみが生着して，その後良好な wound bed の形成が可能となり，深達性 II ～ III 度

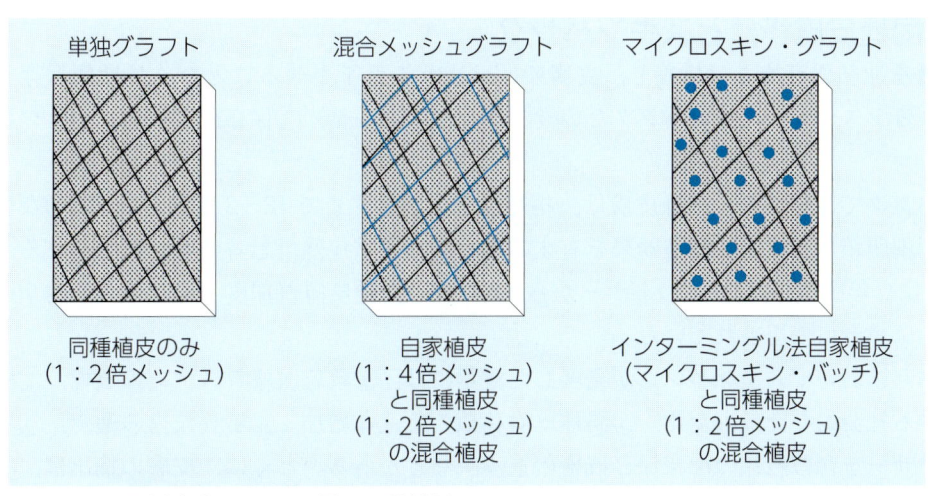

単独グラフト
同種植皮のみ
（1：2倍メッシュ）

混合メッシュグラフト
自家植皮
（1：4倍メッシュ）
と同種植皮
（1：2倍メッシュ）
の混合植皮

マイクロスキン・グラフト
インターミングル法自家植皮
（マイクロスキン・パッチ）
と同種植皮
（1：2倍メッシュ）
の混合植皮

図 10-4　同種皮膚を用いた種々の移植法

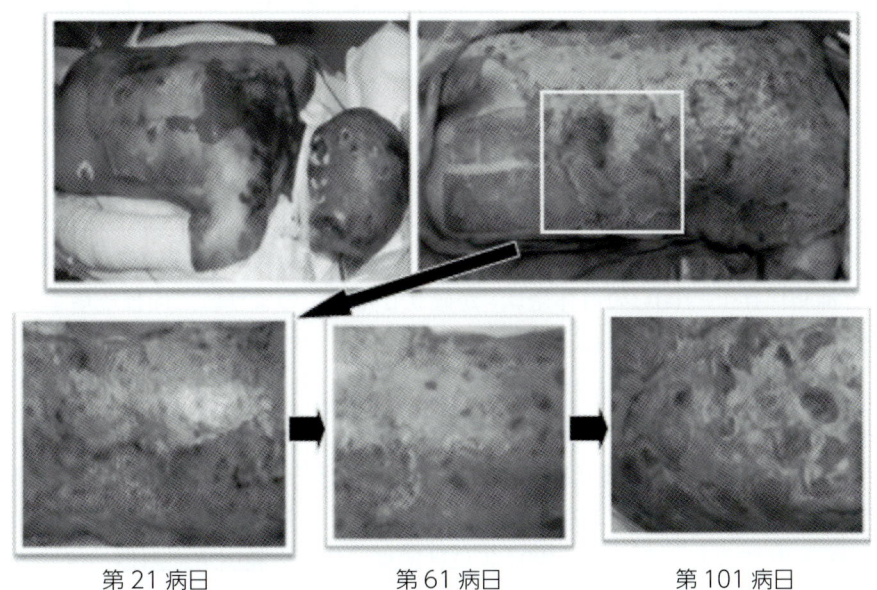

第 21 病日　　　　第 61 病日　　　　第 101 病日

**図 10-5　高齢者広範囲深達性 III 度熱傷創への同種皮膚移植（写真枠）―同種皮膚
　　　　　移植＋パッチグラフトの効果**

熱傷創の治療効果は非常に高い

③熱傷創からの滲出液過剰漏出の防止や電解質異常の防止になる

④培養皮膚に比べて細菌感染に強く，人工皮膚では得られない生体親和性を有するため，関節面や局面などの部分にも使用できる

⑤自家皮膚パッチグラフト，自家皮膚ワイドメッシュなどの自家皮膚成分と併用することで，正着率は飛躍的に改善する

があげられる。

　凍結同種皮膚移植の最大の特徴は，拒絶性の少ない同種真皮層が生着し，その後の良好な wound bed となることである。とくに培養上皮皮膚（ジェイス®）などのよい母床ともなることが報告されている。また，自己表皮成分の残存する深達性II度熱傷にはよい適応である。

　欠点としては，ヒト組織はどんなに詳細にドナー血液をチェックしても，潜在的には感染の危険があることがあげられる。しかしながら，このような欠点を補っても余りある効果を有していることから，現時点では最も有効な方法とされている。同種皮膚移植の有効な方法としては，①同種皮膚の2倍メッシュによる単独移植，②同種皮膚2倍メッシュに加え自家皮膚の6倍メッシュ混合移植，③同種皮膚の2倍メッシュに加え自家皮膚のマイクロスキン・グラフトなどがある（図10-4, 5）。

3.　凍結同種皮膚移植とスキンバンク

　同種皮膚を凍結保存または培養し，皮膚の viability を低下させることなく長期間保存し，必要に応じ供給するシステムをスキンバンクという。①採皮，②凍結，③保存，④供給，の4つの作業からなる。

　スキンバンクで凍結された同種皮膚は，拒絶反応を起こすまで（2〜3週間）の一時的な生着であっても，早期創閉鎖や創傷治癒促進効果を有することから，重症熱傷患者の救命に寄与する。

　JSBN では，年間約30例以上のドナーから1,500枚の同種皮膚が採皮・保存され，約70〜100例近くの重症熱傷患者に使用されている。

　近年，本邦においてスキンバンクが発展した背景には，①救急医療システムの整備，②脳死や移植医療に対する社会的な認識の変化，③同種皮膚移植の急速な増加，④培養技術の進歩，⑤プログラミングフリーザーを含む組織の冷凍保存技術の進歩，などがある。とくに，皮膚の摘出は，心臓や肝臓のように脳死下での摘出を必ずしも必要としないので，現行の法律では「遺族の同意」で採皮が可能である。また，採取した皮膚は凍結保存でき，腎臓や角膜のように即時性をもってレシピエントに移植する必要もないため，時間的に余裕があるのが特徴である。

　同種皮膚移植の歴史は古く，ヒンズー教経典に記載をみることができる。16世紀から同種皮膚移植が行われてきたとの記録がある。1881年には世界で初めて自損患者からの同種皮膚移植が行われ，その効果が示されるようになってきた。当時は凍結保存された皮膚を使用しない，即時的同種皮膚移植が中心であったが，1939年に世界で初めて皮膚の凍結保存が成功し，1945年にはアログラフトによる同種皮膚移植の成功が相次いで報告され，1950年代以後には信頼できる凍結保存法として15%グリセロールと凍結保存（−100℃の液体窒素）が確立した。このように，同種皮膚を凍結保存し必要に応じて供給する近代スキンバンクは，1949年の米国ベセスダ海軍病院に始まる。以来，米国では熱傷センターにスキンバンクが併設され，そして1980年代には30〜35施設が存在し，その多くが組織バンクへの移行を果たした。

　本邦では，1991年に米国クック郡立病院熱傷センターのスキンバンクシステムを杏林大学病院と日本医科大学病院に初めて導入し，この2施設を中心として，ドナーから提供いただいた皮膚の熱傷患者への移植が行われてきた。その後，1994年には関東近郊の広範囲重症熱傷治療施設（13施設）がネットワークを結び，前身となる東京スキンバンクネットワークが設立された。その後，近畿スキンバンクとの合併を果たし，JSBN が設立された。前身の東京スキンバンクネットワークから20年が経過した現在，JSBN は NPO 法人を経て一般社団法人となり，その活動は全国に及び，本邦の熱傷治療施設をカバーするにいたっている。加入施設は80施設を超え，広範囲重症熱傷に対しアログラフトを供給できる唯一のネットワークとして認識されている。

4.　凍結同種皮膚とクオリティコントロール（QC）

　スキンバンクにおけるクオリティを保証するためには，QC が必須である。

　QC の内容には，①周囲の環境管理，②設備，備品の管理，③ドナー適応の判断基準，④採皮，保存，パッキングなどの作業過程の管理，⑤試薬，薬品の管理，⑥コーディネート業務の管理，⑦メディカルディレクターの責任と職員の範囲，などが含まれる。

　実際には，各施設で統一したレベルを維持するために，スキンバンクに携わるスタッフの技能訓練と実地試験を行う。QC・プログラムを終了した技術スタッフは，少なくとも毎年1回主なスキンバンクの業務内容，技術を審査する（ドナーの適応，採皮，保存，パッキング，スクリーニング検査，分配，記録等の書類）。すべての QC の責任は，バンクの代表またはメディカルディレクターにあるので，代表者およびメディカルディレクターはスタッフ全員に QC のための教育を行うべきである。

　また，このプログラムでは，同種皮膚移植時での事故やミス，苦情，不利になる結果などの対処方法，クレームへの対応なども含まれる。

5. 同種皮膚移植の将来展望

　重症熱傷患者は一部地域に限局せず，全国的に発生する可能性が高く，国民の誰もが享受されるべき治療手段であることからその需要は高い。JSBN は本邦で唯一のスキンバンクであり，現在参加施設も 80 施設以上全国的に広まっている。しかし，バンクの維持には多くの問題を解決しなければならない。JSBN では，専属のコーディネーターを 4 名設置し，皮膚提供家族とのコミュニケーションから保存プロセスなどの一連の作業を行っているが，業務が多岐にわたり，慢性的な人的不足が問題となった。また，改正臓器移植法の施行以来，組織ドナーが激減しており，組織バンクのクオリティ保持という観点から，設備基準を厳しくすればするほど保存費用が高騰するなど，財政的な問題も発生する。スキンバンクがいったん皮膚の供給を休止せざるを得ない状況となった。幸い日本熱傷学会関係者やスキンバンクの懸命な努力によってバンクは再開されているが，ドナー不足は否めない。

　スキンバンクはすでに国民のすべてに享受できる医療となっており，致死性のきわめて高い重篤な患者を救命しうる治療法は，同種皮膚移植以外にはない。それゆえ，提供される同種皮膚のクオリティに応じた保険点数の算定ができなければ，スキンバンクシステム維持が難しくなってきている。今後，診療報酬の増点など組織移植医療全体の支援が望まれる。

■ 文献

1) 田中秀治，島崎修次：凍結保存皮膚．救急・集中治療，第 13 巻，総合医学社，東京，2001．
2) 田中秀治，島崎修次，和田貴子，他：東京スキンバンクネットワークの活動と治療成績．MEDICO 2001；32：425-430.
3) Richard JK, Edward CR, Ronald TP：The skin bank. Total Burn Care. 3rd edition. David NH, Saunders, Philadelphia, pp229-238.
4) 日本組織移植学会：ヒト組織を利用する医療行為の安全性確保・保存・使用に関するガイドライン．平成 20 年 8 月 23 日改訂，2008.
　http://www.jstt.org/htm/topics/annzenn.pdf
5) 日本組織移植学会：ヒト組織を利用する医療行為の倫理的問題に関するガイドライン．平成 20 年 8 月 23 日改訂，2008.
　http://www.jstt.org/htm/topics/rinnri.pdf
6) 齋藤大蔵，大谷津恭之，織田順，他：日本熱傷学会スキンバンクマニュアル 2007 年度版．熱傷 2007；33：299-312.

〔田中　秀治・青木　大・島崎　修次〕

Ⅳ　骨・軟骨・靱帯

　骨・軟骨・靱帯のドナー適応基準については，「『整形外科移植に関するガイドライン』および『冷凍ボーンバンクマニュアル』の改定」[1] に基づいて実施されている。

　バンクの管理者には，採取・保存された組織によって感染症や悪性腫瘍などの疾患が伝播されないよう努める義務がある。ドナーとなる可能性のある者については，病歴，身体所見，検査結果を調べる。特定の疾患または状態にドナーが該当する場合には，ヒト組織を採取あるいは利用してはならない。また，ドナーに対する詳細な視診，触診を可能な限り行い，家族，遺族にも問診を行う。併せて診療録の確認を行う。病理（解剖）所見等がある場合にはその成績も参考とすること。なお，各種検査等の方法については，その時点で最も適切とされる方法を採用する。

　また，問診，検査等の項目およびその方法については，感染症に関する新たな知見および学問・技術の進歩に鑑み，組織バンクにおいてその方法について随時見直しを行う。

1. ドナーの除外項目

以下の除外項目は検査のうえ陰性であることの確認が必要である。

①HBs 抗原，HCV 抗体，HIV 抗体，HTLV-1 抗体および梅毒血清反応（TPHA と梅毒脂質抗原使用検査）。理論的には加温処理は種々の滅菌処理によって，この検査に対応した病原体のうちいくつかを不活化または殺滅することができるが，個々の処理でその効果を正確に検定できる手段がない現状では，いかなる処理を加えるとしても，この陰性確認は必須である

②以下の項目に該当あるいは疑わしい場合はドナーには不適である

　a）原因不明の死亡

　b）敗血症あるいは全身性感染症

　c）クロイツフェルト・ヤコブ病（変異型を含む）とその疑い

　d）悪性腫瘍（原発性脳腫瘍や固形癌などで手術後 5 年を経過し，完治したと判断される者では組織採取医の判断に委ねる）。白血病，悪性リンパ腫などの血液腫瘍

　e）重篤な代謝・内分泌疾患，血液疾患や膠原病などの自己免疫疾患

③パルボウイルス B19 感染症

④西（ウエスト）ナイルウイルス感染症

⑤新型肺炎 SARS（重症急性呼吸器症候群）感染症

⑥サイトメガロウイルス（cytomegalovirus；CMV）感染および EBV（Epstein-Barr virus）感染については必要に応じて検査により否定すること

1) クロイツフェルト・ヤコブ病（変異型を含む）とその疑い

2001 年 6 月以後，変異型クロイツフェルト・ヤコブ病（vCJD）の感染可能性を除外するため，新たな事実の発見や規制の変更が行われるまで，以下の既往を有するドナーからの組織提供を受けないものとする。

①CJD の症状である痴呆や原因不明の中枢神経症状を有するもの

②血縁者に CJD および類縁疾患と診断された人がいる

③人由来成長ホルモンの注射を受けたことがある

④角膜移植を受けたことがある

⑤硬膜移植を伴う脳外科手術を受けたことがある

⑥海外渡航歴の把握を努め，当分の間の予防措置として 1980 年以降，英国，アイルランド，スイス，スペイン，ドイツ，フランス，ポルトガル，オランダ，ベルギー，イタリアなどの欧州諸国に通算 6 カ月以上の滞在歴を有する者からの提供を見合わせる。2004 年以降，英国に 1 日以上滞在した者からの提供を見合わせる

2) パルボウイルス B19 感染症

旧厚生省医薬安全局通知では，パルボウイルス B19 が肝炎や HIV と同列に並べられ「否定すること」とあるが，幼時期感染の高い疾患であるため，陽性と判断する基準（凝集法，PCR 法）が必要と考えられる。また，本ウイルスは赤血球に親和性が高く，組織中にどの程度存在するのかよくわかっていない。

3) 西（ウエスト）ナイルウイルス感染症

米国疾病対策センター（Centers for Disease Control and Prevention；CDC）はウエストナイルウイルスが輸血や臓器移植によって感染すると報告した。これに伴い，2002 年 11 月以後当面の間，組織提供前，1 カ月以内に米国等のウエストナイル熱流行地への渡航歴がある場合には注意深く問診を行うこととする。

4) 新型肺炎 (SARS) 感染症 (重症急性呼吸器症候群)

①提供前3週間以内に，世界保健機構 (World Health Organization；WHO) が発表している SARS (severe acute respiratory syndrome) の「最近の地域内伝播」が疑われる地域への海外渡航歴・滞在歴がある場合には，当該候補者の臓器・組織を移植に用いないこと

②SARS「可能性例」(平成15年5月8日健感発第0508001号) に該当するかどうか問診を強化し，当該する場合には完全に回復し，治療が終了した後3カ月間は当該候補者の臓器・組織を用いないこと

③SARS「疑い例」(同上) に該当するかどうか問診を強化し，該当する場合には，完全に回復し，治療が終了した後1カ月間は，当該候補者の臓器・組織を用いないこと

④上記②，③の「可能性例」または「疑い例」に該当する者を3週間以内に看護もしくは介護した者は臓器・組織のドナーとしないこと

2. 移植組織として不適切な組織

①細菌，真菌の感染巣および開放創の近傍にある組織

②中枢神経および硬膜，ドナーがプリオン病の病原体に感染しているか否かを確実に診断できる臨床検査法がない現状では，いかなる処理を加えたとしても，これらの同種移植は避けるべきである

3. その他ドナー選択にあたって考慮すべき点

①HIV 感染の判定には，HIV 抗体検査だけでなく PCR 法を併用することが望ましい

②ステロイド薬を使用し，かつ長期間人工呼吸器を付けていたドナーの場合には，感染症併発の有無の判断が困難であるので注意を要する。この場合，ドナーの動脈血の細菌培養を行うことが望ましい。動脈血の細菌培養陽性の場合はドナーとして不適切である

③血管柄付き同種移植を行う場合は下記の条件も考慮する必要がある

　a) 血液型 (白血球型および赤血球型) の適合性

　b) ドナー血液の CMV 抗体が陰性であること

■文献
　1) 日本整形外科学会移植・再生医療委員会：「整形外科移植に関するガイドライン」および「冷凍ボーンバンクマニュアル」の改定. 日整会誌 2007；81：393-437.

〔蜂谷 裕道〕

Ⅴ　角膜・強膜

　角膜および強膜は，主に細胞とコラーゲンを主体とした細胞外マトリクスからなる膜状組織で，さまざまな目的で移植材料として用いられる。組織移植認定医と組織移植コーディネーターとして最低限知っておくべき事項として，ドナーの適応基準のほか，角膜と強膜の組織学的性質，細胞生物学的性質，光学的機能特性，角膜移植の歴史，角膜移植の手技の変遷，レシピエント適応基準についても本節で解説する。

1. 角膜と強膜の組織学的性質 (図 10-6)

　角膜は，眼球の最前面に位置し，厚みが $520\,\mu m$ ほどの透明な無血管の膜状組織で，直径は 12 mm 程度である。角膜は，表面から角膜上皮層，角膜実質層，角膜内皮層と主に3層からなっている。角膜上皮層は5〜6層の重層扁平上皮で構成され，厚みは $50\,\mu m$ ほどである。角膜実質層は均一に配列した主にコラーゲンタイプⅠ，Ⅲ，Ⅴからなる線維層と，その間に存在する角膜線維芽細胞からなり，

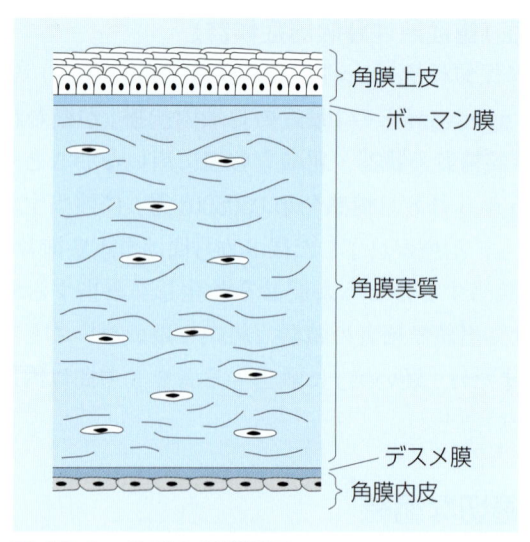

図 10-6　角膜の組織断面

厚みは 450 μm ほどである。角膜内皮層は単層の細胞層からなり，厚みは 6 μm ほどである。角膜上皮層と角膜実質層の間には，コラーゲンタイプ I，III，V，VII からなる，厚みが 10 μm ほどの細胞を含まない膜があり，ボーマン膜という。角膜実質層と角膜内皮層の間には，コラーゲンタイプ IV が主体で，厚みが 10 μm ほどの細胞を含まないデスメ膜が存在している。

　強膜は，角膜に連続する白色の主にコラーゲンタイプ I，III，V，VI からなる，厚みが 400〜1,000 μm ほどの膜状組織で，角膜と同様に，コラーゲンの層間に線維芽細胞を含んでいる。角膜ではコラーゲン線維層が均一に整然と配列しているのに対して，強膜ではコラーゲン線維層の配列が不均一であり，光を透過しない理由となっている。光を透過しないのは眼球をカメラに見立てた場合のカメラの筐体部分として遮光の機能を持たせるためで，もし光が透過するならば，それが迷光となって角膜を通じて網膜に投影された外界の共役像に重なることとなり，コントラストを劣化せしめるからである。強膜の内側にはさらに脈絡膜という血管に富む組織があり，色素細胞を大量に含むため，迷光をほぼ遮断している。強膜には，遮光の意味のみならず，眼球の外壁として眼球に耐衝撃性を与える機能を持つ。強膜内部組織，例えば脈絡膜や網膜は豆腐のようにやわらかい組織であり，強膜はそれらを外界から加わる衝撃から守る役割を持つ。その意味では，強膜は脳における頭蓋骨と同じ役割をしているといえる。眼球は発生学的にも前脳が突出してできた臓器であり，脳の一部ともいえ，類似の構造をしていることは実に興味深い。

2. 角膜の細胞生物学性質

　角膜上皮細胞は角膜の最前面に位置しており，絶えず細菌や化学物質などの外来ストレスにさらされている。角膜上皮細胞はムチン分子を細胞表面に発現しており，細菌やウイルスは容易には定着・感染できない仕組みとなっている。また，最表層上皮の apical side には tight junction（密着結合）が存在し，涙液や外界の物質が容易には侵入できない仕組みとなっている。角膜上皮細胞の幹細胞は角膜と結膜の輪部と呼ばれる境界領域の基底層に存在しており，普段はほとんど増殖しない（slow cycling cell と呼ばれる）が，創傷時には活発に増殖して角膜上皮欠損部を補填するように働く。いくつかの疾患で角膜上皮細胞の幹細胞が失われると，結膜上皮細胞が角膜上をおおうこととなり，結膜上皮細胞の低い光学的特性のために視力が低下する。

　角膜実質にはコラーゲンの層間に線維芽細胞様の細胞が存在しており，普段はほとんど活動していない（静止状態；quiescent）が，外傷などの際には活発に増殖して創傷を補填するとともにさまざまな細胞外マトリクス分子を分泌して創傷を治癒させるように働く。また，角膜実質には骨髄由来のマ

クロファージ様の細胞が常に存在しており，感染が生じた際の一次防御や抗原認識に役立っている。

　角膜内皮細胞は単層の細胞で adherens junction（接着結合）分子として上皮のような E-cadherin は発現しておらず，代わりに N-cadherin を発現している。細胞は 6 角形の整然としたハニカム構造をとるが，傷害を受けた際に増殖することがほとんどないため，細胞面積を増大させて欠損部を修復する。そのため，傷害後には 6 角形細胞の比率が減り，細胞面積の増大と細胞密度の減少がみられる。正常では角膜内皮細胞の細胞密度は 2,000 個/mm^2 以上であるが，フックス角膜内皮ジストロフィーなどの疾患では角膜内皮細胞数が減少する。角膜内皮細胞はポンプの働きを持っており，角膜組織から水を排出して角膜の厚みを一定に保ち透明性を維持する働きを持つため，角膜内皮細胞数が極端に減少すると機能不全に陥り，角膜の厚みが増して角膜が混濁し，角膜上皮に水疱が生じる水疱性角膜症という状態になる。一般的には，細胞密度が 500 個/mm^2 以下となると，水疱性角膜症となる可能性が高いとされている。

3. 角膜の光学的機能特性

　角膜はただ透明であるだけでなく，光を屈折するレンズの役割をしている。角膜の後方には水晶体というレンズが存在するが，角膜の場合は空気と接しているために屈折率の差が大きく，よってレンズとしてのパワーも強い。そのため，屈折面である角膜最表面形状はたとえ微細な変化であってもレンズとしての性能に大きく影響することとなる。

　例えば，角膜上皮が傷害されびらんを生じる状況では，レンズ性能が低下してレンズ収差が増大して視力やコントラスト感度などの視機能を大きく低下せしめる。一方で，角膜上皮細胞が健常である状況では，角膜実質表面の曲面の滑らかさが失われた場合でも，角膜上皮細胞は自身の厚みを局所的にうまく調節して可能な限り角膜最表面形状を滑らかに保とうとする，いわば surface regularity compensation ともいえる機能を有している。また，表面形状のみならず，透明性においても角膜上皮細胞は他の重層扁平上皮細胞に比して高く，角膜上皮細胞の幹細胞が障害される疾患，例えばスティーブンス・ジョンソン症候群や無虹彩症などでは結膜上皮細胞が代償性に角膜上をおおうことになるが，侵入した結膜上皮は白濁した上皮として容易に観察できるほどである。

4. 角膜移植の歴史，手術手技の変遷

　角膜移植は古くは明治時代にさかのぼり，1905（明治 38）年にオーストリアの Zirm が初めてヒトの生体全層角膜移植術を成功させたといわれている。その後，旧ソ連の Filatov が死体から摘出した角膜を用いて 1928 年に全層角膜移植術に成功し，それを皮きりに米国を中心に全層角膜移植術が急速に発展した。本邦では 1949 年に，今泉が全層角膜移植術に成功したのが始まりである。以後およそ 100 年もの間，全層角膜移植術が主流の時代が続いたが，近年になり角膜生理の知識の集積，角膜検査機器の進化，手術術式の精密化や手術器具の開発・改良などのさまざまな努力の積み重ねの結果，より進化した角膜移植，すなわち角膜をパーツに分割して移植するいわゆる角膜パーツ移植が主流となっている。

　パーツ移植では，角膜をパーツ，すなわち角膜上皮細胞，角膜実質，角膜内皮細胞に分けて移植する。そのメリットは，①角膜内皮細胞のみが問題で角膜実質に問題がない場合には内皮細胞のみを移植する〔実際には内皮に近い角膜実質も薄く付けたまま移植する DSAEK（Descemet's stripping automated endothelial keratoplasty）が主流である〕ことで，全層角膜移植術において問題となる不正乱視の発生やそれによる矯正視力の低下，眼球強度の低下などの問題を抑えられること，②余分な抗原分子を持ち込まないために術後拒絶反応が起こりにくいこと，③術式によっては全層角膜移植術よりも簡便であること，などがあげられる。

　角膜上皮細胞移植においては，角膜上皮と実質の一部からなる組織片を移植する通常の方法のほか，片眼が健常で，もう片眼に角膜上皮幹細胞疲弊症が生じているような場合には健常眼から自己の

表 10-1　眼球提供者（ドナー）適応基準

1. 眼球提供者（ドナー）となることができる者は，次の疾患または状態を伴わないこと。
   (1) 原因不明の死
   (2) 全身性の活動性感染症
   (3) HIV 抗体，HTLV-1 抗体，HBs 抗原，HCV 抗体などが陽性
   (4) クロイツフェルト・ヤコブ病およびその疑い，亜急性硬化性全脳炎，進行性多巣性白質脳症などの遅発性ウイルス感染症，活動性ウイルス脳炎，原因不明の脳炎，進行性脳症，ライ（Reye）症候群，原因不明の中枢神経系疾患
   (5) 眼内悪性腫瘍，白血病，ホジキン病，非ホジキンリンパ腫等の悪性リンパ腫
2. 次の疾患または状態を伴う提供者（ドナー）からの眼球の提供があった場合には，移植を行う医師に当該情報を提供すること。
   (1) アルツハイマー病
   (2) 屈折矯正手術既往眼
   (3) 内眼手術既往眼
   (4) 虹彩炎等の内因性眼疾患
   (5) 梅毒反応陽性

付記1　2 の (1) のアルツハイマー病については，クロイツフェルト・ヤコブ病と症状が類似していることから，鑑別診断を慎重に行う。
付記2　2 の (4) の梅毒反応陽性については，提供者（ドナー）が当該状態であっても，提供された眼球より強角膜移植片が作成された場合であって，かつ，当該移植片が 3 日以上 4℃で保存されたものである時は，感染力がないことに留意すること。
　　　　また，その場合は，当該移植片につき当該方法で保存したものである旨を併せて移植を行う医師に情報提供すること。
付記3　全層角膜移植に用いる場合は，角膜内皮細胞数が 2,000 個/mm^2 以上で，あることが望ましい。
付記4　上記の基準は，適宜見直されること。

〔（健発 0114 第 2 号厚生労働省健康局長発）
平成 12 年 1 月 7 日（健医発第 25 号厚生省健康医療局長発）
改正平成 15 年 11 月 12 日（健発第 1112001 号厚生労働省健康局長発）
改正平成 22 年 1 月 17 日（健発 0114 第 2 号厚生労働省健康局長発）〕

　角膜上皮細胞を採取して培養し，上皮シートとして移植することや，両眼性の角膜上皮幹細胞疲弊症の場合には自己の口腔粘膜上皮細胞を角膜上皮細胞の代用細胞として採取して培養し，上皮シートとして移植することが一部の施設において行われている。培養プロセスを経た上皮シートを移植するため，医薬品および医薬部外品の製造管理および品質管理の基準（good manufacturing practice；GMP）に準拠した細胞プロセッシングセンター（cell processing center；CPC）設備が必要であり，さらに現在では「再生医療等の安全性の確保等に関する法律（再生医療等安全性確保法）」の下で再生医療等提供計画を厚生労働省（地方厚生局）に提出し受理される必要がある。

5.　ドナー適応基準（表 10-1）

　ドナーの選択に関わる因子としては，角膜の場合年齢制限はないが，移植に伴うドナーからレシピエントへの感染症や腫瘍性疾患などの疾患の伝播と，角膜移植片が移植するに値するクオリティを持つかの 2 点について注意しなくてはならない（「眼球提供者（ドナー）適応基準の一部改正について」健発第 0114 第 4 号，厚生労働省健康局長，平成 22 年 1 月 14 日より施行）。感染症としては，①全身性の活動性感染症を持つもの，② HIV 抗体，HTLV-1 抗体，HBs 抗原，HCV 抗体などが陽性となるもの，③クロイツフェルト・ヤコブ病およびその疑い，がある。特有の除外項目としては，亜急性硬化性全脳炎や進行性多層性白質脳症等の遅延性ウイルス感染症，活動性ウイルス脳炎，原因不明の脳炎，進行性脳炎，ライ（Reye）症候群，原因不明の中枢神経系疾患などがドナー適応基準を満たさない。また，腫瘍性疾患としては，眼内悪性腫瘍，白血病，ホジキン病，非ホジキンリンパ腫などの悪性リンパ腫がドナー適応基準を満たさない。また，原因不明の死を遂げたものもドナーとしては不適格である。また，アルツハイマー病，屈折矯正手術既往眼，内眼手術既往眼，虹彩炎などの内眼性眼疾患，梅毒反応陽性のものについてはドナーとなることは可能であるが，移植を行う医師に情報提

表10-2 角膜移植希望者（レシピエント）選択の標準的な基準

1. 移植希望者待機リスト
  各眼球斡旋機関において，移植希望者の登録順に角膜移植待機リストを作成する。なお，角膜移植希望者が医学的に緊急な角膜の使用を必要とする状態にある時は，広域斡旋を含めた眼球斡旋機関の間における斡旋についても考慮する。
2. 優先順位
  角膜移植希望者の優先順位は，以下の順に勘案して決定する。
  (1) 1眼の提供があった場合
    ①親族
      眼球提供者（ドナー）が親族に対し眼球を優先的に提供する意思を書面により表示している場合であって，その親族（「『臓器の移植に関する法律』の運用に関する指針（ガイドライン）」第2の1に規定する範囲の配偶者，子および父母）が移植希望者待機リストに登録されている時は，当該親族を優先する。
    ②医学的に緊急な角膜の使用が必要とされる者
      医学的に緊急な角膜の使用が必要とされる状態とは，
      ・角膜穿孔，角膜潰瘍，角膜感染症
      などをいい，各眼球斡旋機関の医学基準委員会等により認められた場合に限る。
    ③待機期間
      待機期間の長い者を優先する。
  (2) 2眼の提供があった場合
    1眼については (1) に基づき決定する。
    もう片眼については，下記の順に勘案して決定する。
    ①親族
      眼球提供者（ドナー）が親族に対し眼球を優先的に提供する意思を書面により表示している場合であって，その親族（「『臓器の移植に関する法律』の運用に関する指針（ガイドライン）」第2の1に規定する範囲の配偶者，子および父母）が移植希望者待機リストに登録されている時は，当該親族を優先する。
    ②医学的に緊急な角膜の使用が必要とされる者
      医学的に緊急な角膜の使用が必要とされる状態とは，
      ・角膜穿孔，角膜潰瘍，角膜感染症
      などをいい，各眼球斡旋機関の医学基準委員会等により認められた場合に限る。
    ③必要性の高い者
      必要性の高い状態とは，
      ・両眼性の高度の視力低下，両眼又は片眼の疼痛
      などをいい，各眼球斡旋機関の医学基準委員会等により認められた場合に限る。
    ④待機期間
      待機期間の長い者を優先する。
3. 附則（両眼の移植が必要な者の取扱い）
  両眼に対する移植は，片眼移植終了後に改めて移植希望者の登録を行うこととする。ただし，2眼とも医学的に緊急な角膜の使用が必要とされる場合は，この限りでない。

〔(健発0114第5号厚生労働省健康局長発)〕

供することとなっている。

6. レシピエント適応基準 (表10-2)

　本節の域ではないが，レシピエントの適応基準についても定められているので〔「角膜移植希望者（レシピエント）の選択の標準的な基準について」健発第0114第5号，厚生労働省健康局長，平成22年1月14日より施行〕，組織移植認定医と組織移植コーディネーターとしては知っておくべき知識と思われる。まず，各眼球斡旋バンクにおいては，レシピエントの登録順に角膜移植待機リストを作成する必要がある。眼球提供があった場合は，親族に優先的に使用する意思を故人が書面にて表示している場合，かつその親族が角膜移植待機リストに登録されている場合にはその親族に最優先で提供される。次に，優先度が高いのは，角膜穿孔，角膜潰瘍などの医学的に緊急に角膜移植を行う必要がある患者において，眼球斡旋機関の医学基準委員会等における検討で必要であると認められた場合となる。それらの優先的レシピエントが存在しない場合には，角膜移植待機リストにおいて待機期間の長いものを優先することになっている。

〔川崎 諭，西田 幸二〕

Ⅵ 羊膜

1．羊膜提供（ドナー）におけるインフォームド・コンセント

　ヒト羊膜提供者に対するインフォームド・コンセントは，羊膜の採取，保存，利用方法（臨床・研究），その破棄などに関するものがベースとなる。予定帝王切開患者を対象とし，羊膜提供のために帝王切開が選択されることがないことをくれぐれも留意する。産婦人科と密に連携し，予定帝王切開手術が決定した時点で，羊膜提供依頼の説明を行う。提供の意思がある際に，インフォームド・コンセントの日程を調整する。

　インフォームド・コンセントでは，羊膜を摘出する主治医あるいは羊膜を利用する医療従事者が行う際は立会人が必要であり，JSTT 認定のコーディネーター，羊膜移植医以外の第三者的医師による場合は，立会人は必要ない（図 10-7）。いずれの場合も文書および口頭により行う（図 10-8）。また，説明時に同意撤回書を提示して，気持ちの変化により同意の撤回を選択した場合も，提供者には何ら不利益を被らないこと，また家族等に代諾を求めないことも説明する。提供予定者の意思確認は，説明後一定の期間（原則翌日以降）を置いてから行う。

　同意書には，羊膜提供者の自著による署名が必須である。説明者および立会人も自著による署名を行い，同意書を 3 通作成して原本は羊膜提供機関に保管，1 通は羊膜提供者に渡し，最後の 1 通は羊膜斡旋機関で厳重に保管する。

　留意事項として，羊膜提供に関する説明文書は提供医療機関に対する形式とは異なり，より平易で理解しやすい形式のものを提供患者用に準備する（図 10-9）。また，ヒト羊膜の提供は医療目的を第一とするが，感染等で医療利用が不可の場合，当該提供羊膜を研究目的に使用する，あるいは破棄する旨を明記する。

2．羊膜提供者の適応基準と適格性調査票

　前述の通り，自由意志のもとに羊膜提供の同意が確認された後，羊膜提供者の適格性の判定を行う。羊膜提供者に対する詳細な問診，診断，検査結果などの診療記録を確認する（図 10-10）。各種検査に関しては，その時点で最適とされる手法を採用し，新たな医学的知見等を随時アップデートして内容を見直すことが望ましい。

　羊膜提供者が以下に示す除外基準に該当しないことを確認後，羊膜組織を採取する。感染症検査を含む適格性検査は採取予定日前の 3 カ月以内に行わなければならない。

1）感染症検査
①B 型肝炎ウイルス（HBV），HBs 抗原陽性

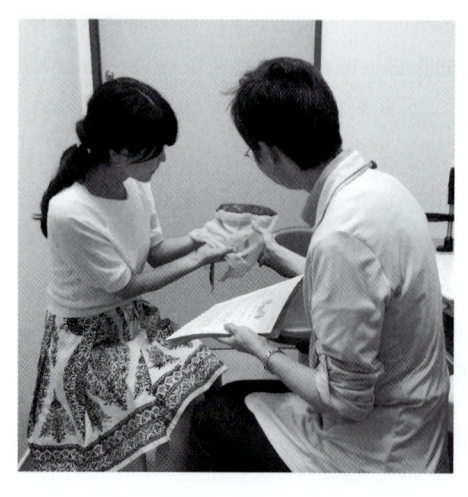

図 10-7　羊膜提供（ドナー）におけるインフォームド・コンセントの様子
羊膜の模型を用いて，JSTT 認定のコーディネーターにより丁寧に説明する必要がある。

ドナーID：＿＿＿＿＿＿＿＿　（様式Ａ2）

（病院控）

羊膜提供の同意書

京都府立医科大学附属病院　病院長殿

私は、羊膜を用いた研究開発の意義、羊膜採取の安全性及び個人情報が保護されていることについて、別紙説明書「羊膜提供についての説明書」に従い説明を受け十分理解しました。よって、京都医科大学附属病院に対して、以下について同意します。

① 帝王切開に際して羊膜を提供すること
② 提供した羊膜が新しい移植医療や研究、教育・研修、開発・製造等に使用されること
③ ②については、京都府立医科大学附属病院及び京都府立医科大学・再生医療・細胞治療研究センター・組織（羊膜）バンクに一任し、その所有権を放棄すること
④ 出産の前後1週間の間に、1回目の感染症検査（B型、C型肝炎、エイズ、HTLV-I、梅毒、淋菌、クラミジア）のために、私が採血並びに擦過検体を採取されること
⑤ 出産後60日以上から90日後の間に再度来院し、2回目の感染症検査（B型肝炎、C型肝炎、エイズ）のための採血に応じること
⑥ 採血時にトラブルが生じた場合には一般的な処置を行うこと
⑦ 診療記録の閲覧、問診に応じること
⑧ 羊膜提供に同意しても、羊膜採取が行われない場合があること、羊膜採取が行われても羊膜が用いられない場合があること
⑨ 今回行われる羊膜採取行為において、提供者の人権は保護されていること
⑩ 今回行われる羊膜採取行為において、提供者の個人情報は保護されていること

検査結果の通知　□希望する　□希望しない

同意年月日：　平成　　年　　月　　日

住所（連絡先）：〒　　－＿＿＿＿＿＿＿＿＿＿＿＿

提供者ご署名：＿＿＿＿＿＿＿＿＿＿＿＿＿＿印

説明年月日：　平成　　年　　月　　日

説明者：職名＿＿＿＿＿＿　署名＿＿＿＿＿＿

立会人：職名＿＿＿＿＿＿　署名＿＿＿＿＿＿

図 10-8　羊膜提供の同意書例

②C型肝炎ウイルス（HCV），HCV抗原陽性，HCV抗体陽性，あるいはHCV・RNA定性陽性
③ヒト免疫不全ウイルス（HIV）感染症
④成人T細胞白血病（adult T-cell leukemia；ATL），HTLV-1抗体（HTLV）陽性
⑤梅毒
⑥パルボウイルスB19感染症の疑い
⑦西（ウエスト）ナイルウイルス感染症の疑い
⑧新型肺炎（SARS）感染症（重症急性呼吸器症候群）の疑い

2）母子の状態の確認

①正常分娩で，予定帝王切開
②多胎妊娠
③羊水検査が実施の場合において染色体異常が認められる（非実施の場合も否定する）
④輸血（同種血），臓器移植や組織移植
⑤羊膜の感染危険性のある患者（クラミジア，淋菌感染）
⑥ヒト胎盤エキス（プラセンタ）注射剤の使用
⑦結核菌等の細菌感染症
⑧敗血症およびその疑いあるいは全身性感染症
⑨悪性腫瘍ならびに白血病，悪性リンパ腫などの血液腫瘍
⑩重篤な代謝・内分泌疾患，血液疾患や膠原病などの自己免疫疾患

羊膜提供についての説明書

羊膜のご提供について

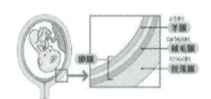

京都府立医科大学　組織バンク

1. 羊膜とは？　羊膜移植とは？

妊娠中、お腹の中の赤ちゃんは、卵膜という膜に包まれていて、卵膜を満たす羊水の中で成長します。赤ちゃんは卵膜と羊水によって、外からの衝撃や、細菌・ウイルス等の感染から守られています。

羊膜は、出産の際、赤ちゃんが分娩された後で、胎盤と一体化したまま娩出（帝王切開の場合は摘出）されます。

羊膜は卵膜の一部で、細胞やコラーゲンやラミニンといった蛋白質の層からなり、血管の無い、半透明の薄い袋状をしています。もともと赤ちゃんを守る役割をしている膜なので、炎症を抑える働きがあり、伸縮性に富んでいることから、昔から様々な医療（皮膚の火傷の治療や、内臓の手術後の癒着を防ぐため）に用いられてきました。

お母さんと赤ちゃんは生物学的には別の個体ですが、拒絶反応が起きません。この機序にも羊膜が関連していることが明らかにされました。近年ではこの性質を利用し、移植医療においても羊膜が活用されています。

現在では、難治性の目の病気に対して羊膜を移植する治療法が確立され、国民健康保険で治療を受けることが出来るようになりました。例えば、重篤な内服薬の副作用で目が傷んでしまった場合（スティーブンス・ジョンソン症候群）、再発を繰り返す翼状片（角膜の上に別の組織が入り込む病気）、角膜に潰瘍ができる病気（角膜潰瘍）、角膜に穴が開く病気（角膜穿孔）、強いダメージを与える薬物等が目に入ってしまった場合（化学外傷）、目の火傷（熱外傷）、目や瞼の癌などです。こうした病気の方は、今まで完治できる治療法が期待できず、失明やその危機に陥られていましたが、目の機能を回復、維持するために羊膜が活用されるようになり、羊膜の移植や羊膜を使った治療によって、多くの患者さんが光を取り戻しています。

移植を受ける患者さんの安全を守るために、羊膜は無菌的な手術（帝王切開術）で採取される必要があり、帝王切開を予定されている方にご提供に関するお話をしています。羊膜採取のために、帝王切開術をすることはありません。

2. 羊膜を使った新しい治療

羊膜をそのまま移植する以外にも、眼や他の組織の細胞を、羊膜の上で培養して移植する方法が研究されています。また、その他にも、今後様々な治療法を研究するために、羊膜が使用される可能性があります。研究の内容については、京都府立医科大学、関連する学会、必要に応じて厚生労働省が審査を行い、承認された場合にのみ羊膜が使用されます。

3. 羊膜のご提供の実際

Ⅰ　ご承諾と1回目の検査

羊膜のご提供について説明を受け、ご本人の意思に同意して頂けましたら、採取に関する承諾書を作成し、産科の先生を通じて医療情報を開示して頂きます。

その後、帝王切開予定日の前1か月の間に、約6ccの採血や腟の擦過検査によって感染症検査を受けて頂きます。（産科の先生が既に検査をされている場合は、検査結果を共有し、追加が必要な項目だけを検査します。）検査費用のご負担はありません。

検査する項目

基本情報	年齢、出産回数、帝王切開を受けた回数など
診察及び問診	既往歴、渡航歴、移植・輸血歴 現在の母体と胎児の健康状態
感染症検査	B型・C型肝炎、HIV（エイズ）、ヒトT細胞性白血病、梅毒、淋病、クラミジア感染症

感染症検査の結果をお知りになりたい方は、「同意書」の「検査結果の通知を希望する」に☑（チェック）を付けてください。

Ⅱ　2回目の検査

感染症の種類によっては、病気に罹ってからしばらく時間が経過しないとウイルスが検出されない場合があります。そのため、出産時に感染症に罹っていないことを確認するために、出産後2カ月から3カ月の間に来院して頂き、約6ccを採血し、2回目の感染症の検査をします。検査の費用のご負担はありません。

2回目の感染症検査	B型・C型肝炎、HIV（エイズ）

この検査において、万一感染症に罹患している事が判明した場合には、産科の先生を通じてお知らせします。また、この検査のための交通費をお支払いします。

Ⅲ　帝王切開の際の羊膜の採取

帝王切開で赤ちゃんが取り上げられた後に、産科医師が胎盤と一体化した羊膜を摘出します。その後、羊膜を分離、採取しますので、赤ちゃんにもお母様にも、新たな危険が生じることはありません。万一、帝王切開の手術中、赤ちゃんやお母様に何らかのアクシデントが生じた場合には、その対応を最優先し、羊膜の採取は行わない場合もあります。

Ⅳ　赤ちゃんの一か月検診

一か月検診の結果は京都府立医科大学　組織バンクに情報共有されます。これは、提供された羊膜の安全性を、より確実なものにするためです。情報が外部に公開されることはありません。

4. ご承諾の撤回について。移植に使われない場合について

ご承諾いただいた後も、出産前であればいつでも撤回することが出来ます。お渡しする「撤回書」にご記入いただき、産科医師にお渡しください。提供をお断りになったり、承諾を撤回されても、何らかの不利益が生じることは決してありません。

また、ご承諾いただいていても、お母様・赤ちゃんの状態によっては、羊膜を採取できない可能性があります。併せて、羊膜の状態や検査の結果により、移植や研究等に使用できない場合もあります。その場合には、丁寧に扱い、適切な方法で廃棄します。

5. ご提供いただいた羊膜の所有権　及び個人情報の保護

ご提供いただく羊膜は、『ご厚意により、あまねく社会に対して寄付いただいたもの』と見なされます。なので、手術後はご提供いただいたお母さんや赤ちゃんに、羊膜の所有権を放棄していただくことになります。また、羊膜を提供いただいても金品等の特別な利益はありません。

羊膜に関する研究開発等により、将来において知的財産が発生する可能性がありますが、その場合にも、ご提供いただいた方に知的財産の所有権がないことをご了承ください。

ご提供いただいた羊膜には固有識別番号が付与され、番号のみで管理されます。京都府立医科大学　組織バンクは、個人情報保護法を厳守することが義務付けられており、お母様や赤ちゃんを特定することが可能な情報（住所、氏名、電話番号等）が外部に漏れることはありません。

羊膜を提供するかどうかは、羊膜の提供について十分に理解していただいた上で、ご自身の自由意思でお決めくださるよう、お願いします。

京都府立医科大学は羊膜を活用した治療法の研究に取り組み続けています。

ご質問等ありましたら、下記までどうぞお気軽にご連絡ください。

京都市上京区河原町通広小路上る梶井町465
京都府立医科大学　組織バンク
日本組織移植学会認定組織移植コーディネーター　石垣 理穂（いしがき　りほ）
電話：075-251-5366（平日昼間）
070-6680-1010（上記外）

図 10-9 ①　羊膜提供についての説明書例

（つづく）

現在の基準では、以下の内容に該当する場合には、羊膜提供に協力頂くことが出来ません。

- 肝炎（B型・C型）、エイズ、成人T細胞白血病、梅毒、クラミジア、淋菌の感染既往歴がある、もしくは、現に感染している場合
- 結核菌等の細菌感染症を有する場合
- 敗血症及びその疑い、あるいは、全身性感染症（インフルエンザウイルス感染症を含む）がある場合
- 悪性腫瘍、白血病及び悪性リンパ腫などの血液腫瘍と、その既往歴がある場合
- 重篤な代謝・内分泌疾患、血液疾患及び膠原病などの自己免疫疾患がある場合
- 輸血を受けたことがある、臓器や組織移植を受けたことがある場合
- クロイツフェルト・ヤコブ病とその疑いがある場合
  - 原因不明の中枢神経症状がある場合
  - アルツハイマー病の疑いがある場合
  - 血縁者にクロイツフェルト・ヤコブ病及び類縁疾患と診断された方がある場合
  - ヒト由来成長ホルモンの投与を受けたことがある場合
  - プラセンタエキスの注射を受けたことがある場合
- 以下の海外渡航歴（1980年以降）に該当する場合

渡航先	渡航年	渡航期間
イギリス	1980～1996年	1か月以上
	1997～2004年	6か月以上
アイルランド、イタリア、オランダ、スペイン、ドイツ、フランス、ベルギー、ポルトガル、サウジアラビア	1980～2004年	6か月以上
オーストリア、ギリシャ、スウェーデン、デンマーク、フィンランド、ルクセンブルク		5年以上
スイス	1980年以降	6か月以上
アイスランド、アルバニア、アンドラ、クロアチア、サンマリノ、スロバキア、スロベニア、セルビア、マルタ、モンテネグロ、チェコ、バチカン、ハンガリー、モナコ、ブルガリア、ポーランド、ボスニア・ヘツツェゴビナ、マケドニア、ノルウェー、リヒテンシュタイン、ルーマニア		5年以上

- パルボB12、サイトメガロウィルス、EBウイルス、ウェストナイルウィルス、SARS（重症急性呼吸器症候群）、狂犬病ウイルス、感染症及びその疑いがある場合
- 多胎妊娠、妊娠中の合併症、異常分娩、胎児の染色体異常症等
- 早期破水等、羊膜の感染の危険性が考えられる場合

図 10-9 ②　羊膜提供についての説明書例

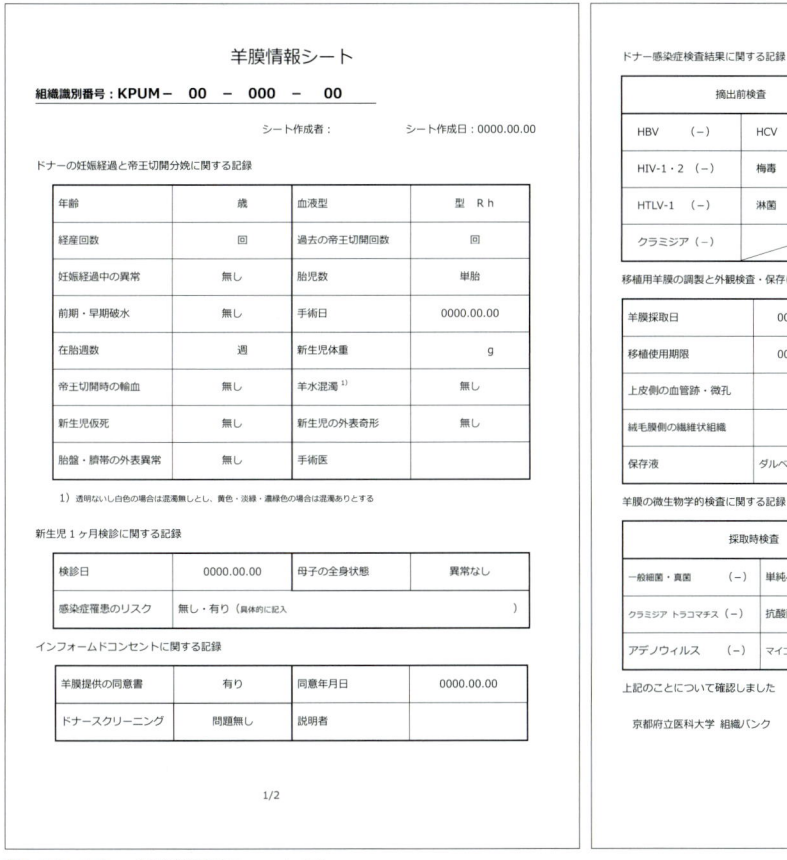

図 10-10　羊膜情報シート例

3) 問診強化の項目―クロイツフェルト・ヤコブ病 (変異型を含む) とその疑い

具体的には以下に該当するかどうかで判断する。

①クロイツフェルト・ヤコブ病の症状である認知症や原因不明の中枢神経症状を有するもの

②血縁者にクロイツフェルト・ヤコブ病および類縁疾患と診断された人がいる

③人由来成長ホルモンの注射を受けたことがある

④角膜移植を受けたことがある

⑤硬膜移植を伴う脳外科手術を受けたことがある

⑥以下の海外渡航歴 (対象国と滞在歴) に該当する

　a) 英国に 1980〜1996 年までに 1 カ月以上，1997〜2004 年までに 6 カ月以上滞在

　b) アイルランド，イタリア，オランダ，スペイン，ドイツ，フランス，ベルギー，ポルトガル，サウジアラビアに 1980〜2004 年までに 6 カ月以上滞在

　c) スイスに 1980 年以降に 6 カ月以上滞在

　d) オーストリア，ギリシャ，スウェーデン，デンマーク，フィンランド，ルクセンブルクに 1980〜2004 年までに 5 年以上滞在

　e) アイスランド，アルバニア，アンドラ，クロアチア，サンマリノ，スロバキア，スロベニア，セルビア，モンテネグロ，チェコ，バチカン，ハンガリー，ブルガリア，ポーランド，ボスニア・ヘルツェゴビナ，マケドニア，マルタ，モナコ，ノルウェー，リヒテンシュタイン，ルーマニアに 1980 年以降に 5 年以上滞在

⑦狂犬病

4) 全身所見

羊膜提供者に対する診療記録の確認を行い，刺青の有無，病理所見がある場合は，その結果も参照する。

3. その他

羊膜移植が保険収載され，また全国的に羊膜バンクをはじめとする羊膜を取り扱う施設も整備されつつあり，眼科領域においての羊膜移植の位置付けは徐々に確立してきていると思われる[1,2]。しかし，羊膜はあくまでも羊膜提供者の善意により成り立つ組織移植であり，そのベースとなるドナーの適応基準には，慎重かつ的確な判断が必須である。とくにお産を前に不安の多い妊婦からのインフォームド・コンセントは，誠実で慎重対応が必要である。われわれは，その善意による一連の流れを念頭に本業務を行わなければならない。

■ 文献

1) 天野史郎，井上幸次，大鹿哲郎，他：羊膜移植に関わるワーキンググループ：眼科領域における羊膜取扱いガイドライン 2014. 日本角膜学会，2014.
http://www.kerapla-jpn.jp/guideline/youmaku2.pdf (日本角膜移植学会 HP より)

2) 西田幸二，天野史郎，木下茂，他：羊膜移植術ガイドライン. 羊膜移植に関する委員会，2014.
http://www.kerapla-jpn.jp/guideline/youmaku3.pdf (日本角膜移植学会 HP より)

〔中村　隆宏，木下　茂〕

	膵島	心臓弁・血管	皮膚	骨	（角膜）	羊膜
おおよその年齢制限	≦70	≦70	≦75	なし	なし	帝王切開予定の妊娠
心停止から摘出までの時間	30分以内	12時間以内（ただし6時間以内が望ましい）			2時間以内（ただし12時間以内が望ましい）	－
共通の除外項目	1. 全身性の感染症（細菌・真菌・ウイルス）：肺炎等，局所感染症は採取チームの判断。採取後の検査結果により判断する 2. 梅毒陽性[*1]，HBs抗原陽性[*2]，HCV抗体陽性，HTLV-1抗体陽性，HIV抗体陽性 3. クロイツフェルト・ヤコブ病とその疑い 4. 悪性腫瘍[*1]（原発性脳腫瘍や固形癌などで治療後5年を経過し完治したと判断されるものでは組織採取医の判断に委ね，その情報に基づいて採取組織バンクのメディカルディレクターが採取可否を判断する。なお，最終的な移植可否については上記の報に基づきリスクを含め十分な説明を行い，患者の承諾の上で移植担当医が判断する），白血病，悪性リンパ腫等の血液腫瘍 5. 膠原病などの自己免疫疾患[*1,*3] 6. 原因不明の死亡					
特有の除外項目	糖尿病 膵臓の機能的または器質的障害のため移植に適さないもの	弁疾患 開心術後 Marfan症候群 動脈硬化 血管疾患	血管疾患	皮膚の感染・皮膚炎 構造破壊された皮膚（軟部組織の外傷，長期の臥床による組織の圧迫壊死＊褥瘡含む），薬物中毒（有毒薬物の服用，有毒化学物質の皮膚への浸潤），熱傷創または化学熱傷創	重篤な代謝性・内分泌系の疾患による骨質の異常，細菌真菌の感染巣および開放創の近傍にある組織	活動性ウイルス脳炎・原因不明の脳炎・進行性脳症・亜急性硬化性全脳炎・進行性多巣性白質脳症等の遅発性ウイルス感染症 ライ（Reye）症候群原因不明の中枢神経系疾患・眼内悪性腫瘍	多胎妊娠 羊水混濁 輸血・移植の既往
摘出に要する時間	30分	2時間	2時間	2時間	1時間	－

[*1]：梅毒陽性，悪性腫瘍，膠原病などの自己免疫疾患でも角膜に関しては提供可能。ただし眼内悪性腫瘍，白血病，ホジキン病，非ホジキンリンパ腫等の悪性リンパ腫は除く

[*2]：HCV-RNAが陰性の場合は提供可能

[*3]：現時点では，膵島は腎臓などの腹部臓器が摘出される場合のみ可能。また，自己免疫疾患の場合は提供の可否を慎重に検討する

HIV：human immunodeficiency virus，HTLV-1：human T-cell leukemia virus type 1，HBs：hepatitis B surface，HCV：hepatitis C virus

第 11 章

各組織の採取・保存・供給

I 組織保存テクニシャンの役割と業務

1. 膵島

膵島移植は，重症低血糖発作を伴うインスリン依存性糖尿病患者に対し，血糖変化に応答したインスリン分泌能を回復させ，重症低血糖発作からの解放と血糖値の安定をもたらすことを可能とする治療である。膵島移植は，提供された膵臓から膵島組織のみを分離し局所麻酔下に門脈内に輸注する移植法であり，低侵襲性かつ安全性の高い治療である。膵島移植は本邦では組織移植の範疇で実施されているが，分離した膵島はごく短時間の培養を施すのみで凍結させずに移植に用いられ，採取した組織を凍結保存しそれを必要時に用いる他の組織移植と異なる。また，分離した膵島の収量が不足するなどで移植の条件を満たさなかった場合は，移植には用いられず凍結保存され，凍結保存した膵島は現状では臨床使用されない点も他の組織移植と異なる点である。

膵島分離に関わる医師・テクニシャン・コーディネーターは，他の組織移植との違いを理解して業務を遂行する必要がある。本項では膵島移植のための膵島を準備するための過程（膵島分離）の概要について解説する。

1）膵島移植のための膵臓摘出と膵保存

膵島移植のための膵臓摘出は，海外ではほぼ全例が脳死下ドナーから摘出されるが，本邦では脳死下ドナーのほかに心停止下ドナーから摘出される場合がある。原則として「臓器の移植に関する法律（臓器移植法）」で規定されている臓器移植のための臓器摘出が先行され，その後に膵島移植のための膵臓摘出が行われるが，臓器摘出チームの協議で膵・腎や肝・膵が一括で摘出される場合もある。膵島移植は臓器移植法の範疇外ではあるものの，2016年時点では「再生医療等の安全性の確保等に関する法律（再生医療等安全性確保法）」にて第1種再生医療等とされており（第3章参照），膵島は「特定細胞加工物」であるとされる。再生医療等に用いる細胞の入手方法ならびに特定細胞加工物の製造および品質管理の方法は，法の下に承認された再生医療等提供計画書に従う必要がある。

脳死下臓器摘出は，どの臓器が提供されるかにより採取の手順や方法に違いが生じる。採取の多くの手順は主に臓器移植チームが担当するが，膵島移植チームは臓器移植チームをサポートできるよう臓器摘出手順を理解する必要がある。胸骨上から恥骨までの広い皮切をおき，開胸・開腹を行う。開腹後，網嚢腔を開き膵前面を視触診し，膵の異常の有無を確認する。腹部臓器移植チーム（肝または腎，時に小腸）は灌流のための下部大動脈へのカニュレーションの準備を行う。肺が移植に用いられる場合は，下大静脈から灌流のドレナージを行うため，下大静脈にもカニュレーションできるようにする。肝臓の授動を行い，左右横隔膜脚を切開して腹部大動脈を露出し，クロスクランプの準備をする。肝臓チームは摘出の際に各脈管を切離する部位を決める。膵臓移植の場合は，肝臓チームと膵チームが協議して血管の切離の位置を決めるが，膵島移植の場合血管は不要であるので，肝臓チームが必要なだけの長さの位置で血管を切離することになる。できるだけ長い距離の血管を確保しようと

するあまり，膵臓を損傷することのないように肝臓チームと協力して剥離操作を行う。

　膵臓の損傷は，その後の膵島分離過程における膵臓膨化を困難とするため，被膜を含め損傷しないよう心がける。両側腎の授動を行い，冷却用アイスを入れるスペースをつくっておく。胸部チームとタイミングを合わせて，ドナーへヘパリンを 400U/kg 投与し，約3分後に大動脈カニュレーションを行う。続いて，クロスクランプを行い，UW 液（University of Wisconsin solution）による灌流を開始する。肝周囲，膵前面，腎後面にクラッシュアイスを入れ，臓器の冷却を行う。小腸が移植に使用される場合は最初に小腸を摘出し，その後肝，腎の順で摘出する。脳死下膵腎同時移植の際の摘出のように，膵・腎を一括で摘出してもよいが，通常は肝，腎が摘出された後に膵島移植チームが膵を摘出する。まず，網嚢を広く開け，胃を脾臓から遊離させる。結腸も脾彎曲部から剥離しておく。十二指腸を明らかにし，第1部および第3部または第4部を，それぞれ自動縫合器を用いて切離する。膵頭部を授動し，その後脾臓および膵体尾部を後腹膜より剥離して膵臓を摘出しバックテーブルへと運ぶ。本邦では，使用しない臓器はドナーの体内に戻す必要があり，通常はバックテーブルにて脾臓と十二指腸を膵臓から分離しドナー体内に戻すこととしている。

　心停止下ドナーの場合は，献腎移植のための腎臓摘出に併せて膵臓が摘出される。臨床的脳死が確認された後，心停止前に灌流用の動脈カニューレ，および脱血用の静脈カニューレを大腿動静脈より挿入する場合がある。心停止が確認された後，温阻血障害を軽減するため直ちに灌流を開始し，その後開腹して，腎臓摘出後に膵臓が摘出される。

　バックテーブルでは，膵臓と脾臓の除去の後に，主膵管から保存液を注入し膵管の保護を行う ductal injection[1] が行われることが多い。十二指腸を膵頭部から剥離して主膵管を明らかにし，主膵管よりカニューレを挿入し固定する。UW 液は膵島分離用酵素の活性を阻害しうるので，UW 液ではない保存液（ET-Kyoto 溶液等）を膵重量に応じて約 1mL/g 程度注入しておく。

　膵を運搬するにあたっての保存法は，UW 液による単純浸漬保存または二層法[2][3] が行われている。二層法は，比重の重いペルフルオロデカリンを容器内の下部に，上部に UW 液または ET-Kyoto 液を入れ，プレートを用いて膵の3分の2以上がペルフルオロデカリンに浸漬するようにして保存することで，膵保存中の酸素化を図る方法である。保存に先立ちペルフルオロデカリンは 100％酸素・2〜3L/ 分で 30 分以上酸素化しておく必要があるため，提供施設での酸素の使用許可を事前に取っておく必要がある。本邦の心停止下ドナーでの膵島分離成績の解析では，UW 液単純浸漬より二層法での保存のほうが良好な結果を示し，保存時間は5時間以内が望ましい可能性が示されている[4]が，海外での評価は一定していない。

2) 膵島分離・供給・凍結保存

　膵島移植は移植術自体の技術的困難性は低く，移植に要する時間も短時間であるが，移植する組織（細胞）を調整する「膵島分離」という過程には，高い技術と熟練性が要求される。膵島分離の過程は，前述した膵摘出→保存・運搬の過程に続き，膵臓膨化→膵臓消化→膵島純化→純化後の培養からなる（図 11-1）。膵島分離後の結果が後述する移植の条件を満たさなかった場合は凍結保存される。

　2016 年現在，再生医療等安全性確保法により，膵島移植は第1種再生医療等に承認されている。膵島移植のための膵島分離作業は，法に従い届け出・承認された細胞培養加工施設でのみ行われる。保存液内で保存された膵臓を細胞加工施設に搬入し，保存液は一部を細菌培養に提出する。

①膵臓膨化：まず，膵管内に膵島分離用酵素を含む溶液を低温下に注入圧をコントロールしながら注入し，膵臓の膨化を行う。膵島分離用酵素は，いくつかの製剤が販売されているが，製造過程で哺乳類由来の減量を排除して作製されたロシュ社のリベレース MTF が使用されている。膵臓を膨化させながら膵周囲の余分な組織をトリミングしておく。

②膵臓消化：引き続き，膵消化装置（Ricordi chamber）といわれる回路のなかで，分離用酵素が作用する最適な温度まで上昇させ膵の消化を行う[5]。この過程は消化酵素の活性化と温阻血障害により膵島が強い傷害を被る過程である。消化時間が短いと十分に消化されず膵島の収量が不十分とな

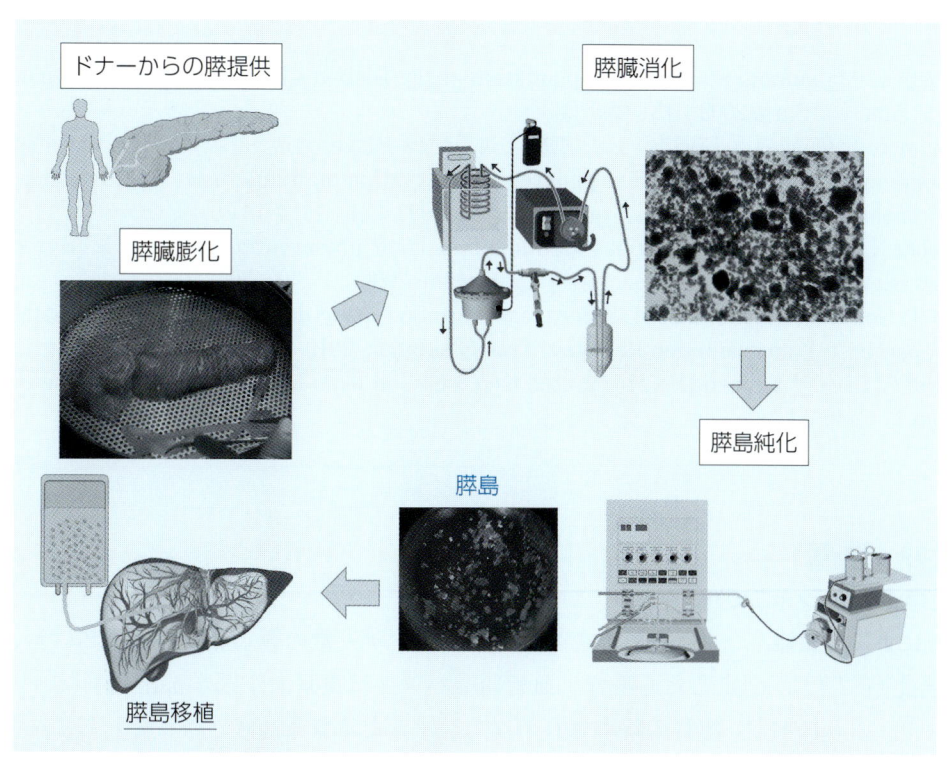

図 11-1　膵島分離の過程

り，時間が長すぎると膵島への傷害が高度となるため，消化時間の決定が膵島分離成績に大きく影響する。膵消化装置のなかで膵島分離用酵素を含む溶液を循環させ，2分ごとにサンプルポートよりサンプルを採取し，消化の状態を観察し，慎重に消化の時間を決める。通常は20分以内に膵臓はおおむね消化され，消化した組織の回収作業を行う。回収中は，膵消化装置内の温度を下げて膵島分離用酵素の活性を落としていくが，その間も膵臓の消化は続いており，消化された組織を完全に回収できるように，約1時間かけて回収する。

③膵臓純化：回収した消化後の膵組織を，膵外分泌組織より膵島の比重が軽いことを利用して，密度勾配のある溶液を作製し，その溶液に消化組織を加え特殊な比重遠心分離装置（COBE2991 細胞分離装置）を用いて純化する。組織の比重は，膵の状態や消化の状態に応じて変化するため，純化前に組織の比重を確認することが純化の成功に寄与することが報告されている。遠心分離装置のなかで比重ごとに分けられた組織を上層から順に回収することで膵島の純化が行われる。純度が30%に満たない部分は移植には使用しない。

④膵島移植：純化した膵島は，移植に供するか否かについての基準を満たすかどうか確認される。膵島分離後にレシピエント体重あたり 5,000 IEQ/kg 以上の収量があり，純度30%以上，組織量10 mL 未満，viability 70% 以上，エンドトキシン 5 IU/kg 未満，グラム染色陰性などの基準を満たした場合にのみ膵島移植が行われる。膵島移植は移植に先立ち免疫抑制薬が投与されるなどの時間が必要で，移植までの間，膵島は短時間培養される。

膵島分離後の分離結果が，前述の移植の基準を満たさなかった場合は，膵島は凍結保存される。膵島を培養液で洗浄し，その後膵島が懸濁された液を作製する。懸濁液に，アルブミンを加えた CP-1 液（細胞凍害保護液）を加え，凍結用バックに注入し，プログラムフリージングシステムにて −80℃ にまで冷却する。その後凍結用保存装置にて保存する。

膵島分離作業は，膵島移植の成績を大きく左右するきわめて重要な作業である。各作業過程の意義を正しく理解し，適切な作業を迅速に行うことが求められる。

■ 文献

1) Noguchi H, Matsumoto S：Islet transplantation at the Diabetes Research Institute Japan. J Hepato-biliary Pancreat Surg. 2008；15：278-283.
2) Matsumoto S, Qualley S, Goel S, et al：Effect of the two-layer（University of Wisconsin solution-perfluorochemical plus O2）method of pancreas preservation on human islet isolation, as assessed by the Edmonton Isolation Protocol. Transplantation. 2002；74：1414-1419.
3) Noguchi H, Ueda M, Nakai Y, et al：Modified two-layer preservation method（M-Kyoto/PFC）improves islet yields in islet isolation. Am J Transplant. 2006；6：496-504.
4) Saito T, Gotoh M, Satomi S, et al：Islet transplantation using donors after cardiac death：report of the Japan Islet Transplantation Registry. Transplantation. 2010；90：740-747.
5) Ricordi C, Lacy P, Scharp D：Automated islet isolation from human pancreas. Diabetes. 1989；38（Suppl 1）：140-142.

〔穴澤　貴行〕

2.　心臓弁・血管

1) 組織保存テクニシャンの役割

　国，地域によって組織バンクの成り立ちは異なるが，ドナー数の著しく少ない本邦において，日本組織移植学会（JSTT）が認定した心臓弁・血管組織バンクは東京大学医学部附属病院と国立循環器病研究センターのみにあり，専従の組織保存テクニシャンたる職業は確立されておらず，組織移植に関わる医師ならびに組織移植コーディネーターらによって行われている。

　JSTT の定める，「ヒト組織を利用する医療行為の安全性確保・保存・使用に関するガイドライン」には，標準業務手順書（standard operating procedure；SOP）の作成，汚染防止，適切な微生物検査，作業環境の整備（sanitation, validation 含む），記録の作成保存（20 年以上）などが明示されており，これらの遵守は必須である。

　組織保存テクニシャンの役割は，同種心臓弁・血管組織の特性である抗感染性，抗血栓性，組織適合性を最大限に生かし，保管による劣化を最小限に抑えて移植における有用性を担保し，また処理過程の安全性を担保することにある。組織移植医あるいは組織移植コーディネーターはドナー発生から移植，フォローアップまでさまざまの過程に関与するが，組織保存テクニシャンとしての業務は，摘出組織の保管・プロセシング・パッキング・凍結保存，記録の作成・保存となろう。

2) 組織保存テクニシャンの業務

　標準の組織保存方法というものは存在せず，欧州，北米，オーストラリアの心臓弁組織バンク 24 施設の調査においても各バンク独自の方法で行われている。ここでは，東京大学医学部附属病院組織バンク（以下，UTTB）で採用されている方法を中心に紹介する。

(1) 摘出組織の保管

　摘出された心臓弁・血管組織は，摘出施設の手術室内においてバックテーブル上で生理食塩水洗浄し血栓など付着物を除去する。培養検体を提出し，2 重容器にて抗生物質入りの培地に浸漬し 24～48 時間 4℃で保管する。UTTB では抗生物質浸漬に RPMI（Roswell Park Memorial Institute）1640 培地に対して，バンコマイシン 50μg/ml，セフメタゾール 240μg/ml，リンコマイシン 120μg/ml，ポリミキシン B 1,000 unit/ml の低濃度抗生物質溶液を用いている。組織バンクごとに抗生物質の種類・濃度，培地，浸漬時間（6～48 時間），温度（1～38℃）を調整している。

(2) プロセシング

　組織のプロセシングは，クリーンルーム（class 10,000），クリーンベンチ（class 100）内にて行い，手術用ガウン，手袋を 2 重に着用して無菌操作に努めている。米国組織バンク協会（American Association of Tissue Banks；AATB）基準では class 1,000 以上の清潔環境が求められる。クリーンベンチ内には，操作中の温度上昇を避けるために滅菌覆布の下に保冷剤を置いている。低温環境（AATB

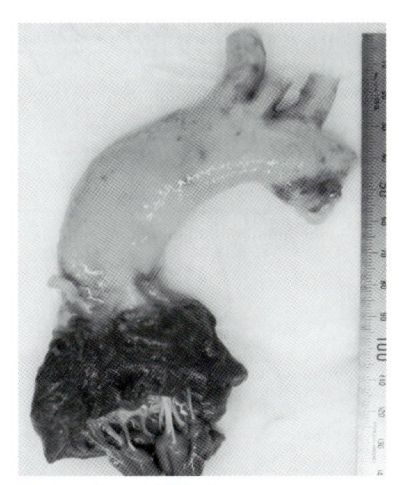

図 11-2　大動脈弁

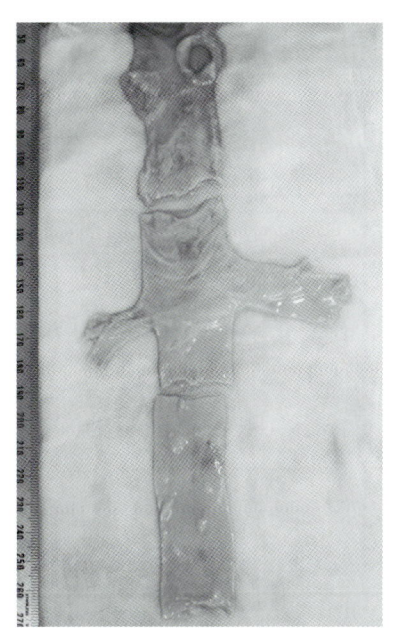

図 11-3　腹部静脈

基準，1～10℃）を保つことで，細胞生存や細胞外骨格の維持を最大化する。滅菌覆布はクリーンベンチの送気・吸気の妨げとならないように注意する。新しい培地を術野に用意し，組織の乾燥防止に努める。

　操作の順番は，より汚染リスクの少ない部位から，心臓弁，胸部下行大動脈，腹部大動脈の順に，また静脈は大腿静脈，腹部静脈の順に行う。

　摘出組織は 2 重パックされており，介助者が外容器を開封し，内容器を術者に渡す。術者は内容器から組織を術野に取り出し，摘出後浸漬していた培地をフィルター培養検査に提出する。この際，内パックは摘出手術の際に汚染されている可能性があり，速やかに破棄し，術者は外手袋を交換する。

　心臓弁においては通常，上大静脈，大動脈弁，肺動脈弁が心尖部を切除された心臓とともに一塊となって抗生物質入り培地に浸漬されている。摘出の際に時間的余裕があれば，手術室のバックテーブル上で各組織に分割することも可能であり，抗生物質浸漬の効率からは分割しておくほうが望ましい。

　肺動脈弁分割の手順としては，ロス手術の autograft 摘出に準じて行うが，冠状動脈は起始部のみ温存すればよく，左冠状動脈前下行枝とその第一中隔枝に沿って切離すると，右室心筋スカートの菲薄化や欠損を回避できる。

　大動脈弁は，左室心筋スカートを 2 cm 長，4 mm 厚を目安に外側から心筋を切除する。僧房弁前尖を大動脈弁側に温存する。冠状動脈は右を 1 cm 長，左を前下行枝と回旋枝の分岐まで温存，左右それぞれの起始部において 5-0 ポリプロピレン糸の 2 重たばこ縫合にて閉鎖する。縫合部位の凍結解凍による劣化の可能性は完全には否定できないが，同部位が冠状動脈ボタンの移植部位となるなど，これまでの臨床使用において問題となったことはない（図 11-2）。

　一方で，下行大動脈は多くの肋間動脈を分枝しており，これらを凍結前に閉鎖すると移植後の破裂等のリスクにつながると考えられ，凍結前に閉鎖はしない。

　下肢・腹部静脈は，主に生体肝移植時の静脈再建に用いられており，適切なサイズに分割保存する（図 11-3）。

　すべての摘出組織において，余剰な脂肪組織，結合組織は可及的に切除する。

　プロセシングを終えた組織は，それぞれサイジングを行い記録する。大動脈弁・肺動脈弁は弁尖の変性や逆流の有無を，また動脈硬化性変化（石灰化，プラーク，瘤化），亀裂・損傷の有無や分枝形態など詳細を記録する。各組織より複数カ所から培養検査に提出する。

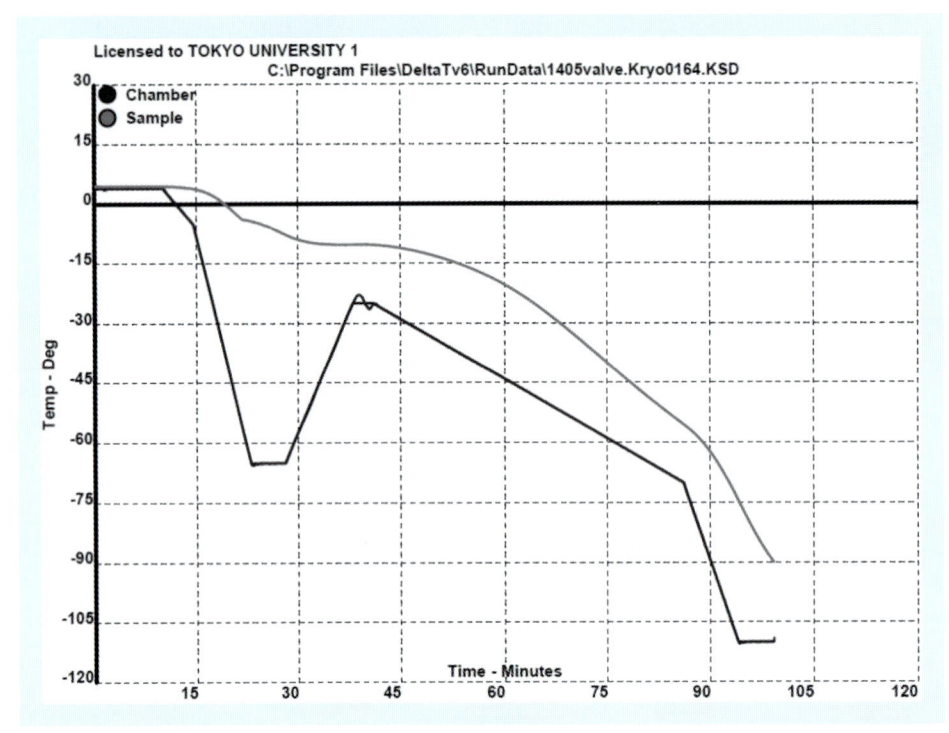

図11-4　プログラムフリーザーによる緩徐冷却

（3）パッキング

　プロセシングを終えた組織は，10％ジメチルスルホキシド（DMSO）培地中に浸漬し，2重に極低温用パウチにパッキングする。凍結保護剤であるDMSOにより高浸透圧となるため，組織と培地をパウチに入れてから緩徐にDMSOを混合する。DMSOは10℃以上で細胞毒性があるが，DMSO溶解の際には溶解熱が放出されるため，混合の際に温度上昇をきたさないよう，また高濃度で組織に接触しないよう撹拌しながら行う。仔牛血清は凍結・解凍時の浸透圧変化に対し保護的に働くことが知られているが，組織中に残存する異種抗原による移植後免疫応答を否定できない。JSTTではプリオン病を否定しきれないため，使用を推奨していない。

（4）凍結保存

　パッキングを終えた組織は，プログラムフリーザーを用いて，1分あたり−1℃ずつ，−80℃まで緩徐冷却する（図11-4）。液相から固相への転位の際の潜熱による融解再凍結を防止し，氷晶の形成を防ぐことで細胞や細胞外構造の傷害を防ぐ。凍結を終えた組織は，専用の液体窒素タンクの気相中（約−180℃）に保管する。極低温下での長期保存による組織の劣化は証明されていないが，保存用バックの耐用年数が5年であり，臨床使用には5年を限度と定めている。

（5）搬送（シッピング）

　欧米においては40年以上の歴史を有する，凍結保存同種心臓弁・血管移植であるが，本邦においては2016年にようやく保険収載となったばかりである（K939-6凍結保存同種組織加算：9,960点）。保険算定要件として，JSTTのガイドラインの遵守ならびにJSTTが認定した組織バンクにおいて適切に採取，加工および保存された非生体の同種組織である，生体弁または血管を使用した場合に限り算定できると明示されている。

　組織の移植を行う場合には，事前に組織バンクを有する東京大学医学部附属病院または国立循環器病研究センターと契約を結ぶ必要がある。組織バンクにおいては契約施設からシッピングの依頼を受けて，レシピエント患者情報から組織バンクのメディカルディレクターが移植適応判定を行いシッピングとなる。手術日程に合わせてのドライシッパーによる搬送となるが，ドライシッパー内の低温環境は7日間維持されることが確認されており，移植施設において未解凍にて使用しなかった場合は7

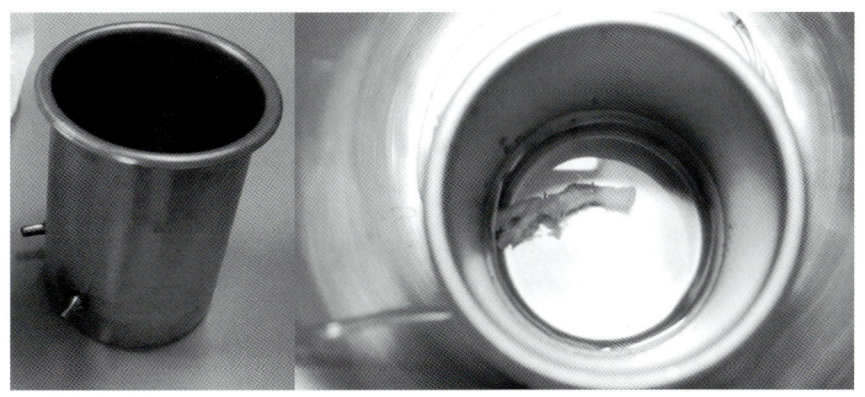

図 11-5　Allo-flow による洗浄

日以内に組織バンクに到着するよう返送する必要がある。ガラス転移点（約－130℃）を超えて温度上昇した場合，既存のごく微小な氷晶から大きな氷晶が形成され，細胞や細胞外構造の傷害をきたすようになる。

　移植の現場においては，各施設において解凍処理を行うが，経験の浅い施設など必要に応じて組織移植コーディネーターを派遣している。手順としては，まずドライシッパーより組織を取り出し室温に7分間静置する。外バックより清潔に内バックを取り出し，40℃の温生理食塩水にて急速解凍し，引き続きポビドンヨード液に浸漬する。室温静置での－100℃付近への緩徐解凍によりクラックの発生を防止し，続く急速解凍によって氷晶形成による細胞や細胞外構造の傷害を最小限としている。およそ4分程度で解凍されるが，温生理食塩水の温度が下がると，解凍速度が遅くなり，再氷晶形成による細胞傷害を生じうる。一方で，より高温での解凍によりクラックが生じうるため，40℃の温度管理が重要である。DMSO の毒性が生じないよう10℃以上に加温されないうちに，内バックから組織と凍結保存液を Allo-flow（図 11-5）に取り出し，4℃の細胞外液輸液1L にて緩徐に洗浄する。Allo-flow による緩徐な洗浄により，高浸透圧状態から正常浸透圧に戻され，移植可能組織となる。移植過程においても，常に湿潤な状態を維持し，繊細な操作を行うことで，細胞や細胞外骨格の傷害を最小限に留めることが重要である。

■文献
1）日本組織移植学会：ヒト組織を利用する医療行為の安全性確保・保存・使用に関するガイドライン．平成20年8月23日改訂，2008.
http://www.jstt.org/htm/topics/annzenn.pdf
2）Heng WL, Albrecht H, Chiappini P, et al：International heart valve bank survey：a review of processing practices and activity outcomes. J Transplant. 2013；163150. doi: 10.1155/2013/163150.〔Epub 2013 Sep 15〕.
3）Hopkins RA：Allograft valve banking：harvesting and cryopreservation techniques. Cardiac Reconstructions with Allograft Tissues. Springer, New York, 2005, pp237-259.

〔益澤　明広〕

3．皮膚

1）組織保存テクニシャンの役割

　2018年現在，本邦における凍結同種皮膚を扱う組織バンクは日本スキンバンクネットワーク（JSBN）のみであり，善意によって提供された皮膚を凍結保存し，必要に応じて熱傷治療専門施設へ供給できる唯一の機関である。組織移植コーディネーターと組織保存テクニシャンの2つの業務は，

バンク所属のコーディネーターが行っている。現在，皮膚に関する組織保存テクニシャンは，原則として医師または移植コーディネーターが務め，保存および供給に関するすべての作業は SOP に従い行われている。

　皮膚はクリーンベンチなどの清潔環境で保存され，凍結後 5 年間移植に使用することが可能である。テクニシャンは移植までの期間，凍結同種皮膚の保存状況を常に把握し，クオリティの維持に務める。また，保存された凍結同種皮膚が全国に公平に配分されるよう，レシピエントには一定の適応が設けられており，適応の是非はメディカルディレクターによって行われる。テクニシャンはレシピエントの容態や移植に必要な枚数など，メディカルディレクターが適応の是非を判断するための情報を収集し，皮膚を供給する。

　移植後は，凍結同種皮膚のクオリティ評価と，移植後の副作用の報告の収集，そして，定期的な追跡調査を行うなど，バンクのクオリティコントロールに努めることも，組織保存テクニシャンの重要な役割である。

2) 組織保存テクニシャンの業務
A．一時保存
　ドナーから採皮した皮膚をプログラムフリージングするまでの期間，保存液にて低温（4℃）で保存しなければならず，これを一時保存という。採皮した皮膚は洗浄液〔生理食塩水 1,000 mL にカナマイシン 1 アンプル（4 mL）を添加〕にて洗浄後，採皮部位別に分け，滅菌コップに入れた保存液にすぐに浸漬し，バンクへ持ち帰る。

B．保存作業
　他施設から採皮された皮膚をバンクまで搬送する際は，4℃以上に温度が上がらないよう，氷やドライアイスなどの入ったクーラーボックスを用いる。皮膚は 4℃の環境で 2 時間以上一時保存液に浸漬した後，72 時間以内に凍結操作を行う。以下に各業務の詳細を示す。

（1）採皮皮膚凍結のための準備
　保存皮膚のパッキングは原則として清潔な部屋で行う。パッキングは，医師またはコーディネーターが SOP に従って行い，パッケージの段階で細菌の混入や増殖をきたさないよう操作する。

（2）保存液の作成
　皮膚の保存を行う前に凍結保存液ならびに洗浄液の調整を行う。凍結保存液は，−70℃〜−196℃の温度下で最小限度の変化しかもたらさないものを選び，さらに抗生物質を混ぜるのが望ましい。洗浄液は，採皮時に洗浄した際と同様に生理食塩水入りボール内に抗生物質（例：カナマイシン）を混ぜておく。

（3）保存の手順
　一時保存液を生理食塩水で十分にすすぎ落とした後，凍結保存液に 5 分以上浸漬し，組織に十分浸透させる（図 11-6）。皮膚裁断台にアダプティックロールを伸ばし，その上に皮膚を表皮側が上になるように丁寧に拡げる。採取した皮膚に毛が付着している場合には，毛抜きなどを用いできるだけ除去することが望ましい。大きさが 7×15 cm（約 100 cm^2＝1 単位（U））になるようにカットする（図 11-7）。規定のサイズ（100 cm^2）に満たないものに関しては「小」とし，凍結皮膚保存表に 1 枚あたりと総面積を記録する。3 つ折りに皮膚をたたみ，最大 5 枚の皮膚を 1 枚の内パックに入れ，乾燥しないように 5〜10 mL の凍結保存試薬を加える。パックシーラーでの脱気をしやすくするため，皮膚はパックの左右どちらかの端に寄せておく。「既定のサイズ」と「小」は，別々に外パックに封入するので，識別しておく。

（4）パッキングと保管
　皮膚を保存するパックは，無菌で物理的に超低温環境での保存に適したものを使用する。パック内

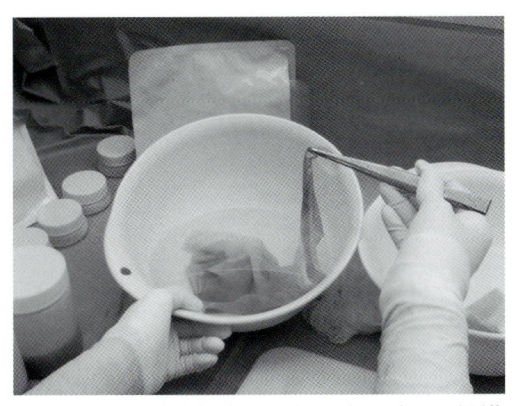

図11-6 凍結保存液に5分以上浸漬し，組織に十分浸透させる

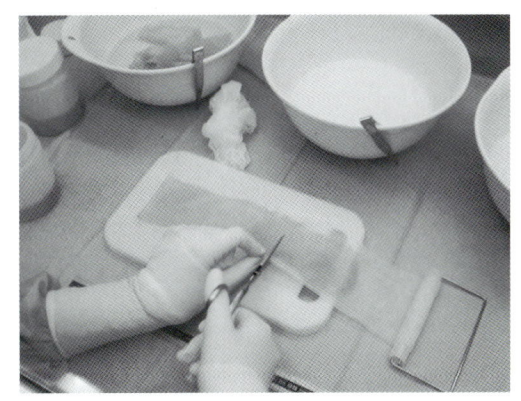

図11-7 大きさが7×15cmになるようにカットする

表11-1　検査項目

血液検査	血液型
	血算
	AST
	ALT
	γ-GTP
	HBs抗原
	HVC抗体
	HIV-1，2
	HTLV-1抗体
	梅毒
	サイトメガロウイルス
	ヒトパルボウイルス
組織検査	一般細菌・真菌
	抗酸菌

は保存液が少量残るようにして，外界からの汚染がないように熱線で完全に密封する。2枚～5枚の皮膚を1パックとしてまとめ，無菌的に2重にパックする。

(5) 細菌検査

血液検査以外にも，採取した組織の一部を用い，組織自体の細菌検査を行う必要がある。皮膚の保存作業時，各部位（胸腹部，背部，上腕，臀部，下肢など）から$1cm^2$大の大きさの皮膚を分離し，細菌検査を行う。操作に際し，細菌混入が起こらないように手技に十分注意し，2週間・4週間後の培養の結果によって，移植の可否を判断する。

皮膚の検査項目は**表11-1**の通りである。

(6) 保存記録

皮膚の場合，1人のドナーから70枚以上の皮膚が採取されることもある。保存時には1枚1枚正確な面積を測り，記録する。これ以外に，保存作業日時（トリミング開始からパッキング終了まで），各採皮部位の採皮枚数・単位および皮膚の状態，プログラミングフリーザー開始時間および終了時間，保存場所（タンクおよびラック），保存者名など，凍結保存に関する記録はすべて保存する。

(7) ナンバリング

サンプルの取り違えを防ぐため，パッケージには統一された番号を設定し，管理する。パッケージには，保存作業年月日，部位，枚数を記載する。「小」は1枚あたりと総面積も記載し，出庫時の照会に必要な情報を明記する。

C. 凍結作業

パッキングの終了後，凍結保存を行う。凍結保存にはプログラミングフリーザーを用い，約1℃/分で徐々に冷却を行い-90℃に凍結させる。潜熱（exothermic freezing plateau）を最小限にするよう設定されたプログラム通りに徐々に凍結され，グラフは緩やかな曲線を描く。これらの過程は記録として残す。

その後，液体窒素タンク内の-196℃環境にて保管する。移植が可能とされる保存期間は5年である。

この文書は患者様のプライバシーに係わるものですので
取り扱いには十分注意をお願い致します。

Recipient Information Sheet

この用紙はスキンバンクのレシピエントの方の情報を書き込んで頂く用紙です

使用施設名＿＿＿＿＿＿＿＿＿＿＿＿＿＿＿＿診療科名＿＿＿＿＿＿＿

- 名前（イニシャル）＿＿＿＿＿＿＿　　性別　M・F
- 生年月日　M T S H＿年＿月＿日　＿歳
- 血液型＿＿＿
- 受傷日　H＿年＿月＿日
- BI＿＿＿
- 熱傷面積 I°　II°　III°　（%）
- 気道熱傷　有・無
- 受傷部位＿＿＿＿＿＿＿＿＿
- 受傷状況＿＿＿＿＿＿＿＿＿

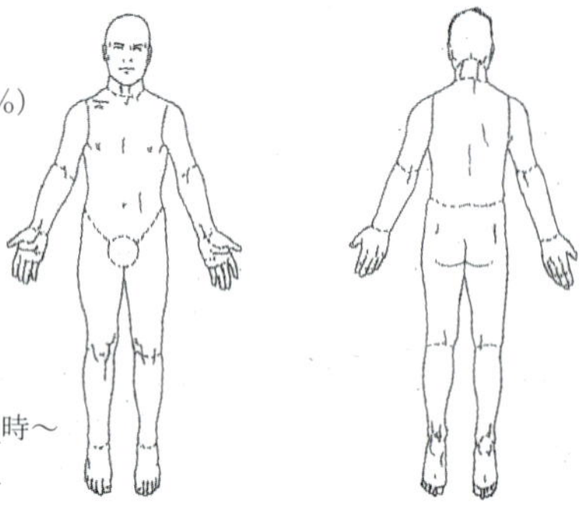

- 手術予定日時　＿月＿日＿時～
- 手術予定部位　＿＿＿＿＿＿＿
  （右図に記入して下さい）
- Allograft使用回数　＿＿回目
- Allograft希望単位　＿＿単位（1単位=100cm²）
- 到着希望日時　＿月＿日＿時頃
- 到着希望場所　〒＿＿＿＿
  ＿＿＿＿＿＿＿＿＿＿＿＿＿＿＿＿
  ＿＿＿＿＿＿＿＿＿＿＿＿＿＿＿＿
  ☎＿＿＿＿＿＿＿＿
  Fax＿＿＿＿＿＿＿＿
- 担当者　＿＿＿＿＿＿＿＿

Allograft使用部位

タンクの到着場所を明記して下さい
例）形成外科医局
手術室　etc

日本スキンバンクネットワーク事務局まで、メールにてご送付下さい

Mail: office@jsbn.jp

図11-8　Recipient Information Sheet

D. 搬送（シッピング）

JSBNでは，同種皮膚移植の対象となる症例には，全国に公平に皮膚が配分されるよう努めている。熱傷治療施設からの連絡を受けると，レシピエントの情報を収集し，手術日に合わせてドライシッパーにて凍結同種皮膚を供給している。使用直前に急速解凍し，凍結保護剤をすすぎ落とし，移植に用いる。必要に応じて2倍や3倍の面積になるようメッシュにされる。また，凍結同種皮膚のクオリティ評価と移植後の副作用の報告は，バンクの運営において必須の業務である。以下に各業務の詳細を示す。

(1) レシピエントの選択基準と公平な皮膚配分

レシピエントとしての適応は，熱傷治療専門施設に入院した同種皮膚移植が必要と考えられる重症熱傷〔BI (burn index) 10以上または深達性II度熱傷以上で15%以上の広範囲熱傷〕を対象としている。70歳以上の重症症例への適応は，その効果を十分に検討したうえで決定する[1)]。

凍結保存皮膚の使用の判断は主治医が行い，皮膚の提供はスキンバンク責任者の判断により，適宜供給される。

基本的に同種皮膚の移植術は，十分な重症熱傷治療の経験を有する施設，すなわち日本熱傷学会認定医または専門医が在籍しているスキンバンクネットワーク参加施設にて実施される。

シッピングのクオリティーに関する追跡調査

タンク受け取り年月日　平成　　　　年　　　　月　　　　日

シッピングした皮膚のクオリティーコントロールの一環として追跡調査をしています。
当てはまる箇所にレ点を付けて下さい。（タンク返却時に同封して下さい。）

① タンク到着時の状態
　　(1)　□ 希望日時に到着した　　　　　　　□ 到着していない
　　(2)　□ 外箱に破損はなかった　　　　　　□ 破損していた
　　(3)　□ タンクに破損はなかった　　　　　□ 破損していた
　　(4)　□ 添付書類に不備はなかった　　　　□ 不備があった

② タンク内部の液体窒素の状態
　　(1)　□ 気相　　　　□ 液相（□ 十分残っていた　□ やや残っていた）
　　　　　□ 乾燥状態（全く液体窒素がなく気相にもなっていないもの）

③ 皮膚保存の状態
　　(1)　□ パックに破損はなかった　　　　　　　□ 破損していた
　　(2)　□ パックの表示と枚数が一致していた　　□ 多い　　□ 少ない
　　(3)　□ 凍結されていた　　　　　　　　　　　□ 解凍されていた
　　(4)　□ 希望した大きさ（形）であった　　　　□ 大きい　□ 小さい
　　(5)　□ 希望した厚さであった　　　　　　　　□ 厚い　　□ 薄い

④ 出庫枚数
　　(1)　□ 希望した枚数が到着した　　　　　　　□ 多い　　□ 少ない

⑤ その他問題点があればご記入下さい

記入者：所属＿＿＿＿＿＿＿＿＿＿＿＿　氏名＿＿＿＿＿＿＿＿＿＿＿＿

図 11-9　追跡調査用紙

（2）供給の記録

供給の記録は必ず保管しなければならない。記録内容には，依頼を受けた日付，供給先施設・診療科名，レシピエントの情報（年齢，性別，BI，受傷状況など），手術日，供給する皮膚のドナー情報（細菌検査の結果など）などが含まれる（Recipient Information Sheet，図 11-8）。

（3）組織の出庫

供給する皮膚のパッケージナンバーを確認し，供給先施設へ出庫する。搬送にはドライシッパーなどを用いて，低温環境下を保ちながら輸送を行う。

（4）皮膚の解凍

凍結皮膚を使用する場合，植皮の直前まで低温環境下で保管しておき，使用直前に37℃の温水で急速解凍を行う。温水は，温度が低下しないよう適宜取り換え，一定の温度が保てるようにする。

パックから取り出した皮膚は，滅菌生理食塩水で凍結保護剤を十分にすすぎ落とし，植皮するまでの間に乾燥しないよう，生理食塩水に浸漬する。

（5）供給後の皮膚の保管方法

皮膚を解凍後，使用しなかった場合，原則として滅菌状態で4℃に保管し，7日以内であれば同じ患者にのみ使用してもよいと，「スキンバンクマニュアル」[1]に定められている。一度解凍した皮膚の再凍結は禁止されており，解凍後7日以上経過した場合は使用不可となる。

Allograft Result Report

Allograft使用施設名 ____________________

患者氏名	性別	年齢	受傷年月日
熱傷面積	Burn Index	allograft施行年月日	
熱傷部位			
転帰	退室年月日		死亡年月日

Allograft使用部位と生着率

＊autoのパッチグラフト＋alloのメッシュグラフトなどの記載方法で手術部位と生着率（%を加え）を図にご記入下さい

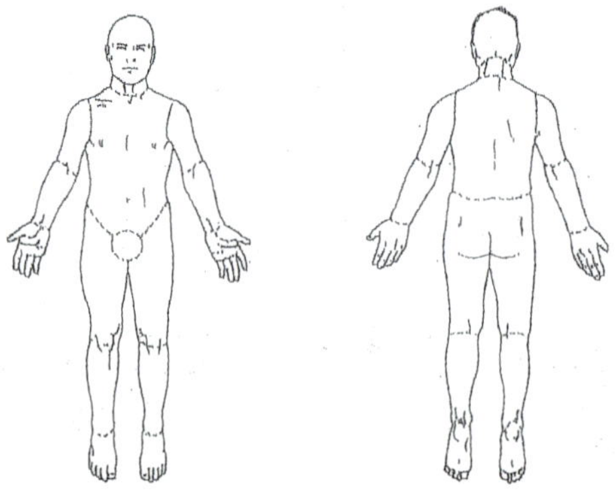

移植後2週目と4週目の状況をお知らせ下さい

移植後2週目の状況		*移植後4週目の状況*	
異常と思われる所見	□有　□無	異常と思われる所見	□有　□無
感染	□有　□無	感染	□有　□無
表皮脱落	□有　□無	表皮脱落	□有　□無
表皮脱落年月日	年　月　日	表皮脱落年月日	年　月　日
真皮脱落	□有　□無	真皮脱落	□有　□無
真皮脱落年月日	年　月　日	真皮脱落年月日	年　月　日
表皮化（自家移植なし）	□有　□無	表皮化（自家移植なし）	□有　□無
allograft施行部位の培養で検出された菌名／菌量（例　MRSA　背部・10^5×1個）		allograft施行部位の培養で検出された菌名／菌量（例　MRSA　背部・10^5×1個）	
その他　特記事項があればお書き下さい		その他　特記事項があればお書き下さい	

以上記録に間違いはありません

年　月　日　　記録者 ____________________

図 11-10　移植結果と副作用について報告シート

E. 凍結同種死体皮膚のクオリティ評価と，移植後の副作用の報告

皮膚の移植時に，保存パックの破損や，保存状況に異常があった場合，移植施設から JSBN へ報告がなされる（追跡調査，図 11-9）。

また，皮膚を供給された移植施設は，凍結保存同種皮膚移植により生じたいかなる副作用も搬送元のバンクに報告することが義務付けられており，移植結果と副作用について報告シート（Allograft Result Report，図 11-10）に記入し報告を行う。JSBN は報告結果を長期間（20 年間）保存する。

異常が報告された場合は，それらの状況の詳細を厳密に調査し，その結果を記録するとともに，移植担当医に報告する。

■ 文献

1）齋藤大蔵，松村一，鳴海篤志，他；日本熱傷学会スキンバンク委員会：日本熱傷学会スキンバンクマニュアル 2012 年度版．熱傷 2012；38：310-323.

〔青木 大・金城 亜哉・関 美智子〕

4. 骨・軟骨・靱帯

1) 組織保存テクニシャンの役割

A. ヒト組織の処理・保存のあり方

　採取されたヒト組織の組織バンクにおける処理，保存については，SOPを作成し，汚染防止に細心の注意を図るとともに，適切な微生物検査を実施すること。採取されたヒト組織においても，処理過程の安全性および移植における有用性を確認すること。

①摘出されたヒト組織の処理・保存に用いられるすべての機器・用具，薬剤，空気環境，水環境においては安全性が十分確認されていること

②摘出されたヒト組織の処理を行う作業場においては，滅菌された器具を用い，無菌的環境設備内で作業を行うなど，ヒト組織への汚染防止に努めるとともに，予防衣を着用することなどにより作業に従事する者へのヒト組織を介した感染症の伝播等の防止にも留意すること

③摘出されたヒト組織ではその一部を用いて細菌・真菌などの培養検査を行うこと

④摘出されたヒト組織の処理過程において，殺菌，滅菌などの適切な微生物の処理を行うとともに，処理の各段階で適切な細菌・真菌等の培養試験または検査を行うこと

⑤摘出されたヒト組織の処理・保存を行う作業環境については，一定の清浄度が保たれるよう留意するとともに，従事者にとって安全な作業環境の整備に留意すること。また，定期的に作業環境の確認検査を行うこと

⑥摘出されたヒト組織については，組織ごとに細菌・真菌・抗酸菌などの培養結果が出そろうまで一定の保存期間を定め，当該期間を経過していない組織については移植への利用は行わないようにすること。ただし，皮膚等の新鮮使用の場合にはこの項目は適応されない

⑦上記の記録を作成，そして20年間保存すること〔「薬事法等の一部を改正する法律（改正薬事法）」（平成15年7月30日施行，平成25年11月27日改正）特定生物由来製品基準に準ずる〕。組織バンクは，摘出された組織の処理・保存に関わるSOPを整備すること。また，摘出された組織の処理・保存の状況について記録書を作成し，その内容について定期的に内部評価を行い，精度管理に努めるとともに，必要に応じ外部機関による評価を受けること

⑧ヒト組織移植に関して問題事例が発生した場合は日本整形外科学会移植・再生医療委員会に連絡すること。さらに，厚生労働省臓器移植対策室にも連絡することが望ましく，健康危機管理の強化に協力すること（健臓発0520002号，厚生労働省健康局疾病対策室長発，平成14年5月20日）

B. 処理，保存方法の選択基準

　選択の基準を満たすドナーから採取されたヒト組織の処理・保存過程における汚染防止と適切な微生物クリアランスに努める。現在利用しやすい保存，処理法として，①冷凍保存，②加温処理・冷凍保存，③脱脂・凍結乾燥・エチレンオキサイドガス滅菌がある。以下を参考にして，これらを使い分けることが望ましい。

　a) 冷凍保存組織を未処理で使用する場合，ドナーのHIV感染の有無の判定にあたっては抗体検査だけでなくPCR法も用いることが望ましい

　b) 加温処理または脱脂・凍結乾燥・エチレンオキサイドガス滅菌処理による組織の変化が臨床成績に及ぼす影響については，骨組織以外では情報が不十分である。したがって，靱帯，腱，軟骨などに骨以外の組織に冷凍保存以外の処理を加える場合は，組織の劣化による影響を考慮する必要がある

　c) 骨を冷凍保存して使用する場合，加温処理を追加することが望ましい。また，冷凍保存骨を使用するにあたって，ドナーのHIV感染の有無の判定にPCR法を用いることができない場合は，少なくとも加温処理を追加することが望ましい

2) 組織保存テクニシャンの業務
A. 組織の処理
(1) 解凍

　消毒されたクリーンベンチ内で行う。凍結している組織を容器に入れ，滅菌精製水の流れで解凍する（図 11-11）。

(2) 不必要な組織および細胞成分の除去

　採取された組織から筋肉や骨膜など不必要な組織を可能な限り除去する。この際，異なるドナーから採取された組織を混合して処理してはいけない。同種移植における抗原は主として細胞にあるので，したがって冷凍保存前または移植の直前に移植骨の血液および骨髄成分を可能な限り除去しておくことが望ましい。これには，手術用のジェット洗浄装置によって滅菌精製水を移植組織に噴射することが効率的であるが，その代用としてスポイト等を利用してもよい。また，冷凍保存前から移植組織の用途が明らかな場合，必要な大きさに裁断しておけば骨髄成分の除去はより容易になる。

　ただし，靱帯，腱については遊離複合組織移植として骨とともに利用可能であるので，骨の付着した状態で保存することも一つの方法である。例えば，骨片付膝蓋腱などが利用しやすい。

(3) 不必要な組織および細胞成分の除去の実際

①解凍された組織から，ラスパトリウム，パンチなどを用いて不必要な軟部組織を除去する。この時，エアトーム，電動グラインダーなどを用いると効率的である（図 11-12）。

②軟部組織を除去した骨を必要な大きさにボーンソー等で裁断する（図 11-13）。

③裁断した骨の骨髄成分を除去するために，ジェット洗浄装置によって滅菌精製水を噴射することが効率的であるが，その代用としてスポイト等を利用してもよい（図 11-14）。

(4) 加温処理

　血液検査等のスクリーニングで，すべてのウイルス感染の有無を確定することは困難である。ウイルス侵入からウイルス抗体陽性化まで数カ月を要することが多く，この期間は感染者の抗体は偽陰性となる。したがって，ウイルス感染予防をより確実なものとするため，スクリーニングを補う方法として何らかのウイルス不活化処理を冷凍保存前後に加えることが望ましい。

　ウイルス不活化法の一つとして加温処理があり，移植骨の処理に利用することができる。ただし，軟骨・腱，靱帯の加温処理については，組織の劣化に対する検討が不十分であり，有用性は不明である。また，クロイツフェルト・ヤコブ病などプリオン病の病原体には無効であることに注意を要する。

　加温処理はスクリーニングを省略または簡略化するためのものではない。この際，操作は無菌的に行い，異なるドナーから採取された組織を混合して処理してはいけない。設定温度と加温時間として，現在までに 80℃・10 分と 60℃・10 時間の 2 種類が報告されている。80℃・10 分の処理法では温度変動の許容範囲が狭く，加温温度をコントロールするための特殊な装置が必要となる。この理由は，80℃という温度は骨の劣化をひき起こす温度に近く，また処理時間が 10 分と短いため，期待される効果を得るには骨全体が速やかに均一に加温される必要があるためである。60℃・10 時間の加温では，若干の温度上昇があった場合でも骨の劣化をひき起こすことはなく，また 10 時間という長時間の処理であり，骨全体が確実かつ均一に加温されるため，加温温度を制御するための特殊な装置は必要としない。また，アルブミン製剤のウイルス不活化法として長年用いられており，有効性・安全性が広く認められているだけでなく，以下のような利点がある。

①脱灰骨の骨誘導活性は熱に比較的安定である[1]。60℃・10 時間の加温によって，ラット脱灰骨の骨誘導活性は変化しなかった[2]。また，ヒト保存骨でも BMP 活性が温存されていることが確認されており[3]，移植骨の骨誘導能に悪影響が少ないと考えられる

②HIV は不活化されることが報告されている[4,5]

③HCV 関連ウイルスは不活化されることが報告されている[6]

④耐熱性ウイルスである HBV (hepatitis B virus) に対しては，不活化効果はやや劣るが，感染力を

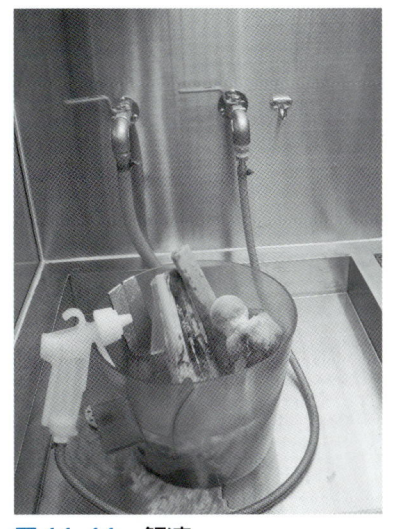

図 11-11　解凍

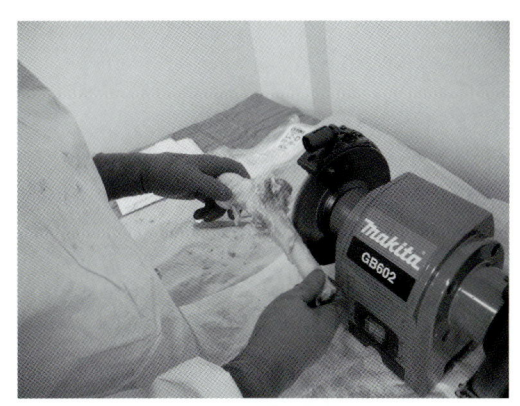

図 11-12　不必要な軟部組織の除去

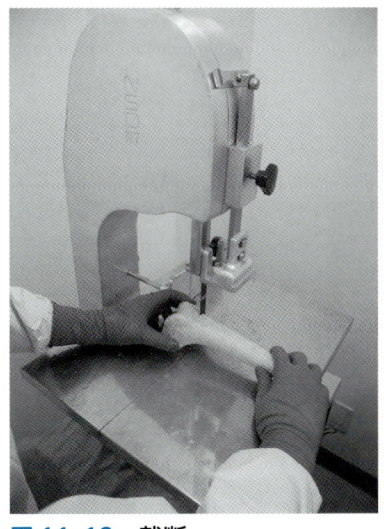

図 11-13　裁断

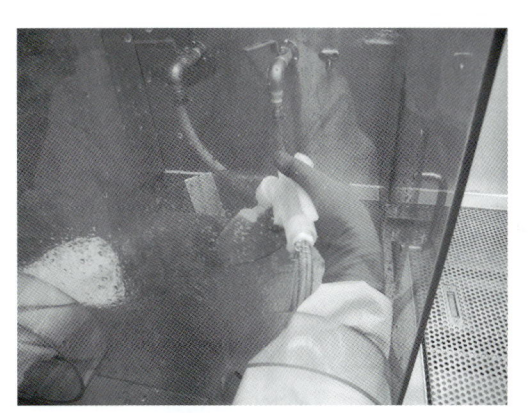

図 11-14　骨髄成分の除去

　有する HBV の数を減らすことができると報告されている[7]

　ただし，ウイルスの不活化については，血漿中のウイルスを対象とした報告が主であり，骨基質内のウイルスについての直接証明はなされていない。

(5) 加温処理法（60℃・10 時間）の実際

①移植骨と滅菌生理食塩水または滅菌精製水を滅菌ステンレスポットに入れる（図 11-15）

②このポットを 60℃に温度調整した恒温水槽に 10 時間浸す

③10 時間加温後は骨髄腔から流出する蛋白や脂肪成分などによって，図 11-16 のように生理食塩水は混濁するため，滅菌精製水による洗浄（前述）を再度行う

　a) 処理中に超音波処理を加えると，より効率的に細胞成分を除去することができる。超音波処理を加える場合，恒温水槽の代わりに超音波洗浄器を用いる

　b) この処理に使用する恒温水槽または超音波洗浄器は一昼夜紫外線照射して消毒し，恒温水槽または超音波洗浄器内では滅菌水を使用する

　c) 加温処理は，処理に用いた生理食塩水の一部などを細菌培養し，無菌であることを再度確認することが望ましい。したがって移植直前に加温処理しても構わないが，細菌培養の結果を確認した後に移植するには，冷凍保存前に処理する必要がある

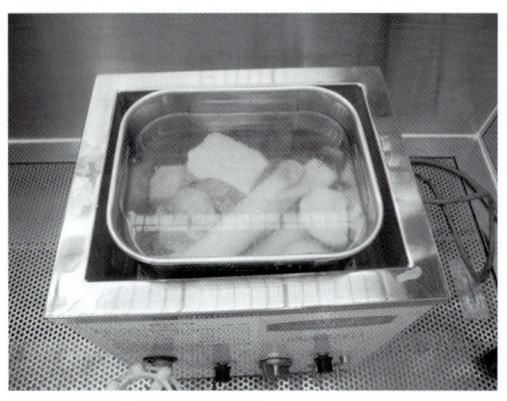

図 11-15 加温処理前

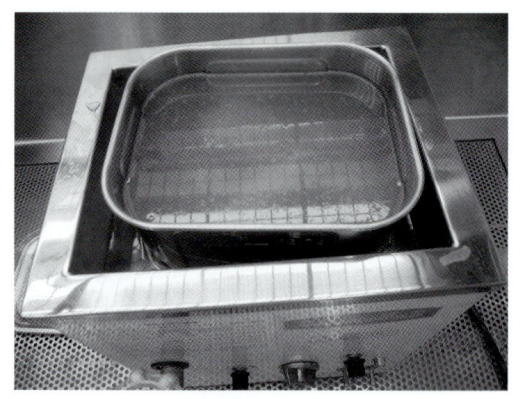

図 11-16 加温処理後

B. 組織の保存

(1) 包装・ラベル

①スワブ検査：上記処理中の汚染の有無を確認するため，包装する前にすべての処理骨からスワブを取る

②保存時の包装容器は滅菌された防水性，気密性のプラスチックバッグ（ラミジップ®，ジップロック® など）を使用する

③保存する組織を入れ，吸引してできるだけ脱気を行い，3重包装する。外界からの汚染がないように完全密封する

④包装にはラベルを貼る。ラベルには採取組織の取り違えがないように，各バンクで統一したナンバー（プロダクトナンバー）を記載する。また，超冷凍下でも剝がれない材質を用いるべきである。ラベルの記載項目は下記の事項を参考にして管理者が決定する

  a) 移植用組織の名称・左右（例：右大腿骨頭）

  b) プロダクトナンバーなど，組織の出所を確認できるもの

  c) ドナーのウイルス検査および組織の細菌検査の結果

  d) 採取した日付

  e) バンクの住所，バンクへの連絡方法

  f) 保存溶液の使用の有無，使用した場合はその名称と濃度

  g) 処理中に抗菌薬や薬剤を使用した場合はその名称と量

  h) 加温処理の有無

  i) 推奨される保存条件（温度など）

  j) 移植用組織の取り扱い上の注意事項（例：煮沸しないこと等）

(2) 二次冷凍保存

  汚染等の対策として，移植に用いるように処理された組織（プロダクト）を一次冷凍保存と同様の方法で別の冷凍庫に保存する。ラベリングされた3重包装のプロダクトを種類別の容器に入れ保存することで供給時の取り違い対策となる。長期保存には−70℃またはそれより低い温度が望ましい。この温度であれば最低5年は保存できるとされている（AATB基準による）。解凍は使用直前に行う。

C. 組織の供給：ヒト組織の移植施設への供給および移植への利用

①組織バンクがヒト組織を移植施設に供給する際には，明文化された基準に基づき公平に供給を行うこと。その際，レシピエントの選択において移植の機会の公平性を保つよう配慮すること

②組織バンクがヒト組織を移植施設に供給する際には，実施されたドナースクリーニング検査の項目，検査方法およびその結果，処理方法等について併せて情報提供を行うこと

③組織バンクにおいては，ヒト組織の移植施設への供給に関する記録をプライバシー保護に留意しつつ保存・管理し，当該ヒト組織のドナー，処理・保存過程およびレシピエントの記録について必要に応じて確認できる体制を整備すること。また，各記録を保存する期間は最低20年間とするが，当該期間の経過以降も可能な限り保存すること

④移植施設においてヒト組織を移植に用いる際には，あらかじめレシピエント側の同意を得ること。また，同意を得るため，当該施設の担当医師によって当該ヒト組織の移植に関わる潜在的危険性を含めた安全性，移植の有用性等についてレシピエント側に十分説明すること

⑤移植施設においてヒト組織を移植に用いた場合には，診療録等に供給を受けた組織バンク名，当該バンクによって設定されているヒト組織の識別番号等を記録し，必要に応じて情報管理者を置き，その下で遡及調査および追跡調査を行うことが可能となるような体制を整備すること

⑥組織バンクおよび移植施設においてはレシピエント側を特定することにつながる情報，またはレシピエント側が知られることを望まない情報を厳格に管理し，それらの情報が漏洩することがあってはならない

⑦組織バンクは，非営利・公的機関として移植施設に対してヒト組織を供給すること，もしくは供給したことを対価として移植施設，患者などから財産上の利益を受け，またはその要求もしくは約束をしてはならない。ただし，組織バンクとしての活動を行うことに通常必要である範囲の交通費，通信費，コーディネーションにかかる費用，ヒト組織の採取，処理，保存または搬送にかかる経費・費用については「対価」とみなさない

　a）冷凍保存組織の搬送方法：ドライアイス入りの容器に入れて密封し，医師の管理下で搬送する。搬送時間に適した量のドライアイスを十分に入れておく必要がある。容器には移植に用いる冷凍保存組織が入っていること，容器を破損しないよう注意することを明瞭に記載しておく

　b）移植前の処置：手術室で包装を解いて無菌的に取り出し，組織の一部（骨髄など）とスワブを細菌検査に提出した後，抗菌薬を含んだ生理食塩水に浸して解凍する

　c）一度包装を解いた組織は原則として再保存・再利用しない

■ 文献

1) Urist MR, Iwata H, Ceccotti PL, et al：Bone Morphogenesis in implants of insoluble bone gelatin. Proc Nat Acad Sci USA. 1973；70：3511-3515.

2) Ito T, Sakano S, Sato K, et al：Sensitivity of osteoinductive activity of demineralized and defatted rat femur to temperature and duration of heating. Clin Orthop. 1955；316：267-275.

3) Izawa H, Hachiya Y, Kawai T, et al：The Effect of Heat-Treated Human Bone Morphogenetic Protein on Clinical Implanation. Clin Orthop. 2001；390：252-258.

4) Resnic L, Veren K, Salahuddin Z, et al：Stability and inactivation of HTLV-III/LAV under clinical and laboratory environments. JAMA. 1986；255：1887-1891.

5) Pirce GF, Lusher JM, Brownstein AP, et al：The use of purified clotting factor concentrates in hemophilia. JAMA. 1989；261：3434-3438.

6) Nowak T, Klockman U, Hilfenhaus J, et al：Inactivation of viruses related to hepatitis C virus by pasteurization in human plasma derivatives. Biologicals. 1992；20：83-85.

7) Shikata T, Karasawa T, Abe K, et al：Incomplete inactivation of hepatitis B virus after heat treatment at 60℃ for 10 hours. J Iinfect Dis. 1978；138：242-244.

〔井澤　浩之〕

5. 角膜・強膜

1) 組織保存テクニシャンの役割

　アイバンクとは，死後，眼球の提供を受け，安全性の確認をしたうえで，角膜・強膜を必要としている患者に公平に斡旋をする公的機関である。その活動は，①十分な眼球提供者（ドナー）を獲得す

る，②安全な角膜を供給する，③公平，公正に分配する，の 3 原則に基づいて行われており，啓発活動，献眼登録，眼球の摘出，ドナーの血清および眼球の検査，角膜・強膜の保存，移植希望患者（レシピエント）の登録，斡旋，記録など多岐にわたる。アイバンクは，厚生労働大臣の許可を受けて「眼球あっせん業」として運営が許可されている機関であり，現在全国 54 カ所で活動している。

　アイバンクテクニシャンの業務は，摘出後，眼球から強角膜切片作製や，角膜評価などの検査など，多岐にわたる。前述の 3 原則に基づき，各バンクで作成されている SOP に従い行われている。

　とくに，以下を遵守することが，テクニシャンとしての役割である。

- 無菌的手技の標準化
- 無菌操作
- 内皮細胞をよい状態で保つ
- 細菌により組織の汚染を最小限にする

2) 組織保存テクニシャンの業務

A. 強角膜切片の保存法

　ドナーの血液検査の結果を待たなければ，提供された角膜の安全性を担保することができない。このため，1 週間の保存が可能な強角膜片保存法という方法を採用しているところが多い。これにより，角膜の保存期間が全眼球保存に対し，飛躍的に延びた。

　眼球から強角膜切片を作製する処置は，移植片の質を維持するうえできわめて重要であるため，習熟した者がこの処置にあたっている。角膜保存専用容器（ビューイングチャンバー）を用い，保存液（optisol^{TM}-GS など）に浸した状態で保存する。保存後に，角膜内皮細胞の計測および角膜組織そのものの評価を行う。評価された後，抗生物質の作用を引き出すため，最低 4 時間以上室温に留置された後に，4℃の冷蔵庫内で保存される。この際，保存された強角膜切片が決して凍結，あるいは 8℃以上の状態にならないよう注意する。

B. 強角膜切片の作製

①搬入された眼球は，保存瓶を開蓋することなく瓶の外部を 70％エタノール等で消毒後，乾燥しクリーンベンチに運ばれ，作業を行う。これ以降の処理には無菌的操作がとられる。テクニシャンは手術用手袋を着用し，すべて無菌的な器具を使用する。

②眼球を保存瓶から取り出す。その際に生理食塩水や抗生物質入りの溶液で洗浄する。

③滅菌ガーゼを約 3cm 幅で折りたたみ，その上に眼球を置く（図 11-17a）。右利きの場合はガーゼの右端に置き，左利きの場合は左に置いて，眼球の 1/3 程度が見えるように巻いていく（図 11-17b）。眼球の赤道部にある程度の圧がかかり，巻き上げた時にガーゼが円柱状に立つようにする（図 11-17c）。

④巻き上げた眼球をさらに生理食塩水で洗浄し，ガーゼがある程度湿気を含み，手を放しても立つようにする。ただし，洗浄液を多くかけすぎると，下面が不潔になるので注意する。最後に抗生物質入りの溶液を 2～3 滴たらす（図 11-17d）。

⑤ブレード等で，輪部から 3mm 位の部位の結膜を取り除くように掻爬する。結膜を掻爬した後に抗生物質入りの溶液を 2～3 滴たらす。さらに新しいブレードで強膜を穿孔する。この際にぶどう膜を穿孔しないよう十分注意して行う。万が一穿孔し硝子体が出た場合には，ガーゼによりできるだけ眼球の形状を保つように保持し，角膜が変形して内皮にダメージを与えないよう注意する（図 11-17e）。

⑥剪刀で強膜を切開する。3 時の方向から侵入し眼球を回転させながら，剪刀の挿入部が 3 時方向を維持するように行う。内部の刃が強膜をやや外側に押し続けるように操作すると，ぶどう膜が穿孔しにくい。刃の先端まで使うと，振動により角膜に影響を与えるため，剪刀の中心部の刃のみを使用するように心がける。輪部が小さすぎると，ビューイングチャンバーの爪にかからない場合もあ

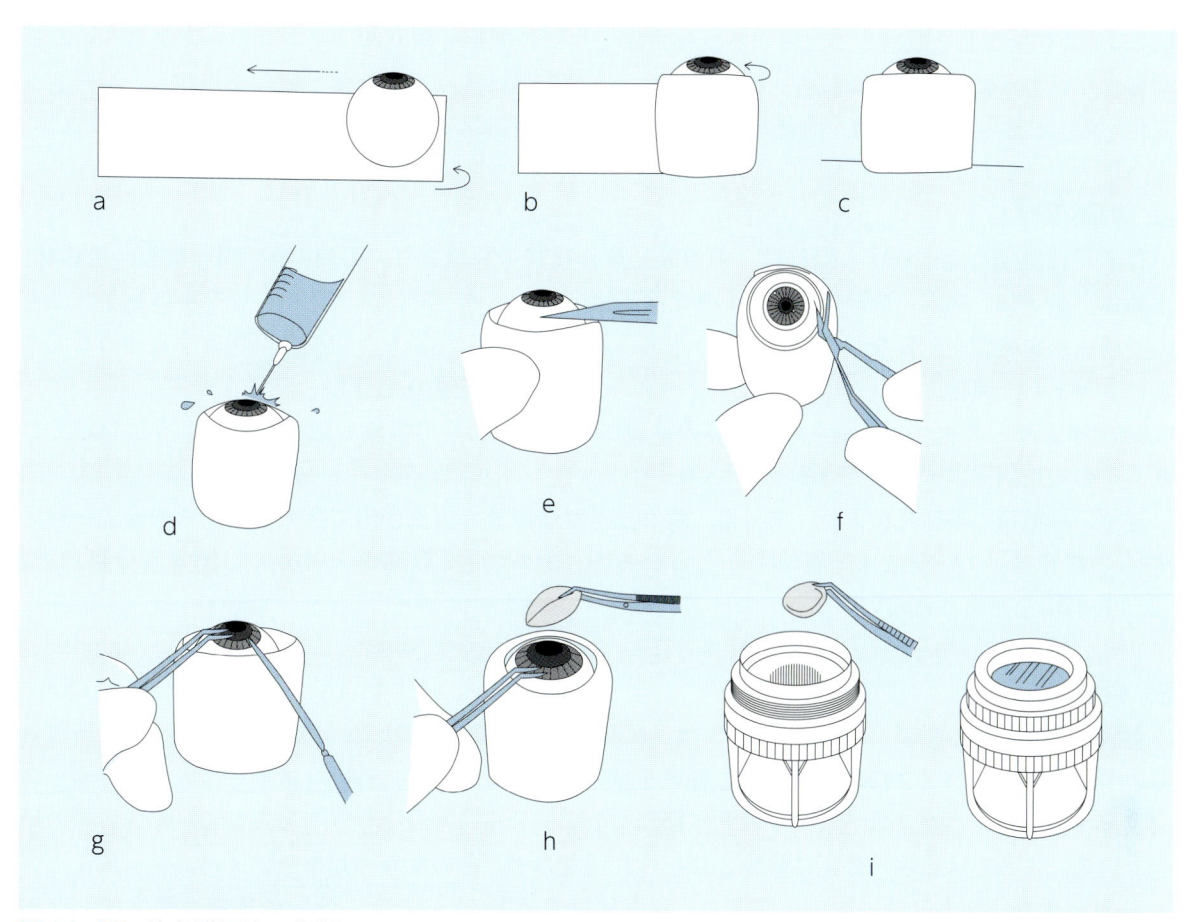

図 11-17　強角膜切片の作製

るので，2〜4mm 程度の輪部は必ず残すように全周を切開する（図 11-17f）。

⑦全周を切開したら，低い位置より角膜鑷子で輪部を保持し，直のスパーテルでぶどう膜の中心部を軽く下方に撫でる。スパーテルの触れる部分が角膜鑷子の中央部分を維持することで，角膜変形を防ぐ。虹彩炎後等で癒着が強い場合でも，無理なテンションをかけて穿孔したり角膜を変形させたり，内皮側にダメージを与えることのないように注意する。1カ所の毛様体が脱落した瞬間に角膜中央部に空気が入るので，その部分から回転して連続的に剝離していく（図 11-17g）。

⑧全周の毛様体が脱落したら，ビューイングチャンバーに optisol™-GS 保存液を入れて，角膜鑷子で角膜輪部を持ち，表面に抗生物質入りの溶液を 2〜3 滴たらして，中央部の固定器具の上に上皮側を下向きに置く（図 11-17h, i）。内皮側にも保存液が来るように注意する。蓋を固く閉めたら，シール等で封印する。最後に眼内の状態を確認し，水晶体が報告通りの状態であるか，眼内に異常がないか等を確認する。

注意点としては，

- 角膜の乾燥を防ぐために，処置の途中に抗生物質入りの溶液をたらすか，生理食塩水をたらしながら行う
- 抗生物質入りの溶液をたらした直後に生理食塩水をたらさない
- ⑦の作業はより慎重に行うことで，内皮に与えるダメージを防ぐ

があげられる。

C. 角膜評価

細隙灯と内皮細胞のスペキュラーマイクロスコープによる観察を行う。項目としては，角膜の状態（透明性，肥厚，folding，異物，炎症など）の観察，内皮細胞密度，6角形細胞出現率，細胞欠損や

guttata の有無などを観察して記録する。強角膜切片での細隙灯観察は，マクロからミクロへの鉄則を忘れないようにする。すなわち，最初にスリット幅を拡げて，角膜全体と輪部を観察し，特徴的な変化（炎症細胞の凝集，異物，血液など）を記録し，その後に倍率を上げて細部の観察を実施する。

D. 強膜保存

　移植用強膜切片を作成する際には，強角膜切片作成後の眼球より，眼内の内容物（虹彩，毛様体，水晶体，硝子体，網膜，脈絡膜）を鑷子等で除去後，さらにガーゼにエタノール等を染み込ませたもので残った脈絡膜や血管などを十分の拭き取り，洗浄をする。洗浄した強膜は，保存する適当な大きさにカットし，凍結，もしくは95%エタノール，グリセリンを使用し常温にて保存をする。

　2013年より，アイバンクからの緑内障の治療に伴う強膜切片の斡旋も認められるようになっており，その使用用途は広がっている。

　近年，移植術の多様化により，摘出術，保存法もさまざまな方法が出てきている。この術式に対応すべくアイバンクの役割は一層増すこととなるが，その際も「眼球のあっせんに関する技術指針」（図11-18）を参照されたい。

E. 供給

　角膜移植を受ける患者（レシピエント）は，医師によって移植の適応が判断され，全国54カ所にあるいずれかのアイバンクに登録される。各アイバンクは，それぞれに待機リストを作成し，待機患者を登録する。アイバンクは，このリストに則り，公平・公正に斡旋を行うこととなる。緊急斡旋の場合も含め，これらは公平・公正に斡旋されなければならず，そのための基準をアイバンクは備えている必要がある。厚生労働省健康局長より「角膜移植希望者（レシピエント）の選択の標準的な基準健発0114第5号」（第10章　表10-2）が出されているので参照されたい。

(1) 移植希望者待機リスト

　各眼球斡旋機関において，レシピエントの登録順に角膜移植希望者待機リストを作成する。なお，レシピエントが医学的に緊急な角膜の使用を必要とする状態にある時は，広域斡旋を含めた眼球斡旋機関の間における斡旋についても考慮する。

(2) 優先順位

①1眼の提供があった場合

　1眼のみの提供があった場合には，以下の順に優先順位を判断し，移植先を決定する。

　まず，ドナーが親族に対し眼球を優先的に提供する意思を書面により表示している場合であって，その親族（「『臓器の移植に関する法律』の運用に関する指針（ガイドライン）」第2の1に定められた配偶者，子および父母）が移植希望者待機リストに登録されている時は，当該親族を優先する。

　次に，角膜穿孔，角膜潰瘍，角膜感染症などにより，各眼球斡旋機関の医学基準委員会等における検討の結果，医学的に緊急な角膜の使用が必要であると認められるレシピエントがいる場合には，当該レシピエントを優先する。

　以上の者がいない場合には，移植希望者待機リストにおいて待機期間の長い者を優先する。

②2眼の提供があった場合

　2眼の提供があり，両眼とも移植に適している場合には，1眼は①に従って移植先を決定する。もう片眼は，以下の順に優先順位を判断し，移植先を決定する。

　まず，ドナーが親族に対し眼球を優先的に提供する意思を書面により表示している場合であって，その親族（「『臓器の移植に関する法律』の運用に関する指針（ガイドライン）」第2の1に定められた配偶者，子および父母）が移植希望者待機リストに登録されている時は，当該親族を優先する。

　次に，角膜穿孔，角膜潰瘍，角膜感染症などにより，各眼球斡旋機関の医学基準委員会等における検討の結果，医学的に緊急な角膜の使用が必要であると認められるレシピエントがいる場合には，当

眼球のあっせんに関する技術指針

平成12年 1月 7日 制 定
平成14年12月 2日一部改正
平成22年 7月17日一部改正
平成24年 4月 1日一部改正

本指針は、該当法令等が特記されている部分は法令上の義務を構成するものであるが、それ以外の事項についても、安全かつ適切な眼球あっせんを行うために準拠することが必要である。なお、自らの眼球あっせん機関において強角膜切片作成などの眼球の処理を行うことができないために医療機関に委託する場合等、医療機関において手続が行われる際にも、眼球あっせん機関より医療機関に対して以下の技術指針に準拠するよう求める必要がある。

1 【眼球提供に係る承認手続きについて】
　眼球提供に係る家族の承諾書については、眼球摘出記録書に添付することとされており（臓器の移植に関する法律施行規則（平成9年厚生省令第78号。以下「施行規則」という。）第6条第2項第2号及び第2号の2並びに第3項）、すべての場合において遺族から眼球提供に係る承諾書を得ることが必要であること。
　なお、臓器の移植に関する法律（平成9年法律第104号。以下「法」という。）の規定に基づき眼球を摘出するためには、次のいずれかの場合に該当することを確認する必要があること。（法第6条第1項第1号及び第2号）
　① 本人が眼球を提供する意思を書面により表示しており、遺族が眼球の摘出を拒まない場合又は遺族がいない場合
　② 本人が眼球を提供する意思がないことを表示しておらず、遺族が眼球の摘出を書面により承諾している場合
　さらに脳死下で眼球を摘出するためには、本人が脳死判定に従う意思がないことを表示していない場合であって、次のいずれかに該当することを確認する必要があること（法第6条第3項第1号及び第2号）。
　ア 本人が眼球を提供する意思を書面により表示し、かつ、家族が摘出及び脳死判定を拒まないとき又は家族がいないとき
　イ 本人が眼球を提供する意思がないことを表示しておらず、家族が摘出及び脳死判定を行うことを書面により承諾しているとき
　ただし、眼球以外の臓器を眼球と併せて摘出する場合には、①及び②並びにア及びイの本人及び遺族・家族の意思については、（社）日本臓器移植ネットワークにより確認されることから、各眼球あっせん機関は、①又は②の区分に応じ、本人及び遺族の眼球摘出に関する意思について、当該確認が行われた書面により確認すること。

2 【眼球提供者（ドナー）適応基準について】

1

死体からの眼球の摘出の際の眼球提供者（ドナー）の適応基準については、平成12年1月7日付け健医発第25号厚生省保健医療局長通知「眼球提供者（ドナー）適応基準について」によること。

3 【移植眼球組織取扱施設について】
　摘出した眼球から、強角膜切片、強膜片を作成する場合には、バイオハザードレベルのクリーンベンチ等での無菌操作を実施できる設備の完備されたところで処理すること。また、クリーンベンチ等については、その衛生管理に留意すること。

4 【眼球及び強角膜切片の摘出・保存等】
4－1【眼球の摘出・保存】
　(a) 眼球の摘出
　　死体から眼球を摘出する際には、滅菌された眼球摘出キット等を用いて、細菌等による汚染の予防に細心の注意を払うこと。摘出した眼球は滅菌生理食塩水や抗菌薬の溶液で十分に洗浄し、滅菌された専用の眼球保存瓶に入れ、眼球固定器等で瓶内に適切に固定すること。
　　なお、眼球の摘出を行った医師は、眼球摘出記録を作成すること（法第10条第1項）。

　(b) 摘出眼の保存
　　眼球の保存に際しては、乾燥を防ぐよう十分留意すること。また、眼球提供者（ドナー）の角膜の細菌汚染の予防について十分配慮すること。

　(c) 眼球の搬送
　　眼球保存瓶に入れた摘出眼球を眼球あっせん機関に搬送する場合には、氷若しくは保冷剤を入れたアイスボックス等を用いること。搬送は4℃前後の温度で可能な限り短時間で行い、搬送中に眼球が凍結しないよう注意すること。

4－2【強角膜切片の摘出・保存】
　(a) 強角膜切片の摘出に当たっての留意事項
　　滅菌された摘出キット等を用いて、細菌等による汚染の予防に細心の注意を払うこと。また、作業は、ドレープ等を用いて可能な限り衛生的に行うこと。

　(b) 眼表面等の消毒・洗浄
　　眼表面等の眼瞼（睫毛を含む。）をポビドンヨード等を用い消毒し、及び滅菌生理食塩水等で洗い流すことにより、衛生的な処置が行えるよう準備すること。

　(c) 強角膜切片の摘出・保存
　　強角膜切片の摘出を行う際には、余剰の結膜等を除去し、眼表面を滅菌生理食塩水や抗菌薬の溶液で再度洗浄した後、角膜輪部より2～4mm 程度外側の部位の強膜を

2

全周にわたりブレード、電動トレパン等を用い切開すること。強角膜切片の摘出は、適切な器具で虹彩をゆっくり押し下げつつ、角膜を引き上げて行うこと。この際、角膜内皮細胞に損傷を与えることがあるので細心の注意を払うこと。摘出した強角膜切片は、眼球保存液の入った専用保存器に角膜上皮細胞側を下向きにして置き、素早く蓋をして封をすること。
　なお、強角膜切片の摘出を行った医師は、眼球摘出記録を作成すること（法第10条第1項）。

4－3【眼球又は強角膜切片摘出後の遺体の処置】
　4－1により眼球を摘出した場合又は4－2により強角膜切片を摘出した場合には、出血や眼球内容物の漏出が無いように配慮し、さらに義眼を挿入して、眼球提供者（ドナー）の顔貌の変化が最小限になるよう努めること。また、摘出処置後、眼球摘出あるいは強角膜切片摘出に携わった者は遺族に眼球提供者（ドナー）の顔貌の確認を求めるなど遺族に対し配慮すること。

5 【摘出眼球からの強角膜切片の作成】
　4－1により眼球を摘出した場合は、以下の(a)～(f)に従い当該眼球から強角膜切片を作成すること。
　(a) 強角膜切片作成の準備
　　眼球の保存瓶は蓋を開けることなくその外部をエタノール等で消毒し、クリーンベンチ等の無菌操作設備内に運ぶこと。それ以降の処理は滅菌器具を用いて無菌的操作で行うこと。

　(b) 全眼球からの強角膜切片の単離
　　全眼球を滅菌生理食塩水や抗菌薬の溶液で洗浄するなど、細菌等による汚染の予防に十分留意すること。また、単離を行う際には、余剰の結膜等を除去し、再度洗浄した後、角膜輪部より2～4mm 程度外側の部位の強膜を全周にわたり切開すること。強角膜切片の単離は、先端の丸いブレードなどで虹彩をゆっくり押し下げつつ、角膜を引き上げて行うこと。この際、角膜内皮細胞に損傷を与えることがあるので細心の注意を払うこと。単離した強角膜切片は、眼球保存液の入った専用保存器に角膜上皮細胞側を下向きにして置き、素早く蓋をして封をすること。

　(c) 強角膜切片の評価等
　　処理した強角膜切片は、スリットランプ、スペキュラーマイクロスコープ等を利用して可能な限り詳細に検査し、その結果を所定の様式に記入すること。

　(d) 強角膜切片の保存
　　強角膜切片は角膜組織の評価後に4℃の医療用冷蔵庫内等で保存すること。この際保存した強角膜切片が凍結しないよう注意すること。また、48時間以上保存する際には、角膜内皮細胞の老廃物による影響を最小限に止めるよう努めること。強角膜切

3

片の保存に使用した保存液の名称、ロット番号を記録、保管すること。
　(e) 強角膜切片の保存期間
　　処理した強角膜切片は、保存より10日間以内に移植に用いること。有効期限内にあっせんできない等の理由で移植に用いられなかった強角膜切片は、無菌操作により凍結に耐える保存容器にてマイナス80℃で凍結保存し、将来的な角膜表層移植手術、緊急時の手術等に用いるために無菌的に保存すること（凍結保存された角膜を緊急に用いる場合は、保存期間を特に定めない）。
　　強角膜切片保存瓶中の組織を移植医療に用いる場合には、保存液、並びに角膜輪部の一部組織の細菌培養を行うことが望ましいこと。その場合、眼球あっせん機関は、その結果の報告を受けるよう努めること。
　(f) 角膜と角膜輪部の使用について
　　一つの強角膜切片より角膜移植を二名以上の患者に実施した場合、移植を行った医療機関は、手術に関する記録を作成し、移植手術実施報告書と共にその旨を眼球あっせん機関に報告すること。この際、医療機関は、開封後の強角膜切片の全部又は一部への細菌汚染を防ぐよう細心の注意を払うこと。

6 【移植用強膜片の作成】
　5により強角膜切片を作成後に移植用強膜片を作成するときは、以下の(a)～(e)に従い行うこと。
　(a) 強膜片の単離
　　強膜片の単離においては、眼球の内容物（虹彩、毛様体、水晶体、硝子体、網膜、脈絡膜）を滅菌した鑷子で除去すること。

　(b) 強膜片の洗浄
　　強膜片を単離した後、付着している脈絡膜や血管等を滅菌された綿球、ガーゼ等にエタノール等を浸したもので十分に拭き取ること。

　(c) 強膜片の保存
　　洗浄した強膜片は、滅菌された容器に入れ、保存液を使用する場合には凍結し、95％エタノール、グリセリンを使用する場合は室温で、適切に保存すること。なお、保存する際には、使用上の利便性を考慮して半割、1／4割にしておくことも可能であること。

　(d) 強膜片の使用
　　保存された強膜片を使用する場合には、あらかじめ滅菌生理食塩水、BSS（Balanced Saline　Solution）等により十分に洗浄してから使用することが望ましいこと。

　(e) 細菌培養
　　強膜片の使用に際して、その一部及び洗浄した生理食塩水若しくは BSS を培養して

4

図 11-18 ①　眼球のあっせんに関する技術指針

（つづく）

【ページ5】

　細菌の有無を確認すること。眼球あっせん機関は、移植を実施した医療機関から、細菌培養の結果について報告を受けるよう努めること。

7【角膜内皮移植用角膜片の作成】
　4－2又は5により強角膜切片を摘出し、又は作成した場合において、当該強角膜切片から角膜内皮移植用角膜片を作成するときは、以下の(a)～(d)に従い行うこと。
　(a) 角膜内皮移植用角膜片作成の準備
　　角膜内皮移植用角膜片の作成の際には、滅菌された人工前房、マイクロケラトーム、フェムトセカンドレーザー等の器械を用い、細菌等による汚染の予防に十分配慮すること。また、強角膜切片やこれを加工した角膜内皮移植用角膜片の取扱いには細心の注意を払い、角膜内皮細胞に損傷を与えないように操作すること。

　(b) 強角膜切片の評価
　　角膜内皮移植用角膜片の作成に当たり、強角膜切片の厚みをパキメーター等を用いて測定しておくこと。

　(c) 角膜内皮移植用切片の作成
　　強角膜切片を人工前房に載せ、動かないよう固定し、マイクロケラトーム等を用い切開すること。

　(d) 角膜内皮移植用切片の保存
　　切り取ったフラップは可能な限り元の位置に戻した上で、眼球保存液の入った専用保存容器に角膜上皮細胞側を下向きにして置き、素早く蓋をして封をすること。

8【使用されなかった部分の眼球の処理について】
　移植に使用されなかった眼球又はその一部については、法第9条及び施行規則第4条に従い、焼却処分とすること。また、所定の検査等に基づき移植に不適合と判断されたものである場合には、施行規則第15条第2項に従い、不使用記録を作成すること。

9【表層角膜移植用の全眼球の摘出・保存について】
　眼球あっせん機関は医療機関から表層角膜移植に使用するための全眼球あっせんの要請があった場合、全眼球のままであっせんすることも可能であること。その際には、角膜内皮細胞の評価を除いて、他の取り扱い基準を遵守すること。また、全眼球の提供を受け、移植を実施する医療機関においては、表層角膜移植を行った残りの眼球の部分については、焼却処分とすること（法第9条及び施行規則第4条）。

10【記録の保管】
　眼球あっせん機関は、眼球のあっせんを行った場合には、あっせん記録を作成し、5年間保管すること（法第14条第2項）。

5

【ページ6】

11【強角膜切片等作成の施術者】
　強角膜切片、移植用強膜片又は角膜内皮移植用切片を作成する施術者には、十分な知識と技術が要求されるため、この作業について十分な研修を受けること。

12【本技術指針の見直し】
　本技術指針は、適宜見直すこととしていること。

6

【ページ7】

（別紙）

○　臓器提供及び臓器移植に当たって必要な書類一覧

書類名	脳死下	心臓死下	作成者（署名者）	保管者 ドナー家族	判定医又はその施設	摘出医又はその施設	移植医又はその施設	あっせん機関	所管警察
1 本人の生前の意思を表示した書面（脳死判定）	※1	／	本人(同)	所有	○	○	○	○	□
2 本人の生前の意思を表示した書面（臓器摘出）	※1	※1	本人(同)	所有	○	○	○	○	□
3 家族が脳死判定を拒まない・承認する旨を表示した書面	レ	／	家族(同)	—	●	—	—	○	□
4 遺族が臓器摘出を拒まない・承諾する旨を表示した書面	レ	レ	遺族(同)	—	—	○	○	○	□
5 脳死判定の的確実施の証明書	レ	／	脳死判定医(同)	—	●	○	○	○	□
6 脳死判定記録書	レ	／	脳死判定医(同)	—	●	○	○	○	□
（添付①）判定に当たって測定した脳波の記録									
（添付②）1及び2の本人の生前の意思を表示した書面の写し ※1									
（添付③）3の家族が脳死判定を拒まない・承諾する旨を表示した書面									
7 死亡日時を確認することのできる書類	※2	※2	主治医・監察医(同)	—	—	○	○	○	□
8 臓器摘出記録書	レ	レ	摘出医(同)	—	—	●	○	○	—
（添付①）2の本人の生前の意思を表示した書面の写し ※1									
（添付②）4の遺族が臓器摘出を拒まない・承諾する旨を表示した書面の写し									
（添付③）5の脳死判定の的確実施の証明書の写し									
9 不使用臓器の記録	レ	レ	摘出医・摘出医以外(同)	—	—	●※3	—	○	—
10 臓器移植記録書	レ	レ	移植医(同)	—	—	—	●	○	—
11 移植術の実施の説明記録書	レ	レ	移植医(同)	—	—	—	●	○	—

7

【ページ8】

12 臓器のあっせん帳簿	レ	レ	あっせん機関	—	—	—	—	●	—

●：原本を保存　　○：写しを保存
□：「臓器移植と検視その他の犯罪捜査に関する手続との関係等について」（平成9年10月8日付け健医疾発第20号）第1　検視等の取扱いの4の(2)による。
※1 本人の書面による意思表示があった場合のみ。
※2 臓器の摘出・あっせんに当たっては、摘出医・あっせん機関は、臓器提供者の死亡の日時を主治医等から確認することが必要である。この確認については、摘出医・あっせん機関等の判断により、死亡診断書若しくはその写しの交付や、摘出記録書に記載された死亡日時の確認を主治医等に求めること等により行うものとする。ただし、脳死下臓器提供の際は、脳死判定の的確実施証明書の写しにより、死亡の事実及び日時を確認することができる。
※3　臓器を摘出した医師以外の医師が摘出した臓器を移植術に使用しないこととした場合は、当該医師が9の不使用臓器の記録を作成し、その勤務する医療機関の管理者が5年間保存しなければならない。

8

図 11-18 ②　眼球のあっせんに関する技術指針

該レシピエントを優先する。

　次に，両眼性の高度の視力低下，両眼または片眼の疼痛などにより，各眼球斡旋機関の医学基準委員会等における検討の結果，角膜の使用の必要性が高いと認められるレシピエントがいる場合には，当該レシピエントを優先する。

　以上の者がいない場合には，移植希望者待機リストにおいて待機期間の長い者を優先する。

（3）附則（両眼の移植が必要な者の取り扱い）

　両眼に対する移植は，片眼移植終了後にあらためてレシピエントの登録を行うこととする。ただし，両眼とも医学的に緊急な角膜の使用が必要とされる場合は，この限りでない。

F．搬送方法

　供給される強角膜切片は，発泡スチロールにクラッシュアイス等を入れ，ボックス内を2～8℃の状態に保ったままで，移植施設に搬送する。クラッシュアイスや保冷材が角膜に直接触れて凍結したり，クラッシュアイス等の量が少なくボックス内が高温になったりすることのないように注意が必要である。また，外気温の影響を考慮し，氷の量や梱包されている発泡スチロールの質，厚さなどを確認し，Box を調節するなど，より安全な方法で搬送をする。

　また，角膜の搬送には，必ず供給する角膜の Tissue information を同封する。Tissue information には，提供いただいたドナーの情報や感染症の結果，角膜の評価等を記載し，斡旋する角膜の状態を移植医に伝える役割がある。

■参考文献

1) 篠崎尚史，青木　大：角膜移植とアイバンク．眼科研修ノート．改訂第2版．永井良三監，坪田一男，木下　茂，山本哲也，他編．診断と治療社，東京，2015.
2) 青木　大，篠崎尚史：アイバンク．専門医のための眼科診療クオリファイ12　角膜内皮障害 to the rescue．大橋裕一編，中山書店，東京，2012，pp280-283.
2) 井原正裕，青木　大：角膜移植法制．専門医のための眼科診療クオリファイ12　角膜内皮障害 to the rescue．大橋裕一編，中山書店，東京，2012，pp284-287.
3) 青木　大：Q&A 角膜移植のドナー適応基準について教えてください．専門医のための眼科診療クオリファイ23　眼科診療と関係法規．鳥山佑一，村田敏規編，中山書店，東京，2015.

〔佐々木　千秋，青木　大〕

6．羊膜

1）組織保存テクニシャンの役割

　種々の特性から，出産後の羊膜は移植術に用いられるだけではなく，移植材料を作製するための基材・素材として利用される。一人のドナーの羊膜から多数の移植用組織や移植材料が精製・作製されるため，細菌学的安全性の確保が重要である。

　作業は医学的に清潔な空間内で行われ，洗浄，細切，保存が進められる。技術者は清潔な環境を管理・確保するとともに自己の健康を管理し，SOP に従って清潔操作を行う。作業の過程においても，清潔を保持するための手間を省いてはならない。不潔野で作業を補助する者と協働できれば，より効率的に進めることができる。

　保存された羊膜の管理や供給においても，安全性の確保を念頭に置き，羊膜を扱う技術者の視点から潜在的なリスクを焙り出し適宜バンクの SOP に反映させる。採取から実際に手術室で移植が行われる，または研究室等で使用されるまでの全過程において，種々の観点からリスクの芽を摘み取る姿勢が求められる。

2) 組織保存テクニシャンの業務
A. 作業場所や物品の管理

空間やクリーンベンチ内の環境に関して，SOP に沿って定期的に細菌学的検査とメンテナンスを行う。併せて入室者や作業に携わる技術者の健康状態の把握を徹底する（図 11-19）。

必要な薬剤・器材・消耗物品を管理，必要に応じて補充し，使用期限が定められているものについてはその期日について管理を行う。薬品冷蔵庫や組織の保存に使用するフリーザーの庫内温度管理を行い，自動計測の場合は記録について保管を行うが，必ずみずからの目で確認することも大切である。冷蔵庫やフリーザー内での管理・保管状況については，内容を記した書式やホワイトボードを活用し，バンクのメンバーが情報を共有することが望ましい。

これらの記録はバンクが定めた方法で保管する。保管方法や保管期間については学会のガイドラインに準拠する。

(1) 洗浄

医学的に清潔な空間（手術室内，基準を満たした作業室やラボ室，クリーンベンチ内など）で，滅菌された器材を使用し，清潔操作で行われる。

十分な量のリン酸緩衝生理食塩水で羊膜を用手的に洗浄し，付着している血液等を洗い流す。羊膜に傷を付けることがないよう丁寧に扱い，生理食塩水を取り換えながら洗浄する。羊膜の一部を採取し，細菌学的検査の検体とする（図 11-20）。

続いて，ステンレスバット等の底面が広い容器にリン酸緩衝生理食塩水を注ぎ，用手的に，絨毛膜側を上面にして，親指と他の指の指先で大きく羊膜のプリーツを伸ばすように拡げながら，反対の手の指先で撫でるように，絨毛膜および残存している小さな血液塊を除去する。（絨毛膜は指の腹で撫でることで，容易に剥離される。）生理食塩水を 2〜4 回交換しながら繰り返す。この際，羊膜に入る亀裂を最小限に留めるよう，丁寧にやさしく撫でるように作業しながら，凹凸の様子や血管跡，微細な孔の位置を肉眼的に確認しておく（図 11-21，22）。

(2) 細切

十分に洗浄された羊膜の，凹凸・血管跡・孔のない均一な領域から，バンクが定めた形状になるように切り出していく。ドナーの厚意に沿うためにも，できるだけ効率よく多くの組織を確保できるよう努める。

リン酸緩衝生理食塩水を張ったステンレスバットのなかで，片手の親指と人さし指で羊膜のプリーツを拡げながら，利き手で医療用メス等を用いてすばやく細切する。移植手術時に術者がレシピエントの患部の状態に合わせてトリミングを行うので，切り出した羊膜が厳密に同形である必要はないが，なるべくばらつきがないことが望ましい（図 11-23）。

細切した羊膜の外観検査を行う。無鈎のマイクロ鑷子を用い羊膜を一枚ずつ，抗生物質を添加したリン酸緩衝生理食塩水を入れたペトリディッシュに移し，泳がせるようにして拡げながら肉眼的に両面の外観検査を行い，表 11-2 の規格に適合しているものを移植用羊膜とし，不適合のものはバンクが定めた方法に従って，残余組織とともに適正に処分する。加工後の細菌学的検査の検体として，不適合のものまたは残余組織から一部を採取し，規格に適合した組織と同様に精製過程を進める。

(3) 細切された羊膜の洗浄

細切された羊膜を，抗生物質を添加したリン酸緩衝生理食塩水とともに遠心チューブに収め，チューブローテーターを用いて回転洗浄する。この際，バンクで 1 本の遠心チューブに収める羊膜の組織数の上限をあらかじめ定めておき，十分に攪拌・洗浄されるようにする。洗浄液を新しいものに交換し，はじめは白色を呈する洗浄液が無色透明になるまで洗浄を繰り返す。

細菌学的検査の検体を確保し，提出する（図 11-24）。

(4) 保存

保存液は培地（ダルベッコ社 MEM 培地）と滅菌されたグリセリンの等容量混合液に抗生物質を添

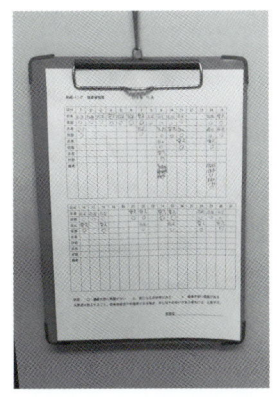

図 11-19 入室者の管理

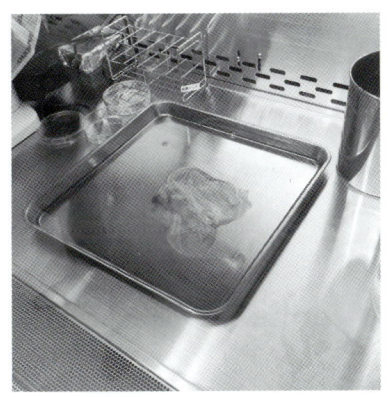

図 11-20 洗浄前の羊膜

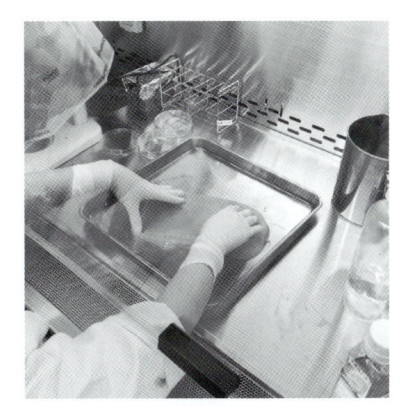

図 11-21 絨毛膜の除去

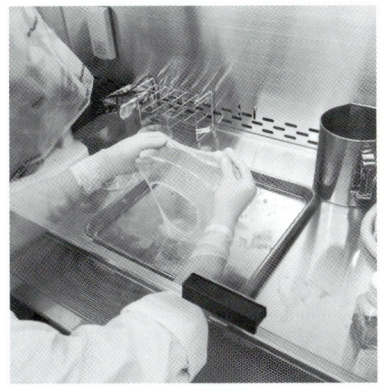

図 11-22 肉眼的観察（中央部の穴は胎盤と臍帯が付着していた部分）

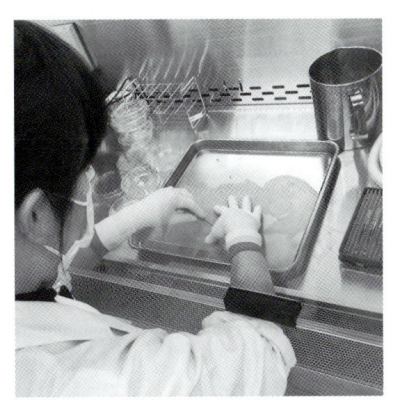

図 11-23 細切作業

表 11-2

検査部位	規格
上皮側	血管跡・微孔がないこと
絨毛膜側	線維状組織（絨毛膜組織）がないこと 血管跡・微孔がないこと

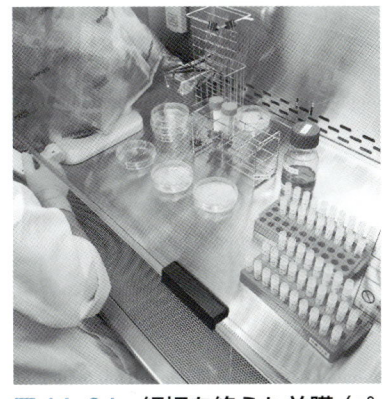

図 11-24 細切を終えた羊膜（ペトリディッシュ内）

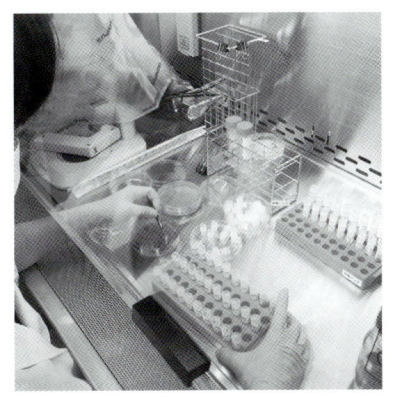

図 11-25 保存される羊膜

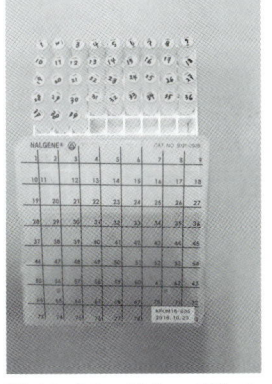

図 11-26 ドナーごとのケースに納められた羊膜

加したものである。保存液を調合し，洗浄された羊膜を保存液とともに遠心チューブに入れ，チューブローテーターで回転させ，保存液を羊膜の両表面に十分に馴染ませる。

　新たな保存液を規定量，マイクロピペットを用いてバイアルチューブに入れる。そのなかに無鈎のマイクロ鑷子を用いて，羊膜を一枚ずつ完全に保存液中に浸るように沈め，キャップし，接合部をワセリンシートで密栓する。各バイアルチューブにバンクが付与した固有識別番号を記載する（図 11-25）。

　すべての羊膜をバイアルチューブに納めたら，そのなかの 1 本（1 組織）以上を，「保存用羊膜」として将来の検査用に確保する。「保存用羊膜」以外の羊膜を納めたバイアルチューブは，ドナーごとに ID を記載した専用ケースに立てて納め，組織バンクの医療用超低温フリーザー（−80℃）内で保管する（図 11-26）。

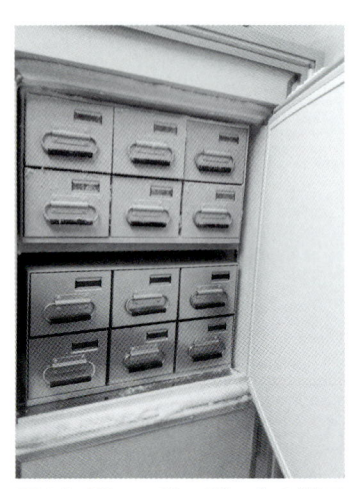

図 11-27　フリーザー内の様子

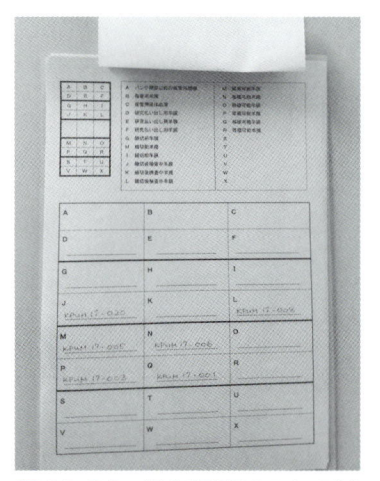

図 11-28　保存場所リストの例

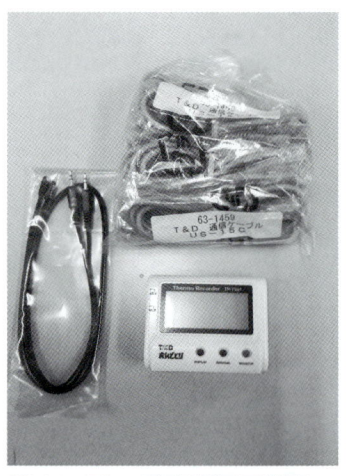

図 11-29　温度管理用機器

　フリーザー内は引き出し等のパーティションで区切り，原則として 1 つのスペースには 1 ドナーから採取された移植用羊膜を保管する（図 11-27）。また，精製前羊膜，検査中羊膜，移植使用可能羊膜，斡旋中の羊膜等は，コンタミネーションを避け混同されることのないように，保管スペースを別にするなどの工夫を行う。

　「保存用羊膜」は，ドナーの血清と同様に医療用超低温フリーザー内で保存する。保存期間については，JSTT のガイドラインに準ずる。

（5）記録，その他

　バンク書式による「羊膜保存場所リスト」を更新し，フリーザーのドアに掲示することで，バンクメンバーと情報を共有する。また，一連の作業に関する記録書を作成し保管する（図 11-28）。

　バンクは細菌学的検査の項目および検査方法の SOP を，医学的・社会的状況に応じて適宜最新のものに更新し，技術者はそれに従って実施する。

B．移植用ヒト羊膜組織の供給について

　羊膜は経腟分娩においては，児の出生の後に胎盤と一体化したまま娩出され，処分される。しかし，移植のための組織として提供される場合には，生体ドナーである“帝王切開手術により出産する妊婦”から採取され，ドナーの厚意によって社会に提供された貴重なヒト組織である。遺伝子情報を含んでいることから，倫理面においても厳重な扱いが求められていることは，他のヒト組織とまったく変わりがない。社会に安全な羊膜移植術を普及させるため，JSTT，日本角膜学会，日本角膜移植学会により「羊膜移植に関するガイドライン」が作成された。その準拠をもって安全性が確保されたうえで移植が行われた場合に限り，国民健康保険診療として認められる。供給に先立っては，移植医・移植施設の双方が，これらのガイドラインを準拠していることを，バンクは確認しなければならない。

（1）移植医または移植施設，研究機関からの移植用ヒト羊膜の申請

　日本眼科学会が認定した羊膜移植術者・羊膜移植術実施施設により，「移植用ヒト羊膜申請書」がバンクに提出される。バンクは，レシピエントの医学的適応のほか，①移植医が羊膜移植術者の認定を受けていること，②移植術を行う医療機関が羊膜移植術実施施設認定を受け，羊膜移植術実施施設として管轄する地方厚生局に届け出ていること，を確認する（バンクは，証明する書類の写しの提出を依頼し，資格について把握しておく）。斡旋料の出納のために，バンクを有する機関と移植・研究施設との間で羊膜斡旋に関する契約を締結する。

　医学的研究に使用する目的で移植用ヒト羊膜の申請・斡旋を受けようとする場合には，研究者はあらかじめ JSTT の「ヒト組織適正利用審査委員会」の審査を受け，研究の承認を受けなくてはならな

いとされている。バンクは提出された申請書の内容を確認・審査し，バンク長の決裁をもって払い出しを行うことが決定されれば，斡旋可能な保管中の羊膜を割り当てる。続いて，申請者と羊膜搬送の日程や方法を調整する。バンクは，移植施設の設備（医療用超低温フリーザーの有無，機能や設定温度，管理の現状），羊膜の受け渡し担当者（誰がどこで羊膜を受け取り，フリーザーに収めるのは誰か），到着後手術までの管理等について情報収集を行い，リスクをアセスメントしたうえで，必要に応じて事前に啓発や調整を行い安全性の確保に努める。

　気象状況や交通障害などについて，搬送準備段階で確認しておくことも大切である。とくに夏季や搬送距離が長い場合には，搬送中のコンテナ内環境管理に十分な留意が必要とされ，事前に搬送と同条件でのテストを行う場合もある。

(2) 搬送（シッピング）

　羊膜は凍結したまま搬送される。バンクの SOP に従い，搬送用ケース，ドライアイスや専用の保冷剤，温度管理のための機器などを準備する（図 11-29）。万一，搬送途中で保存液の漏れが起きた際に容易に観察できるよう，バイアルチューブは専用バッグに入れ真空シーラーを用いてパッキングを施すが，そのバッグにも内容羊膜の固有識別番号を記載する。

　担当者は，申請書に割り当てられた移植用ヒト羊膜の固有識別番号を確認し，複数の作業者によるチェックの下で医療用超低温フリーザーから取り出し，専用バッグに入れた後，真空シーラーでバッグの開口部を圧着する。規定量のドライアイスや保冷剤とともに，搬送用バッグまたはケースなどに収め，必要書類とともに搬送する。

　搬送時に移植医に届けるべき書類には，羊膜組織の情報シート，移植報告用紙，搬送のクオリティに関する報告書用紙，返信用封筒などがあり，移植医には手術後の記入と提出を依頼する。これらの書類が記入後返送されれば，バンクはデータ集積と分析を行い，これを活用する。また移植医のニーズを把握するための情報源としても活用される。移植されてから一定期間が経過しても返信がない場合は，個別に確認して協力を依頼する。

(3) その他

　羊膜移植術が本邦の眼科医師に普及する以前から，羊膜は研究素材として使われてきたため，羊膜を扱う関係者にヒト組織であるという意識が十分でない場合もあり，元は処分されていたものという認識を持つ者もいる。また，将来において，眼科以外の他科領域においても移植に用いられる可能性がある。ドナーの厚意により提供された貴重なヒト組織としての扱いが徹底されるよう，バンクは日本眼科学会主催の「羊膜移植講習会」，学会発表や活動報告などを通じて，また斡旋の機会を活用して啓発活動に努める必要がある。組織保存テクニシャンは，実際に羊膜を扱う者として啓発の重要性を十分理解し，移植医に現場の声を届けていく。同時に，より高いレベルで安全性を確保し，レシピエントや移植医のニーズに応えられるよう，種々工夫を続ける姿勢が求められる。

■文献

1) Kim JC, Tseng SC：Transplantation of preserved human amniotic membrane for surface reconstruction in severely damaged rabbit corneas. Cornea. 1995；14：473-484.
2) 日野智之，外園千恵，稲冨勉，他：羊膜移植の適応と効果．日眼会誌 2012；116：374-378.
3) 稲冨勉，小泉範子：羊膜の採取と保存．眼科 2000；42：251-256.
4) Nakamura T, Sekiyama E, Takaoka M, et al：The use of trehalose-treated freeze-dried amniotic membrane for ocular surface reconstruction. Biomaterials. 2008；29：3729-3737.

〔石垣　理穂〕

Ⅱ　各組織の採取と移植適応・移植術・臨床効果

1．膵島

1）組織の採取

　2013年3月より，脳死下ドナーからの膵提供による膵島移植も可能となり，膵島移植班事務局に脳死下ドナー情報が寄せられるようになったが，現在は脳死下ドナー情報が全体の約70％である[1]。したがって，本邦で行われている膵島移植における膵臓摘出は心停止下および脳死下ドナーの両者から行われている。いずれの場合でも，肝臓や腎臓などの他の腹腔内臓器の摘出があり，腹腔内臓器の灌流が行われた場合に，膵島移植のための膵臓採取が行われる。膵島移植では，他の組織移植と異なり，採取組織内の細胞のviabilityを維持することが重要で，臓器移植同様，保存液による冷灌流は必須である。また，膵島細胞のviability維持のため，腹腔内臓器摘出チームと行動を共にし，腹腔内臓器摘出が終了次第，すぐに膵臓採取を行う。

　膵臓移植と異なり，膵島移植のための膵臓採取では十二指腸，膵臓の支配血管の採取は必要ない。後に述べるが，膵島分離の際，膵管からコラゲナーゼを一定圧で注入し膵臓を消化させるため，膵臓を一部でも損傷するとコラゲナーゼが漏出し，膵島分離が不良となるので注意を要する。したがって，膵臓を損傷なく安全に採取するためには，十二指腸や脾臓などを一塊に腹腔外に摘出し，その後，バックテーブルにおいて十二指腸と脾臓を剝離するほうが安全である。ただし，この際，必ず十二指腸と脾臓を腹腔内へ還納すること，主膵管を確保することが重要である。以下，筆者の膵島移植時における膵採取方法を述べる。

（1）腹腔内操作

　膵採取を行う際には，脳死の場合はすでに肝臓と腎臓の摘出が終了していることが多い。用いるのは長めのメッツェンバウム剪刀かクーパー剪刀と自動縫合器で，結紮糸もほとんど必要としない。腎臓摘出がない場合は，まず網囊を開放し，横行結腸と胃の間を十分に剝離した後に，横行結腸間膜を切離し，上行結腸から下行結腸までも十分に遊離しておく。

　筆者はまず，十二指腸を右側よりできるだけ脱転していき，下大静脈と大動脈から膵臓を完全に遊離する。この際，肝臓摘出がない場合には肝十二指腸間膜が切離されていないため，これを切離し，胆管を同定し結紮切離しておく。固有肝動脈，門脈は膵臓さえ損傷しなければ，どこで切離しても問題ない。腹腔動脈は大動脈前面で切離し，総肝動脈や脾動脈を膵臓に付けて採取するほうが，膵損傷を防ぐ観点からはよいと思われる。肝臓摘出があった場合はこれらの脈管はすでに適切な部位で切離されている。ここで十二指腸の口側を幽門のやや肛門側で自動縫合器にて切離する。続いて，十二指腸の肛門側をトライツ靱帯よりすぐの肛門側でやはり自動縫合器にて切離する。切離した小腸を口側から追って小腸間膜を切離していく。この操作で遊離された上行結腸まで到達することで，腸管が完全に遊離され膵臓と切離される。

　最後に，脾臓と膵臓を一塊に左側より後腹膜から脱転することで，膵臓を十二指腸の一部と脾臓を一塊に摘出することが可能となる。

（2）バックテーブル

　バックテーブルでは，あらかじめ用意しておいた冷保存液内でトリミングを行う。筆者らはUW液を用いている。脾臓は膵臓を損傷しないように注意しながら，剝離，切離する。抹消側の脾動静脈はとくに結紮する必要はない。続いて十二指腸と膵頭部の間を剝離，切離する。この際，主膵管（場合によっては副膵管も）を同定する。後述するが，筆者らは膨化の際，膵体部を切断し，膵頭部側は逆行性に，体尾部は順行性に主膵管にカニュレーションを行うので，主膵管を乳頭付近で結紮するが，カニュレーションを乳頭側から行う施設はこの時点でカニュレーションを行う。トリミングされた十二指腸と脾臓は必ずドナーの腹腔内に還納する。

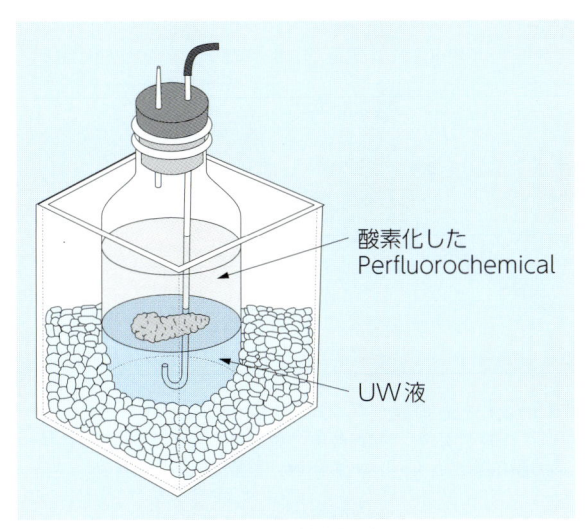

図11-30　二層法による膵臓保存
〔出典：浅野武秀 監，福嶌教偉，剣持敬，絵野沢伸 編：移植のための臓器摘出と保存．丸善出版，東京，2012〕

酸素化した
Perfluorochemical

UW液

表11-3　膵島移植のレシピエント適応基準と禁忌

膵島移植の適応
①内因性インスリンが著しく低下し，インスリン治療を要する
②糖尿病専門医の治療努力によっても血糖コントロールが困難
③原則として75歳以下
④膵臓移植，膵島移植につき説明し，膵島移植に関し本人，家族，主治医の同意が得られている
⑤発症5年以上経過していること

膵島移植の禁忌
①重度の心疾患，肝疾患（心移植または肝移植と同時に行う場合は考慮）
②アルコール中毒
③感染症
④悪性腫瘍（5年以内に既往がないこと）
⑤重症肥満（BMI 25以上）
⑥未処置の網膜症（ただし失明例は除く）
⑦その他移植に適さないもの

(3) 保存，搬送（シッピング）

　保存，搬送は冷保存液内に膵臓を浸漬し，4℃で搬送される。保存時間は5～6時間以内が望ましい。以前は神戸大学が開発した二層法[2)3)]〔UW液と酸素化したPFC（perfluorochemical）の2層になった保存液内に膵臓を半分ずつ浸漬し，保存する方法〕（**図11-30**）が主流であったが，現在は二層法のUW液を，ウリナスタチンをET-Kyoto液に加えたM-Kyoto液に変更[4)]，あるいはUW液のみで冷保存するなど，施設により保存方法はまちまちであるが，膵島収量には大きな差を認めないという報告[5)6)]があり，今後の検証が待たれる。

　また，保存の際に膵管内に何かしらの保存液を注入することで膵島収量が改善することが報告[7)～9)]されており，これも施設ごとに工夫されている。

2) 移植の適応と移植術

(1) 適応

　膵島移植レシピエントの適応基準と禁忌を**表11-3**に示す。これらの適応判定は日本膵・膵島移植研究会適応判定委員会が行い，待機患者の登録管理，斡旋業務は膵島移植班事務局が行っている。

　一方，ドナー選択基準は日本移植学会WG「組織移植の基準」およびJSTT「ヒト組織を利用する医療行為に関するガイドライン」に基づくが，2016年現在進行中の先進医療Bによる臨床試験では**表11-4**のように定めている。

(2) 膵島分離

　本邦のヒト膵島分離は，すべて日本膵・膵島移植研究会が認定した施設のGMP準拠のCPC（cell processing center）内で行われる。膵島分離は施設ごとにmodifyされているが，基本的にはリコルディ（Ricordi）法が原型となっており，以下の手順で行われる。

①膵臓のクリーニング：その後に行う膵管からのコラゲナーゼ注入，膨化のため，被膜損傷などを避けるように気を付ける。

②膵管カニュレーション：膵頭部主膵管開口部から，あるいは膵体部を切断し，膵頭部は逆行性に，体尾部は順行性にカニュレーションを行うなど，これも施設によりバリエーションがある。カテーテルのサイズは通常16～18Gを使用し，コラゲナーゼの圧入でも液漏れしないよう結紮し，針を固定する（**図11-31**）。

③コラゲナーゼ灌流：膵島分離用の特殊な灌流用トレイ（**図11-32**）上で行う。通常，灌流開始5分

表 11-4　膵島移植ドナー適応基準

ドナーの医学的基準
①ドナー年齢は原則として 70 歳以下とする
②心停止後から膵臓灌流までの許容時間 (温阻血時間) は原則として 30 分以下とする
③感染症等の除外項目は日本組織移植学会のガイドラインに基づいて行う
④摘出膵保存法は UW 液による単純浸漬保存または二層法を用いることが望ましい

膵島特有の除外項目
- アルコール依存症，糖尿病，急性・慢性膵炎，膵の機能的または器質的障害のために移植に適さないと考えられるもの
- HbA1c は 6.0%以上 (NGSP 値) を除外する

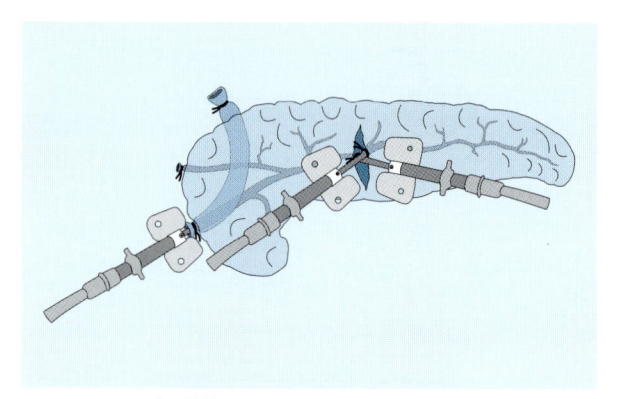

図 11-31　主膵管へのカニュレーション
〔出典：浅野武秀 監，福嶋教偉，剣持敬，絵野沢伸 編：移植のための臓器摘出と保存．丸善出版，東京，2012〕

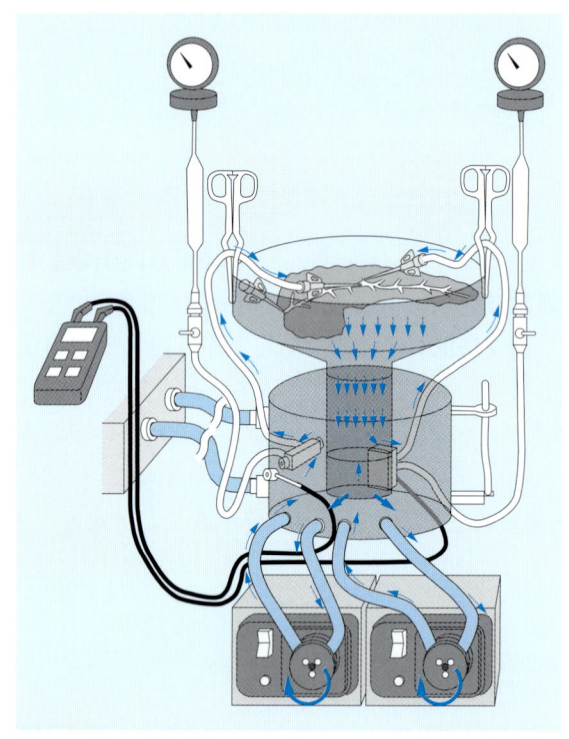

図 11-32　灌流用トレイ上でのコラゲナーゼの灌流と膵の膨化
〔出典：浅野武秀 監，福嶋教偉，剣持敬，絵野沢伸 編：移植のための臓器摘出と保存．丸善出版，東京，2012〕

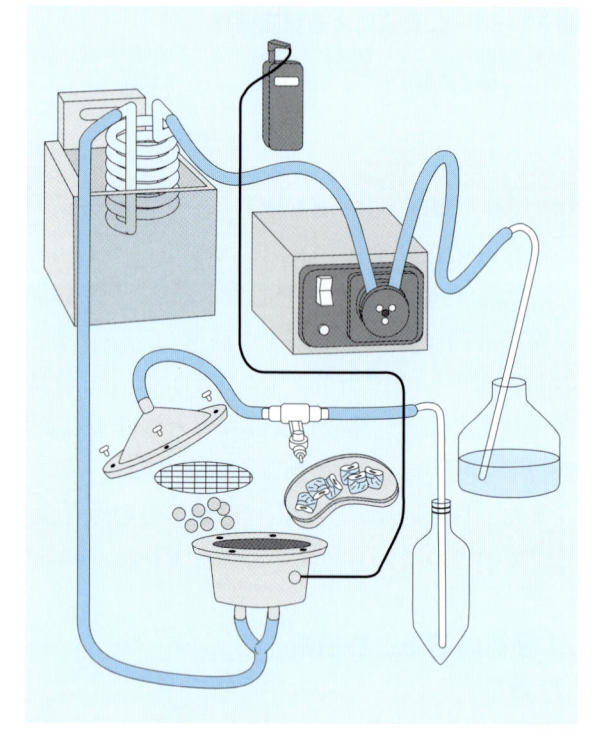

図 11-33　膵消化装置 (Ricordi chamber) による膵の振盪，消化
〔出典：浅野武秀 監，福嶋教偉，剣持敬，絵野沢伸 編：移植のための臓器摘出と保存．丸善出版，東京，2012〕

は灌流圧 60〜80 mmHg で冷灌流，次の 5 分で 160〜2,000 mmHg で灌流し，膵臓を十分膨化させる。

④膨化膵を剪刀で 7〜10 個に細切し，膵消化装置 (Ricordi chamber) (**図 11-33**) に移し，37℃ に維持したコラゲナーゼを閉鎖循環装置で循環させながら，振盪，消化を行う。

⑤消化開始 8〜10 分後より，2 分ごとに消化液をサンプリングし，dithizone 染色下で顕鏡し，消化状態を確認する。

⑥外分泌組織より分離した膵島が全体の 50%程度になった時点で消化を終了する (消化液を低温にし，RPMI 培養液で稀釈)。

⑦分離膵島を含む稀釈溶液を 500 mL のプラスチック遠心用チューブに回収し (**図 11-34**)，遠沈。上清を破棄して，消化組織のみを回収し，1 本の遠心用チューブに集め，UW 液に浮遊させる。

⑧膵島は外分泌組織より比重が軽いことを利用し，Ficoll 連続濃度勾配比重遠心法 (**図 11-35**) を用いて，COBE 2991® 細胞分離装置で消化された膵組織を外分泌組織と膵島に分離する。

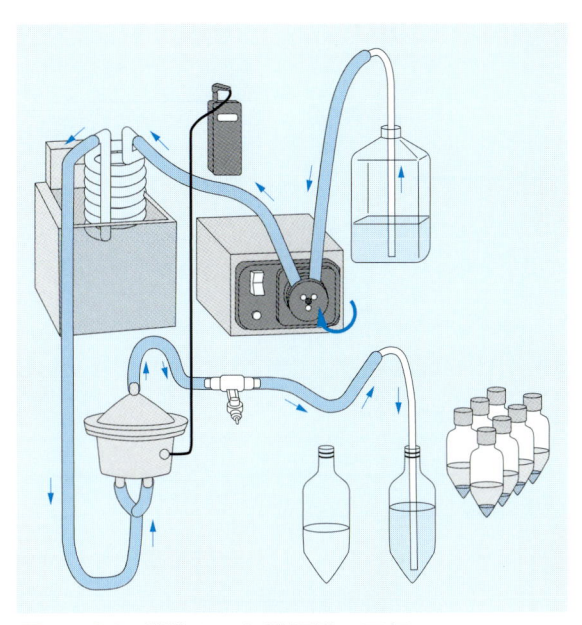

図 11-34　消化された膵組織の回収

〔出典：浅野武秀 監，福嶌教偉，剣持敬，絵野沢伸 編：移植のための臓器摘出と保存．丸善出版，東京，2012〕

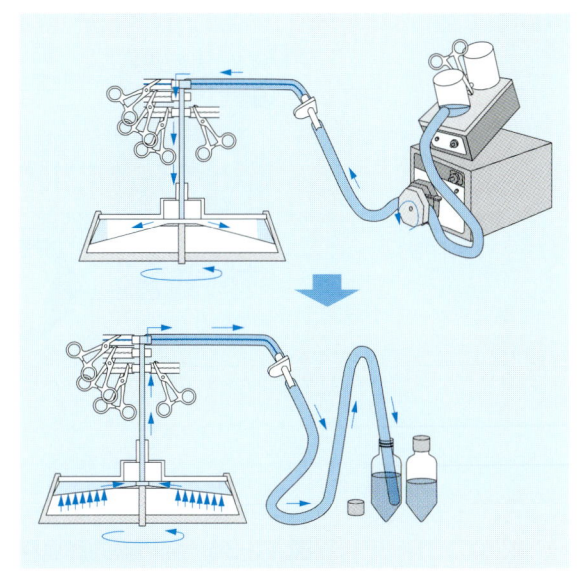

図 11-35　Ficoll 連続濃度勾配比重遠心法による膵島と膵外分泌組織の分離

〔出典：浅野武秀 監，福嶌教偉，剣持敬，絵野沢伸 編：移植のための臓器摘出と保存．丸善出版，東京，2012〕

表 11-5　膵島移植可能である膵島収量基準

①膵島量	≧5,000 IEQ/kg
②純度	≧30%
③組織量	≦10 mL
④viability	≧70%
⑤エンドトキシン	≦5 IU/kg

⑨分離後，回収された膵島組織はやはり，dithizone 染色下で顕鏡し，収量をカウントする。

（3）移植可能な分離条件

　分離の結果，表 11-5 の条件を満たした場合に膵島移植が行われる。移植条件を満たさないヒト分離膵島の研究転用は現在のところ禁止されており，凍結保存される。凍結はプログラムフリーザーで行い，液体窒素下（−196℃）で保存される。

（4）移植方法

　分離された膵島は組織浮遊液として，経門脈的に肝臓内に移植される（図 11-36）。まず，超音波ガイド下に肝内門脈を穿刺し，門脈内にカニュレーションを行う。X線透視化に造影を行い，全肝が造影されるよう，門脈本幹にカニュレーションの先端位置を調整する。膵島移植は通常の点滴と同様に滴下しながら行われるが，門脈圧を測定し，正常範囲に保つことが重要である。門脈圧が正常範囲を超えた場合は，膵島浮遊液の滴下をやめ，しばらく待っていると門脈圧が下がるので，再度滴下を開始する。門脈圧が下がらない場合は移植を中止する。

　カニューレの抜去の際は止血用塞栓物質を穿刺ルートに散布しながら行うことで，穿刺部の出血のリスクは軽減する。

（5）免疫抑制療法

　移植された膵島は抗原性を有するため，免疫抑制療法が必要である。2007 年まで本邦で行われていた膵島移植はいわゆるエドモントン・プロトコール[10]〔抗 CD-25 モノクローナル抗体，カルシニューリン阻害薬，mTOR（mammalian target of rapamycin）阻害薬〕で免疫抑制を行っていたが，このプロトコールでは長期成績に問題があった[11]。2007 年より本邦の膵島移植は分離酵素のコラゲ

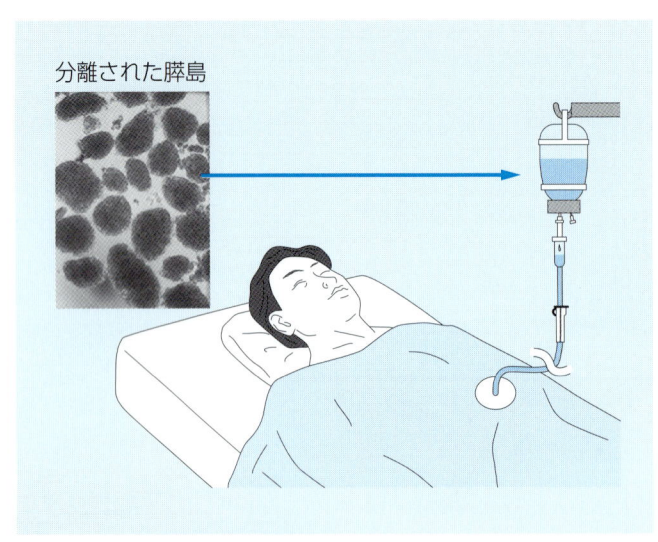

図 11-36　経門脈的膵島移植

ナーゼの生成過程の問題で一時中断していたが，米国ではミネソタ大学などを中心に，いわゆる CIT プロトコールによる多施設共同臨床試験開始され[12]，エドモントン・プロトコールを凌駕する成績が報告され始めた。本邦でも CIT プロトコールに準じた免疫抑制療法を用いた臨床試験を 2012 年より開始している[13]~[15]。すなわち，初回移植時の抗ヒト胸腺細胞ウサギ免疫グロブリン，抗 TNFα（tumor necrosis factor α）抗体による導入療法に続いて，カルシニューリン阻害薬とミコフェノール酸モフェチルを維持免疫抑制薬として内服する方法である。

3) 臨床効果

　膵島分離酵素の問題で膵島移植が中断された 2007 年以前は，エドモントン・プロトコールに準じて 2004〜2007 年までの 3 年間に主に心停止下ドナーからの膵臓提供による膵島移植が行われていた。2003 年に本邦では初めての臨床膵島分離が国立佐倉病院（現 聖隷佐倉市民病院）にて行われ，2004 年に初めて臨床膵島移植が京都大学にて実施された。以降，2007 年 12 月までに 65 回の膵島分離が行われた。1 例のみ脳死下ドナーからの提供で，残りの 64 回の膵島分離は心停止下ドナーからの提供であった。このうち移植条件を満たした 34 回，18 症例（男性 5 例，女性 13 例）に対して膵島移植が行われた。18 例に対する移植回数はそれぞれ 1 回 8 名，2 回 4 名，3 回 6 名であった。これらの症例のうち，2 回移植の 1 例と 3 回移植の 2 例の計 3 症例で一時的ではあるがインスリン離脱を達成した。インスリン離脱の最長期間は 214 日間であった。移植後 1 年，2 年，5 年時における膵島生着率（血清 C peptide≧0.3ng/ml）は，それぞれ 72.2％，44.4％，22.2％であった。

　エドモントン・プロトコールを使用した海外の成績も，5 年インスリン離脱率が 7.5％と決して満足できるものではなかった。2016 年に報告された CIT プロトコールによる多施設共同研究の結果[16]では，primary end point（HbA1c level＜7.0％）の達成率が 1 年で 87.5％，2 年で 71％と非常に有用である一方，1 年インスリン離脱率は 52.1％とエドモントン・プロトコールより低く，長期成績も不明なためその結果が待たれる。

　本邦の臨床試験の結果は，いまだ公表される段階ではないが，移植後，インスリン離脱に近い状況までインスリン分泌能が改善している症例が認められている。

■文献

　1）日本膵・膵島移植研究会膵島移植班：膵島移植症例登録報告（2016）．移植 2016；51：178-186．

2) Kuroda Y, Kawamura T, Suzuki Y, et al：A new, simple method for cold storage of the pancreas using perfluorochemical. Transplantation. 1988；46：457-460.

3) Matsumoto S, Kandaswamy R, Sutherland DE, et al：Clinical application of the two-layer (University of Wisconsin solution/perfluorochemical plus O2) method of pancreas preservation before transplantation. Transplantation. 2000；70：771-774.

4) Noguchi H, Ueda M, Nakai Y, et al：Modified two-layer preservation method (M-Kyoto/PFC) improves islet yields in islet isolation. Am J Transplant. 2006；6：496-504.

5) Caballero-Corbalán J, Eich T, et al：No beneficial effect of two-layer storage compared with UW-storage on human islet isolation and transplantation. Transplantation. 2007；84：864-869.

6) Kin T, Mirbolooki M, Salehi P, et al：Islet isolation and transplantation outcomes of pancreas preserved with University of Wisconsin solution versus two-layer method using preoxygenated perfluorocarbon. Transplantation. 2006；82：1286-1290.

7) Noguchi H, Ueda M, Hayashi S, et al：Ductal injection of preservation solution increases islet yields in islet isolation and improves islet graft function. Cell Transplant. 2008；17：69-81.

8) Matsumoto S, Noguichi H, Shimoda M, et al：Seven consecutive successful clinical islet isolations with pancreatic ductal injection. Cell Transplant. 2010；19：291-297.

9) Avila J, Barbaro B, Gangemi A, et al：Intra-ductal glutamine administration reduces oxidative injury during human pancreatic islet isolation. Am J Transplant. 2005；5：2830-2837.

10) Shapiro AM, Lakey JR, Ryan EA, et al：Islet transplantation in seven patients with type 1 diabetes mellitus using a glucocorticoid-free immunosuppressive regimen. N Engl J Med. 2000；343：230-238.

11) Ryan EA, Paty BW, Senior PA, et al：Five-year follow-up after clinical islet transplantation. Diabetes. 2005；54：2060-2069.

12) Close NC, Hering BJ, Anand R, et al：Collaborative Islet Transplant Registry. Clin Transpl. 2003：109-118.

13) CITR Research Group. 2007 update on allogeneic islet transplantation from the Collaborative Islet Transplant Registry (CITR). Cell Transplant. 2009；18：753-767.

14) Balamurugan AN, Naziruddin B, Lockridge A, et al：Islet product characteristics and factors related to successful human islet transplantation from the Collaborative Islet Transplant Registry (CITR) 1999-2010. Am J Transplant. 2014；14：2595-2606.

15) Alejandro R, Barton FB, Hering BJ, et al：2008 update from the Collaborative Islet Transplant Registry. Transplantation. 2008；86：1783-1788.

16) Hering BJ, Clarke WR, Bridges ND, et al：Phase 3 trial of transplantation of human islets in type 1 diabetes complicated by severe hypoglycemia. Diabetes Care. 2016；39：1230-1240.

〔伊藤　泰平〕

2. 心臓弁・血管

1) 組織の採取

(1) 組織採取時の留意点

　組織摘出を行う場所は，提供病院により手術室もしくは救急外来処置室などさまざまであるが，消毒および清潔操作については通常の手術に準じて準備を行う。組織提供の同意が得られている範囲に消毒を従い，術者は十分に手洗いのうえで滅菌ガウンを着用し処置を行う。皮切部位からの contamination 予防目的に通常の手術に準じた消毒およびドレッシングを行う。

　組織の細菌汚染（cross-contamination も含む）を回避するうえで，可能な限り以下のことを実施する。

①胸部操作，腹部操作，および下肢操作で使用する器材は分けるか，胸部→腹部→下肢の操作の順番で順次共有する

②採取した組織は生理食塩水で十分に洗浄した後に培養検体を採取する

③胸部心臓血管組織，腹部血管組織，下肢血管組織ごとにコンテナを変えて抗生物質カクテルに浸漬させる

　抗生物質カクテルおよび静菌・殺菌処理については全世界的にみても組織バンクごとに異なり，統一されたレジメンは存在しない。東京大学医学部附属病院組織バンクではセフメタゾール，バンコマ

イシン，リンコマイシン，ポリミキシンB入りのRPMI (Roswell Park Memorial Institute medium) 1640 を用いており，グラフト採取後に4℃で24〜48時間浸漬させている。殺菌効果・組織毒性などにおける至適な抗生物質の選択・保存温度および期間については今後も検討課題の一つと考えられている。

(2) 細菌汚染について

　同種心臓弁・血管は，優れた抗感染性を持つ材料として知られている。心臓血管外科においては，感染性心内膜炎や人工弁感染などの感染性疾患に対して良好な臨床成績を収めている。また，肝胆膵外科では静脈 graft が肝静脈や門脈の再建に用いられており，良好な成績を収めるに加え，レシピエントおよびドナーへの侵襲軽減にも有用である。

　組織バンクとして，安全な同種心臓弁・血管を供給するためには，ウイルスや細菌，真菌などの病原性微生物の汚染を防ぐことが重要な要素の一つである。同種組織は摘出，トリミング，解凍などの作業時に細菌や真菌に汚染される可能性があり，移植組織を介して病原性微生物が患者に感染する危険性がある。こうした感染を防ぐために，われわれは，ドナー血清のウイルス感染症検査，組織の抗生物質処理，および組織の細菌培養検査を行い，安全な組織の確保に努めている。

　東京大学医学部附属病院組織バンクでは2000〜2006年に取り扱いした同種組織の細菌汚染に関する調査を行い，温阻血時間との関係について検討した。99名のドナーから766の組織を摘出，保存し，これらすべての組織について細菌培養検査を行ったところ，全体の細菌陽性率は摘出時（抗生物質処理前）で25.6%（195/766），トリミング時（抗生物質処理後）では1.3%（3/766）に減少した。*Propionibacterium acnes*，*Staphylococcus* sp.，*Enterobacter* sp.，*Streptococcus* sp. などが検出されている。また，細菌陽性率と温阻血時間の関係では，温阻血時間が長くなるに従い細菌陽性率は上昇した。とくに温阻血時間が6時間を超えた組織については，摘出時では約半数に細菌が検出された。トリミング時には1%強まで陽性率は低下し抗生物質処理の効果がある程度確認できている。したがって，摘出時の細菌陽性率を減少させるためには，温阻血時間を短縮することが有効であると思われた（データ未発表）。また，当組織バンクでは細菌汚染率を可及的減少される目的で，摘出後保存溶液への浸漬前に生理食塩水による洗浄を追加で施行している。

　なお，計測凍結保存処置については本稿では割愛する。

2) 移植適応と移植術

　先天性心奇形における手術（大動脈弁狭窄，右室流出路再建時など），重症活動性感染性心内膜炎（とくに人工弁感染，弁輪部膿瘍症例）や感染性動脈瘤，人工血管感染など，通常の代用物での手術手技および成績が確実でない疾患群において，ホモグラフトが移植適応の候補となる。また，生体肝移植においてはドナーの残肝機能を維持することにも留意することが重要であるが，移植肝の摘出範囲を必要最小限に留めるうえで，ホモグラフトを用いた門脈血行再建が有用であるとされている。妊娠希望のある女性においてはワルファリン服用を回避する目的で選択することもあるが，生体弁との使い分けに関する調査結果やガイドラインは存在しない。透析症例における内シャント造設の際に代用血管として用いることもある。

3) 臨床効果

　凍結保存心臓弁血管組織（ホモグラフト）の移植と臓器としての心臓移植と異なる点は，前者においては術後急性期・遠隔期共に免疫抑制薬投与を必要としない点である。これはグラフトが抗原性を有さないことを意味するのではなく，内皮細胞が残存する限りは特異的免疫応答を呈することはラットを用いた実験で実証されている[1]。しかし，内皮細胞を含め，長期的にはドナー細胞は脱落し組織骨格のみ残り，自家細胞に置換されることなどが予想される。脱細胞化心臓弁グラフトや脱細胞化シートなどの臨床応用が勧められているが，遠隔期成績については今後の報告が待たれる。

生体材料としての生体弁やホモグラフトは，その他の代用弁である機械弁と比べると，長期の抗凝固療法を必要とせず良好な血行動態が得られる点で注目され，1970 年代には代用弁の選択肢として定着した。また，若年者（とくに女性）や運動選手などに心臓弁置換術を行う際に，催奇形性を有するワルファリンの術後長期服用を必要としない点が大きな利点である。また，感染性心臓血管疾患に対するホモグラフトの使用成績が人工弁や人工血管の使用成績に比べて優れており，ホモグラフトが抗感染性を有する可能性についても示唆されている。これは人工素材には期待できない生体反応〔IFN γ（interferon γ）により惹起される非特異的炎症反応〕の結果として産生される tryptophan 代謝産物（3-hydroxykinurenine）の抗感染性が関与していることが実験的に示された[2]。一方で，ホモグラフトの耐久性は生体弁と類似している。すなわち，組織破綻（組織疲弊，石灰化，弁尖の線維性肥厚）による弁逆流・狭窄の出現・進行，若年者への使用時における易石灰化の問題や，免疫原性による慢性炎症反応・組織疲労の進行などが留意すべき問題と考えられる。なお，このように長年にわたる数々の手術成績を検討することで，各代用弁の適応疾患はほぼすみ分けがつき，現在欧米では感染性疾患を中心に弁置換術全体の約 2% にホモグラフトが用いられている。

　本邦におけるホモグラフトの使用は，欧米の使用経験に基づき多くの場合先天性心疾患や感染性疾患に移植されている。また，心臓血管外科以外の領域では肝臓移植における静脈再建時に移植される場合が多い。東京大学医学部附属病院組織バンクよりシッピングされたホモグラフトに関しても，感染性疾患（感染性心内膜炎・感染性動脈瘤）に数多く用いられてきた。とくに，通常の人工弁では治療が困難と考えられる超重症感染症例に対して用いられてきたが，欧米からの良好な臨床成績が数多く報告されている。一方，感染性疾患における人工弁の使用成績はさまざまであるが，一般的には重症症例における使用ではあまり良好とはいえないと考えられている。機械弁が感染に弱いとされる機序には，内皮細胞でおおわれている健全な自己心臓弁に比べ，凹凸の多い人工物（とくに sawing cuff）などは細菌付着の格好の標的部位となりうる点があげられるが，ウサギを用いた感染性心内膜炎モデルによる感染実験では人工弁と生体弁（異種心臓弁，ホモグラフト）との間に感染の度合いにおいて差を認めなかったとの報告も認める。ホモグラフトそのものが抗感染性を有する可能性については，前述のように生体特有の特異的免疫応答に関連する現象であることが予想されるが，実臨床における抗感染性のメカニズムについての報告はいまだ認めていない。大血管ホモグラフトについては，大動脈食道ろうに対する使用経験について報告されており，心臓弁同様に大血管ホモグラフトの感染性疾患に対する有効性を示唆する結果であった[3]。

　遠隔期成績に関する報告は数限られるが，2016 年に Arabkhani らは大動脈基部置換にホモグラフトが用いられた症例の 20 年累積生存率を 41% と報告しつつ，大動脈基部破壊の激しい症例や活動性感染性心内膜炎についてはホモグラフトが有用であると結論付けている[4]。また，ホモグラフト置換術後症例に対する再大動脈基部置換/大動脈弁置換術は，とくに遠隔期はグラフトの硬化・石灰化が強く非常に難易度の高い手術となる。経カテーテル的大動脈弁植込み術（transcatheter aortic valve implantation；TAVI）は重症大動脈弁狭窄症例にて適応されている手術手技であるが，ホモグラフトを含む大動脈弁位 stentless valve 置換術後のグラフト不全に対し TAVI が有効であった症例群について報告されており[5]，遠隔期生存率向上の可能性も示唆される。

　以上，心臓弁血管ホモグラフトの臨床はグラフト不足により選定された症例に使用される特殊治療の範疇に留まるが，ユニークな特性を有するホモグラフトに取って代わる代用弁・血管組織はいまだ出現しておらず，特性を十分理解したうえで適正使用に努めることが大切であると考える。

■文献

1）Saito A, Motomura N, Kakimi K, et al：Cryopreservation does not alter the allogenicity and development of vasculopathy in post-transplant rat aortas. Cryobiology. 2006；52：251-260.

　2）Saito A, Motomura N, Kakimi K, et al：Vascular allografts are resistant to methicillin-resistant Staphylococcus aureus through indoleamine 2,3-dioxygenase in a murine model. J Thorac Cardiovasc Surg. 2008；136：159-167.
　3）Saito A, Motomura N, Hattori O, et al：Outcome of surgical repair of aorto-eosophageal fistulas with cryopreserved aortic allografts. Interact Cardiovasc Thorac Surg. 2012；14：532-537.
　4）Arabkhani B, Bekkers JA, Andrinopoulou ER, et al：Allografts in aortic position：Insights from a 27-year, single-center prospective study. J Thorac Cardiovasc Surg. 2016；152：1572-1579, e3.
　5）Duncan A, Davies S, Di Mario C, et al：Valve-in-valve transcatheter aortic valve implantation for failing surgical aortic stentless bioprosthetic valves：A single-center experience. J Thorac Cardiovasc Surg. 2015；150：91-98.

〔齋藤　綾〕

3.　皮膚

1）皮膚の採取

（1）採皮

　本稿は基本的に日本熱傷学会「スキンバンクマニュアル」[1] に準拠して執筆することを最初におことわりする。

　ドナーからの採皮時期は早ければ早いほどよいが，ご遺体が室温で安置される場合は死後 8 時間以内とし，4℃前後で安置される場合は心停止後 24 時間以内が採皮可能とされる。採皮は細菌によるコンタミネーションを最小限にする意味で，手術室等において無菌操作で実施する。採皮の時点では検査結果が得られていないので，術者はドナーの皮膚や血清から感染する可能性があることを認識しなければならない。このため，採皮時には採皮する場所に出入りする人数を最小限にし，手術台と器械台の表面は抗菌剤等で清拭するべきである。細菌の混入を避けなければならないので，採皮および保存の過程で用いる器具は滅菌したものを使用する。なお，採皮の器械は，採皮時間を短縮する意味で電動式（または気動式）デルマトームが採皮に適している。

　体位と採皮部位について，原則的には背面・前面から採皮を行う。主に背面の肩部，胸背部，腰部，臀部，大腿部，前面では胸腹部，大腿部および上腕部からの採皮が可能である。家族が特定の部位の採皮を望まない場合には，必ずその意向に従わなければならない。なお，基本的に体表の露出部（頸部，顔面，手掌，足背）からは採皮しない。腹臥位では，顔面が直接圧迫されないように円座や枕を入れ，変形・腫脹がないように留意する。

　採皮前に術野の剃毛を行うのが望ましいが，皮膚を損傷してしまう可能性があれば，長い毛だけはさみで切る。採皮に際しては，十分な消毒と生理食塩水による洗浄が必要である。まず，ヒビスクラブでブラシッングの後，グルコン酸クロルヘキシジン消毒を行う。採皮術者，介助者共に手洗いし，ガウンと手袋を装着して通常の手術と同様に採皮を行う。すなわち，一般の手術手技と同様に，ドレーピングして滅菌域を作成し，一定の厚さに容易に採皮を行うために，皮下へ等張輸液（生理食塩水など）を注入し緊張を保つ。採皮の厚さは，13/1,000～20/1,000 インチの間を標準とする。なお，体位を戻した後に出血することがあるので，吸引パッドなどで 2 重にご遺体をおおって，テープで固定する。

（2）皮膚の保存

　採皮した後の皮膚は，ボール内で生理食塩水を用いて十分に洗浄する。カナマイシン 1 mg/mL 入り（生理食塩水 1,000 mL に対して 4 mL 添加）の生理食塩水を可能ならば 3～5 回交換することが望ましい。

　洗浄後，採皮部位別（肩，腰，臀部，左下肢，右下肢など）に分け，滅菌コップに入れた細胞培養液（Eagle's minimal essential medium 添加の RPMI 1640）に漬ける。保存液と皮膚との割合は，保存液 300 mL に対して，皮膚 1,000 cm^2 を超えないようにする。

　同一施設内で凍結操作まで行う場合は，冷蔵庫（4℃）で最低 1 時間以上保存してから凍結操作を開

始し，できるならば一晩浸漬してからが望ましい。4℃の環境ならば，凍結保存操作は採皮終了から72時間以内に行う。

保存液に抗生物質を混ぜても構わない（カナマイシン 1 mg/mL ＋ ペニシリン G 10,000 単位/mL ＋ アムホテリシン B（ファンギゾン®）2.5 μg/mL の割合）。

なお，採皮後 24 時間の時点と，14 日後の時点の 2 回，皮膚の細菌検査を行う。皮膚の採皮時に 5 カ所程度のブロックから（肩，腰，臀部，左下肢，右下肢など）1 cm^2 大の大きさの皮膚をサンプリングして細菌検査を行い，細菌陽性のブロックは保存後でも廃棄する。

2) 移植適応と移植術

(1) 保存皮膚の供給と移植術

凍結保存皮膚の使用適応については，適応基準に従って提供されるべきである。

凍結保存皮膚使用の判断は主治医が行い，皮膚の提供は各保存施設のスキンバンク責任者の判断で適宜供給することになるが，レシピエントの選択基準と公平な皮膚配分が大切であり，同種皮膚の移植術は十分な重症熱傷治療の経験を有する施設（日本熱傷学会専門医認定研修施設，JSBN 参加施設など）が望ましい。

レシピエントとしての適応は，同種皮膚移植が必要と考えられる重症熱傷（BI 10 以上または深達性 II 度熱傷以上で 15% 以上の広範囲熱傷）とする。70 歳以上の重症熱傷患者への適応は，その効果を十分に検討したうえで決定する。

供給された皮膚は，遊離分層植皮として手術に用いられる。網状植皮で用いるか，シートで植皮するかは供給された施設の術者が決めるが，本邦においては，貴重な同種皮膚であるので，通常は遊離分層網状植皮が実施される。

(2) 凍結保存皮膚の植皮

植皮の準備として，ドナー施設から搬送した皮膚は液体窒素に浸したまま（−196℃），あるいはドライシッパーで窒素蒸気内（−130〜−180℃），あるいはドライアイス上（−50〜−70℃）で保管して手術室に運び，レシピエントの傍で急速解凍する。あらかじめ解凍する場合は，搬送ボックスに氷を詰めて手術室に搬入する。急速解凍は使用直前に 37℃ の温水で行う。温水はすぐに温度が低下するので大きな容器に温水を入れて，一定温度を保つように適宜取り換えるようにする。

解凍した後，皮膚をパックから取り出し，滅菌生理食塩水で凍結保護剤を十分にすすぎ落とす。皮膚は乾燥しないように植皮するまで生理食塩水に漬けておき，手術の用途に応じて植皮する。なお，解凍後使用しなかった皮膚は，原則として滅菌状態で 4℃ に保管し，7 日以内であれば同じ患者にのみ使用してもよい。7 日以上経過した場合は廃棄処分とする。

解凍していない未使用の皮膚は，搬送用のタンクへ液体窒素を補充して返却することができるが，解凍してしまった皮膚は再凍結して戻してはならない。

3) 臨床効果

広範囲熱傷に対する同種皮膚移植のエビデンスを明らかにするために，MEDLINE を中心に文献を検索した。

Leicht ら[2] は 48 人の小児 scald burn に対して同種皮膚移植と露出法を無作為化対照試験で比較し，同種皮膚移植が上皮化率，整容面，機能面で優れていることを示した。また，Naoum ら[3] の報告では，40% TBSA（total body surface area）以上の II 度熱傷症例において，早期の同種皮膚移植術を施行した 16 例と，スルファジアジン銀クリームを 1 日 2 回塗布して治療した 13 例を比較したところ，早期同種皮膚移植群は入院期間を有意に短縮した。さらに，Chua ら[4] の報告では，超早期同種皮膚手術群を従来の早期手術群と比較すると，死亡率が低く，入院期間が有意に短縮していた。1998〜2003 年の間にシンガポール総合病院に入院した 30% TBSA 以上の浅達性 II 度熱傷と皮膚全層熱傷の

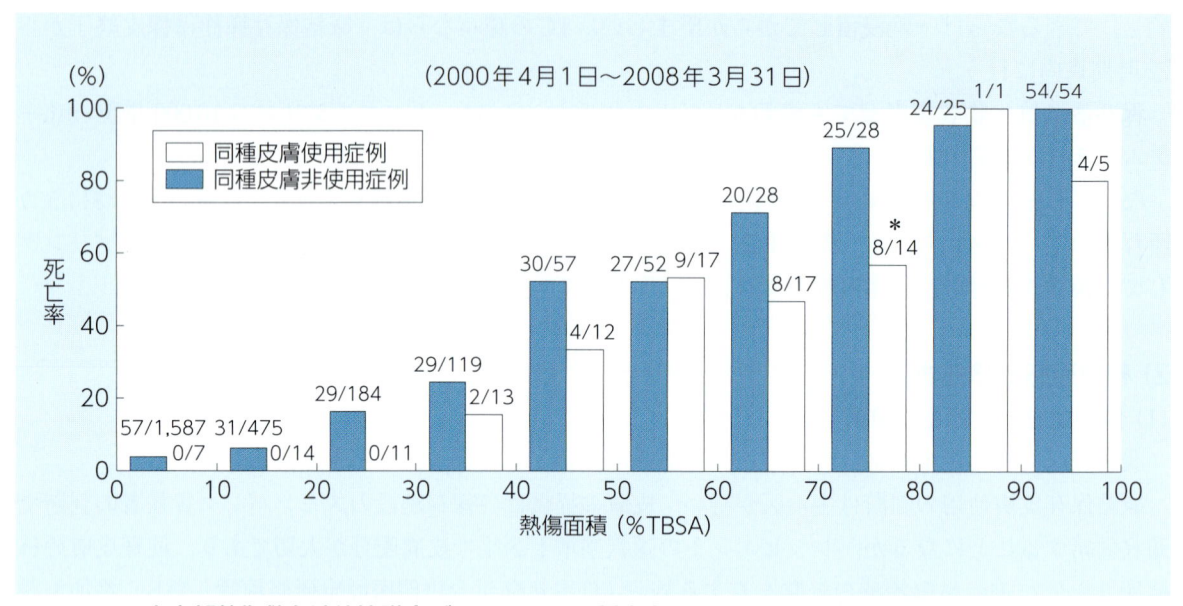

図 11-37　東京都熱傷救急連絡協議会データによる同種皮膚移植救命効果―熱傷面積
＊：p＜0.05

〔文献 6 より引用〕

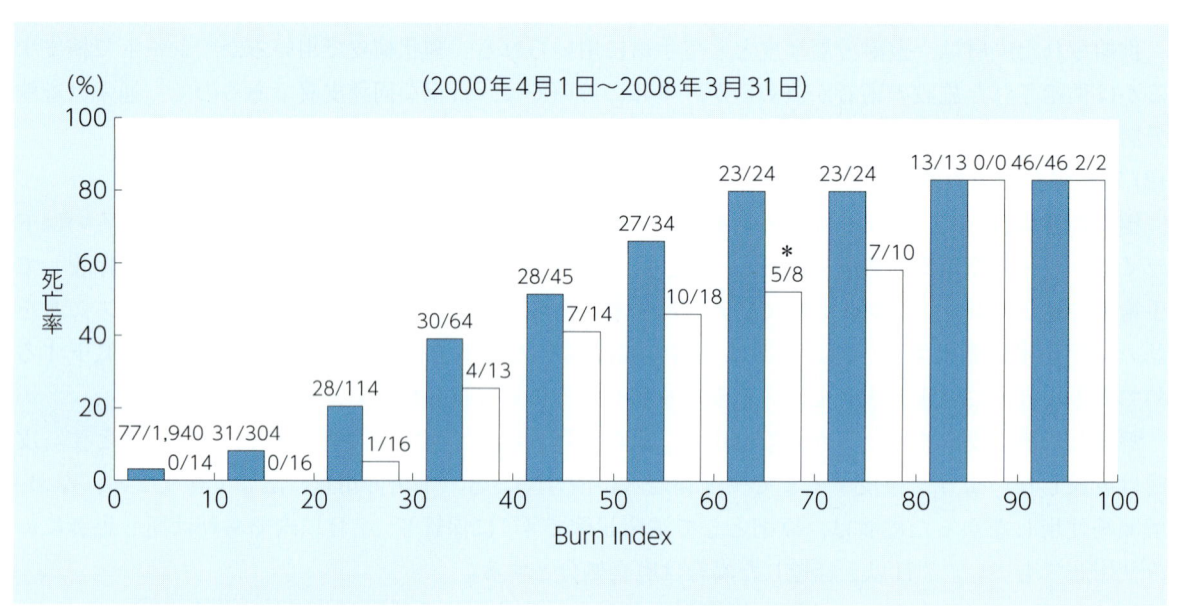

図 11-38　東京都熱傷救急連絡協議会データによる同種皮膚移植救命効果― BI
＊：p＜0.05

〔文献 6 より引用〕

45 症例を対象にして，同種皮膚移植を早期（72 時間以内に初回手術，7 日以内に焼痂全切除）に行った超早期同種皮膚手術群と従来の治療群を比較検討したところ，死亡率は 16％と 45％，入院期間は 48.3 日と 58.5 日で，超早期同種皮膚移植群が有意に良好であった。

　本邦において，JSBN を用いた同種皮膚移植術の治療成績を分析・評価したのは Kobayashi ら[5] である。1983〜2003 年までの間に東京都熱傷救急連絡協議会 13 施設に入院した 6,401 症例を対象として報告しており，東京スキンバンクネットワーク（当時）が設立された 1995〜2002 年までの間に入院した 2,559 症例を対象にしてロジスティック回帰分析を行うと，スキンバンクの同種皮膚を用いることが有意に死亡率を下げていた。また，2000 年 4 月 1 日〜2008 年 3 月 31 日までのデータを用いた解

析でも，同種皮膚使用症例は非使用症例よりも死亡率が低かった。すなわち，熱傷面積カテゴリー別の図11-37，およびBIカテゴリー別の図11-38に示したように[6]，同種皮膚を使用すると各々のカテゴリーで死亡率が低下した。

これらの結果から，本邦においても重症熱傷患者に対する同種皮膚移植の生存率改善効果は明らかといえる。

■文献

1) 齋藤大蔵，松村一，鳴海篤志，他；日本熱傷学会スキンバンク委員会：日本熱傷学会スキンバンクマニュアル2012年度版．熱傷 2012；38：310-323.
2) Leicht P, Muchardt O, Jensen M, et al：Allograft vs. exposure in the treatment of scalds；a prospective randomized controlled clinical study. Burns. 1989；15：1-3.
3) Naoum JJ, Roehl KR, Wolf SE, et al：The use of homograft compared to topical antimicrobial therapy in the treatment of second-degree burns of more than 40% total body surface area. Burns. 2004；30：548-551.
4) Chua A, Song C, Chai A, et al：The impact of skin banking and the use of its cadaveric skin allografts for severe burn victims in Singapore. Burns. 2004；30：696-700.
5) Kobayashi K, Ikeda H, Higuchi R, et al：Epidemiological and outcome characteristics of major burns in Tokyo. Burns. 2005；31 (Suppl)：S3-11.
6) 齋藤大蔵：Skin bankの役割と問題点．PEPARS 2010；47：26-32.

〔齋藤 大蔵〕

4. 骨・軟骨・靱帯

日本整形外科学会移植・再生医療委員会は，日本整形外科学会認定研修施設を対象として，5年ごとに組織移植に関するアンケート調査を行っている。この第6回アンケート調査によると，2010〜2014年までに2,022施設中526施設が組織移植を行っていた[1]。この期間の移植総数は165,033例であり，移植総数は年々増加している。移植組織の割合は骨移植85.0%，腱・靱帯13.4%，軟骨1.0%であり，ほとんどが骨移植である。骨移植では自家骨が74,899例（54%），人工骨59,258例（43%），同種骨4,886例（4%）と同種骨移植例は少ない。しかし，1985〜1989年までの移植数を調査した結果（第1回調査〜第6回調査），同種骨移植の割合は3〜4%であり，同種骨移植でなければ対応できない症例が一定の割合であることが示されている[2]。また，同種骨移植数は各調査で経時的に増加している。軟骨移植は第6回調査では1,702例であり，移植軟骨組織はすべて自家軟骨移植である。靱帯移植は22,126例であり，その82%が自家靱帯，18%が人工靱帯であり，同種靱帯は1%以下である。

1) 組織の採取[3]

組織の採取は心肺停止してから12時間以内に行う。組織の採取には無菌的な操作が必須であり，外科手術と同様に皮膚を消毒しドレープをかける。組織採取用の皮膚切開は皮膚の損傷部位や移植用皮膚採取部位を避け，可能な限り新たに皮膚切開を加える。組織の採取は可能な限り手術室で行うことが望ましい。以下，下肢の組織採取を例に述べる。

(1) 組織採取および修復用器材

組織採取および修復に必要な器材をあらかじめ用意しておく。組織採取までの操作は無菌的操作であるため，器材を滅菌して用意しておく必要がある。

(2) 前処理

腸骨，腸脛靱帯，大腿骨，膝蓋骨，膝蓋腱，脛骨，腓骨，アキレス腱を採取できるように側腹部から下肢全体を消毒し，手術と同様に滅菌ドレープをかける。

(3) 摘出

①腸骨陵から大腿前面正中から膝蓋骨正中，脛骨粗面，脛骨前面を通り脛骨遠位端から10cm近位までの縦切開を加える。大腿部の皮膚を外側に展開し，腸脛靱帯を採取する。大腿四頭筋は膝蓋骨付着部で横切し，膝蓋骨を反転し膝関節を展開する。関節包，前十字靱帯，後十字靱帯，内外側側副靱帯を切離する。大腿骨遠位部を持ち上げるようにして遠位から近位へ大腿骨に付着する筋を剝離する。近位では関節包を切開し，円靱帯を切離して大腿骨頭を摘出する。膝蓋骨は膝蓋腱を温存し，脛骨とともに一塊として摘出する。脛骨，腓骨は周囲の筋を剝離し，遠位端から10cm近位でボーンソウを用いて切離する。

②腸骨は内外側の骨膜を剝離し，下前腸骨棘から近位で腸骨翼を可能な限り大きく摘出する。

③アキレス腱を採取するために下腿を翻転する。足底後方3cm遠位から下腿後面正中を通る20cmの皮膚切開を加える。アキレス腱付着部の踵骨を骨切りし，アキレス腱を摘出する。

(4) 修復

下肢を修復するために可燃性の補填材を支柱とする。補填材を脛骨髄腔に入れ，反対側は臼蓋に設置する。十分な緊張が得られるように，また左右差ができないように補填材の長さを調節する。臼蓋に入れた補填材が脱臼しないように関節包を縫合する。下肢の形状の再建のために，補填材の周囲にギプス用の下巻きを巻く。皮膚は連続縫合で閉創する。創部にはガーゼを当て，その上から肌色のテープを貼る。

(5) 梱包

摘出した組織は，それぞれスワブで表面全体をこすり，一般細菌検査に提出する。それぞれの組織を滅菌したラミネート加工のプラスチックバックに入れ，各プラスチックバックに500mL生理食塩水にアミノグリコシド系抗菌薬1アンプルを溶解した溶液を30mL添加する。左右を別々の滅菌容器に入れ，滅菌防水包装紙で3重に包む。表面にドナーID・左右・摘出日を記載する

(6) 搬送（シッピング）

保冷剤を入れたクーラーボックスに組織を入れ，速やかに保存施設に搬送する。

(7) 一次冷凍保存

梱包された摘出組織をそのまま一次保存用冷凍庫に保存する。

2) 移植の適応と移植術

(1) 凍結保存同種骨移植術

前述したように，骨移植には自家骨移植，人工骨移植，同種骨移植がある。

自家骨は，①骨形成能（移植骨に骨芽細胞が生存している），②骨誘導能（未分化間葉系細胞を誘導し，骨芽細胞に分化させる），③骨伝導能（血管侵入可能な格子構造を有する），④力学的支持性，を有する優れた移植材料である。しかし，自家骨は自家骨採取による疼痛，感染，骨折などの合併症を有する。また，採取できる骨の形態や量には制限があるという問題がある。

一方，人工骨は，③骨伝導能，④力学的支持性は有するが，現在市販されている人工骨は②骨誘導能を有さない。また，人工物であるから，①骨形成能はない。

これに対し同種骨は自家骨には劣るが，②骨誘導能を有する。また，③骨伝導能，④力学的支持性も有する。凍結保存していることから①骨形成能はない。自家骨と比較すると，骨採取による合併症がないこと，使用できる骨の形態が選択できること，必要十分な骨の量を使用できる，などの利点を有する。

同種骨移植の適応としては，a) 骨腫瘍や外傷による骨欠損部の修復，b) 人工関節置換術，再置換術時の骨欠損の修復，c) 先天性・外傷性偽関節の骨癒合促進，d) ある種の新鮮骨折や骨切り術，e) 骨延長術，f) 形態の修復，などがあげられる。

(2) 新鮮同種骨軟骨移植術

本邦では現在同種軟骨移植はほとんど行われていないが，海外では新鮮同種骨軟骨移植が行われている[4]。新鮮同種骨軟骨移植では構造的に成熟した硝子軟骨を，細胞外基質を産生できる生きた軟骨細胞とともに移植することができる。硝子軟骨は代謝には関節液は必要であるが血行は必要ないこと，神経組織がないこと，軟骨細胞が細胞外基質に囲まれているため免疫反応が起こりにくいなどの利点がある。移植組織の採取，処理，保存については AATB（American Association of Tissue Books）の指針に従って行う。採取された新鮮骨軟骨は，細菌およびウイルス検査の結果が出るまで 14 日以上細胞培養液中に保存される。近年，この細胞培養液よりも，臓器保存液で骨軟骨を保存するほうが保存軟骨の変性を予防できることが示されている[5]。

新鮮同種骨軟骨移植術の適応としては，①直径 2cm 以上の骨軟骨欠損，②離断性骨軟骨炎や骨壊死などに対する初回手術，③外傷後の脛骨プラトーおよび大腿骨顆部の病変，④膝蓋大腿不安定症，⑤microfracture や mosaic plasty，自家培養軟骨細胞移植術の失敗例，などがあげられている。

(3) 凍結保存同種腱・靱帯移植術

保存同種骨は，凍結保存後加温処理をすることによってより抗原性を低下させ，またウイルスの不活化を行っているが，腱・靱帯は加温処理をすることで変性するため加温処理をすることはできない。しかし，凍結保存することで，腱・靱帯内の細胞は死滅することが示されている[6]。

凍結保存同種腱・靱帯移植術の適応としては，①膝関節伸展機構の再建，②複合靱帯損傷の再建，③靱帯再建術後の再断裂の再建，④腫瘍や外傷による関節包欠損の修復，などがあげられる。

3) 臨床効果
A. 凍結保存同種骨移植術
(1) 骨腫瘍や外傷による骨欠損部の修復

骨腫瘍の病巣掻爬後の空洞の充填，病巣切除後の骨欠損部の修復，外傷による骨欠損の修復に使用される。図 11-39 に右大腿骨遠位部に発症した骨巨細胞腫を示す。腫瘍は大腿骨内側顆骨幹端部から骨端部に及んでいた。病的骨折を生じ，荷重時疼痛を認めた。良性腫瘍であるため病巣を掻爬したが，掻爬後は CT 像で示されているような広範囲骨欠損を生じた。そのため，同種大腿骨頭を細片化した morselized bone（図 11-40c）を作製した。専用の機械で大腿骨頭を細片化し，細片化した骨を十分洗浄して脂肪を取り除いて空洞に充填した（図 11-40a, b）。移植部の力学的強度は低下しているため，病的骨折の予防のため内固定材料（プレートとスクリュー）を追加した。術翌日から可動域訓練と荷重歩行を開始した。術後 7 年で腫瘍の再発はなく，移植骨の吸収置換が進んでおり，移植骨と母床との境界は不明瞭となってきている（図 11-41）。

(2) 人工関節置換術，再置換術時の骨欠損の修復

人工股関節全置換術後でインプラントのゆるみが生じた場合，しばしばインプラント周囲の骨吸収は進行しており，再置換術時に残存したインプラント周囲の骨には力学的強度を期待できないことが多い。図 11-42a は人工股関節再々置換術が行われた症例である。菲薄化した骨皮質内にセメントでロングステムを固定したが，大腿骨が骨折しステム先端が膝関節内に突出していた。疼痛のため歩行困難となっていた。

このような症例では，segmental allograft（図 11-42c）が有用である。同種保存大腿骨の形状をそのまま使用し，同種大腿骨にステムをセメント固定し，ステム付きの同種大腿骨を移植し，ステムの遠位でステムをスクリュー固定した。大腿骨遠位骨皮質も菲薄化して力学的強度が弱くなっているため，図 11-42d に示す同種皮質骨プレートを大腿骨外側骨皮質と髄腔内内側に補強のため移植した（図 11-42b）。菲薄化した大腿骨近位部の骨皮質は，移植骨周囲に縫縮することで，移植骨の生着を促進させた。術翌日から荷重歩行訓練を開始し，現在 1 本杖歩行可能である。術後 5 年の単純 X 線像で，移植骨と遠位大腿骨に癒合を認める（図 11-42e，矢印）。

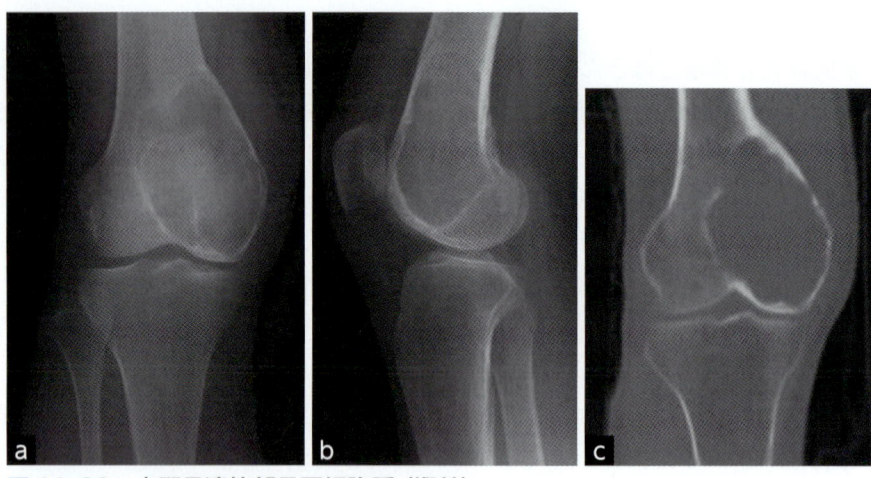

図 11-39　大腿骨遠位部骨巨細胞腫（術前）
a 膝関節単純 X 線正面像，b 側面像，c CT 像

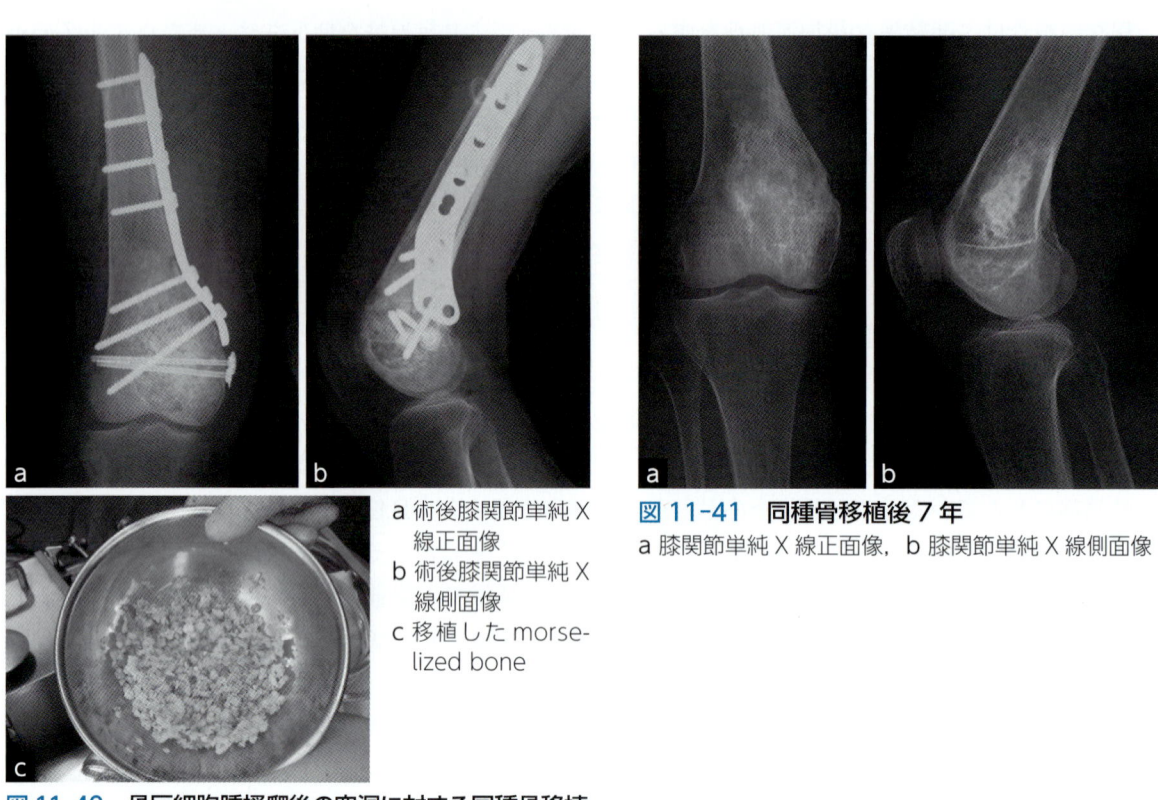

a 術後膝関節単純 X
線正面像
b 術後膝関節単純 X
線側面像
c 移植した morse-
lized bone

図 11-40　骨巨細胞腫搔爬後の空洞に対する同種骨移植

図 11-41　同種骨移植後 7 年
a 膝関節単純 X 線正面像，b 膝関節単純 X 線側面像

B．凍結保存同種腱・靱帯移植術

（1）膝関節伸展機構の再建

　感染や外傷によって膝蓋腱が欠損すると，膝関節伸展機構が破綻する。この伸展機構の再建には，凍結保存同種骨付き膝蓋腱が有用である。**図 11-43** は人工膝関節全置換術後の感染症例である。膝蓋腱が断裂し，膝蓋骨は近位に転位していた。膝関節自動伸展は不能であり，歩行は困難であった。この症例では人工関節を抜去し，デブリドマン，抗菌薬含有人工骨充填，抗菌薬含有セメントスペーサ留置を行い，感染の沈静化を得た。その後 2 期的に人工膝関節再置換術と凍結保存同種骨付き膝蓋腱を用いた伸展機構の再建を行った（**図 11-44**）。膝蓋骨遠位および脛骨粗面に母床を作製し，同種骨付き膝蓋腱をスクリューと AI wiring で内固定した。術翌日から膝関節伸展位で荷重歩行を開始した。術後 1 年で骨癒合を認めている。

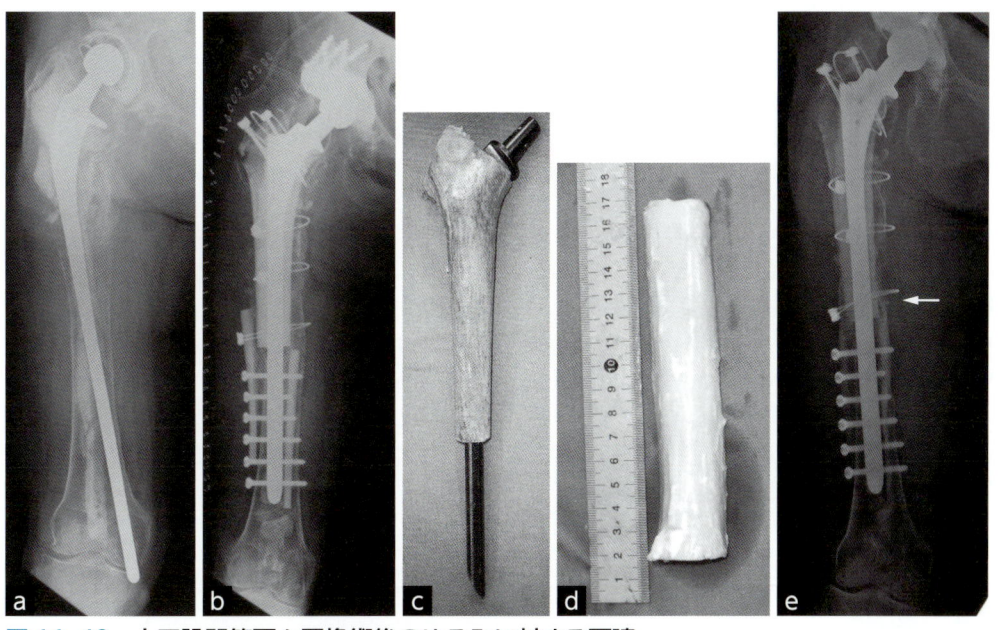

図 11-42　人工股関節再々置換術後のゆるみに対する再建
a 術前単純 X 線像，b 術後単純 X 線像，c segmental allograft，d 同種保存皮質骨プレート，e 術後 5 年の単純 X 線像，矢印は骨癒合部

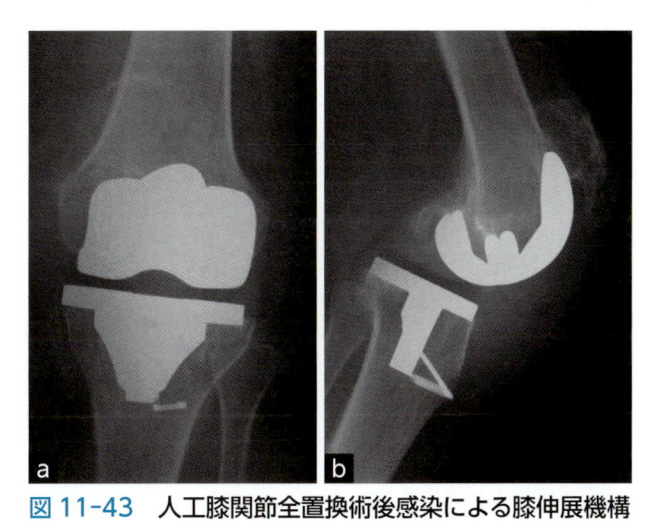

図 11-43　人工膝関節全置換術後感染による膝伸展機構の破綻
a 術前単純 X 線正面像，b 術前単純 X 線側面像

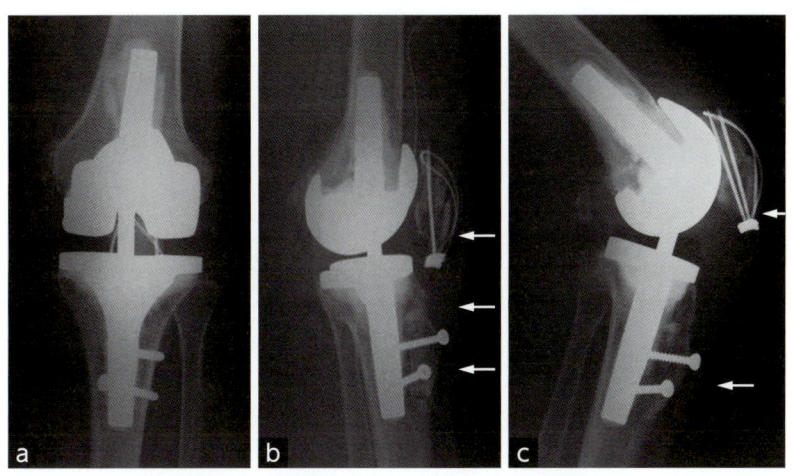

図 11-44　同種骨付き膝蓋腱による膝伸展機構の再建
a 術後単純 X 線正面像，b 術後単純 X 線側面像（矢印は移植した同種骨付き膝蓋腱），c 術後 1 年（矢印は癒合部）

■ 文献

1）日本整形外科学会移植・再生医療委員会：整形外科における組織移植の現状（2010 年〜2014 年）―日本整形外科学会認定研修施設を対象としたアンケート集計結果．日整会誌 2016；90：526-531.

2）Urabe K, Itoman M, Toyama Y, et al：Current trends in bone grafting and the issue of banked bone allografts based on the fourth nationwide survey of bone grafting status from 2000 to 2004. J. Orthop Sci. 2007；12：520-525.

3）日本整形外科学会：整形外科移植に関するガイドライン．日整会誌 1991；65：109-117.

4）松田秀一：新鮮同種骨軟骨移植術．ジョン・N. インサル，W. ノーマン・スコット著，久保俊一，齋藤知行監訳．膝の外科．原著 4 版．金芳堂，京都，2007，pp405-419.

5）Onuma K, Urabe K, Naruse K, et al：Allogenic Serum Improves Cold Preservation of Osteochondral Allografts. Clin Orthop Relat Res. 2012；470：2905-2914.

6）Suto K, Urabe K, Naruse K, et al：Repeated freeze-thaw cycles reduce the survival rate of osteocytes in bone-tendon constructs without affecting the mechanical properties of tendons. Cell Tissue Bank. 2010；13：71-80.

〔占部　憲〕

5. 角膜・強膜

1）組織の採取―摘出方法（図 11-45）

　角膜と強膜は，通常眼球ごと摘出して同時に採取されることが多い。角膜のみの採取することがあらかじめ決まっている時は，角膜と周辺の強膜のみを摘出することもある。本項では，眼球摘出の方法について述べる。

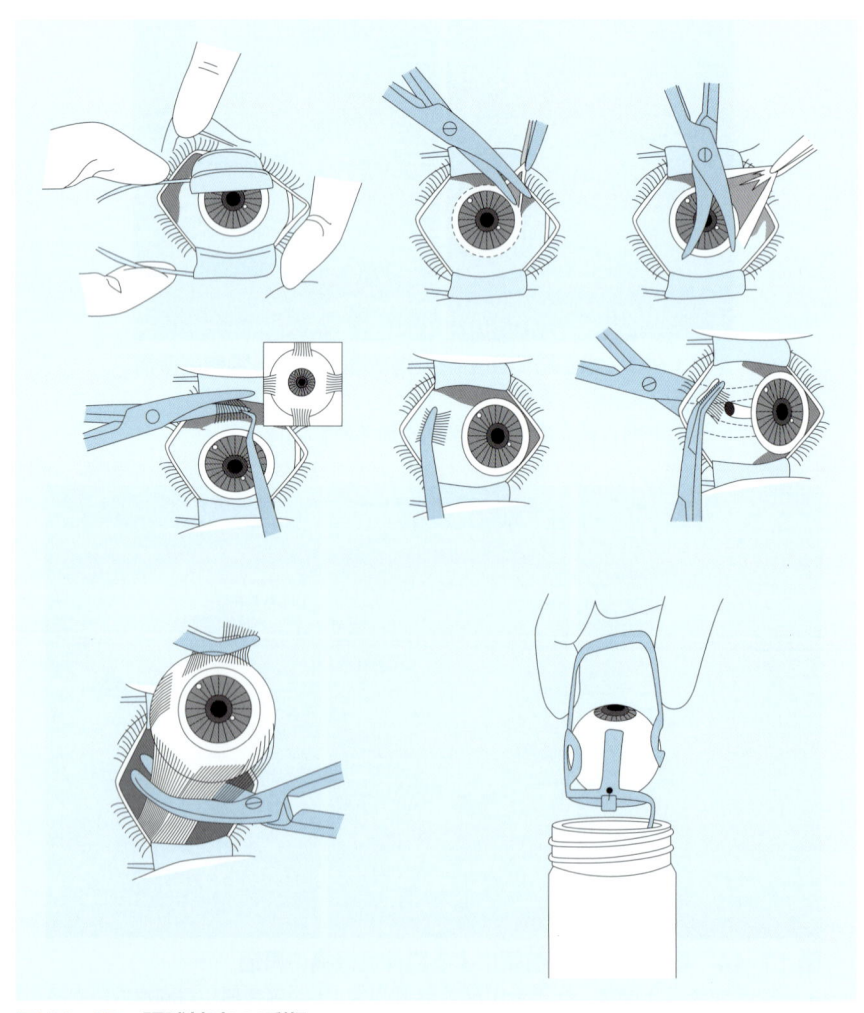

図 11-45　眼球摘出の手順

①準備：消毒液で眼周囲を消毒後，8倍稀釈のイソジン液などで結膜嚢を洗浄する。眼周囲にドレープをのせ，開瞼器で開瞼する。

②結膜切開：剪刀で輪部付近の結膜を全周切開する。次いで，テノン嚢を後方に向けて鈍的に剥離し，外眼筋を露出させる。

③外眼筋の切離：斜視鈎を外眼筋の下に入れて筋腹を周囲組織と分ける。剪刀で筋腹を切離する。内直筋と外直筋の付着部は少し残しておくと，後の操作がやりやすくなる。

④眼球の亜脱臼と視神経切断：開瞼器を拡げ，眼球を亜脱臼できる場合は鼻側方向に偏位させる。耳側より視神経剪刀を眼球後方に挿入し，剪刀の開閉の感触で視神経を感知し，できるだけ後方で視神経を切断する。

⑤後処置：眼球は，損傷がなくある程度眼圧が保たれていることを確認して，保存器に収納して乾燥しないように搬送する。摘出後，眼窩より出血がみられる時は，ガーゼなどで圧迫止血する。出血が長く続く際は，頭部を少し挙上させる。次いで，眼球の体積に見合う量の綿球を入れ，その上に義眼をのせる。閉瞼させた後の外見が，眼球摘出前と大きく変わっていないことを確認し，耳側に瞼板縫合を置く。

2) 角膜移植の適応と移植術

A. 角膜移植の適応

角膜は厚さ1ミリに満たない組織であるが，眼球への光の入り口として，また光を屈折させて焦点を結ばせるという機能を持っている。角膜を構成する上皮，実質，内皮はそれぞれ固有の機能を持っており（図11-46），そのいずれかに障害が生じ，内科的治療で治癒させることができない時に角膜移植が適応となる。角膜移植はその目的別に，①視機能の改善を目的とした「光学的角膜移植」と，②眼球形態の維持や病変部の除去を目的とした「治療的角膜移植」に分けられる。表11-6に，それぞれの機能と，それが損なわれる代表的な疾患をあげる。実際には光学的角膜移植がほとんどを占めるので，本項ではこれを中心に述べる。

本邦において，角膜移植で頻度の高い原因疾患は，①水疱性角膜症，②角膜白斑，③再移植，④円錐角膜，の順である。水疱性角膜症（図11-47）は，角膜の前房側に位置する内皮細胞の機能不全によって生じ，白内障などの内眼手術の増加とともに頻度が増加している。

B. 角膜移植の術式（表11-7）

長年にわたり，角膜を全層にわたって切除してドナー角膜を移植する全層角膜移植（penetrating keratoplasty；PKP）が大半の症例に施行されてきた。PKPは，術式としてほぼ完成の域に達しており，その成績は短期～中期的には良好である。しかしながら，外傷性創口離開，ドライアイ，内皮型拒絶反応，ステロイド点眼使用に伴う白内障，緑内障，感染性角膜炎など，長期的な合併症が問題であり，術後管理が大きな課題であった。近年の進歩により，障害を受けた部位のみを移植する「選択的角膜層状移植」（和製英語で「角膜パーツ移植」ともいわれる）が可能となり，手術侵襲や術後合併症を軽減するうえで期待されている。以下の術式別の適応，手術手技と予後について解説する。

（1）全層角膜移植（PKP）

①適応：あらゆる角膜混濁，変形，菲薄化，穿孔症例。ただし，輪部機能不全を伴う例では，上皮移植の併用が必要となる。

②手術手技：麻酔は，球後麻酔または全身麻酔で行う。ドナー角膜（強角膜片）は，保存液から出した後，生理食塩水かBSS（buffered saline solution）などで洗浄する。適切なサイズのドナーパンチで内皮側より打ち抜く。打ち抜いた角膜は，使用するまでモイストチェンバー内に保存し，ヒアルロン酸で内皮面を保護しておく。レシピエント角膜は，真空トレパンを押し付けて，角膜にしっかりと吸着させ垂直に切開する。穿孔した後には，カッチン剪刀で残りの角膜を切除する。

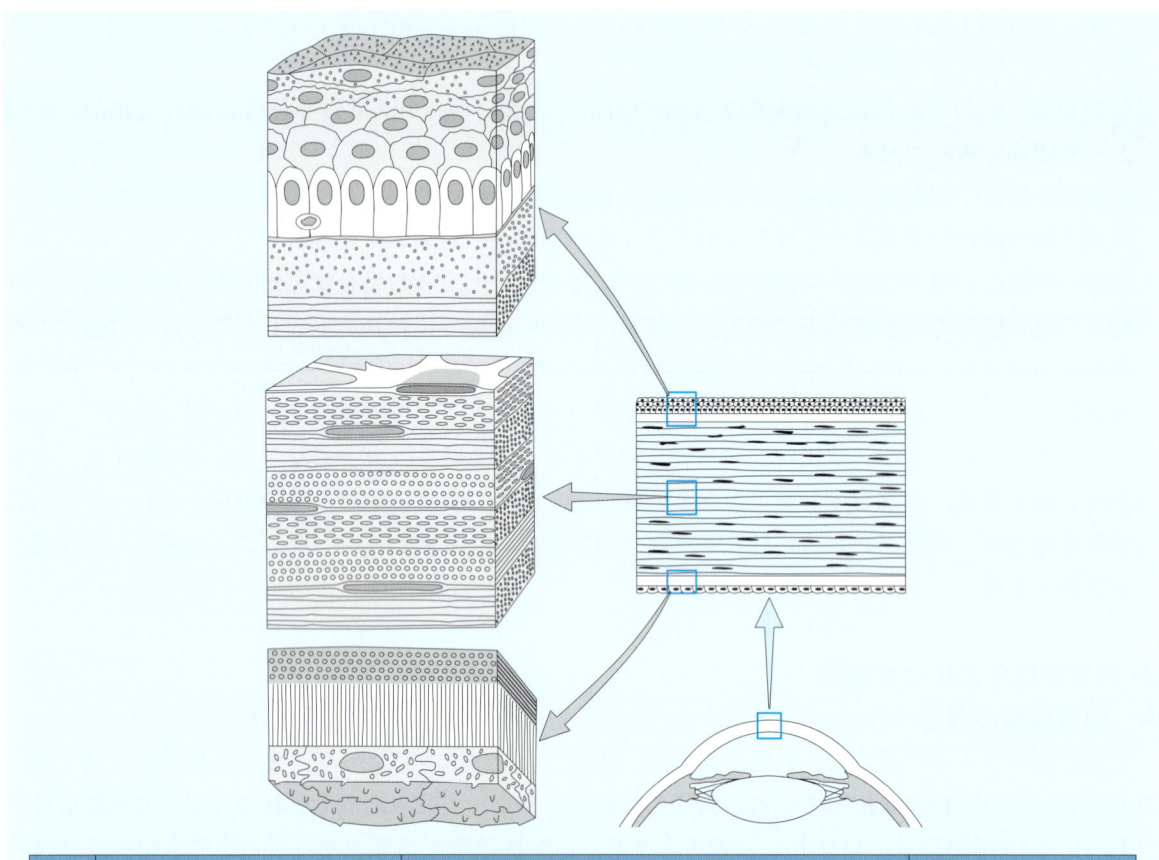

組織	構造的特徴	機能	パーツ移植術式
上皮	tight junction の発達 早い turnover 輪部に幹細胞が存在	バリア機能	輪部移植 培養上皮移植
実質	整然としたコラーゲン配列 樹状突起を持つ実質細胞 豊富な骨髄由来細胞の存在	角膜透明性の維持 上皮—実質間の cell-to-cell communication	表層角膜移植 深層層状角膜移植
内皮	活発な代謝 細胞分裂しない（ヒト）	ポンプ作用	内皮移植

図 11-46　角膜各層の構造と機能

表 11-6　角膜の作用と移植の適応疾患

角膜の生理的役割	角膜移植の適応	角膜移植の種類
眼球の外壁を構成	角膜潰瘍，角膜穿孔	治療的角膜移植
光を通す	角膜混濁	光学的角膜移植
光を屈折させる	円錐角膜	光学的角膜移植

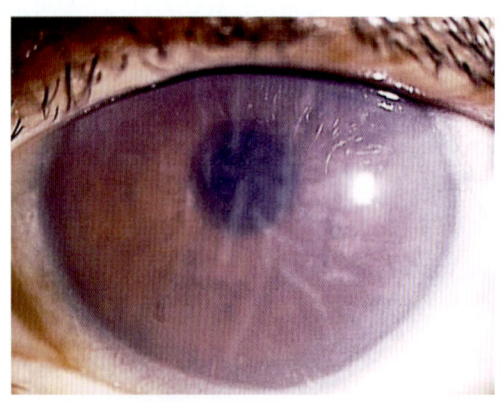

図 11-47　角膜内皮機能不全による角膜浮腫（水疱性角膜症）

表11-7　全層角膜移植，表層角膜移植，深層表層角膜移植の比較

条件	全層角膜移植（PKP）	表層角膜移植（ALK）	深層層状角膜移植（DALK）
状態のよいドナー角膜の必要性	◎	△	△
手術手技の容易さ	○	△	×
術後視力	○	△	○
術後免疫抑制不要	×	○	○
少ない不正乱視	△	△	△
長期的な内皮の安定性	×	○	○
他の合併症	白内障 緑内障 内皮型拒絶反応	層間混濁	二重前房

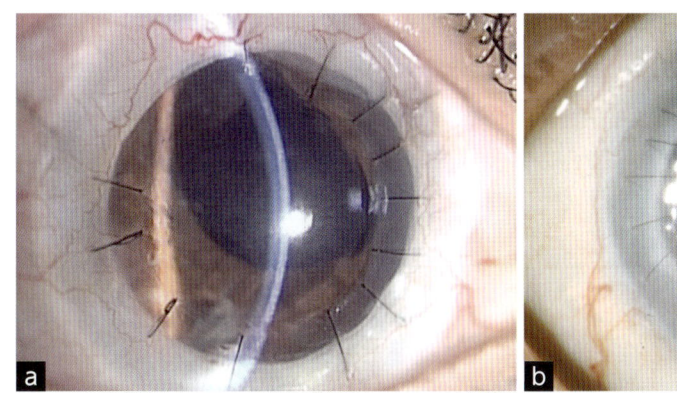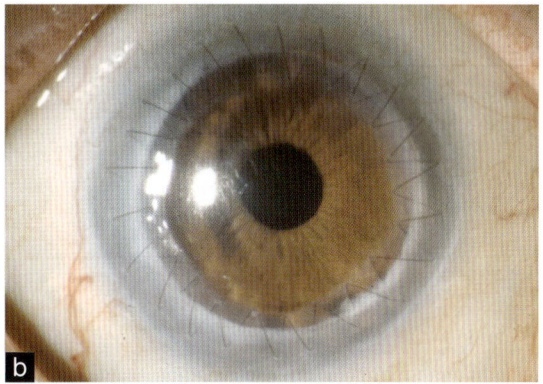

図11-48　全層角膜移植（PKP）での端々縫合（a）と連続縫合（b）

　ドナー角膜の縫着には，10-0ナイロン糸を用いるのが一般的である。端々縫合で縫着するやり方と，連続縫合を用いるやり方がある（図11-48）。前者のほうが，術後に選択的に抜糸することが可能なので，糸がゆるみやすい例（血管侵入のある若年者など）に適しているが，術後乱視のコントロールの面からは連続縫合のほうが有利である。縫合の善し悪しは，術後の視機能に直結するので，できるだけドナー角膜にストレスがかからないように，均等にかつしっかりと縫着する必要がある。最後にステロイドの結膜下注射を行い，眼帯をして手術を終了する。

（2）上皮移植（corneal epithelial transplantation）

①適応：この数十年の研究により，角膜輪部（角膜と結膜の境界部）に角膜上皮ステムセルがあることが明らかとなった。外傷やスティーブンス・ジョンソン症候群などによる角膜上皮ステムセルの広範囲の傷害は，「角膜輪部機能不全」を生じさせ，遷延性の上皮障害や高度の視力低下につながる。これに対し，角膜上皮の未分化細胞を移植するのが上皮移植である。

　上皮移植は，輪部組織をそのまま移植する「輪部移植」と，培養した輪部上皮細胞を移植する「培養上皮移植」があり，さらにそれぞれ自家移植と他家移植に分けられる。両眼性の異常では他家輪部移植が行われるが，その場合問題となるのは，上皮障害と免疫抑制，それに伴う感染症である。当初は短期的に良好な結果が数多く報告されたが，その後長期にわたって徐々に成功率が悪化することが報告されてきた。

　一方，*in vitro*であらかじめ上皮細胞を培養し，これをシートとして移植する方法が「培養上皮移植」であり，用いる細胞や基質，培養条件など多くの種類が開発されている。培養上皮移植は，再生医療の技術を臨床応用した新しい治療法であり，組織採取量が少なくてすむ，再手術の際に手術が容易，速やかな上皮化が可能などの利点を持つ。培養上皮移植でも，他家組織を用いた場合の免疫抑制とそれに伴う合併症が大きな問題であり，これを解決するために近年，自己口腔粘膜細胞

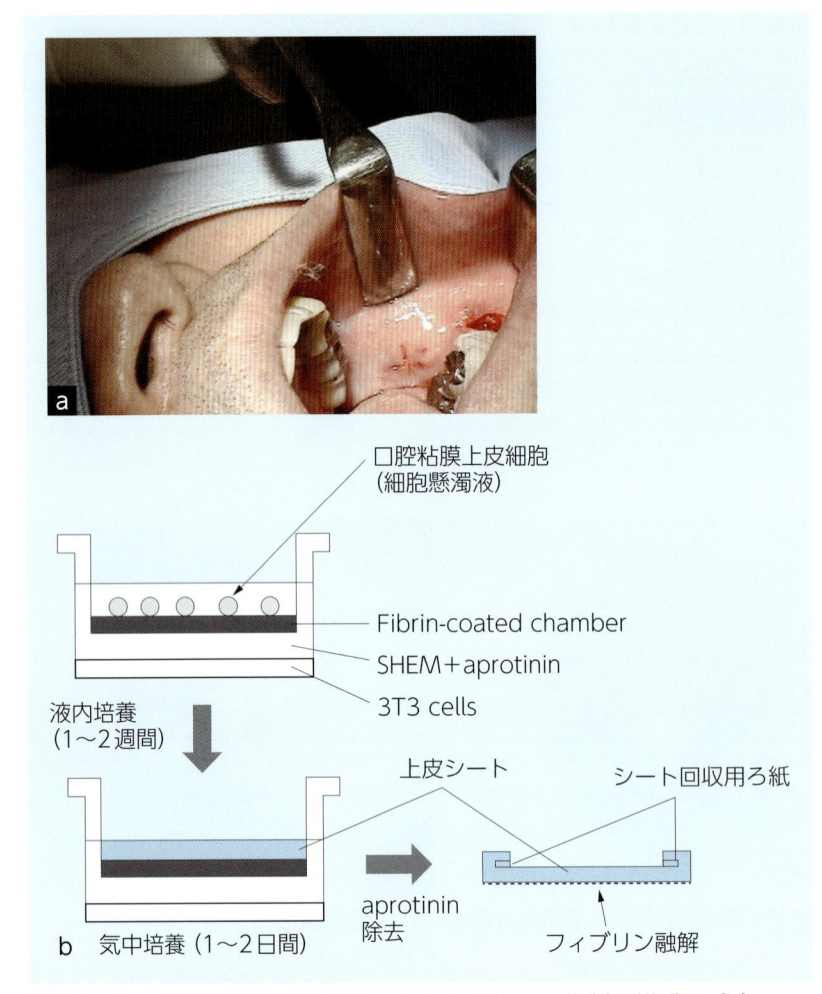

口腔粘膜上皮細胞
（細胞懸濁液）

Fibrin-coated chamber
SHEM＋aprotinin
3T3 cells

液内培養
（1〜2週間）

上皮シート　　　　　　シート回収用ろ紙

aprotinin
除去

b　気中培養（1〜2日間）　　　　フィブリン融解

図11-49　自己口腔粘膜の採取（a）と上皮シート作製の模式図（b）

を培養して移植する方法が開発されている（図11-49）。

②手術手技

　a）自家輪部移植：眼表面の瘢痕組織を十分に切除する。強膜が完全に露出するまで切除を行い，
　　角膜実質も平滑な面が出るようにできるだけ鈍的に剝離する。自己輪部組織は通常，健眼の上
　　下輪部より採取し，患眼の12時と6時の輪部に縫着する。

　b）他家輪部移植：両眼性の輪部機能不全，その他健眼からの移植片が採取できない場合に適応と
　　なる。異常結膜組織の切除の後，提供眼球より輪部移植片を作製する。ドナー角膜の強膜部分
　　を剪刀などで切除し，周辺部角膜実質を3分の1以下の薄さに切除する。作製した移植片をレ
　　シピエント角膜の輪部に置き，10-0ナイロン糸にて強膜および角膜に縫着する。

(3) 表層角膜移植（anterior lamellar keratoplasty；ALK）

①適応：混濁が角膜表層に限局している場合，あるいは角膜穿孔の閉鎖や潰瘍の除去を目的とした治
　療的角膜移植の際に行われる。ドナー角膜は保存角膜を用いることもできる。ALKは眼内操作を
　伴わず，自己の内皮細胞が残るので，術後合併症が少ないという利点があるが，ホスト-グラフト
　間の層間混濁のために視力回復が全層移植より劣るという欠点がある。

②手術手技：麻酔や術前処置は全層移植と同様である。トレパンで角膜実質を穿孔しないように切開
　する。表層剝離刀などを用いて角膜実質を同じ層で剝離するように切開を進める。ドナー角膜は，
　全層移植の場合と同じように打ち抜く。レシピエント角膜の切開の深さに応じて，スプリング剪刀
　などで内皮側の実質をできるだけ均一の厚みで切除する。ドナーの大きさはレシピエントより
　0.2〜0.3mm大きくする。

(4) 深層層状角膜移植（deep anterior lamellar keratoplasty；DALK）

①適応：角膜実質をデスメ膜が露出するまで切除したうえでドナー角膜を移植する DALK は，表層移植の利点を保ちつつ視機能面の欠点を最小限にすることを目的として開発された術式である。DALP は，内皮細胞に異常を持たない角膜白斑，実質変性症，円錐角膜，ヘルペス角膜炎後混濁などが適応となる。とくに，拒絶反応のリスクが高い例や，再発のおそれが高い変性症などでよい適応となる。DALK の欠点は，その術式の難しさにある。数 $10\,\mu m$ しかない厚さのデスメ膜を損傷することなく露出させることは，熟練者であっても難しく，確実で安全な術式の開発が課題である。

②手術手技：デスメ膜の露出方法には，大きく分けて以下の 3 通りの方法がある。

  a）layer-by-layer 法：メスや表層剝離刀で，少しずつ実質を切除していく方法である。実質深層を丁寧に切除していくと，どこかできわめて平滑で透明性の高いデスメ膜が露出される。この後はその露出部位を拡げる要領で切除範囲を拡大させる。

  b）鏡面反射法：前房内にエアーを入れ，ゴルフ刀を実質に押し当てると，実際の刃先とエアーによってつくられた鏡面反射像が観察される。この間の黒い部分が，残った実質であるので，この黒い部分がほぼなくなるまで切開を進めていく。デスメ膜のすぐ上まで到達したら，スパーテルをデスメ膜の上のスペースにデスメ膜に平行に入れる。ここからデスメ膜を深層実質と分離する。

  c）big bubble 法：角膜実質を半層切除した後に，27-30G 針を実質内に bevel-down で刺入し，圧力をかけてエアーを実質内に注入する。デスメ膜と実質深部は最も癒着が少ないので，多くの場合エアーはそのスペースに入り込む。エアー注入を続けることでそのスペースが大きくなり，大きなスペース（big bubble）を形成する。

(5) 内皮移植（endothelial keratoplasty；EK）

①適応：内皮細胞は，角膜実質から前房側に水をかき出すポンプの役割を果たしているが，増殖能力がないため，ある程度以上障害されると，角膜浮腫（水疱性角膜症）が生じる。水疱性角膜症は角膜移植の原因として最も多いが，角膜内皮移植の登場により手術法が一変した。現在では PKP よりもむしろ，DSAEK（Descemet's stripping automated endothelial keratoplasty）が内皮障害に対する第一選択であり，それに適さない場合で PKP が行われると理解したほうが適切であるともいえる。さらに近年では，デスメ膜と内皮細胞のみを移植する Descemet's membrane endothelial keratoplasty や，研究段階ではあるが培養角膜内皮細胞シートを移植する治療法も注目されている。

②手術手技：いくつかの術式の変遷を経て，現在では DSAEK がスタンダードな方法として定着している。マイクロケラトームで薄くスライスしたドナー角膜後面を前房内に入れ，空気の浮力で固定する。

C. 角膜移植の臨床効果

  角膜移植の臨床効果は，透明性の改善を目的とした場合は「移植片透明治癒率」と「矯正視力」，眼球の保持を目的とする場合は「眼球形状の保持」で判定される。術後合併症のリスクの高くない例では，70〜90％程度の透明治癒率が期待されるが，角膜内血管侵入や角膜移植の既往のある PKP では 50％以下にまで低下する。PKP や他家組織の上皮移植では，術後拒絶反応の抑制のために長期のステロイド点眼の使用が必要であり，これに起因する白内障，緑内障，感染症などの合併症の管理が重要となる。一方，ALK，DALK，EK の術後拒絶反応のリスクは PKP に比べて低く，そのためステロイド点眼の減量や中止が可能となることが多い。

3）強膜移植の適応と移植術

  強膜移植の適応としては，①強膜の菲薄化や穿孔に対する修復，②緑内障シャント手術の補助材料，の 2 通りがあげられる。

　強膜の修復が必要となる疾患は，広範囲の強膜炎，外傷，反復する眼科手術後などが代表的なものである。慢性関節リウマチや膠原病では長期にわたる強膜炎のために強い強膜菲薄化をきたし，穿孔による眼内組織の脱出を防ぐために強膜移植が行われることがある。

　手術は，病変部周囲の結膜を切開し，菲薄部をカバーするようにメスやトレパンで表層切除を行う。この部に保存強膜を当て，ナイロン糸などで密に縫合する。強膜は虚血に弱いので，その上に可能な限り結膜下組織と結膜をのせて縫合する。

　緑内障シャント手術は，難治性の緑内障に対し，バルベルト（エイエムオー・ジャパン社）やアーメド（New World Medical 社）などのチューブシャントを挿入する手術であり，本邦では 2012 年に認可された。この手術は，シリコーンプレートを強膜と結膜の間に留置し，このプレートから前房水が結膜下に排出される。異物であるプレートが術後に露出してくると，効果の減弱や感染を生じるので，保存強膜でおおうことが広く行われている。

4) 強膜移植の臨床効果

　強膜補強またはシャント露出予防によって評価される。術前の状態や減病の活動性によっては，複数回の強膜移植が必要となる場合もある。

〔島﨑　潤〕

6.　羊膜

1) 組織の採取

　羊膜移植は他の組織移植と異なり，ドナーが生体である。羊膜の採取と取り扱いにおいては，ドナーの権利を守ること，ドナーに由来する感染を生じさせないことに十分に配慮する。日本角膜学会は 2008 年に「羊膜取扱いガイドライン」を作成し，予定帝王切開である母体から羊膜組織を採取することを定めた。すなわち，妊娠中の経過に問題がなく，何らかの理由（児頭骨盤不均衡，前回の分娩が帝王切開だった，など）により帝王切開を予定している健康な妊婦がドナー候補となる。ドナー候補者の自由意思に基づいて提供いただくため，産科の主治医あるいは移植医ではない（利害関係のない）第三者が説明および同意取得を行う。実際には組織バンクでは，JSTT 認定コーディネーターがドナー候補者に説明して同意を取得している。

　羊膜は帝王切開時に胎盤とともに摘出され，手術室にて清潔操作のもとに羊膜を胎盤から分離する。手順書に従って洗浄，細切りして−80℃で保管する。

2) 移植適応および臨床効果

　羊膜は適度な強度と弾力性を有し，生体適合性に優れている。また，羊膜には，線維芽細胞の増殖抑制，瘢痕抑制，創傷治癒促進の作用があると考えられており[1~3]，①基質の供給（上皮再生の足場），②上皮欠損の被覆，③組織欠損部の充填，のいずれかあるいは複数を目的として羊膜移植が行われる（図 11-50）[4,5]。

　本邦では 2014 年 3 月までに，難治性眼疾患に対して，先進医療として羊膜移植が 21 施設で実施された。適応となった疾患は翼状片が最も多く，次いで角膜潰瘍・上皮欠損，結膜腫瘍，角膜穿孔の順であった。完全奏効率および有効率が高く，多数例の実施においてとくに有害事象を認めていない[6]。

(1) 基質の供給（上皮再生の足場）

　羊膜は上皮再生の足場になるとともに，羊膜の持つ線維化抑制，炎症抑制の作用が，瘢痕抑制や眼表面再建に効果的に働くと考えられている。

　翼状片は比較的頻度の高い良性疾患であるが，切除後に再発をきたすと難治性となり，瞼球癒着や眼球運動障害を生じる。再発翼状片に羊膜移植を行うと，再発と癒着を抑制して良好な術後経過を得られる（図 11-51）。

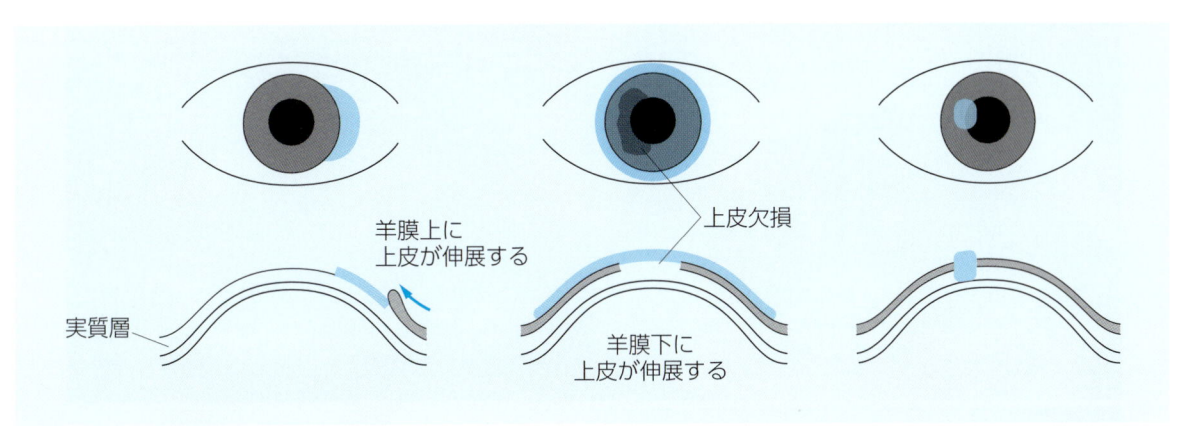

図 11-50　羊膜移植の目的と効果
a 基質の供給（上皮再生の足場），b 上皮欠損の被覆（羊膜パッチ），c 組織欠損部の充填・穿孔閉鎖

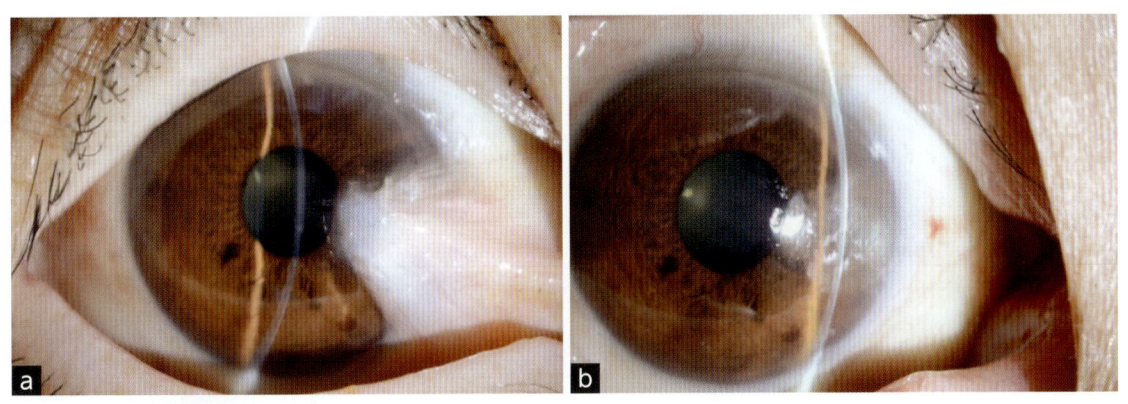

図 11-51　再発翼状片
a 術前，b 術後

　重症の化学外傷・熱傷，スティーブンス・ジョンソン症候群や眼類天疱瘡は，「難治性眼表面疾患」と呼ばれる疾患群であり，粘膜（結膜）の線維化と瘢痕形成，癒着をきたして著しい視力低下に陥る。癒着解除を行っても再発しやすく，また角膜移植の成績も不良である。これらの疾患で瞼球癒着を剥離して羊膜移植を行うと，眼表面を良好に再建できる。ただし，重症スティーブンス・ジョンソン症候群と眼類天疱瘡では再癒着を生じやすく，培養自家口腔粘膜上皮シート移植（後述）が適応となる。

（2）上皮欠損の被覆（羊膜パッチ）

　難治性眼表面疾患では，しばしば上皮欠損が治らないままに遷延化して「遷延性上皮欠損」の状態に陥る。遷延性上皮欠損は，角膜感染，角膜穿孔をきたすリスクが高いが，羊膜を用いて上皮欠損を被覆すると，羊膜下に上皮が増殖，伸展して上皮欠損が修復する（図 11-52）。難治な角膜潰瘍においても，同じ目的で羊膜が用いられる。

（3）組織欠損部の充填・穿孔閉鎖

　非感染性の角膜穿孔の治療として従来から表層角膜移植が行われてきたが，表層角膜移植は手術手技が難しいうえに，術後に高度の不正乱視をきたしやすく満足する視力を得にくい。穿孔が小さい場合には羊膜を充填することで穿孔を閉鎖できる（図 11-53）。表層角膜移植よりも手技が容易であり，術後乱視も少ない。

　結膜悪性腫瘍など広範囲の結膜腫瘍では，切除後の組織再建において羊膜移植を用いると，組織欠損部を広く被覆できるとともに羊膜の上に上皮が伸展し，良好な予後を得ることができる（図 11-54）。

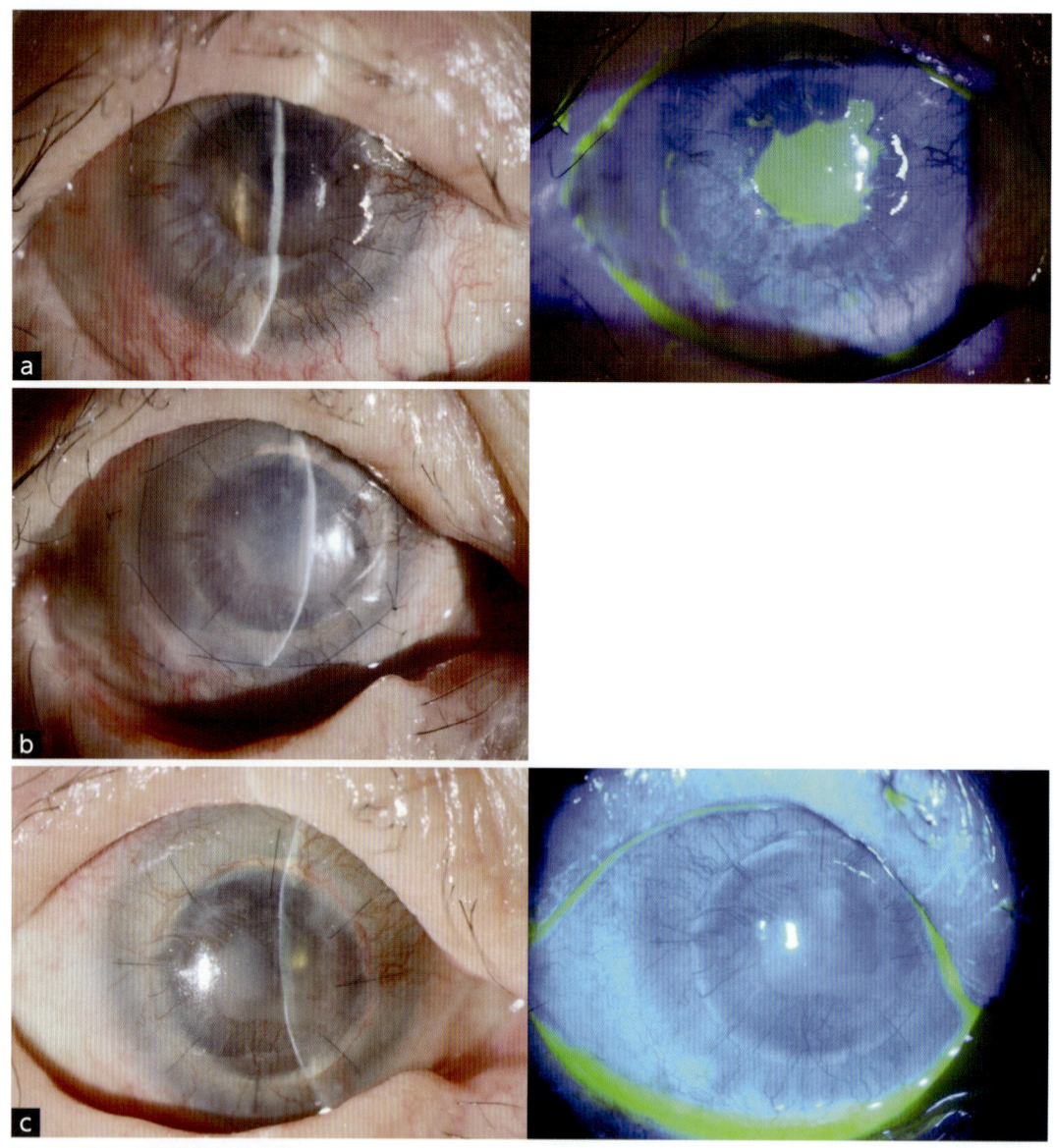

図 11-52　遷延性上皮欠損
a 術前　スティーブンス・ジョンソン症候群に対する全層角膜移植後。ドナー角膜中央の上皮欠損が遷延している（緑に染色される部分），b 術後，c 羊膜除去後　術後 2 週に縫合糸を抜去し，被覆する羊膜を除去，羊膜下に上皮が伸展しており上皮修復を得た。

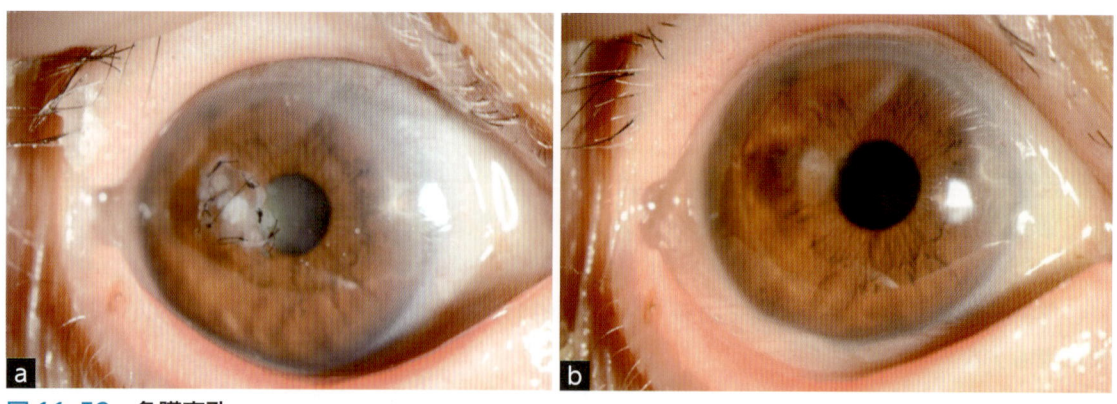

図 11-53　角膜穿孔
a 術前，b 術後

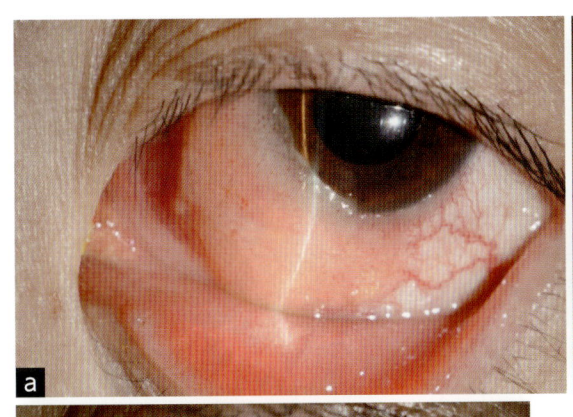
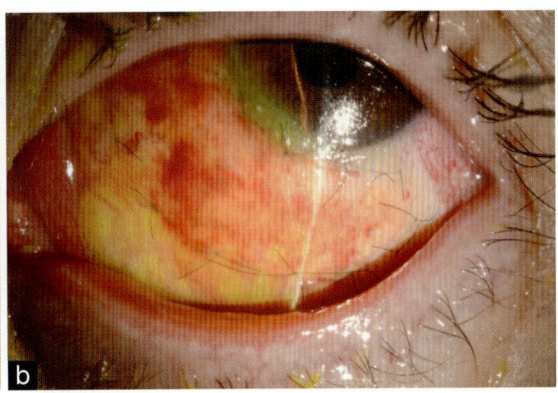
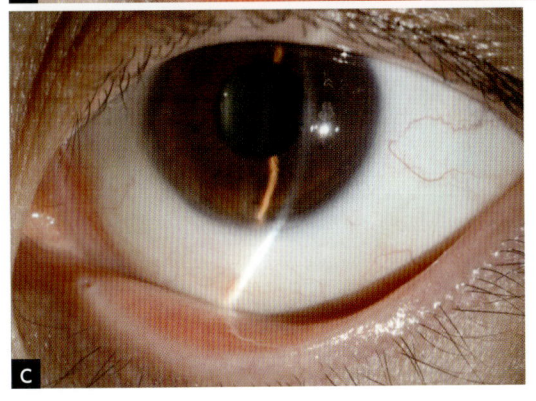

図 11-54　結膜腫瘍
a 術前, b,c 術後

3) 移植術

(1) 準備

　容器に入った羊膜を冷凍庫から取り出して，室温で自然解凍する。手術室にて清潔操作でシャーレ内に羊膜を取り出し，生理食塩水で 3〜4 回洗浄する。

(2) 手術

　羊膜を術野に拡げる。手術用スポンジや綿棒で羊膜に触れると，羊水側がスポンジに接着しないのに対して，絨毛膜側はスポンジに接着する。通常は絨毛膜側を下（強膜と接する側）に，羊水側を上にして，10-0 ナイロンで強膜をすくうようにして羊膜を縫着する。羊膜にたるみが出ないように，羊膜をやや伸展させて縫合していく。最後に，周辺の余った羊膜を切除する（図 11-55）。

　遷延性上皮欠損に対しては，羊水側を下にして上皮欠損全体を羊膜で被覆する。

　角膜穿孔に対しては，穿孔部に羊膜を充填し，その上をさらに羊膜で被覆する。

(3) 術後管理

　羊膜移植の術後には，とくに免疫抑制を行わずとも拒絶反応を生じない。その理由として，羊膜が血管成分を含まないこと，羊膜の抗原性が低いことのほか，羊膜そのものに抗炎症，瘢痕抑制の作用があると考えられている[1)2)]。

　術後の消炎および線維芽細胞の増殖抑制を目的にステロイド内服とベタメタゾン点眼を，感染予防のために抗菌薬の点眼を用いる。具体的には，ベタメタゾンないしデキサメタゾンを 1 日 4 回で開始し，数週間程度でベタメタゾンの点眼回数を減らし，フルオロメトロンへ変更していく（局所ステロイドの漸減）。漸減のタイミングは個々の疾患や，眼表面の炎症の程度による。高度の術後炎症が予測される場合は，プレドニゾロン（5mg）あるいはベタメタゾン（0.5mg）1 日 2 錠の内服を手術当日から数日間併用する。

　羊膜縫合糸は術後 1〜2 週で抜糸する。スティーブンス・ジョンソン症候群などの難治性眼表面疾患はメチシリン耐性黄色ブドウ球菌（Methicillin-resistant *Staphylococcus aureus*；MRSA）などの耐性菌を保菌していることがあり，日和見感染に留意する。

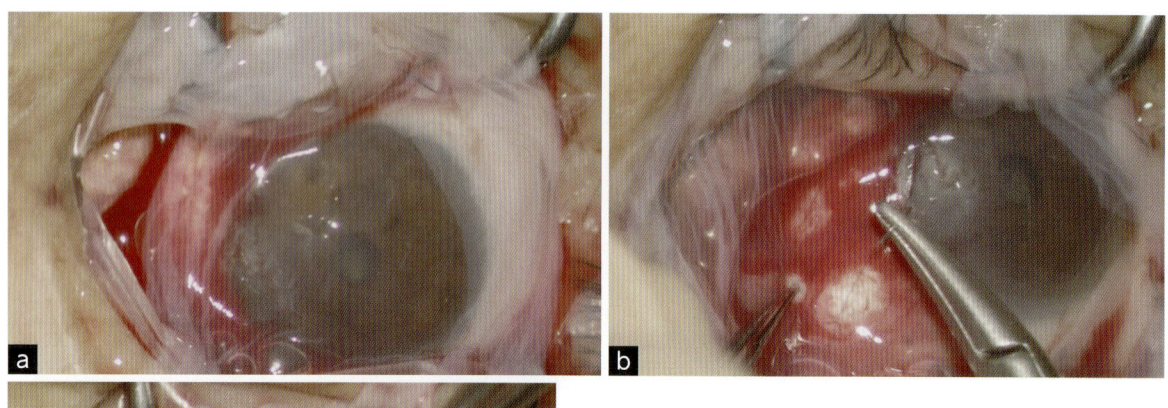

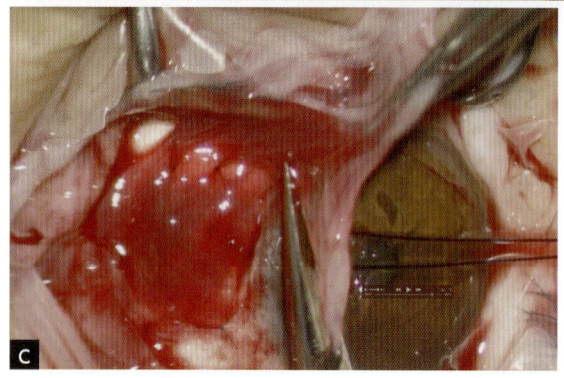

図 11-55　手術
a 羊膜を術野に拡げる，b 伸展させながら縫着，c 余分な羊膜を切除

4) 再生医療への応用

　羊膜は生体外で粘膜上皮細胞を培養して上皮シートを作製する際においても良好な基質となり，完成した上皮シートを眼表面に移植する際のキャリアとしても優れている[7)8)]。羊膜上に角膜上皮細胞を培養した培養角膜上皮シート，患者自身の口腔粘膜上皮細胞を培養した培養自家口腔粘膜上皮シートがあり，難治性眼表面疾患の視力改善，遷延性上皮欠損における上皮化，癒着解除などに有用である[9)10)]。培養自家口腔粘膜上皮シートは，まだ実用化にはいたっていないが，2014〜2016 年度に先進医療 B として実施された。

■文献

1) Ueta M, Kweon MN, Sano Y, et al：Immunosuppressive properties of human amniotic membrane for mixed lymphocyte reaction. Clin Exp Immunol. 2002；129：464-470.
2) Tseng SC, Espana EM, Kawakita T, et al：How does amniotic membrane work? Ocul Surf. 2004；2：177-187.
3) Dua HS, Gomes JA, King AJ, et al：The amniotic membrane in ophthalmology. Surv Ophthalmol. 2004；49：51-77.
4) 日野智之，外園千恵，稲富勉，他：羊膜移植の適応と効果．日眼会誌 2012；116：374-378.
5) 花田一臣，西川典子，石居信人，他：角結膜の再建に羊膜移植を施行した 95 眼—用途の分類と効果の検討．日眼会誌 2017；121：359-365.
6) 森川恵輔，外園千恵，稲富勉，他：先進医療として実施された羊膜移植の適応と有効性．日眼会誌 2016；120：291-295.
7) Koizumi N, Inatomi T, Suzuki T, et al：Cultivated corneal epithelial stem cell transplantation in ocular surface disorders. Ophthalmology. 2001；108：1569-1574.
8) Nakamura T, Kinoshita S：Ocular surface reconstruction using cultivated mucosal epithelial stem cells. Cornea. 2003；22 (7 Suppl)：S75-80.
9) 木下茂，小泉範子，外園千恵，他：角膜疾患の未来医療．日眼会誌 2010；114：161-199.
10) Sotozono C, Inatomi T, Nakamura T, et al：Visual improvement after cultivated oral mucosal epithelial transplantation. Ophthalmology. 2013；120：193-200.

〔外園　千恵〕

第12章

救急医療と脳死判定・臓器提供

I 脳死とは

不可逆的全脳機能不全と定義される脳死は，重篤な頭部外傷，脳血管障害などの頭蓋内病変により生じる一次性脳障害を原因とする場合と，心原性心停止後の蘇生後脳症など脳低酸素血症で生じる二次性脳障害によるものが存在する。脳死では平均血圧と頭蓋内圧で定義される脳灌流圧（基準値：$80 \pm 10\,mmHg$）は著しく低下し，0に近づく。このような状態では脳血流は停止し，脳は不可逆的機能不全に陥る（図12-1）。

脳死の診断は，厚生省（当時）から公表された基準（いわゆる竹内基準），すなわち6歳以上では昭和60（1985）年度に公表された基準[1]，6歳未満では平成11（1999）年度に公表された基準[2]，が用いられている。脳死の判定は前提条件，臨床神経学的所見，および電気生理学的検査である脳波所見から診断される。

本邦で脳死患者が年間どのくらい発生しているかに関しては，正確な統計は存在しない。平成9（1997）年度厚生省厚生科学研究特別研究事業「臓器移植へ向けた医療施設の整備状況に関する研究」[3]では，大学附属病院本院，日本救急医学会指導医指定施設で1,342名/年，救命救急センター，日本脳神経外科学会専門医訓練施設A項（当時）で2,506名/年である，と報告している。また，平成18（2006）年度厚生労働科学特別研究事業の「脳死者の発生等に関する研究」[4]では，当時の脳死下臓器提供施設である4類型（大学附属病院，日本脳神経外科学会専門医訓練施設A項，日本救急医学会指導医施設，救命救急センター）に属する施設，および当時の日本脳神経外科学会専門医訓練施設C項，および日本救急医学会専門医施設を対象とし，調査を行った。回答施設全体の年間死亡者数は30,856例で，そのなかで脳死と判定されたのは1,601例であったと報告している。

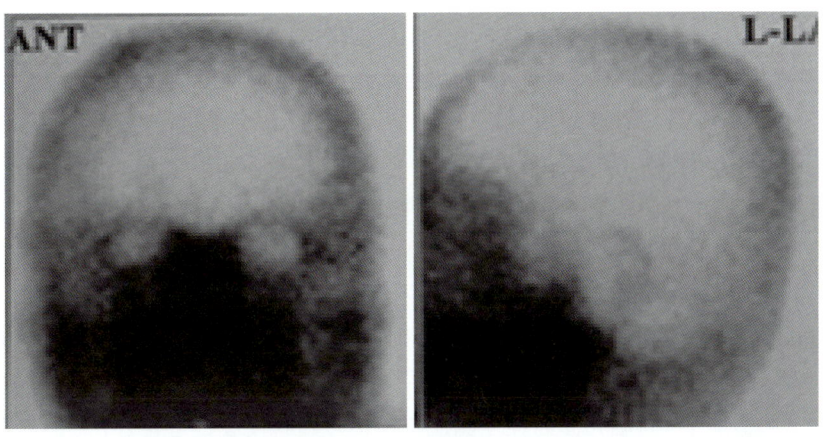

図12-1　55歳，男性．脳出血，脳死判定後2日（左：正面，右：側面）
RIによる脳血流検査では頭皮や頭蓋骨，顔面には血流が存在するが，頭蓋内は血流がなく，白く抜けて描出される（empty skull sign）。

Ⅱ　脳死とされうる状態の判定

　脳死とされうる状態を確認した後に，本人の臓器提供に関する意思表示がある場合や，ない場合であっても本人の意思の忖度を前提に家族に希望がある場合は，臓器提供を前提とした法的脳死判定に進むことになる。従来は対象となる患者が治療中に，法的脳死判定を行ったとしたならば，脳死と診断される場合（この場合，無呼吸試験は省く）を脳死とされうる状態とされていた。したがって，法的脳死判定で行う2回の判定に加えると，実質的に3回の脳死判定を行うこととなり，臓器提供施設での大きな負担として批判があった。そこで，厚生労働省は平成27（2015）年9月から脳死とされうる状態についての見解を一部変更した。すなわち，それまでは前述のように「法的脳死判定における検査方法に準じた方法で行うことが望ましい」とされていたものから，「各臓器提供施設において治療方針の決定等のために行われる一般の脳死判定と同様の取扱いで差し支えない」に変更された[5]。したがって，例えばいわゆる平坦脳波を確認する際には，従来は法的脳死判定時の脳波検査に準じて詳細な手順が示されていたが，現在は各施設で独自に行われている平坦脳波の確認法でも許容されるようになった。

Ⅲ　脳死とされうる状態の判定後選択肢

　脳死とされうる状態など救急・集中治療では救命が不能で，死が間近と判断された場合，対象患者やその家族などの意思（生前意思を含む）を考慮した時，現在行っている治療や措置の差し控えや終了が，患者やその家族などの意思と医療スタッフ合意の判断としてむしろ適切と思われる状況にいたることがある。このような救急・集中治療の終末期に行う対応の原則は「患者の意思」に沿った選択をすること，そして「患者の意思」が不明な場合は「患者家族などの思い」に配慮した「患者にとって最善」と考えられる選択が優先される。

　このような救急・集中治療での終末期の対応に関して，日本救急医学会，日本集中治療医学会，および日本循環器学会の3学会は2014年11月に合同で「救急・集中治療における終末期医療に関するガイドライン～3学会からの提言～」を公表した[6]。3学会合同ガイドラインは救急・集中領域での終末期への対応の道筋を示したものであり，それぞれの施設や症例ごとの使用を決して強制するものではないとしている。もちろん，3学会合同ガイドラインに則った判断や対応であっても，その後に非難される場合も予想されるが，医療者が医療人としての良識を前提に，患者本人の尊厳と患者家族や関係者などの意向を重視して判断した結果であれば，咎められるはずがないという認識が3学会合同ガイドライン作成の根底にある。

　一方，救急・集中治療のなかで，死が不可避となった患者に対する生命維持装置や高度な医療機器による延命措置差し控えの判断を示したもので，救急初療室に搬送された心肺停止状態や瀕死の重症患者に関して蘇生行為や救命治療を行う，または行わない判断などは想定していない。

1.　終末期の定義と判断 (図12-2)

　「救急・集中治療における終末期」とは，集中治療室などで治療されている急性重症患者に対し適切な治療を尽くしても救命の見込みがないと判断される時期である。救急・集中治療における終末期にはさまざまな状況があり，例えば主治医を含む複数の医師（複数科であることが望ましい）と看護師らとからなる医療チーム（以下，医療チーム）が慎重かつ客観的に判断を行った結果として以下の①～④に相当する場合などとされている。

　　①不可逆的な全脳機能不全（脳死診断後や脳血流停止の確認後などを含む）であると十分な時間をかけて診断された場合

　　②生命が人工的な装置に依存し，生命維持に必須な複数の臓器が不可逆的機能不全となり，移植な

救急・集中治療の終末期は主治医を含む複数の医師（複数科であることが望ましい）と看護師からなる医療チーム（「医療チーム」）が慎重かつ客観的に判断を行った結果として以下の①〜②のいずれかに相当する場合などである。

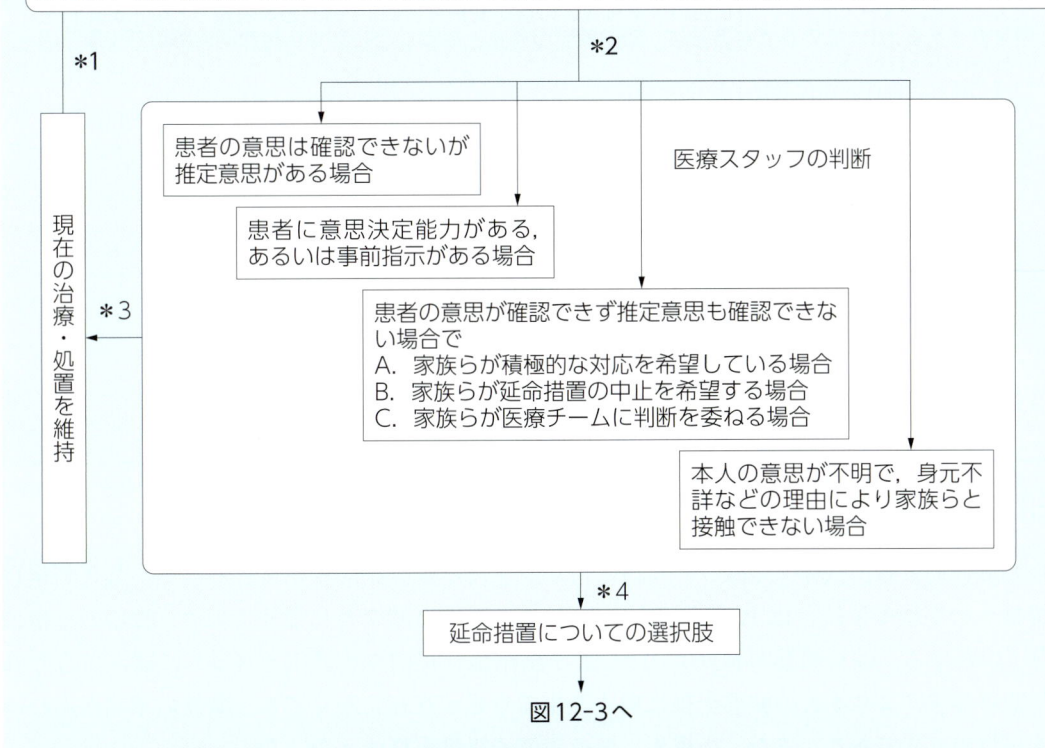

①不可逆的な全脳機能不全（脳死診断後や脳血流停止の確認後などを含む）であると十分な時間をかけて診断された場合
②生命が人工的な装置に依存し，生命維持に必須な複数の臓器が不可逆的機能不全となり，移植などの代替手段もない場合
③その時点で行われている治療に加えて，さらに行うべき治療方法がなく，現状の治療を継続しても近いうちに死亡することが予測される場合
④回復不可能な疾病の末期，例えば悪性腫瘍の末期であることが積極的治療の開始後に判明した場合

＊1

現在の治療・処置を維持

＊3

患者の意思は確認できないが推定意思がある場合

患者に意思決定能力がある，あるいは事前指示がある場合

患者の意思が確認できず推定意思も確認できない場合で
A．家族らが積極的な対応を希望している場合
B．家族らが延命措置の中止を希望する場合
C．家族らが医療チームに判断を委ねる場合

＊2

医療スタッフの判断

本人の意思が不明で，身元不詳などの理由により家族らと接触できない場合

＊4
延命措置についての選択肢

図12-3へ

☆医療スタッフの判断とは，本人の生前意思や家族の考えを十分考慮したうえでの判断
＊1：①〜④に該当しない，＊2：①〜④に該当する，＊3：治療，措置の継続，＊4：治療，措置の終了

図12-2　3学会合同ガイドラインによる救急・集中治療における終末期判断

どの代替手段もない場合
③その時点で行われている治療に加えて，さらに行うべき治療方法がなく，現状の治療を継続しても近いうちに死亡することが予測される場合
④回復不可能な疾病の末期，例えば悪性腫瘍の末期であることが積極的治療の開始後に判明した場合

2. 終末期と判断した後の対応

　医療チームは，前述したような救急・集中治療の終末期と判断した際には患者，および患者の意思をよく理解している家族らに対して，患者の病状が絶対的に予後不良であり，治療を続けても救命の見込みがまったくなく，これ以上の措置は患者にとって最善の治療とはならず，かえって患者の尊厳を損なう可能性があることを説明し，理解を得る。医療チームは患者，家族らの意思やその有無について判断し，図12-3に記載するような対応を行う。そのようななかで，救急・集中治療の終末期と判断（前述の①）した際，すなわち脳死とされうる状態と判断した際には，選択肢の一つとして脳死下臓器提供の機会が存在することを家族に提示することも，看取りの医療の一貫として重要と考える。脳死とされうる状態になった患者家族にはさまざまな心理的な葛藤があるといわれているが，救急施設や脳神経外科施設では，看取りの医療の一貫として，脳死下臓器提供の機会が存在することを

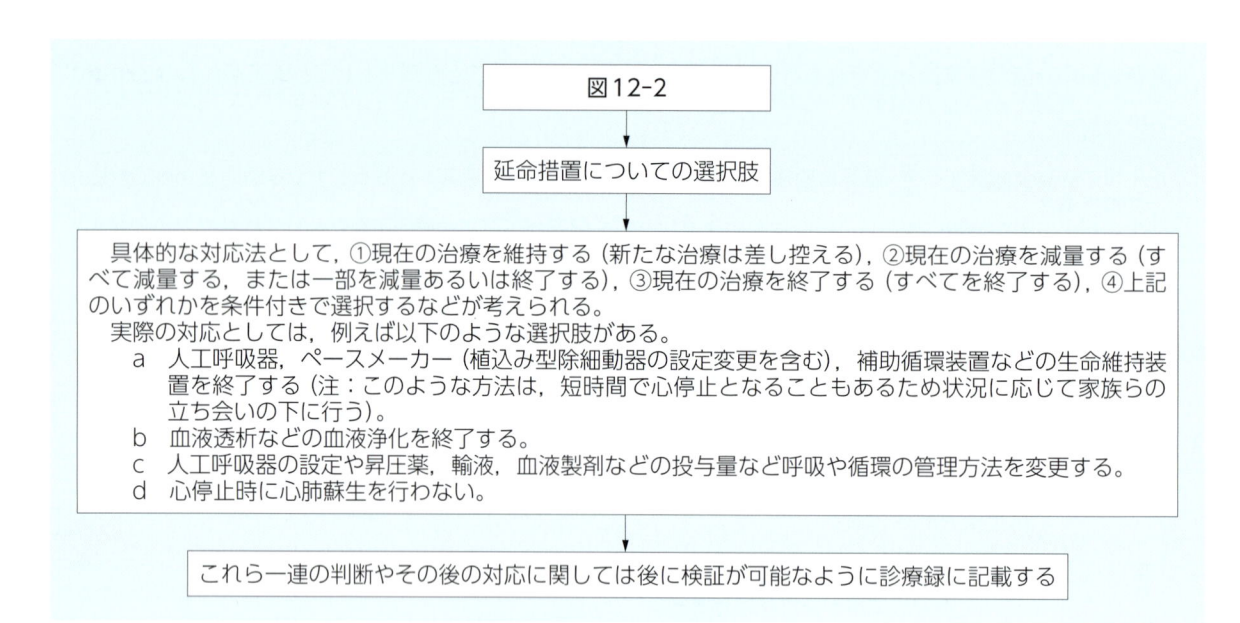

図12-2

延命措置についての選択肢

　　具体的な対応法として，①現在の治療を維持する（新たな治療は差し控える），②現在の治療を減量する（すべて減量する，または一部を減量あるいは終了する），③現在の治療を終了する（すべてを終了する），④上記のいずれかを条件付きで選択するなどが考えられる。
　　実際の対応としては，例えば以下のような選択肢がある。
　　a　人工呼吸器，ペースメーカー（植込み型除細動器の設定変更を含む），補助循環装置などの生命維持装置を終了する（注：このような方法は，短時間で心停止となることもあるため状況に応じて家族らの立ち会いの下に行う）。
　　b　血液透析などの血液浄化を終了する。
　　c　人工呼吸器の設定や昇圧薬，輸液，血液製剤などの投与量など呼吸や循環の管理方法を変更する。
　　d　心停止時に心肺蘇生を行わない。

これら一連の判断やその後の対応に関しては後に検証が可能なように診療録に記載する

図12-3　3学会合同ガイドラインによる延命措置終了の選択肢

説明できるように体制整備を整えておく必要がある。

Ⅳ　法的脳死判定

　脳死からの臓器提供は，法律[1]に基づいた脳死判定がされた臓器提供者から行われる。脳死判定自体や臓器提供への手順や手続きは1997年7月に施行され，2009年7月に改正された「臓器の移植に関する法律（いわゆる，改正臓器移植法）」[7]，および法律施行規則やガイドライン[8]に則って行われる。改正臓器移植法により本人の臓器提供に関する生前意思が存在しなくても，家族の承諾があれば脳死下臓器提供が可能である。また，小児から脳死下臓器提供も可能となった。
　前述の脳死とされうる状態と診断した後の法的脳死判定は，以下に記載するような方法や手順で行うことになっている。

1．判定医の資格要件
　法的脳死判定は，脳神経外科医，神経内科医，救急医，麻酔・蘇生科・集中治療医，または小児科医で，それぞれの学会専門医，または学会認定医の資格を持ち，かつ脳死判定に関して豊富な経験を有し，しかも移植に関わらない医師が2名以上で行う。その際，脳死下臓器提供施設で脳死判定を行う医師は，あらかじめ当該医療施設の倫理委員会等で選定を行うとともに，選定された医師の氏名，診療科目，専門医などの資格，経験年数等について，その情報の開示を求められた場合には，提示できるようにしておくことが求められている。なお，常時2名以上の判定医を当該施設に所属する医師だけで確保することが困難な施設においては，当該施設で確保するのは1名としたうえで，残り1名は当該施設があらかじめ当該医師として非常勤の契約を取り交わしているという前提で判定が可能となっている。

2．脳死下臓器提供の施設条件
　脳死下臓器提供は，下記のいずれの条件を満たす施設に限定されている。
　①臓器摘出の場を提供するなどのために必要な体制が確保されており，当該施設全体について，脳死した者の身体からの臓器摘出を行うことに関して合意が得られていること。その際，施設内の倫理委員会等の委員会で臓器提供に関して承認が行われていること

②適切な脳死判定を行う体制があること

③救急医療等の関連分野において，高度の医療を行う，いわゆる5類型といわれる次のいずれかの施設であること
- 大学附属病院
- 日本救急医学会の指導医指定施設
- 日本脳神経外科学会の基幹施設または連携施設
- 救命救急センターとして認定された施設
- 日本小児総合医療施設協議会の会員施設

3. 法的脳死判定前の確認事項

1) 脳死判定前の確認事項として以下を確認することが必要

①意思表示カードなど，脳死の判定に従い，かつ臓器を提供する意思を示している本人の書面（存在する場合）

②法的脳死判定対象者が18歳未満である場合には虐待の疑いがないこと

③知的障害等の臓器提供に関する有効な意思表示が困難となる障害を有する者でないこと

④臓器を提供しない意思，および脳死判定に従わない意思がないこと

⑤脳死判定承諾書（家族がいない場合を除く）

⑥臓器摘出承諾書（家族がいない場合を除く）

⑦小児では年齢が生後12週以上（在胎週数が40週未満の場合は，出産予定日から起算して12週以上）

また，年齢によって確認事項や血圧や体温などのバイタルサイン等の条件が異なるので留意が必要である（図12-4）。

2) 前提条件の確認

器質的脳障害での深昏睡〔JCS (Japan coma scale) 300，GCS (Glasgow coma scale) 3〕，および自発呼吸は消失しているので，人工呼吸器で呼吸が維持されている。病歴，経過，検査（CT，MRIなどの画像診断は必須），治療などから原疾患が確実に診断され，現在行いうるすべての適切な治療をもってしても回復の可能性がまったくないと判断される症例が法的脳死判定の前提となる。

3) 除外項目の確認：以下の①〜⑤に該当する場合は法的脳死判定から除外される

①脳死と類似した状態になりうる症例
- 急性薬物中毒：薬物中毒により深昏睡，および無呼吸を生じたと疑われる場合は脳死判定から除外する。
- 代謝・内分泌障害：肝性昏睡，糖尿病性昏睡，尿毒症性脳症，その他の代謝・内分泌障害で昏睡を呈している場合は判定から除外する。

②知的障害者等の臓器提供に関する有効な意思表示が困難となる障害を有する者

③被虐待児，または虐待が疑われる18歳未満の児童

④年齢不相応の血圧（収縮期血圧）
- 1歳未満　　　　　　＜65mmHg
- 1歳以上13歳未満　　＜（年齢×2）+65mmHg
- 13歳以上　　　　　　＜90mmHg

⑤低体温（直腸温，食道温などの深部温）
- 6歳未満　　＜35℃
- 6歳以上　　＜32℃

①虐待を受けた児童への対応　　：18歳未満
②本人の意思表示の有効性　　　：15歳未満，15歳以上
③家族の承諾における父母の意向：20歳未満
④法的脳死の判定　　　　　　　：生後12週以上6歳未満，6歳以上
⑤脳死判定時の収縮期血圧　　　：1歳未満，1歳以上13歳未満，13歳以上

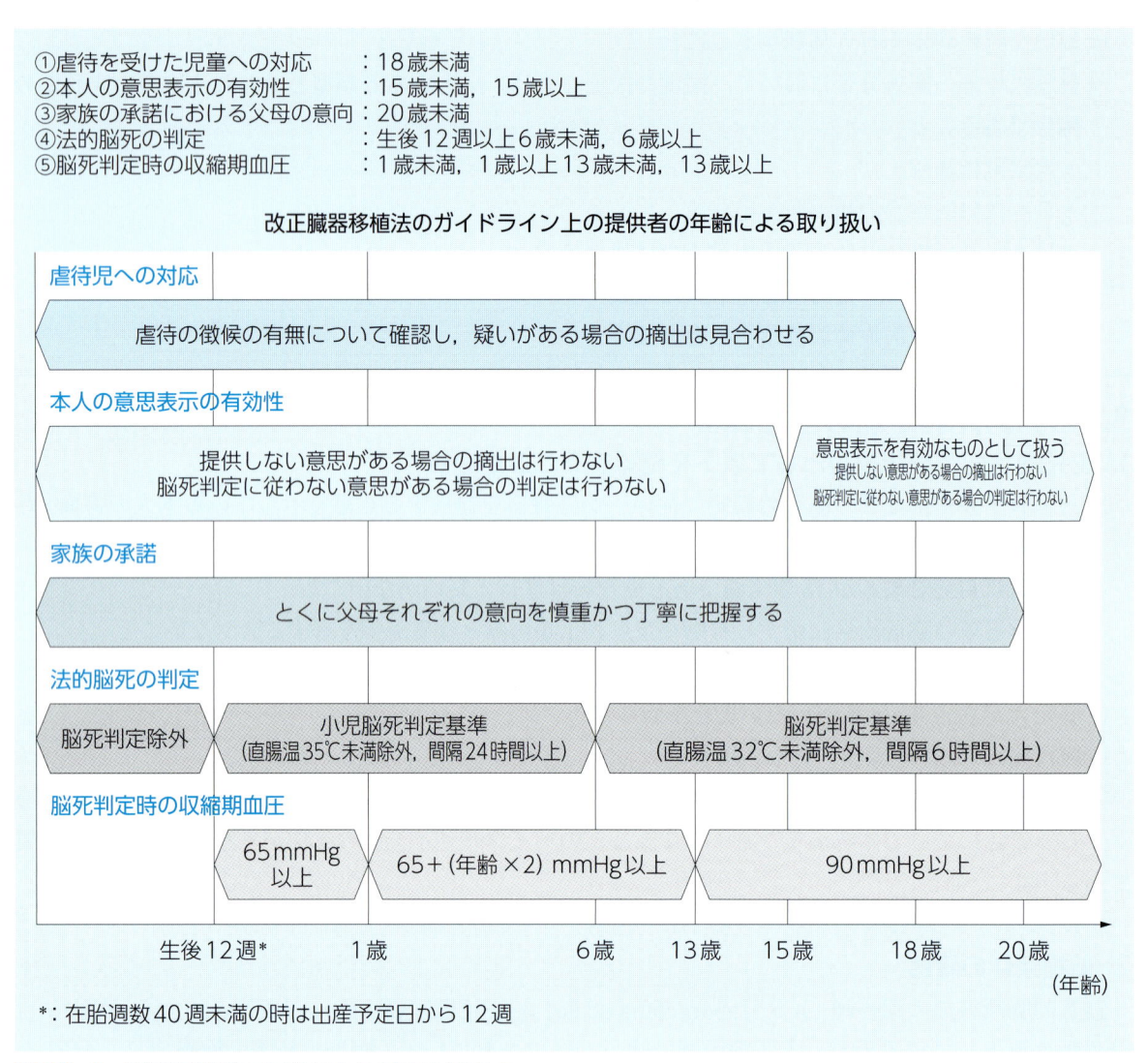

改正臓器移植法のガイドライン上の提供者の年齢による取り扱い

虐待児への対応

虐待の徴候の有無について確認し，疑いがある場合の摘出は見合わせる

本人の意思表示の有効性

提供しない意思がある場合の摘出は行わない
脳死判定に従わない意思がある場合の判定は行わない

意思表示を有効なものとして扱う
提供しない意思がある場合の摘出は行わない
脳死判定に従わない意思がある場合の判定は行わない

家族の承諾

とくに父母それぞれの意向を慎重かつ丁寧に把握する

法的脳死の判定

脳死判定除外

小児脳死判定基準
（直腸温35℃未満除外，間隔24時間以上）

脳死判定基準
（直腸温32℃未満除外，間隔6時間以上）

脳死判定時の収縮期血圧

65mmHg
以上

65＋（年齢×2）mmHg以上

90mmHg以上

生後12週*　　1歳　　6歳　13歳　15歳　18歳　20歳
（年齢）

＊：在胎週数40週未満の時は出産予定日から12週

図12-4　臓器提供者の年齢による対応の相違点

（文献10から引用）

4）生命徴候の確認

①体温（直腸温，食道温などの深部温）
  - 6歳未満　　　≧35℃
  - 6歳以上　　　≧32℃

②血圧の確認（収縮期血圧）
  - 1歳未満　　　　　　　≧65mmHg
  - 1歳以上13歳未満　　≧（年齢×2）＋65mmHg
  - 13歳以上　　　　　　≧90mmHg

③心拍，心電図などの確認をして重篤な不整脈がないこと

　以上のように，法律やガイドラインなどで年齢による異なった対応や，各種バイタルサインの確認が必要となる。

4. 法的脳死判定の実際

1）深昏睡の確認

　呼名刺激，および疼痛刺激（顔面，四肢）において無反応でJCS 300，GCS 3の確認をする。

2) 瞳孔散大, 固定の確認

瞳孔径は室内の通常の明るさの下で測定する。左右の瞳孔径が4mm以上で（正円でない場合は最小径），刺激に対して反応が欠如していることを確認する。

3) 脳幹反射消失の確認

①対光反射の消失

一側の瞳孔に光を当てると同側，および対側の瞳孔が縮瞳する。同側の瞳孔が縮瞳を直接対光反射といい，対側の瞳孔が縮瞳することを間接対光反射という。脳死では両側で直接反射，および間接反射が消失する。

②角膜反射の消失

「こより」で一側眼球の角膜を刺激した際の瞬目の有無を確認する。脳死では両側性に角膜反射は消失する。コンタクトレンズなどで角膜が損傷されている場合は，脳死でなくても消失するので注意する。

③毛様脊髄反射の消失

顔面の疼痛刺激に対して両側の瞳孔が散大するのが正常であるが，脳死では両側とも疼痛刺激による瞳孔散大が認められない。

④眼球頭反射の消失

頭部を30°挙上して両側の眼瞼を挙上しつつ，頭部を正中位から急速に一側に回転させる。左右どちらの方向に頭部を回転しても眼球が固定している時，反射がないと判定する。

⑤前庭反射の消失

耳鏡により両側の外耳道に異物がないことを確認し，頭部を30°挙上して外耳道に氷水を50mL（6歳未満の小児では25mL），20〜30秒かけて注入する。本反射の前に耳鏡により両側の鼓膜の損傷がないことを確認しておく。脳幹機能が保たれている際には体側への眼球振盪や刺激側への眼球偏位が認められるが，脳死症例ではこれらの所見は認められない。

⑥咽頭反射の消失

喉頭鏡を使用しつつ，咽頭後壁を吸引用カテーテルなどで刺激すると，咽頭筋が収縮し，嘔吐反射が出現するが，脳死ではそのような反応はない。

⑦咳反射の消失

気管チューブより十分に長い吸引用カテーテルにて気管支粘膜を機械的に刺激すると，咳を生じる反射をいう。脳死では気管挿管，あるいは気管カニューレが挿入されているが，吸引用カテーテルで気管内を刺激しても咳反射は出現しない。

4) いわゆる平坦脳波の確認

いわゆる平坦脳波（electrocerebral inactivity；ECI）の確認をするが，少なくとも4誘導の同時記録を単極導出（基準電極導出）および双極導出で行う。電極間は7cm以上離すことが望ましい（乳児では5cm以上）。全体で30分以上の連続記録を行い，$50\mu V/20$mm以上の感度でも記録する。途中，呼名刺激や疼痛刺激も加えて，記録する。また，ペーパーレスタイプの脳波計を用いた場合は，①別プリンターにより従来のペン書き記録と同等の精度で記録時の設定条件や記録時刻がわかるように脳波波形を出力し，②プリントアウトした脳波記録は脳波測定の連続性がわかるようにするなどの取り決めがなされている。

5) 自発呼吸消失の確認（無呼吸テスト）

血圧計，心電図モニターおよびパルスオキシメーターが適切に装着されていることを確認する。1歳未満であれば65mmHg以上，1歳以上13歳未満であれば［（年齢×2）＋65mmHg］以上，13歳以

上であれば90mmHg以上の収縮期血圧を確認する。次に，100%酸素で10分間の人工呼吸を行い，$PaCO_2$レベルがおおよそ35～45mmHgであることを確認した後，人工呼吸を中止し，気管内吸引用カテーテルを用いて6L/分の100%酸素を投与する。その際，気管内吸引用カテーテルは気管チューブの先端部分から気管分岐部直前の間に挿入する。吸引用カテーテルは余剰の酸素が容易に外気中に流出するように，気管チューブ内径に適した太さのものを選ぶ。なお，6歳未満の小児の無呼吸テストを実施する際には，T-ピースを用いて6L/分の100%酸素を流すなどの方法がある。

動脈血ガス分析は2～3分ごとに行い（6歳未満では，採血をテスト開始後3～5分頃に行い，以後の採血時間を予測する），$PaCO_2$が60mmHg以上になった時点で無呼吸を確認する。自発呼吸の有無は胸部，または腹部に手掌を当てるなどして慎重に判断する。なお，6歳未満の小児においては目視による観察と胸部聴診を行う。無呼吸を確認しえた時点でテストを終了する。

無呼吸テスト時に低酸素，低血圧，著しい不整脈により，テストの続行が危険であると判断された場合は中止する。中止する際には直前の動脈血液ガス分析を行い，その結果として$PaCO_2$が60mmHgを超えていた場合は，無呼吸テストの評価は可能である。

6) 判定間隔

第1回目の脳死判定が終了した時点から6歳以上では6時間以上，6歳未満では24時間以上を経過した時点で第2回目の脳死判定を開始する。

5. 法的脳死の判定

脳死判定は前述した2人以上の判定医で実施し，そのうちの少なくとも1人は第1回目と2回目の判定を継続して行う。第1回目，ならびに第2回目の脳死判定項目で，すべて満たされた場合，法的脳死と判定する。死亡時刻は第2回目の判定終了時とする。

なお，法的脳死の判定にあたっては，脳波検査に合わせて聴性脳幹反応（auditory brainstem response；ABR）検査を行い，Ⅱ波以降の消失を確認しておくことが望ましいとされている。

6. 法的脳死判定後の対応

法的脳死判定を行った医師は，脳死判定記録書と脳死判定の的確実施の証明書を作成して，その原本を保管し，写しをコーディネーターに渡す[4]。法的脳死判定が終了した後，どの臓器を摘出するかの判断は臓器摘出承諾書の内容とメディカルコンサルタントの判断によって決定される。

Ⅴ　まとめ

2010年の改正臓器移植法施行後，小児を含め家族の承諾があれば脳死下臓器提供が可能となり，脳死下臓器提供数は増加している。脳死とされうる状態になった患者家族にはさまざまな心理的な葛藤があるといわれているが，救急施設や脳神経外科施設では，看取りの医療の一貫として，脳死下臓器提供の機会が存在することを説明できるように体制整備を整えておく必要がある。

■参考文献

1) 竹内一夫，武下浩，高倉公朋，他：脳死の判定指針及び判定基準，厚生省厚生科学研究費特別事業，脳死に関する研究班，昭和60年度報告書，日医雑誌 1985；94：1942-1972.
2) 竹内一夫：小児における脳死判定基準に関する研究. 平成11年度厚生省厚生科学研究費特別事業，総括研究報告書，2000.
3) 大塚敏文：臓器移植へ向けた医療施設の整備状況に関する研究. 平成9年度厚生省厚生科学研究特別研究事業，1998.

4) 有賀徹：「脳死者の発生等に関する研究」．平成18年度厚生労働科学研究費補助金事業（厚生労働科学特別研究事業），2007.

5) 日本臓器移植ネットワーク：5．承諾の手順．臓器提供手続に係る質疑応答集改正新旧対照表．平成27年9月改正，2015.
https://www.jotnw.or.jp/jotnw/law_manual/pdf/comparative.pdf

6) 日本救急医学会：「救急・集中治療における終末期医療に関するガイドライン～3学会からの提言～」を公表するにあたって．2014.
http://www.jaam.jp/html/info/2014/pdf/info-20141104_02_02.pdf

7) 厚生労働省：臓器の移植に関する法律の一部を改正する法律．平成21年7月17日最終改正法律第83号，2009.

8) 厚生労働省：「臓器の移植に関する法律」の運用に関する指針（ガイドライン）．平成22年7月17日一部改正，2010.

9) 「臓器提供施設における院内体制整備に関する研究」脳死判定基準のマニュアル化に関する研究班：法的脳死判定マニュアル．平成22年厚生労働省科学研修費補助金（厚生労働科学特別研究事業），2010.

10) 日本臓器移植ネットワーク 臓器提供施設委員会監修：臓器提供施設の手順書，第2版．日本臓器移植ネットワーク，2014.
http://www.jotnw.or.jp/jotnw/law_manual/pdf/plant.pdf

〔横田 裕行〕

179

第13章

心停止後の臓器提供と脳死下臓器提供

I 日本臓器移植ネットワーク (JOTNW) の役割

1. JOTNW の成り立ち

　本邦における臓器移植ネットワークシステムの構築は，「"臨時脳死及び臓器移植調査会"の答申」（1992年1月）を基礎としている。答申は臓器移植を進めるにあたっての基本原則として，確実な脳死判定，確実な臓器提供のインフォームド・コンセントと承諾，移植機会の公平性，臓器売買の禁止をあげ，臓器移植のために全国で一元的に臓器を斡旋する体制の整備が不可欠であるとした。その後，「臓器の移植に関する法律（臓器移植法）」の制定に向けた動きとともに，新たに設置した"臓器移植ネットワークのあり方等に関する検討会"が臓器提供情報，レシピエント選択基準などの全国統一化と提供者（ドナー）発生施設や移植実施施設とは独立した臓器移植ネットワークの組織整備などを提言した。

　1995年4月に本邦唯一の臓器斡旋機関として，日本腎臓移植ネットワークが発足し，実務を担う移植コーディネーターを設置し，全国統一した移植システムの運用へと展開した。1997年10月17日，臓器移植法の施行により，本邦でも脳死下臓器移植が可能となり，その際に日本腎臓移植ネットワークは JOTNW に改組され，腎臓以外の臓器についての斡旋を担うこととなった。2010年7月17日の「臓器の移植に関する法律の一部を改正する法律（改正臓器移植法）」の施行後は改正法を遵守した移植システムに変更し運用している。

2. JOTNW の組織と移植コーディネーターの役割

　JOTNW は公益社団法人であり，非営利組織である。基本理念として，公平・公正，透明性，誠意，協働，誇りの5つの価値観を掲げ活動している。事務局は東京に設置し，管理運営本部（総務部，システム管理部）と事業推進本部（あっせん事業部，広報・啓発事業部）の2部門がある。また，あっせん事業部は全国4カ所にオフィスを設置し（札幌，名古屋，大阪，福岡），地域との連携と機動力を強化した活動に取り組んでいる。さらに，本邦における移植医療を公平かつ迅速に行えるように，有職者や関係者からなる社員総会，理事会などを組織し，中立で厳格にその専門性を審議する委員会を設置し，透明性を監視している。

　主な事業は，「移植医療の普及啓発」，「移植希望者の登録業務」，「臓器提供希望者への対応」である。各都道府県の腎・臓器バンク，医療機関や都道府県コーディネーターと協力・協働し業務を行っているが，その実務を担っているのが移植コーディネーターである。移植コーディネーターには，厚生労働省の臓器移植対策事業として JOTNW に設置したコーディネーターと，都道府県の臓器移植推進事業の一環として各都道府県・バンク・医療機関などに設置されている都道府県コーディネーターとが存在する。2017年7月1日現在，JOTNW は32名，都道府県には60名のコーディネーターがおり，有機的に機能する連携体制を構築しその役割にあたっている。なお，移植コーディネーターの約6割が看護師免許取得者である。

Ⅱ　心停止後の臓器提供の流れ

1．心停止後の臓器提供の要件

　心停止後の臓器提供は，脳死下臓器提供のような臓器提供施設要件はなく，手術室など臓器摘出ができる環境のある医療機関であれば可能である（図13-1）。また，法的脳死判定を行わないため，脳死の状態を経ない疾患や法的脳死判定基準を満たさない場合は，心停止後の腎臓，膵臓，眼球が提供可能となる。

　なお，18歳未満の児童からの臓器提供を行おうとする場合は，虐待を受けた児童への対応が必須である。この対応については，「Ⅲ　脳死下臓器提供」で後述する。

2．主治医による診断と家族への臓器提供の機会の提示

　主治医が，患者の状態について法に規定する脳死判定を行ったとしたならば，脳死とされうる状態にある（器質的脳障害により深昏睡および自発呼吸の消失をきたし，原疾患の確実な診断および適切な治療を行った事例で，①深昏睡，②瞳孔が固定し，瞳孔径が左右とも4mm以上であること，③脳幹反射の消失，④平坦脳波，の4項目を確認）と判断する。

　なお，患者が脳死とされうる状態ではなく，主治医が蘇生不能で終末期にあると判断した場合は，心停止後の臓器提供が可能となる。

　主治医は，脳死とされうる状態にあると判断した場合，または蘇生不能で終末期にあると判断した場合は，家族の病状の理解度などを踏まえ，臓器提供の機会があることおよび承諾に関する手続きは，JOTNWから派遣される移植コーディネーターによる説明があることを口頭または書面により告げる。その際，説明を聞くことを強制してはならない。併せて，意思表示カードの所持，健康保険証や運転免許証，マイナンバーカードに意思表示を行っていたかについて把握するよう努める。

3．JOTNWへの連絡（第一報受信）

　移植コーディネーターによる説明を聞くことについて家族が希望していたら，主治医などはJOTNWに連絡する（ドナー情報専用電話：0120-22-0149，24時間対応）。

　連絡を受けたJOTNWは直ちに移植コーディネーターを派遣する。心停止後の臓器提供において派遣される移植コーディネーターの人数は2名程度であり，家族対応から臓器摘出までの一連のコーディネーションを行う。

4．コーディネーターの派遣・第一次評価

　ドナー候補者発生施設に到着した移植コーディネーターは，主治医，看護師，事務担当者などに，院内体制（施設の合意，手術室の体制など），患者の治療経過と現在の状態，家族構成や病状の受け止め・臓器提供に関する思い，本人の意思表示の有無などを把握し，ドナー適応基準に照らし合わせて第一次評価（禁忌事項の除外）を行う（表13-1）。

　また，移植コーディネーターの役割，家族への説明内容，臓器提供の手順などの説明を行う。この時，医療機関が5類型施設ではない，もしくは脳死の状態を経ない疾患や法的脳死判定基準を満たさない場合は，脳死下臓器提供は行えず，心停止後の臓器提供となることを説明する。

　なお，心停止後の膵臓提供は，一定の条件（カテーテルの挿入，ヘパリンの注入，低血圧が持続しないことなど）を満たす必要があることも主治医に説明する。

　以下については，心停止後の腎臓提供の場合について述べる。

5．家族への説明と承諾

　移植コーディネーターは，主治医から家族に紹介された後，臓器提供の説明に主治医・看護師の立

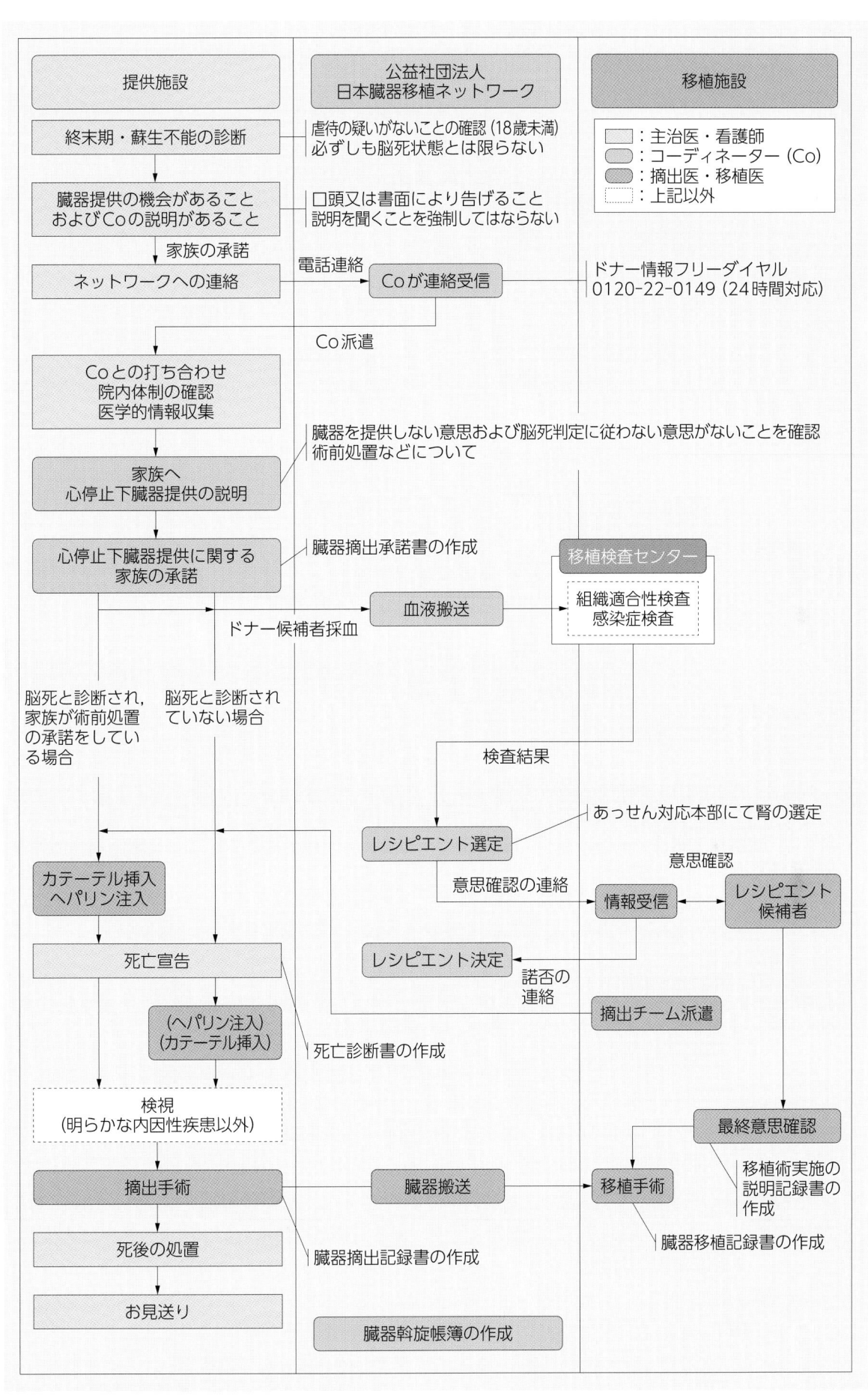

図 13-1　心停止下臓器提供　フローチャート

〔公益社団法人日本臓器移植ネットワーク資料〕

表13-1　臓器提供者（ドナー）適応基準（2011年3月15日現在）

	心臓	心肺同時	肺	膵臓 脳死下	膵臓 心停止下
1　右記の疾患または状態を伴わないこととする	①全身性の活動性感染症[*1-1, *1-2]　②HIV抗体，HTLV-1抗体，HBs抗原，HCV抗体などが陽性　③クロイツフェルト・ヤコブ病（vCJD）およびその疑い[*1-3]　④悪性腫瘍（原発性脳腫瘍および治癒したと考えられるものを除く）				
2　右記の疾患または状態を伴う場合には，移植の適応を慎重に検討する	①心疾患の既往　②心電図，心エコー図などによる心疾患の所見　③大量のカテコラミン剤の使用（例：ドパミン10μg/kg/分にても血行動態の維持が困難な場合）	臨床的に肺疾患が存在する場合		①細菌感染を伴う腹部外傷　②膵の機能的または器質的障害　③糖尿病の既往	
					④一過性の心停止　⑤低血圧　⑥低酸素血症　⑦無尿　⑧高ナトリウム血症　⑨ノルアドレナリンや15μg/kg/分以上のドパミンの投与　⑩膵機能，肝機能の異常値
		肺の機能が良好であることが望ましい　①肺コンプライアンスが保たれている[*2]　②肺の酸素化能が維持されている[*3]			
3　望ましい年齢	50歳以下	50歳以下	70歳以下	60歳以下	
	付記　上記の基準は適宜見直されること				

*1-1：「ウエストナイル熱・脳炎」の取り扱い
　①臓器斡旋機関は，臓器提供施設の医師に臓器提供者が4週間以内の海外渡航歴があるかを確認し，渡航歴がある場合にはPCR検査およびウエストナイルウイルスIgM検査などを行い，ウエストナイルウイルス陽性でないことを確認する。ウエストナイルウイルス陽性でないことが確認されない場合には，当該提供者の臓器を移植に用いない。
　②陽性とならなかった場合においても，臓器の斡旋機関は，移植医が患者に対して移植に伴う感染のリスクを十分説明するよう促すこと。
*1-2：「狂犬病」の取り扱い
　①臓器斡旋機関は，臓器提供者の過去7年以内の海外渡航歴，および海外における哺乳動物による咬傷などの受傷歴を確認し，海外渡航歴および受傷歴のある場合には，移植医に対して，狂犬病および移植に伴うその感染リスクなどについて，患者に対して十分に説明するよう促すこと。
　②上記①の場合において移植が行われた時は，臓器の斡旋機関は，移植医に対して狂犬病の発症に関する患者のフォローアップを十分行うよう促すこと。

ち会いを希望するかを家族に確認をする。移植コーディネーターは心停止後腎臓提供について説明する。
　家族の範囲については，原則として，配偶者，子，父母，孫，祖父母および同居の親族の承諾を得るものとし，代表者が家族の総意を取りまとめる。ただし，この範囲以外の親族から異論が出された場合には，慎重に判断する。患者が未成年（20歳未満）の場合には，とくに父母それぞれの意向を慎重かつ丁寧に把握する。
　患者が知的障害者などの臓器提供に関する有効な意思表示が困難となる障害を有する者であることが判明した場合においては，年齢にかかわらず，臓器摘出は見合わせることとされている。
　本人に臓器提供を拒否する意思があった場合は，書面によらないものであっても有効とされ，また

肝臓	腎臓	小腸
①全身性の活動性感染症[*1-1, *1-2] ②HIV 抗体，HTLV-1 抗体，HBs 抗原などが陽性 ③クロイツフェルト・ヤコブ病 (vCJD) およびその疑い[*1-3] ④悪性腫瘍 (原発性脳腫瘍および治癒したと考えられるものを除く)		
①病理組織学的な肝臓の異常 ②生化学的肝機能検査の異常 ③1 週間以内の腹部，消化管手術および細菌感染を伴う腹部外傷 ④胆道系手術の既往 ⑤長期の低酸素血症 ⑥高度の高血圧 ⑦長期の低血圧 ⑧HCV 抗体陽性 ⑨HBc 抗体陽性 ⑩先天性の代謝性肝疾患の保有の可能性がある者 ⑪重度糖尿病，過度の肥満，重症熱傷その他の重度の全身性疾患	①血液生化学，尿所見などによる器質的腎疾患の存在 ②HCV 抗体陽性	①小腸疾患またはその既往 ②細菌感染を伴う腹部外傷 ③HCV 抗体陽性
備考[*4]		
	70 歳以下	60 歳以下

*1-3：「ヒト胎盤エキス (プラセンタ) 注射剤」の取り扱い
　①臓器斡旋機関は，ヒト胎盤エキス (プラセンタ) 注射剤の使用歴を有する者からの臓器の提供は，原則として見合わせること。ただし，当分の間，当該レシピエント候補者が vCJD ならびに移植に伴うその感染リスクおよび移植後の留意点について，移植医から適切な説明を受けたうえで当該臓器提供者からの臓器の提供を受ける意思を明らかにしている場合にあってはこの限りではない。
　②上記①の場合において移植が行われた時は，臓器の斡旋機関は，移植医に対して vCJD の発症に関する当該レシピエントのフォローアップを十分行うよう促すこと。
*2：最大気道内圧＜30 cmH₂O (1 回換気量 15 mL/kg，PEEP＝5 cmH₂O の条件下)
*3：PaO₂＞300 Torr (FIO₂＝1.0，PEEP＝5 cmH₂O の条件下) または PaO₂/FIO₂＞250〜300 Torr (PEEP＝5 cmH₂O の条件下)
*4：摘出されたドナー肝については，移植前に肉眼的，組織学的に観察し，最終的に適応を検討することが望ましい (移植担当医の判断に委ねる)。

〔公益社団法人日本臓器移植ネットワーク資料〕

年齢にかかわらず，臓器摘出を行ってはならない。

　心停止後腎臓提供においては，心停止間近に術前措置 (大腿動静脈からのカテーテル挿入，ヘパリンの注入) を行うことがあるが，これは脳死と診断されている場合で，家族の承諾がある場合に限る (図 13-2)。この目的は，死亡確認直後からの灌流により腎臓内の血液凝固を防止し，冷却することにより腎臓の虚血障害を防ぐことである。その結果，本人との看取りの時間を確保することができる。一方で，カテーテル留置による下肢の虚血により，冷感や皮膚色の変化を認めることもある。術前措置を行わない場合 (脳死の診断ができない，家族が希望しない) は，死亡確認後にヘパリンを注入し，ヘパリンが全身にいきわたるように心臓マッサージを行い，速やかに手術室へ患者を搬送し摘

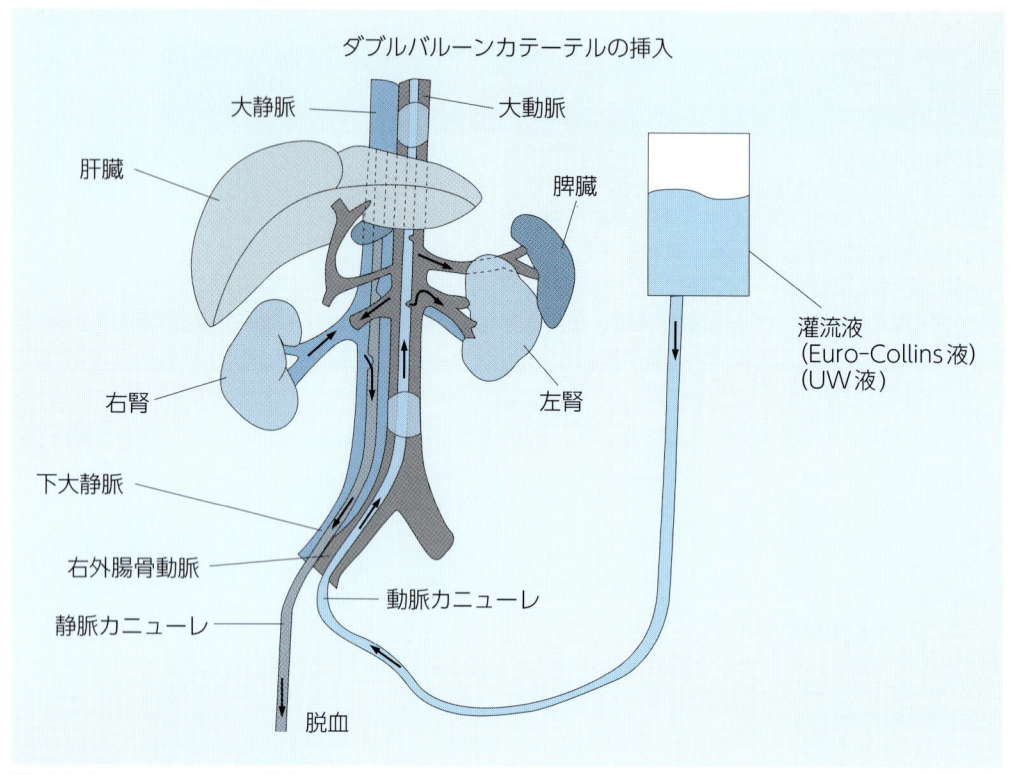

ダブルバルーンカテーテルの挿入

大静脈　　大動脈

肝臓

脾臓

右腎　　左腎

下大静脈

右外腸骨動脈

静脈カニューレ　　動脈カニューレ

脱血

灌流液
(Euro-Collins液)
(UW液)

図13-2　カテーテルの留置

表13-2　移植コーディネーターによる家族への臓器提供説明項目（心停止後臓器提供）

1. 臓器を提供することについて
2. 臓器提供とは
3. ご本人の意思表示と臓器提供について
4. ご家族の承諾について
5. 臓器提供を承諾された後から摘出手術まで
6. 臓器の提供ができなくなる場合
7. 臓器提供に関わる費用について
8. 移植を受ける方の選択方法について
9. 臓器提供後について
10. 臓器提供の承諾を撤回することの自由について
11. プライバシーの保護

〔公益社団法人日本臓器移植ネットワーク資料〕

出手術を開始する。

　移植コーディネーターは，家族との対話から，病状の理解や受け止めの程度，臓器提供を考えたきっかけ，本人の臓器提供に関する意思表示の有無などを把握する。臓器提供に関する具体的な説明は，説明用冊子「ご家族の皆さま方にご確認いただきたいこと」に沿って行い（**表13-2**），医学的な表現は可能な限り一般的な表現に言い換え，家族が理解しているか確認しながら進める。とくに，術前措置に関しては，イメージしやすいように図を用いたりして，工夫する必要がある。面談には1～2時間程度要する場合もあるため，家族の心情や疲労度を観察しながら，家族のペースに合わせて進める。

　説明にあたっては，家族の承諾の任意性の担保に配慮し，説明の途中で家族が説明の継続を拒んだ場合はその意思を尊重する。移植コーディネーターは，家族の総意として臓器提供を希望していることを確認したうえで，臓器摘出承諾書を作成する。承諾書作成後，JOTNW の臓器提供意思登録システムで臓器提供意思の登録の有無を確認するが，本人が拒否する意思表示を示していた場合は，家族が臓器提供に承諾していても提供することはできない。

6. 承諾書作成から摘出手術開始までの院内外調整と家族支援

　移植コーディネーターは関係者に承諾書を作成したことを報告し，心停止後の臓器提供の流れを説明するとともに関係者との調整を行う。家族支援については，医療機関のスタッフと連携して対応する。

　また，ドナー候補者の治療経過の把握のため，カルテから情報収集を行い，記録用紙（ドナーチャート）に記載する。

医師，看護師，事務担当者との調整

- 主治医，病棟看護師：カルテから情報収集を行うことの許可を得る。術前措置のタイミングや借用物品・器材の依頼を行う。組織適合性検査，感染症検査のため，ドナー候補者からの採血を依頼する。採血量は 50～60 mL であり，専用の採血管を用いる。血液検体は緊急車両，公共交通機関，バイク便などで JOTNW の移植検査センターに搬送し，感染症（HBs 抗原，HCV 抗体，HIV 抗体，HTLV-1 抗体），HLA 検査，リンパ球交差試験など必要な検査を実施する
- 手術室看護師，麻酔科医師：摘出手術のための手術室使用について許可を得て，手術室スタッフの協力を依頼する。摘出手術に要する時間を伝え，手術室のレイアウト，借用物品・器材，手術室への入出方法・経路について確認する。とくに考慮する必要があるのは，心停止時期の予測が難しいため，いつでも対応できるよう日中の手術室稼働状況，夜間・休日の使用許可や連絡方法など詳細に調整する必要がある
- 事務担当者：待機部屋，コピー機，PHS の借用について，必要時に許可を得る。

警察との調整

　外因死の場合は検視が必要となるため，原則，主治医から事故発生現場の所轄警察署に連絡し，当該患者が心停止後腎臓提供を行うことを報告する。その後は，移植コーディネーターが担当し，承諾の経緯や今後の流れ，術前措置を行う場合はその目的とカテーテルが留置されている部位を説明する。心停止後腎臓提供では，温阻血障害を防ぐためさまざまな対応が必要であり，検視についても速やかな実施を依頼し，理解と協力を得る。

摘出チームとの調整

　摘出チームの編成と摘出器材の準備を依頼する。今後の治療方針や予測される流れを確認し，いつでも対応できる体制を依頼する。また，適応判断のため，事前に超音波検査を依頼することもある。

家族への対応

　承諾後も，家族が説明内容を理解しているかを適宜確認する。また，不安なことや不明なことがないか，家族との対話や様子を観察し心情把握に努める。家族への対応は，医療機関のスタッフと十分に情報を共有し，家族支援の方向性を統一できるよう努める。臓器提供の検査や処置が多く，医療側の対応が慌ただしくなると，家族は不快に思うことがあるため，移植コーディネーター，医療者共に注意が必要であり，家族への状況説明はタイミングを逃さず丁寧に行うことが大事である。

7. レシピエント候補者への意思確認

　JOTNW のあっせん対応本部では，必要なデータ（年齢，性別，血液型，感染症，ドナー候補者発生地域，HLA など）をコンピュータに入力し，レシピエント選択基準に基づきレシピエント候補者の選定を行う。

　候補者リスト順に，レシピエント候補者の移植施設担当者に連絡し，レシピエントへの意思確認を依頼する。ドナーチャートなどは，ドナーデータ伝送システム（donor data distribution system；DDDS）により電子的に移植施設に送信する。連絡を受けた移植施設は 1 時間以内にレシピエント候補者に移植を受ける意思を確認し，JOTNW あっせん対応本部にその結果を連絡する。

8. 術前措置および死亡宣告

　術前措置を行う時期は血圧 60 mmHg 以下を目安として実施するが，主治医や摘出チームと相談して決定する。時期が決定したら，移植コーディネーターは家族に報告し，了解を得てから処置を開始する。術前措置は病室で行われる場合が多いため，看護師の協力を得て環境を整える。処置には 1～2 時間程度を要し，処置後，ヘパリンを投与する（目安：300 単位/kg）。処置が終了したら，家族に報告する。

　カテーテル留置後は，移植コーディネーターは基本的に院内に待機し，ドナー候補者の経過を観察する。摘出チームも同様に院内待機するが，院外待機の場合はいつでも連絡が取れ速やかな対応が可能となる体制を整えておく。

　手術室看護師にはカテーテル留置を行ったことを報告し，ドナー候補者の循環動態を伝える。摘出にかかる器材などはあらかじめ手術室に搬入しておくこともある。

　警察にもカテーテル留置を行ったことを報告し，来院時期について打ち合わせる。

　心停止にいたる経過はさまざまであり，長期間経過する場合もあれば，急な容体の変化により心停止を迎える場合もある。いかなる場合でも迅速に対応できるように，医療者と移植コーディネーター，移植コーディネーターと摘出チームや警察との連絡体制は確実に確保しておくことが重要である。また，医療者から移植コーディネーターへの連絡のタイミングは，ドナー候補者の状態を勘案し，適切な条件を設定する必要がある（目安：収縮期血圧 60 mmHg 以下，心拍数 60 回/分以下，血中酸素飽和度 90% 以下など）。

　主治医による死亡確認がなされた後，移植コーディネーターは家族に臓器提供の意思に変わりはないか，最終の確認をする。了解が得られたら，術前措置が行われている場合は，摘出チームにより，カテーテルからの灌流を開始する。その後数分間，病室で灌流を行った後，手術室へ移動する。灌流を行っている間，家族が本人の看取りのため立ち会っている場合もある。術前措置が行われていない場合は，摘出チームがヘパリンを投与し，心臓マッサージを行いながら手術室に移動する。

　検視がある場合は，病室で検視がなされ，終了後に手術室へ移動する。

9. 臓器摘出手術

　手術室では，黙祷をした後，速やかに摘出手術が開始される。摘出手術は約 3 時間を要する。術前術後の器材カウントを徹底し，手術終了後は X 線撮影を行い，器材の体内遺残がないことを確認する。移植コーディネーターは摘出手術の進行を管理し記録するとともに，摘出された臓器の状態を確認する。摘出手術終了後，摘出チームは臓器摘出記録書を作成する。摘出手術終了後は，移植コーディネーターと摘出チームとで片づけを行い，手術室の環境に整える。

　摘出された臓器は，摘出チームもしくは移植コーディネーターが搬送する。心停止後の腎臓提供の場合，虚血許容時間が 24 時間であるため，緊急車両，タクシー，公共交通機関で搬送する場合が多い。

10. 死後の処置と遺体の見送り

　医療機関での手順に従って，死後の処置を行う。

　移植コーディネーターは家族に摘出された臓器の状態を報告するとともに，レシピエントの移植後の経過報告を希望するか，確認する。

　主治医および家族の許可を得たうえで，医療機関のスタッフとともにご遺体を見送る。

11. 臓器提供後の移植コーディネーターの活動

　移植コーディネーターは家族の希望に応じて家族支援を行う。提供直後には移植手術が無事に終了したことを報告し，家族の了解が得られれば通夜や葬儀に参列することもある。その後は，1 カ月後，3 カ月後，6 カ月後，1 年後に電話，手紙，電子メール，訪問により家族と連絡を取り，レシピエン

トの経過を報告する。また，故人を偲ぶ話や近況を傾聴する。また，ドナーに対する厚生労働大臣感謝状やサンクスレター(レシピエントが匿名でドナーや家族に宛てた手紙)を届ける。

　同様に，医療機関の関係者にもレシピエントの移植後の経過や家族の近況について報告する。

Ⅲ 脳死下臓器提供の流れ

1. 臓器提供施設の要件

　脳死下臓器提供が可能な施設は 5 類型施設と呼ばれ，以下の通り，「『臓器の移植に関する法律』の運用に関する指針（ガイドライン）」の第 4「臓器提供施設に関する事項」に定められている。
①脳死した者の身体からの臓器摘出を行うことに関して合意が得られている（倫理委員会などで承認が得られている）こと
②適正な脳死判定を行う体制があること
③救急医療等の関連分野において，高度の医療を行う次のいずれかの施設であること
　大学附属病院・日本救急医学会の指導医指定施設・日本脳神経外科学会の基幹施設または研修施設（なお，研修施設は 2015 年 10 月同学会専門医認定制度の内規変更により，連携施設に名称変更となった）・救命救急センターとして認定された施設・日本小児総合医療施設協議会の会員施設
　上記の要件を満たす施設数は，862 施設であり，そのうち，体制が整い公表することを了承した施設は 390 施設である（2015 年 6 月時点）。

2. 18 歳未満の児童からの臓器提供

　18 歳未満の児童からの脳死下臓器提供または心停止後臓器提供を行おうとする場合は，以下の通り，虐待を受けた児童への対応整備が必須である。虐待が行われた疑いがある児童が死亡した場合は臓器の摘出を見合わせる。
①虐待防止委員会などの必要な院内体制が整備されていること
②児童虐待の対応に関するマニュアルなどが整備されていること
　18 歳未満の児童への実際の対応ならびに臓器提供にあたっては，以下の手順で行わなければならない。
①診療に従事する者は，臓器提供の有無にかかわらず，虐待の徴候の有無を確認するよう努めること。また，その徴候が確認された場合は，虐待対応のための院内体制のもとで，虐待が行われた疑いがあるかどうかを確認すること
②児童虐待が行われた疑いがあると判断した場合は，「児童虐待の防止等に関する法律（児童虐待防止法）」に従い，児童相談所などへの通告，警察署への連絡など関係機関と連携し，虐待対応を継続すること
③虐待が否定された場合についても，関係機関に連絡したうえで，虐待対応の継続の要否について検討すること
④主治医などが家族に，臓器提供の機会があることなどを告げようとする場合は，事前に虐待防止委員会の委員などと診療経過などに関して情報共有を図り，必要に応じて助言を得ること
⑤施設内の倫理委員会などの委員会で，上記①～④の手続きを経ていることを確認し，臓器摘出の可否について判断すること
⑥施設内の倫理委員会などの委員会で，虐待が行われた疑いがなく臓器摘出を行うことが可能であると判断した場合であっても，検視その他の犯罪捜査の手続きが行われる場合は，捜査機関との連携を十分に図ること

3.　主治医による診断と家族への臓器提供の機会の提示

　主治医が，患者の状態について法に規定する脳死判定を行ったとしたならば，脳死とされうる状態にある（器質的脳障害により深昏睡および自発呼吸の消失をきたし，原疾患の確実な診断および適切な治療を行った事例で，①深昏睡，②瞳孔が固定し，瞳孔径が左右とも 4mm 以上であること，③脳幹反射の消失，④平坦脳波，の 4 項目を確認）と判断する。

　主治医は，脳死とされうる状態にあると判断した場合，家族の病状の理解度などを踏まえ，臓器提供の機会があること，および承諾に関する手続きは JOTNW から派遣される移植コーディネーターによる説明があることを口頭または書面により告げる。その際，説明を聞くことを強制してはならない。併せて，意思表示カードの所持，健康保険証や運転免許証，マイナンバーカードに意思表示を行っていたかについて把握するよう努める（図 13-3, 4）。

4.　JOTNW への連絡（第一報受信）

　移植コーディネーターによる説明を聞くことについて家族が希望していたら，主治医などは JOTNW に連絡する（ドナー情報専用電話：0120-22-0149, 24 時間対応）。

　連絡を受けた JOTNW は直ちに移植コーディネーターを派遣する。脳死下臓器提供において派遣される移植コーディネーターの人数は初動対応として 2〜3 名であるが，承諾書作成後，さらに 3 名程度の移植コーディネーターを派遣する。リーダー，家族対応，情報収集，臓器搬送調整，摘出手術対応など役割を分担して対応にあたる。

5.　コーディネーターの派遣・第一次評価

　ドナー候補者発生施設に到着した移植コーディネーターは，主治医，看護師，事務担当者などに，臓器摘出を行うことに関する倫理委員会などの承認，脳死判定を行う体制，報道機関への対応，患者が 18 歳未満の児童であった場合の虐待対応手続きについて確認する（虐待対応手続きは心停止後も同様に確認）。また，患者の治療経過と現在の状態，家族構成や家族の病状の受け止め・臓器提供に関する思い，本人の意思表示の有無などを把握し，ドナー適応基準に照らし合わせて第一次評価（禁忌事項の除外）を行う（表 13-1）。

　また，移植コーディネーターの役割，家族への説明内容，臓器提供の手順などの説明を行う。

6.　家族への説明と承諾

　移植コーディネーターは，主治医から家族に紹介された後，臓器提供の説明に主治医・看護師の立ち会いを希望するかを家族に確認をする。移植コーディネーターは脳死下臓器提供および心停止後臓器提供について，説明用冊子「ご家族の皆さま方にご確認いただきたいこと」に沿って説明する（表 13-3）。

　とくに，脳死下臓器提供においては，

①臓器を提供しない意思および法に基づく脳死判定に従わない意思がないことの十分な確認

②脳死判定の概要

③臓器移植を前提した法に規定する脳死判定により死亡を判定された場合には，法において人の死と判定されること

④本人が脳死判定に従う意思がないことを表示していない場合で，臓器を提供する意思を書面で表示しており，かつ，家族が脳死判定および臓器提供を拒否しない場合（家族がいない場合も含む），または，本人が脳死判定に従う意思および臓器を提供する意思がないことを表示しておらず，かつ，家族が脳死判定および臓器提供を書面により承諾する場合

において，脳死下臓器提供を行うことができることを説明する。

　また，脳死下臓器提供では，家族が了承した一定の項目について情報公開を行うことになってい

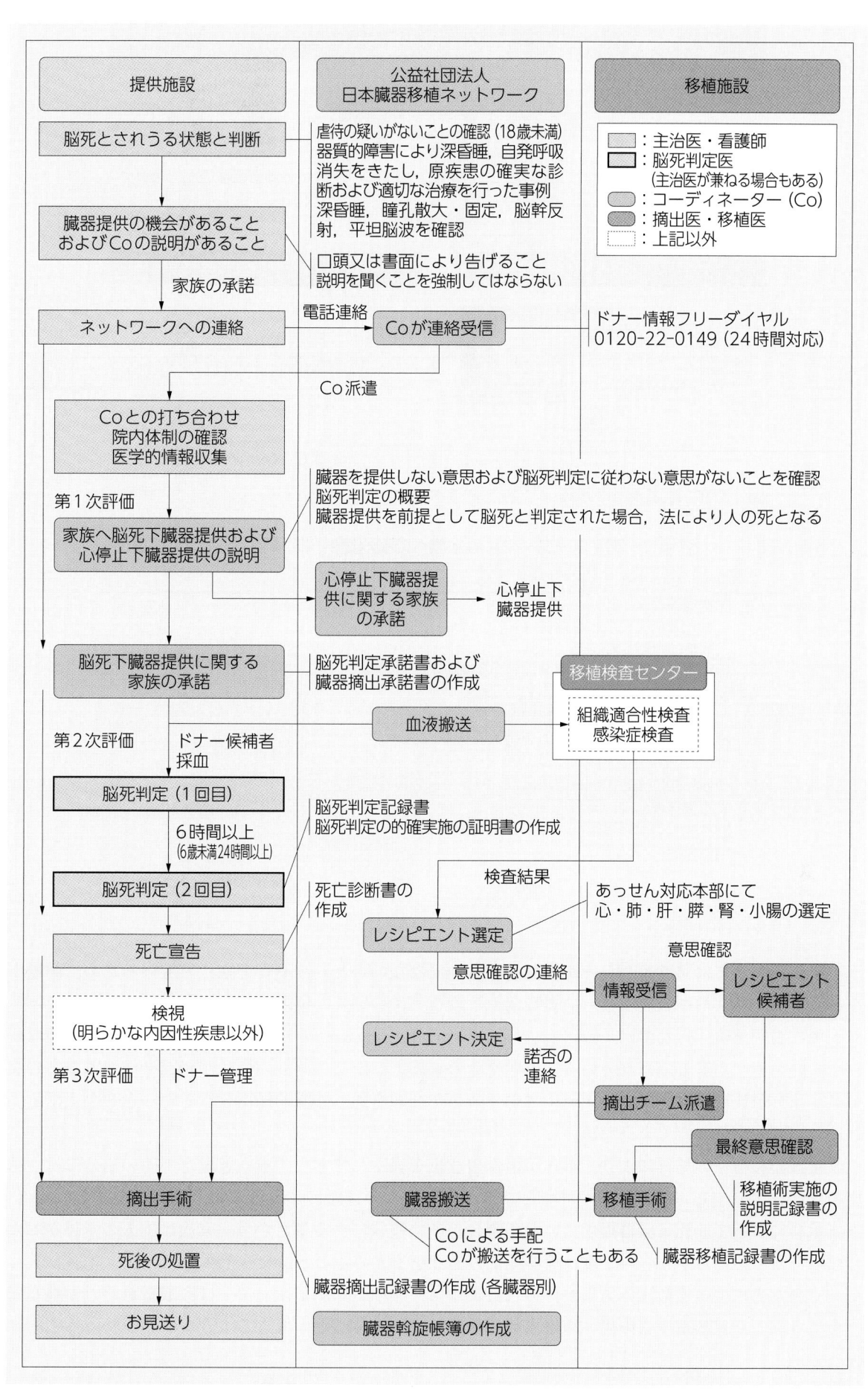

図 13-3 脳死下臓器提供フローチャート

〔公益社団法人日本臓器移植ネットワーク資料〕

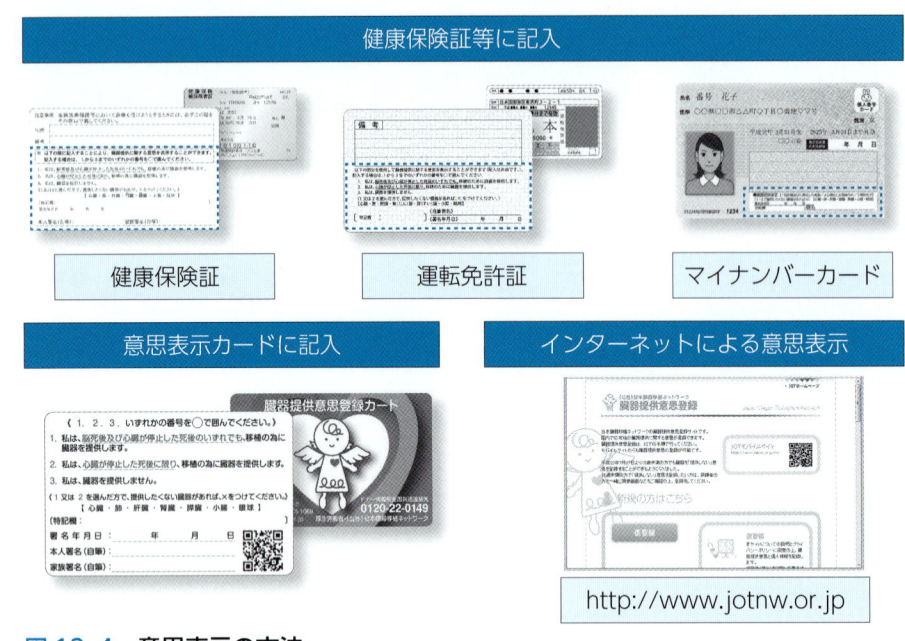

図 13-4　意思表示の方法

表 13-3　移植コーディネーターによる家族への臓器提供説明項目（脳死下臓器提供）

1. 臓器を提供することについて
2. 臓器提供とは
3. ご本人の意思表示と臓器提供について
4. ご家族の承諾について
5. 臓器提供を承諾された場合に行う医療行為
6. 脳死判定と臓器提供について
7. 心臓が停止した死後の臓器提供について
8. 臓器の提供ができなくなる場合
9. 臓器提供に関わる費用について
10. 移植を受ける方の選択方法について
11. 臓器提供後について
12. 臓器提供の承諾を撤回することの自由について
13. 情報公開について

〔公益社団法人日本臓器移植ネットワーク資料〕

る。家族のなかにはプライバシーが損なわれるのではないかという不安を抱く方もいるため，齟齬がないように，具体的な公表項目，公表時期や手段などについて，実際の情報公開用紙を用いるなどして丁寧に説明する。近年では，SNS（social networking service）の発達により，個人の特定につながりやすい環境にあるといわれている。患者やその家族とレシピエントの情報が相互に伝わることのないように，家族にはソーシャルメディアやマスコミなどを通じて臓器提供を行ったことを公表することについて配慮いただくようお願いしている。

　改正臓器移植法の施行により，本人が拒否の意思を表示しておらず本人意思が不明の場合には，家族の承諾により脳死下臓器提供が可能となったが，本人の書面による意思表示があった割合に比べ，家族承諾によって脳死下臓器提供にいたる割合が多い現状にあることから，家族は本人の意思がわからないなかで慎重に話し合いを重ね臓器提供の総意をまとめることになる（図 13-5, 6）。家族にとって，また本人にとって最良の結果が得られるように，移植コーディネーターは家族それぞれが発言できるよう促し，家族個々人の思いを家族皆が理解し認め合うことができるような環境をつくることが大切である。

　家族の範囲，本人の判断能力の有無，拒否の意思表示に関する事柄は，前述のⅡの5の内容と同様である。

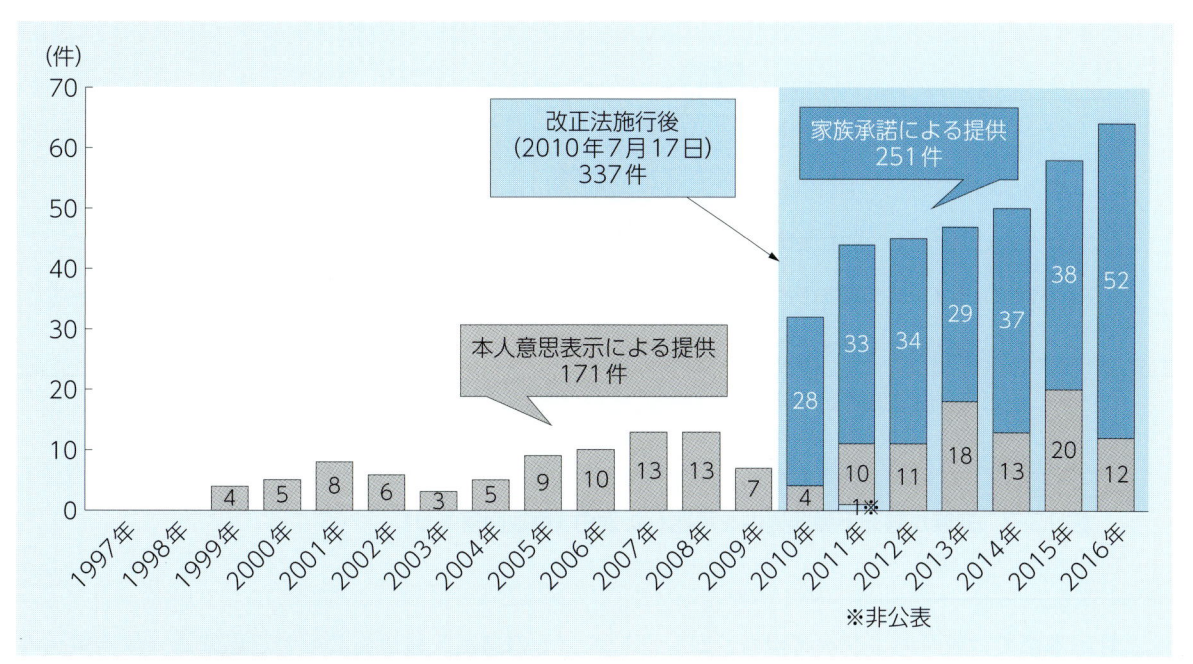

図 13-5　脳死下臓器提供件数の推移と意思表示
（1997 年 10 月 16 日〜2016 年 12 月 31 日，提供 423 件）

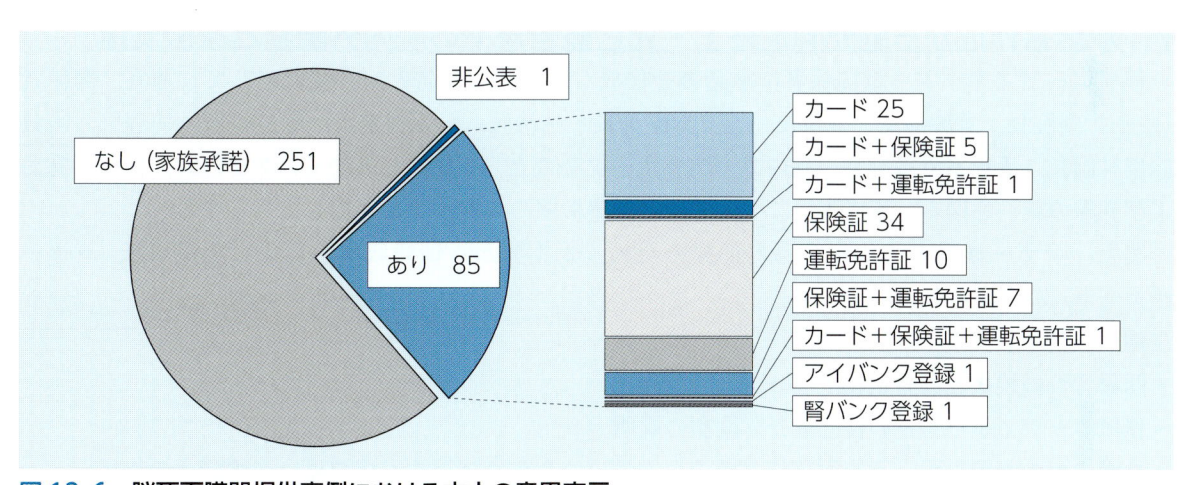

図 13-6　脳死下臓器提供事例における本人の意思表示
（2010 年 7 月 17 日〜2016 年 12 月 31 日，提供 337 件）

移植コーディネーターは，家族との対話から，病状の理解や受け止めの程度，臓器提供を考えたきっかけ，本人の臓器提供に関する意思表示の有無などを把握する。

　説明にあたっては，家族の承諾の任意性の担保に配慮し，説明の途中で家族が説明の継続を拒んだ場合はその意思を尊重する。移植コーディネーターは，家族の総意として臓器提供を希望していることを確認したうえで，脳死判定承諾書および臓器摘出承諾書を作成する。承諾書作成後，JOTNW の臓器提供意思登録システムで臓器提供意思の登録の有無を確認するが，本人が拒否する意思表示を示していた場合は，家族が臓器提供に承諾していても提供することはできない。

　「脳死下での臓器提供事例に係る検証会議　検証のまとめ」（2015 年 5 月 25 日，200 例のまとめ）によると，入院から承諾書作成までの期間は 4 日 17 時間，承諾書作成までの家族面談の回数は 1 回が 62%，2 回以上が 38% であった。家族が脳死下臓器提供を承諾した理由は，「本人の意思表示の尊重」，「社会貢献」，「生命の永続」の順に多かった（図 13-7）。

　JOTNW では脳死下臓器提供が承諾になったことの報告を受け，あっせん対応本部を設置する。移植コーディネーターは初動対応コーディネーター以外の移植コーディネーターを派遣し，一方であっ

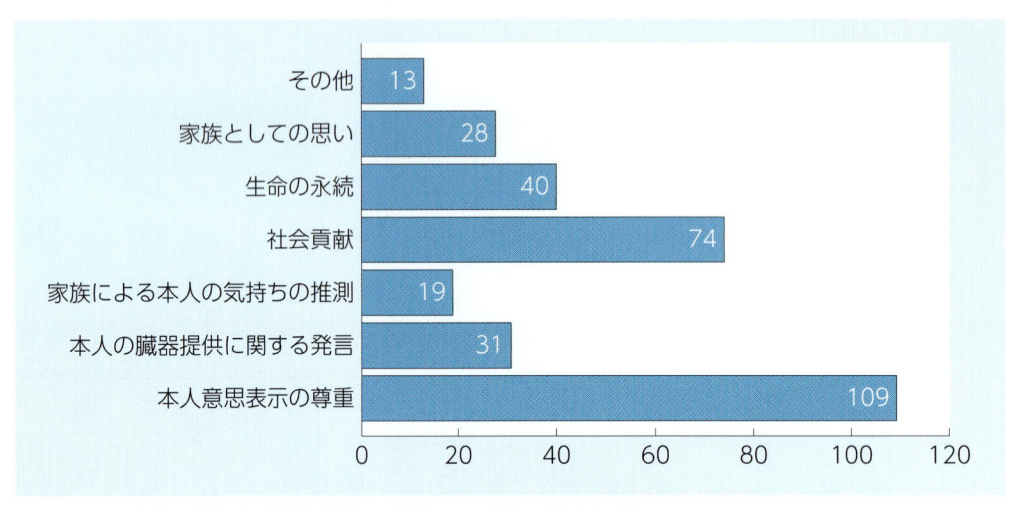

図13-7　家族が脳死下臓器提供を承諾した理由（重複回答あり）

せん対応本部では班長および次席担当者がレシピエントの選定，移植施設への意思確認，臓器搬送の調整を行う。

7. 承諾書作成から脳死判定終了・死亡宣告までの院内外調整と家族支援

　移植コーディネーターは関係者に承諾書を作成したことを報告し，必要に応じて，適宜，関係者（院長，副院長，看護部長，事務長，当該診療科長，主治医，脳死判定医，麻酔科医，病理医，当該診療科師長，手術室看護師長，院内コーディネーターなど）と全体ミーティングを行い，情報共有および意識の統一を図る。家族支援については，医療機関のスタッフと連携して対応する。

　また，ドナー候補者の治療経過の把握のため，カルテから情報収集を行い，記録用紙（ドナーチャート）に記載する。

全体ミーティング

- 関係者への挨拶と協力依頼
- 移植コーディネーターの自己紹介と役割の説明
- 承諾までの経緯説明：家族面談時の様子，承諾にいたった経緯や家族の思い，承諾書の提示
- 臓器提供の流れの確認：予測されるスケジュールで対応可能かどうか確認（天候，地理的条件，家族の希望により調整が必要なことを伝えておく），脳死判定実施時期，ドナー採血，第二次評価（メディカルコンサルタントの派遣），脳死判定後から摘出手術開始までの呼吸循環管理，摘出チームの来院時期と第三次評価，摘出手術の協力依頼，倫理委員会・脳死判定委員会開催の有無と移植コーディネーター出席の要否
- 情報公開，報道機関への対応：基本的情報公開内容の確認と家族の希望
- 医療機関体制の確認：コンタクトパーソン，借用物品（PHS，コピー機など）と待機室確認依頼
- ドナー候補者が18歳未満の場合：被虐待児への対応の確認（倫理委員会等で臓器摘出可能と判断されているか），報道機関への対応検討

医師，看護師，事務担当者との調整

- 主治医：内因性疾患による死亡以外の場合は，脳死判定開始前に，担当医より所轄警察署長に連絡する必要があるため，主治医に連絡の必要性を確認
- 主治医，病棟看護師：カルテから情報収集を行うことの許可を得る。血液型，感染症結果などの写し，画像（X線，CT，超音波検査結果など）を入手する。摘出手術までの定期的な血液検査や培養検査などを依頼する。臓器摘出手術中の血液製剤〔RCC（赤血球濃厚液），アルブミン製剤），病理検査（胸腹水，脂肪肝・線維化の程度など），手術申し込みの方法について相談し対応を依頼する。

組織適合性検査，感染症検査のため，ドナー候補者からの採血を依頼する。採血量は 50〜60 mL であり，専用の採血管を用いる。血液検体は緊急車両，公共交通機関，バイク便などで JOTN の移植検査センターに搬送し，感染症（HBs 抗原，HBc 抗体，HCV 抗体，HIV 抗体，HTLV-1 抗体），HLA 検査，リンパ球交差試験など必要な検査を実施する。

- 手術室看護師，麻酔科医師：摘出手術のための手術室使用について許可を得て，手術室スタッフの協力を依頼する。摘出手術のスケジュールや要する時間，各摘出チームの人数，手術室のレイアウト，借用物品・器材，手術室への入出方法・経路について確認する。とくに，摘出手術中の呼吸循環管理を担当する麻酔科医師とは摘出手術中の管理等について綿密に打ち合わせる。医療機関で麻酔科医師の対応が困難な場合は移植施設から派遣する。

事務担当者

待機部屋，コピー機，PHS の借用について，必要時に許可を得る。

警察との調整

外因死の場合は検視が必要となるため，原則，主治医から法的脳死判定開始前に所轄警察署長に連絡し，当該患者が脳死下臓器提供を行うことを報告する。その後は，移植コーディネーターが担当し，承諾の経緯や今後の流れを説明する。なお，司法解剖が行われる場合は，眼球以外の臓器提供はできない。

家族への対応

- 臓器提供の流れの確認：承諾後も，家族が説明内容を理解しているかを適宜確認する。また，不安なことや不明なことがないか家族との対話や様子を観察し心情把握に努める。家族が脳死判定への立ち会いを希望する場合，移植コーディネーターは同席し検査内容の説明や家族からの質問へ応対しながら家族を見守る。脳死判定には 1 回の判定に 2 時間程度を要するため，家族の疲労度や心境を観察し適宜休息を促す。
- 情報公開に関する確認：おおむね第 2 回脳死判定終了までに公表すべき基本的事項をもとにして，家族の情報公開に関する意向を確認する。
- 処置に関する説明：超音波検査や気管支鏡検査を行う場合はあらかじめ説明する。第二次評価としてメディカルコンサルタントが検査を行う前には，家族面会の妨げにならないように時間を調整する。
- 看取りの環境づくり：脳死判定を経て死亡宣告がなされるという特殊性を踏まえ，家族の心境の理解に努める。本人との過ごし方について家族の希望があったとしても，言い出せないこともある。移植コーディネーターは家族の希望を把握したら医療機関のスタッフに情報提供し，家族とともに何ができるかを検討する。

8. 法的脳死判定の実施

脳死下臓器提供においては，医療機関が脳死判定医を選任し，法的脳死判定を実施する（第 12 章参照）。脳死判定医は，脳神経外科医，神経内科医，救急医，麻酔・蘇生科・集中治療医または小児科医であって，それぞれの学会専門医または学会認定医の資格を持ち，かつ脳死判定に関して豊富な経験を有し，しかも臓器提供に関わらない医師が 2 名以上で行う。脳死判定医のうち少なくとも 1 名は，第 1 回目，第 2 回目の判定を継続して行う。なお，脳死判定医を自施設のみで 2 名以上確保することが困難な場合において，以下のすべての条件を満たす時には，他の医療機関に所属する医師を脳死判定医（以下，支援医師）とすることは差し支えない。

①2 回の脳死判定のいずれにおいても，脳死判定医のうち少なくとも 1 人は当該臓器提供施設の職員である医師であること

②支援医師について，当該臓器提供施設の職員である医師と同様に，あらかじめ倫理委員会等でガイドラインの条件を満たした医師であることを確認しておくこと

③支援医師について，非常勤職員としての雇用契約や業務委託契約等の契約関係を明確化しておくこと

表 13-4　虚血許容時間と搬送許容時間

	虚血許容時間	最長搬送時間
心臓	4 時間	2〜3 時間
肺	8 時間	6 時間
肝臓	12 時間	10 時間
膵臓	24 時間	22 時間
腎臓	24 時間	22 時間
小腸	12 時間	10 時間

9. 第二次評価と呼吸循環管理

　提供予定臓器の評価のために，JOTNW からメディカルコンサルタントとして基本的には2名の医師が派遣される。派遣されたメディカルコンサルタントは，カルテ，画像，心電図などを確認し，心臓や腹部の超音波検査や気管支鏡検査を実施し，臓器ごとに適応の有無を判断する（第二次評価）。

　また，脳死判定後の臓器摘出手術まで臓器の機能を維持できるように，主治医等とメディカルコンサルタントが協働し，ドナーの呼吸循環管理を行う。

10. 臓器搬送調整

　あっせん対応本部では，レシピエント候補者リスト作成後，臓器ごとの虚血許容時間や搬送許容時間（表 13-4）を考慮に入れ，医療機関から移植施設まで安全かつ迅速に臓器搬送が行えるよう複数の臓器搬送経路を立案する。

11. レシピエントの選択と移植施設への連絡（レシピエントへの意思確認）

　あっせん対応本部では，必要なデータ（年齢，性別，血液型，感染症，ドナー候補者発生地域，HLA など）をコンピュータに入力し，レシピエント選択基準に基づきレシピエント候補者の選定を行う。

　第2回法的脳死判定後，あっせん対応本部で脳死判定の的確実施の証明書および脳死判定記録書を確認し，候補者リスト順に，レシピエント候補者の移植施設担当者に連絡し，レシピエントへの意思確認を依頼する。ドナーチャートなどは DDDS により電子的に移植施設に送信する。連絡を受けた移植施設は1時間以内にレシピエント候補者に移植を受ける意思を確認し，あっせん対応本部にその結果を連絡する。レシピエントが移植を受諾した場合，移植施設は摘出チームを編成し医療機関へ派遣するとともに，移植施設内で移植手術に向けた準備を始める。臓器搬送については，あっせん対応本部から提示された搬送経路と手段を検討し，移植施設が最終的に決定する。

12. 摘出チームの派遣および第三次評価

　移植コーディネーターは，移植施設から派遣される摘出チームの名簿（摘出チームリスト）をあらかじめ医療機関に提示する。摘出チームは指定時間に合わせて医療機関に集合し，順次，超音波検査や気管支鏡を実施するなどして，移植の可否について摘出手術前の最終判断を行う（第三次評価）。

　第三次評価後，摘出チームは手術室に移動し，摘出手術に向けた準備を開始する。手術室担当の移植コーディネーターは摘出チームミーティング（ドナーの治療経過，承諾までの経緯，脳死判定の経過，手術室内での注意点，ドナーへの礼意の保持など）を行い，臓器摘出手術が円滑かつ安全に行われるように環境を整え，意識統一を図る。

表 13-5　臓器摘出の流れ

	所要時間 (標準的な時間)
ドナー入室	30 分
執刀	
各臓器最終評価	55 分
全身ヘパリン化，カテーテル留置	
大動脈遮断	15 分
心臓摘出	15 分
肺摘出	15 分
腹部臓器摘出 (小腸→肝臓→膵臓→腎臓)	20〜60 分
眼球摘出	30 分
閉胸・閉腹	30 分
手術室退出	30 分

表 13-6　移植医療の透明性確保とプライバシー保護についての基本的考え方

1. 第三者による監視・検証システムの必要性 (密室性の打破)
2. 移植医療に関する国民への啓発普及の一環としての情報開示の必要性
3. 臓器提供における任意性の担保
4. 個人の医療情報に係る保護
5. ドナーとレシピエントの遮断 (匿名性の確保)
6. 礼意の保持
7. 臓器提供者とその家族の保護

13. 臓器摘出手術

　ドナーが手術室に入出し準備が整った時点で，手術室担当の移植コーディネーターは家族担当の移植コーディネーターに家族の臓器提供意思に変わりないことを最終確認し，黙祷をした後に手順に従って摘出手術を開始する。大動脈が遮断され灌流が開始されるまで，麻酔科医師は呼吸循環管理を行う。肺が提供される場合は，肺の灌流が終了後も換気を継続し，気管が遮断された時点で換気を終了する。順次，臓器が摘出され，摘出チームにより臓器が搬送される。摘出手術は約 6 時間を要する。術前術後の器材カウントを徹底し，手術終了後は X 線撮影を行い器材の体内遺残がないことを確認する。移植コーディネーターは摘出手術の進行を管理し記録するとともに，摘出された臓器の状態を確認する。摘出手術終了後は，移植コーディネーターと摘出チームとで片づけをし，手術室の環境に整える (表 13-5)。

14. 死後の処置と遺体の見送り

　医療機関での手順に従って，死後の処置を行う。

　移植コーディネーターは家族に摘出された臓器の状態を報告するとともに，レシピエントの移植後の経過報告を希望するか，確認する。

　主治医および家族の許可を得たうえで，医療機関のスタッフとともにご遺体を見送る。

15. 情報公開

　脳死下臓器提供においては，プライバシーの保護を最大限の配慮をしつつ，脳死判定と移植医療の透明性の確保が社会から求められている。基本的事項をもとに家族の了承を得た範囲で JOTNW が書面により情報公開を行う (表 13-6, 7)。また，6 歳未満の児童からの臓器提供の場合は，記者会見

表 13-7　情報公開内容

情報公開用紙	情報公開内容
①	〈提供施設に関すること〉 　提供施設名および都道府県名 〈患者に関すること〉 　性別・年齢（10 歳階級別）・原疾患・意思表示の有無（ある場合は方法や意思表示内容など） 〈手続きに関すること〉 　提供施設から JOTNW への連絡日時，承諾書作成日時・承諾臓器 〈脳死判定の日時〉 　第 1 回，第 2 回法的脳死判定開始および終了時刻
②	レシピエント候補者（予定）
③	レシピエントの決定，臓器摘出開始時刻
④	移植施設の決定，臓器搬送経路

を実施することとなっている（2017 年 9 月時点）。

16. 臓器提供後の移植コーディネーターの活動

　移植コーディネーターは家族の希望に応じて家族支援を行う。提供直後には移植手術が無事に終了したことを報告し，家族の了解が得られれば通夜や葬儀に参列することもある。その後は，1 カ月後，3 カ月後，6 カ月後，1 年後に電話，手紙，電子メール，訪問により家族と連絡を取り，レシピエントの経過を報告する。また，故人を偲ぶ話や近況を傾聴する。また，ドナーに対する厚生労働大臣感謝状やサンクスレター（レシピエントが匿名でドナーや家族に宛てた手紙）を届ける。

　同様に，医療機関の関係者にも，レシピエントの移植後の経過や家族の近況について報告する。

〔大宮　かおり〕

第 14 章

移植と免疫

I はじめに

組織移植においては，免疫反応の関与しない場合も多いが，膵島移植のように臓器移植と同様の免疫反応である拒絶反応が起こるものもあり，臓器移植における免疫の基礎的事項を理解しておく必要がある。本章では基本的事項を述べるが，詳細は専門書を参照されたい。

II 移植の分類

臓器，組織移植に共通して，移植は下記のように分類される。

1. 自家移植 (autograft, autotransplantation)

同一個体内で臓器または組織を移植するもの。皮膚移植，副甲状腺移植，腎臓移植などが臨床的に行われている。拒絶反応は起こらない。

2. 同種移植 (allograft, allotransplantation)

同じ種間（ヒトからヒトなど）で臓器または組織を移植するもの。現在の脳死，心停止，生体ドナーから施行される臨床的な移植はこれに属する。臓器移植や膵島移植など血流を有する生細胞が移植される場合は拒絶反応が起こる。

3. 異種移植 (xenograft, xenotransplantation)

種を越えて臓器または組織を移植するもの。いまだ実験段階ではあるが，ブタからヒトへの膵島移植など臨床応用に近いものもある。きわめて強い拒絶反応が起こる。

III 臓器または組織移植

臓器または組織の提供者のことをドナー（donor）といい，生体ドナー（living donor, live donor），死体ドナー（deceased donor）に大別される。また，死体ドナーは脳死ドナー（brain dead donor；DBD donor）と心停止ドナー（non heart beating donor；DCD donor）とがある。移植される個体（受容者）をレシピエント（recipient）という。また，移植される臓器または組織は移植片またはグラフト（graft）という。

死後，善意により提供された臓器・組織の移植で，移植医療のドナーは原則として死体であるべきである。脳死下臓器移植と心停止下臓器移植がある。脳死下では心臓，肺，肝臓，膵臓（膵島含む），腎臓，小腸，眼球（角膜）が，心停止下では，腎臓，膵臓，眼球（角膜），組織（皮膚，骨，心臓弁・血管，膵島など）が提供できる。2007年の「臓器の移植に関する法律（臓器移植法）」施行で本邦の脳

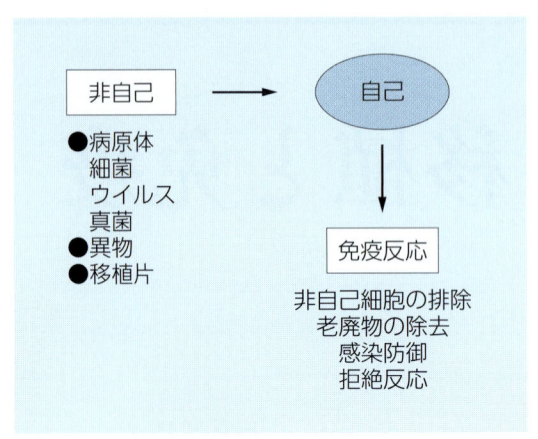

図 14-1　免疫の仕組み

死下臓器移植が可能となり，2010 年の法改正により，現在は心停止ドナー数よりも脳死ドナー数が多くなっている。臓器の傷害は脳死ドナーで少ない。

Ⅳ　免疫反応

　免疫とは疫を免れる，すなわち生体内に侵入した病原体，異物，移植片などを排除し，病気になることを防ぐ仕組みで，生命維持に必須のシステムである。免疫反応は感染防御，非自己細胞や老廃物の除去，拒絶反応に関わっている（図 14-1）。

1.　自然免疫系

　受容体を介して，侵入してきた病原体や異常になった自己の細胞を感知し，それを排除する仕組みである。1 つの分子が，多種類の異物，病原体の分子に反応することができるが，特定の病原体に繰り返し感染しても，自然免疫能が増強することはない。免疫担当細胞として，好中球やマクロファージ（Mφ），樹状細胞（dendritic cell；DC）といった食細胞や NK 細胞が関与する。病原体を直接攻撃する可溶性因子には，抗菌ペプチド，リゾチーム，レクチン，補体などの分子がある。レクチン，補体などは，病原体に結合することにより，食細胞の貪食作用を促進させる作用（オプソニン効果）も有する。自然免疫系では，特定のグループの病原体に共通した分子や構造を認識する「パターン認識受容体」を介し，病原体の侵入を感知する。パターン認識受容体には複数の種類があり，病原体を感知した後，貪食を促すタイプ，細胞内シグナル伝達を起動させるタイプがある。細胞内シグナル伝達の結果，サイトカインなどの発現が誘導され，自然免疫系の活性化を起こす。病原体を排除する方法として，直接病原体に作用し，穴を空ける，融解する作用で病原体を排除するものと，食細胞が病原体を貪食，処理するものがある。

2.　獲得免疫

　獲得免疫とは，感染した病原体を特異的に認知し，記憶することで，同じ病原体が侵入した時に効果的に病原体を排除する仕組みである。免疫担当細胞は，主に T 細胞（細胞傷害性 T 細胞，ヘルパー T 細胞など）や B 細胞といったリンパ球である。そのプロセスの詳細は，「Ⅷ-2　拒絶反応の機序」の項で述べる。

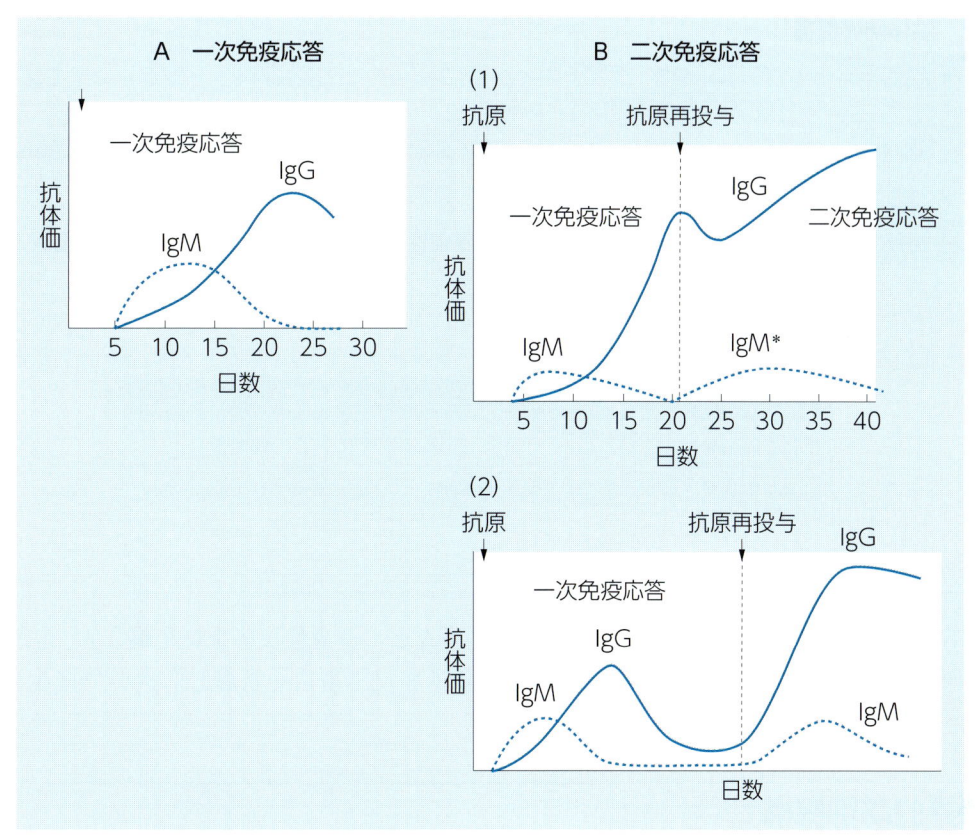

図 14-2　一次免疫応答と二次免疫応答
＊：二次免疫刺激の時期により経過が異なる

〔文献 1 より引用〕

3. 一次免疫応答と二次免疫応答

1) 一次免疫応答 (図 14-2A)

　初回の抗原刺激によって血中に抗体が出現する一連の免疫反応で，まず IgM (immunoglobulin M) 抗体が出現し，次いで IgG 抗体が出現する。IgG 抗体が出現するまでに 2 週間前後かかる。

2) 二次免疫応答 (図 14-2B)

　同一の抗原が再投与されると，IgG 抗体は一次免疫応答の時よりも短期間で出現し，しかもその抗体は一次免疫応答の時よりも大量に産生，かつ長時間持続する。このメカニズムは現在次のように考えられている。初回の免疫応答時に抗原に感作され活性化した B 細胞の一部は，記憶 B 細胞（メモリー B 細胞）となり，長期間（数年から数十年）存在し，同一抗原が生体に侵入した際には，速やかに反応し大量の抗体を産生する。

Ⅴ　生体防御機構

　生体防御機構は，非特異的防御機構と特異的防御機構に大別される (表 14-1)。

1. 非特異的防御機構

　皮膚や粘膜は病原体などの異物の侵入に対して物理的な障壁となっているが，これが破綻して病原体などの異物が生体内に侵入すると，まず非特異的防御機構が作用し，感染の拡大を阻止しようとする。好中球や Mφ が局所に遊走し，病原体を貪食する。補体はこれらの遊走や貪食に重要な働きを行う。Mφ から TNF (tumor necrosis factor)，インターロイキン-1 (interleukin-1；IL-1)，インターフェロン α (interferon α；IFNα)，好中球から IFNα が産生され，次いでリンパ球が活性化され，

表 14-1　生体防御機構

非特異的	液性	リゾチーム，補体，サイトカイン〔インターフェロン (IFN)，インターロイキン (IL)〕，ケモカイン，急性相反応重目 (cRp など)
	細胞性	好中球，マクロファージ (Mφ)，NK 細胞，好酸球，好塩基球，肥満細胞，血小板
特異的	液性	抗体 (B 細胞：形質細胞)
	細胞性	T 細胞〔ヘルパーT (Th) 細胞，細胞傷害性 (Tc) T 細胞〕，K 細胞，抗原提示細胞 (APC)

〔文献 1 より引用〕

表 14-2　HLA の分類

	種　類	発現部位
class I 抗原	A，B，C	赤血球を除くすべての体細胞
class II 抗原	DP，DQ，DR	B 細胞，マクロファージ (Mφ) など

IL-6，IFNγ などを産生し，発熱，頻脈，白血球増多などの全身性反応をひき起こす。IL-1，IL-6 は肝臓に作用し，CRP (C-reactive protein) などの急性相反応蛋白を誘導し，次いで産生される IL-8 はさらに好中球を局所に遊走させる。

2.　特異的防御機構

　局所における非特異的防御機構を突破した病原体などの異物は，リンパ管を通ってリンパ節に達し，抗原提示細胞 (antigen presenting cell；APC) により提示され，抗原認識を通じて細胞性および液性の特異的防御機構が活性化される。細胞性免疫では細胞傷害性 T 細胞により感染細胞が傷害され，K 細胞によって抗体依存性細胞傷害も起こる。液性免疫では抗体が産生される。特異的防御機構では，細胞性免疫と液性免疫とが互いに共同して防御機構を形成するが，侵入する病原体などの異物の種類によって，細胞性免疫が優位となるか，液性免疫が優位となるかが決定される。

VI　主要組織適合性抗原 (MHC)

　体内に自己以外に由来する物質（異物，外来抗原，非自己）が侵入すると，前述の機構により排除される。この際に自己と非自己とを識別する機構の一つとして，主要組織適合性抗原 (major histocompatibility complex；MHC) があげられる。ヒトの MHC を決定する遺伝子は第 6 染色体の短腕上に存在し，HLA (human leukocyte antigen) と呼ばれる。できるだけ HLA が適合したドナーを選んで移植することが，移植成績の向上に重要と考えられている（**表 14-2**）。しかし，最近では免疫抑制薬の進歩により，HLA の適合性の重要度は下がっている。また，HLA がすべて適合しても拒絶反応は起こりうることより，その他の機序が関与していると考えられる。

VII　免疫担当細胞

　免疫には以下のような種々の細胞が関与している。これらの細胞を一括して免疫担当細胞という（**表 14-3**）。

1.　T 細胞

　骨髄由来の T 前駆細胞が胸腺に入り，分化成熟したリンパ球。細胞傷害性 T (Tc) 細胞，ヘルパーT (Th) 細胞，サプレッサーT (Ts) 細胞などがある。

表14-3　免疫担当細胞

貪食細胞		マクロファージ (Mφ) /単球，好中球
抗原提示細胞		ランゲルハンス細胞，樹状細胞 (DC)，マクロファージ (Mφ)，B 細胞，血管内皮細胞
リンパ球	T 細胞	ヘルパーT (Th) 細胞：抗原認識と Tc 細胞の活性化
		細胞傷害性 T (Tc) 細胞：標的細胞の傷害
		サプレッサー(抑制性) T (Ts) 細胞：Th 細胞の抑制
		調節性 T 細胞 (Treg)：免疫反応の調整
		遅延型過敏反応のイニシエーター(T_D)：遅延型過敏反応
	B 細胞	形質細胞：抗体産生
	NK 細胞	腫瘍細胞・ウイルス感染細胞の破壊，ADCC，サイトカイン産生
	NKT 細胞	T 細胞と NK 細胞の性質を併せ持つ：免疫反応の制御

ADCC：antibody-dependent cell-mediated cytotoxicity

〔文献 1 より引用〕

2. B 細胞

骨髄由来のリンパ球で，分化成熟し，抗体産生細胞（形質細胞）になる。

3. NK (natural killer) 細胞

リンパ球のうち T 細胞でも B 細胞でもない細胞で，非特異的に標的細胞を傷害する。

4. K (killer) 細胞

抗体の存在下で標的細胞を特異的に破壊する。このような細胞傷害機能を抗体依存性細胞傷害 (antibody-dependent cell-mediated cytotoxicity；ADCC) という。

5. マクロファージ (Mφ)

盛んな貪食能を有する細胞。

Ⅷ 拒絶反応

1. 拒絶反応の分類

本項では，通常臨床で行われる臓器移植である同種移植における拒絶反応の分類について述べる。

なお，1) 発症時期による分類は治療法に直結するものではなく，実際は 2) 拒絶反応の機序による分類が重要である。

1) 発症時期による分類

(1) 超急性拒絶反応 (hyperacute rejection, accelerated rejection)

移植後数分から 24 時間以内に起こる激しい拒絶反応で，輸血，移植，妊娠などで感作され，レシピエントがドナー抗原に対し既存の抗体を有する例，異種移植，ABO 血液型不適合移植などで起こりうる。

(2) 急性拒絶反応 (acute rejection)

移植後 1 週間〜1 年以内に起こりやすい拒絶反応であり，後述する細胞性と抗体関連性がある。ただし，移植後 1 年以降にも常に起こる可能性がある。

(3) 慢性拒絶反応（chronic rejection）

　移植後数年以降に起こりやすい拒絶反応であり，機序は細胞性と抗体関連性で，そのほかに混合型，繰り返す拒絶反応の惹起，修復の結果のこともある。

2) 拒絶反応の機序による分類

(1) 細胞性拒絶反応（cellular rejection）

　主に細胞すなわち T 細胞が関与して起こる拒絶反応で，T 細胞関連性拒絶反応（T-cell mediated rejection；TMR）とも呼ばれる。また，急性に起こることより，急性細胞性拒絶反応（acute cellular rejection；ACR）も頻用される。後述する機序のように，特異的な生体防御反応であり，機序が詳細に解明されているため，機序に伴った免疫抑制薬が開発されている。

(2) 抗体関連性拒絶反応（antibody mediated rejection；AMR）

　ABO 血液型抗体，抗 HLA 抗体，非抗 HLA 抗体など，移植臓器・組織に対する特異的抗体によりひき起こされる拒絶反応で，液性拒絶反応（humoral rejection）とも呼ばれる。細胞性拒絶反応が克服されてきた現在，必ずしも有効な治療が確立されていないこともあり，臨床的に重要となっている。急性期にみられるものを急性抗体関連性拒絶反応（acute antibody mediated rejection；AAMR），慢性期にみられるものを慢性抗体関連性拒絶反応（chronic antibody mediated rejection；CAMR）ということもある。

2. 拒絶反応の機序

　本項では細胞性拒絶反応（T cell mediated rejection）の発症機序について述べる。

　前述したように，臓器移植後の拒絶反応は特異的生体防御反応である。細胞性拒絶反応は，抗原提示，抗原認識，攻撃（細胞傷害）のプロセスを経て，移植臓器の廃絶を起こす（図 14-3）。抗原提示は B 細胞，Mφ，DC などが外来抗原（移植臓器の一部）を貪食し，そのペプチドを細胞表面の HLA 分子上に掲げ，抗原蛋白複合体を発現することにより行われる。APC はドナー由来（direct pathway），レシピエント由来（indirect pathway）の場合がある（図 14-4）。この複合体に T 細胞の表面上の TCR（T cell receptor）が接合することで，抗原認識が起こる。class II 分子＋抗原蛋白複合体はヘルパーT 細胞上の TCR が接合し，class I 分子＋抗原蛋白複合体は細胞傷害性 T 細胞上の TCR が接合する（図 14-5）。複合体と TCR の接合が起こると，T 細胞内でシグナル伝達が起こり，核内の IL-2 の mRNA（messenger RNA）の転写が起こり，IL-2 が産生される。IL-2 産生には，複合体と TCR の接合によるシグナル 1 と，他の接着分子によるシグナル 2 も必須である（図 14-6）。IL-2 は細胞傷害性 T 細胞の IL-2 受容体を介して，細胞増殖を起こし，標的細胞を攻撃する。また，細胞傷害性 T 細胞から産生された IFNγ により活性化した Mφ も標的細胞を攻撃する（図 14-7）。

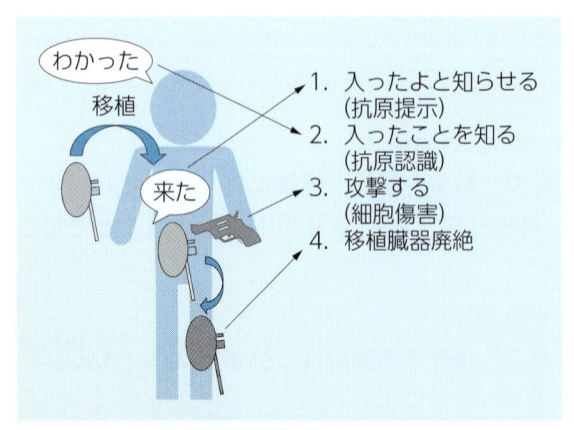

図 14-3　細胞性拒絶反応のプロセス

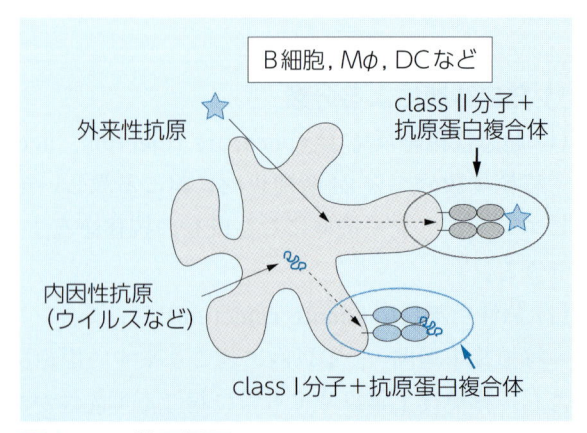

図 14-4　抗原提示

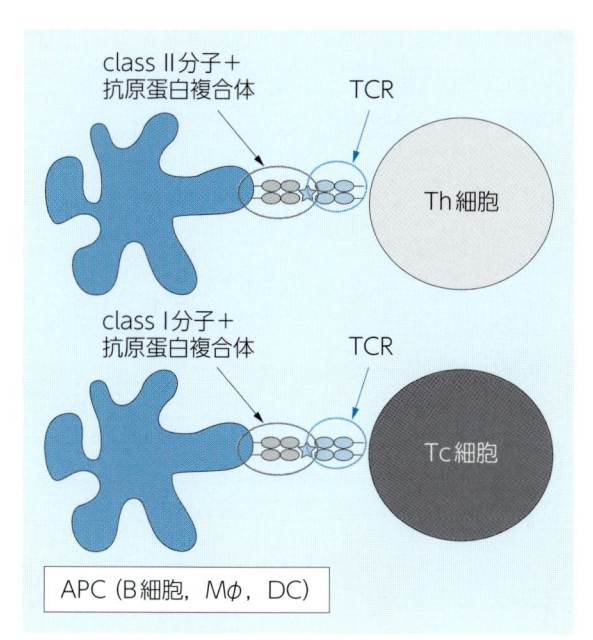

図 14-5　抗原認識

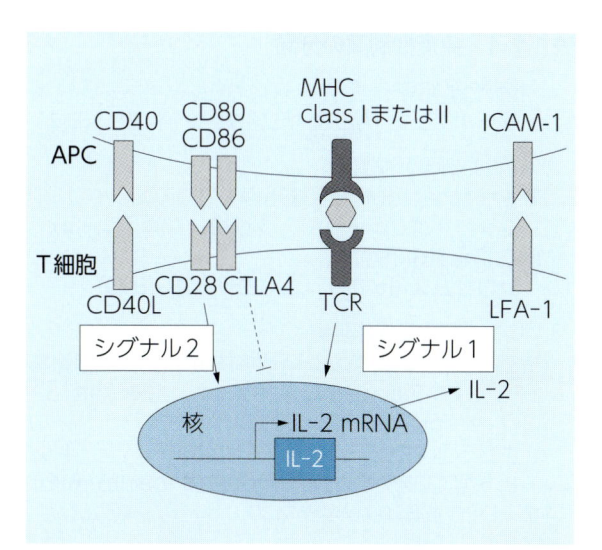

図 14-6　T 細胞におけるシグナル伝達と IL-2 産生
ICAM-1：intercellular adhesion molecule-1,
LFA-1：lympho-cyte function associated anti-gen-1

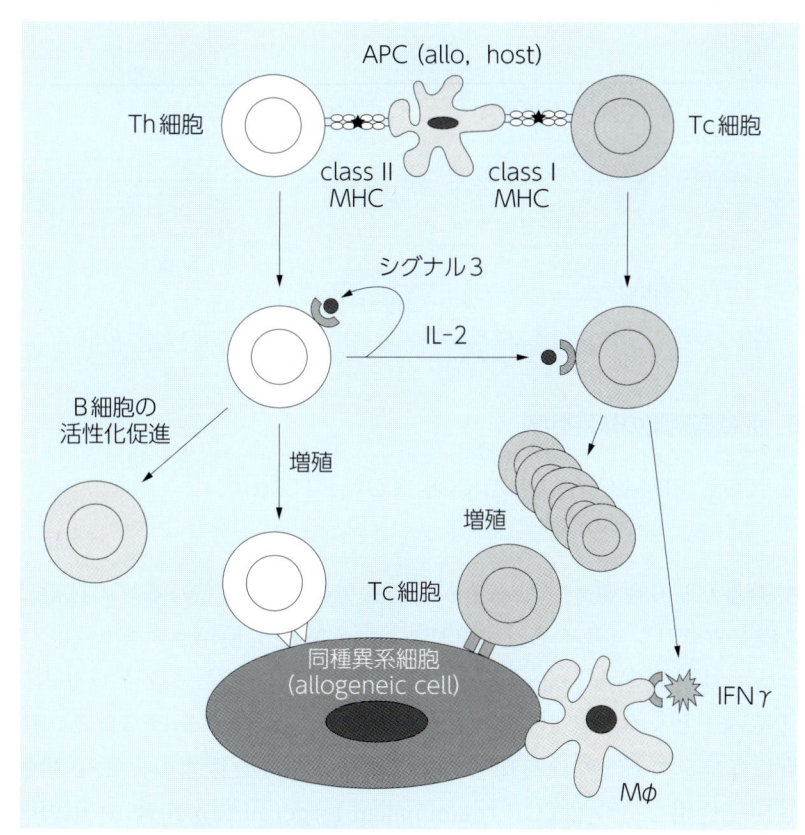

図 14-7　細胞性拒絶反応の機序

Ⅸ 免疫抑制薬 (表 14-4, 図 14-8)

　ヒトからヒトへの移植（同種移植）の場合，一卵性双生児間の移植を除いて，移植後は拒絶反応を抑えるため免疫抑制薬の投与が必須である。免疫抑制薬は移植臓器が機能している限り，投与を続ける必要がある。前述の拒絶反応の機序の解明により，多くの作用部位の異なる免疫抑制薬が開発されてきた。腎移植においては，抗体製剤として現在本邦で最も使用されているのは，CD25 に対する抗

表14-4　免疫抑制薬の分類

1. 核酸合成阻害 　　アザチオプリン (AZA)，ミゾリビン (MZ)，ミコフェノール酸モフェチル (MMF)
2. 特異的情報伝達阻害 　　T-cell receptor 情報伝達阻害：カルシニューリン阻害薬 　　　シクロスポリン (CsA)，タクロリムス (FK506) 　　IL-2 情報伝達阻害 　　　シロリムス (RAPA)，エベロリムス (RAD)
3. リンパ球表面機能阻害 　　抗リンパ球抗体：抗リンパ球抗体 (ALG)，抗胸腺細胞抗体 (ATG) 　　CD3：マウス抗 CD3 モノクローナル抗体 (OKT3) 　　IL-2 receptor (IL-2R；CD25)： 　　　キメラ型 CD25 モノクローナル抗体 (バシリキシマブ) 　　　ヒト型 CD25 モノクローナル抗体 (daclizumab) 　　抗 CD20 抗体 (リツキシマブ)
4. その他 　　ステロイド，グスペリムス塩酸塩 (DSG)

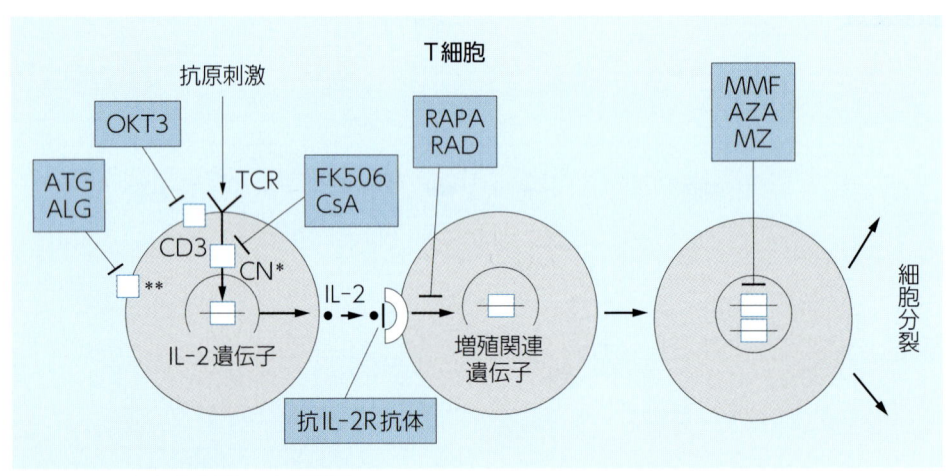

図 14-8　免疫抑制薬の作用機序
　＊：カルシニューリン
＊＊：CD2，CD3，CD4，CD5，CD7，CD8，CD25，TCRαβ

IL-2 受容体抗体であるバシリキシマブであるが，最近では T 細胞上の多くの抗原に作用する抗ヒト胸腺細胞ウサギ免疫グロブリン（サイモグロブリン®；rATG）も使用されている。主たる免疫抑制薬としてはカルシニューリン阻害薬（calcineurin inhibitor；CNI）であるタクロリムス（プログラフ®，グラセプター®；FK506）とシクロスポリン（ネオーラル®；CsA）があげられる。FK506，CsA ともに，T 細胞に作用しカルシニューリンを阻害してシグナル伝達を阻害し，IL-2 産生を抑制する。また，IL-2 情報伝達阻害作用を持つ mTOR（mammalian target of rapamycin）阻害薬である，シロリムス（ラパリムス®；RAPA）や，エベロリムス（サーティカン®；RAD）も使用される。核酸合成阻害薬としては，現在ミコフェノール酸モフェチル（セルセプト®；MMF）が最も使用されている。しかし，MMF には催奇形作用があり，妊娠・出産の場合には他の核酸合成阻害薬であるアザチオプリン（イムラン®；AZA）に変更する。ステロイド薬もいまだ重要な免疫抑制薬である。

　血液型不適合移植の場合には，通常の免疫抑制療法に加えて脱感作療法が加えられる。以前は移植前に脾臓摘出術を行ったが，現在は移植前（2 週間～4 週間）の免疫抑制薬（とくにセルセプト®）の投与，抗 CD20 抗体〔リツキシマブ（リツキサン®）〕を投与する。Immunoglobulin 製剤の大量投与療法を行うこともある。さらに，血漿交換を行うことで，抗血液型抗体を除去，産生抑制している。腎移植の場合，血液型不適合移植の成績は適合と同じレベルに改善している。

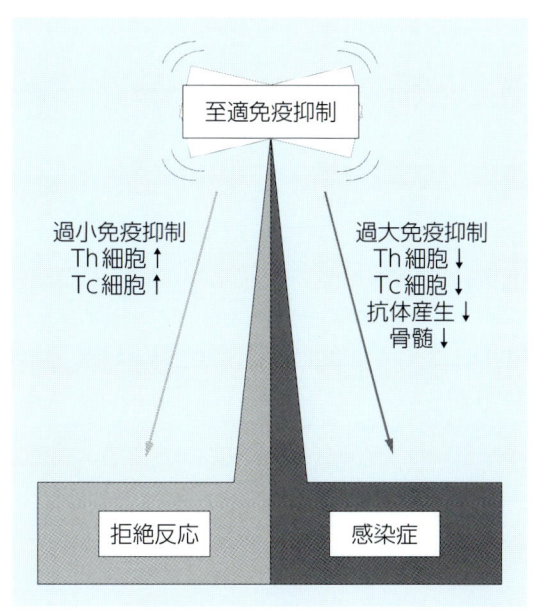

図 14-9　免疫抑制と拒絶反応・感染症との関係
〔文献1より引用〕

　拒絶反応の治療は，細胞性拒絶反応では，ステロイドパルス療法（1日250〜1,000 mg のメチルプレドニゾロンコハク酸エステルナトリウム（ソルメドロール®）を静注，3〜5日間）やグスペリムス塩酸塩（スパニジン®；DSG），rATG 等が使用される。抗体関連性拒絶反応では細胞性に比較して治療抵抗性が高いが，血漿交換，抗 CD20 抗体投与，immunoglobulin 製剤の大量投与等が行われる。

　免疫抑制薬は拒絶反応を抑えるが，他方では感染症に対する免疫力も低下させるため，移植後は感染症対策が必須である。健康な人では病原性の低いサイトメガロウイルス，真菌であるニューモシスチス・イロベチイ（*Pneumocystis jirovecii*）などに感染しやすくなる。その他にヘルペスウイルス，BK ウイルス，エプスタイン・バール（Epstein-Barr；EB）ウイルスなどのウイルス感染症，一般細菌感染，真菌感染などあらゆる感染症に注意する必要がある。感染症発症を抑制するため免疫抑制薬，とくに CNI では血中濃度を測定，その投与量を決定する必要がある（therapeutic drug monitoring；TDM）。感染症と拒絶反応は，一方を抑えれば他方が起こりやすくなるという関係にある（図 14-9）。移植を成功させるためには，拒絶反応，感染症ともに抑制する適切な免疫抑制療法の実施が重要となってくる。

■文献
　1）剣持敬：移植と免疫．移植コーディネーター概論．日本組織移植学会 監，田中秀治，篠崎尚史 編著，へるす出版，東京，2004．

〔剣持　敬〕

第15章

臓器移植各論

I 心臓

1967年12月に，南アフリカのクリスチャン・バーナードが第1例目を行って以来，心臓移植は重症心不全の外科的治療として世界で広く行われてきた。1983年に開始された国際心肺移植学会（International Society of Heart and Lung Transplantation；ISHLT）の全世界の心臓移植2016 registry data報告によると，2015年12月までに約12万例の心臓移植が登録されてきた[1]。

本邦では，1968年8月に，当時札幌医科大学教授であった和田寿郎が世界30例目の心臓移植を施行したが，83日目に死亡した。その後，1997年10月に「臓器の移植に関する法律（臓器移植法）」が施行されるまでは，脳死下臓器移植は本邦では実施できなかった。1999年2月28日に大阪大学で，臓器移植法施行後第1例目の心臓移植が行われた。この臓器移植法では意思表示カードの漏れない記入が必要で，かつ15歳未満の小児は臓器提供ができない規定となっていたために，2010年7月に「臓器の移植に関する法律の一部を改正する法律（改正臓器移植法）」が施行されるまでは，心臓移植件数はわずか69例であった。改正臓器移植法の施行後に，家族承諾による脳死下臓器提供や小児からの提供が可能となり，心臓移植件数は飛躍的に増えた。最近では年間40～50例，法改正後は2017年12月までに300例を超える心臓移植が実施された。

1. 世界と日本の現況

ISHLT registry dataでは，報告がなされた1年あたりの心臓移植件数は1993年の4,940例が最多で，最近数年では年間4,000～4,500例程度である（図15-1）。現在，世界で1年間に行われる心臓移植の総数は6,000例程度ではないかと考えられている。北米からの報告が最も多く年間2,500～2,700

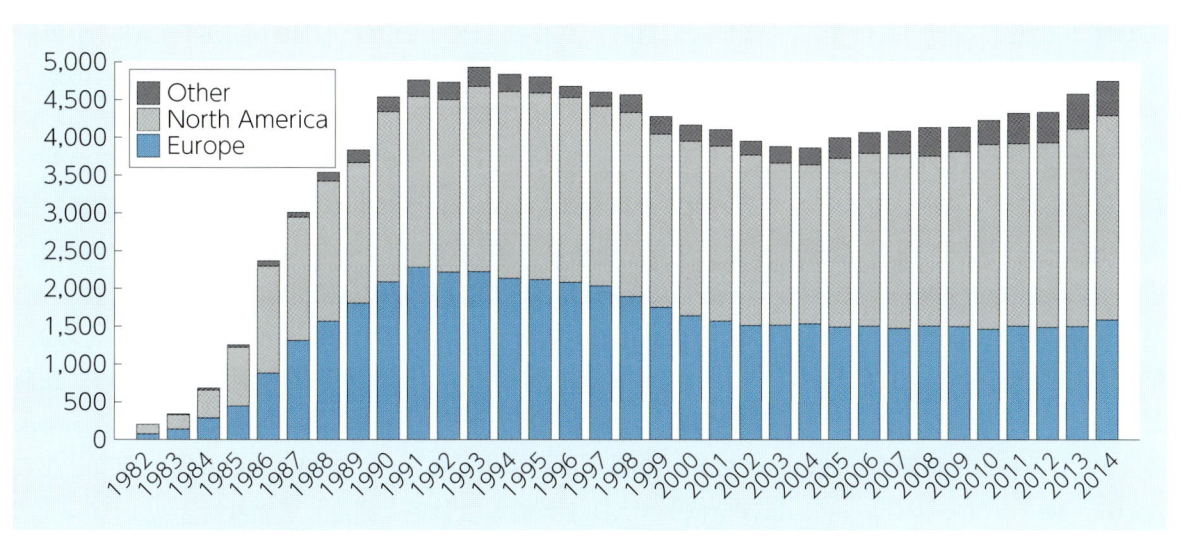

図15-1　国際心肺移植学会（ISHLT）の登録データによる心臓移植の年次報告数

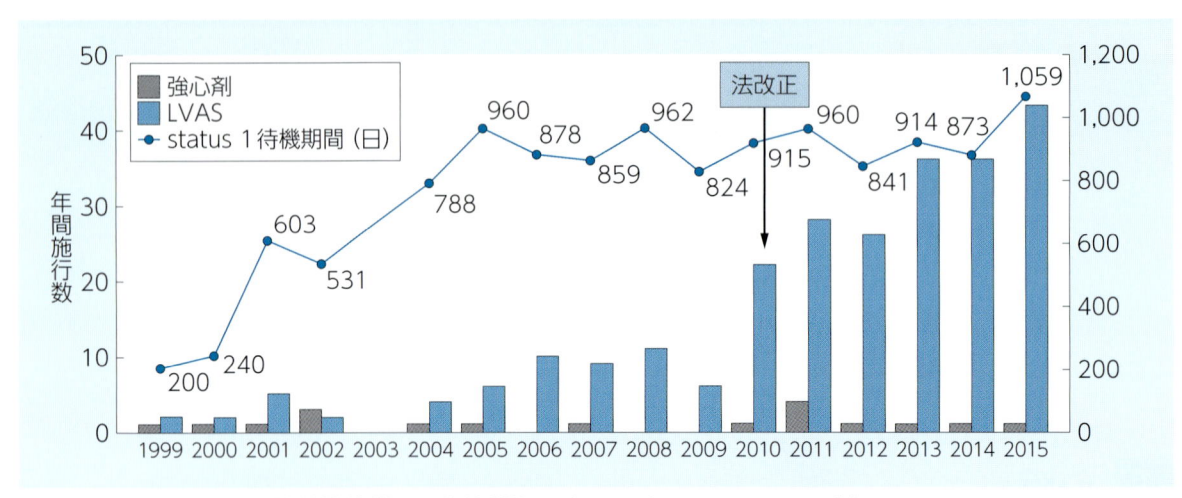

図15-2　本邦の心臓移植待機状態と平均待機期間（2015年12月31日現在）

〔日本心臓移植研究会レジストリーデータによる〕

例で，次いで欧州から約1,500例である。2009年1月〜2015年6月までの年間平均心臓移植実施数が10例未満の施設が全体の30%を占めている。一方で，30例以上を行う大規模施設は7%しかなく，全症例の29%がこれらの施設で行われている[1]。

レシピエントの年齢は次第に高齢化が進んできている。60歳代のレシピエントの割合は，1982〜1998年では16%であったのが，2009年1月〜2015年6月では26%まで増加してきている。1982年に23.9歳であった小児を含む全ドナーの平均年齢は，1996年に30歳を超え，2014年には33歳に達した。成人心臓移植に限定すると，2009年1月〜2015年6月では平均年齢は35.0歳となっている。数は少ないが（2014年は3.4%）60歳以上のドナーもおり，"marginal donor to marginal recipient"の考えに従った，主に高齢レシピエントに対するドナーである。

移植手技はbiatrial法（Lower-Shumway法）が基本であるが，最近ではbicaval法が主流となりつつある。本邦の2006〜2010年までの心臓移植においても，北村らが報告したmodified bicaval法[2]が90%以上の症例で行われている。Daviesらが1997〜2007年までのUNOS（United Network of Organ Sharing）20,999症例の移植を分析したところ，1997年にはbiatrial法が97.6%と大多数であったのに対して，2007年にはbicaval法が62.0%となっていた[3]。

移植心の平均虚血時間は，1992〜2001年では2.5時間であったが，2002〜2008年6月では2.8時間とやや長くなりつつある。心臓移植ではHLA（human leukocyte antigen）の適合をドナー選択の基準としていないために，最近の移植でもmismatchが0〜2 locusである割合は3.9%と低い。1992〜2003年と比較すると，2014年では移植前に補助人工心臓（ventricular assist device；VAD）が装着されている頻度が急激に上昇した（20.1% vs. 48.6%）[1]。これは植込み型VADの普及によるものが大きい。

本邦では，2016年現在，心臓移植は9施設で実施されている。移植登録申請は，日本循環器学会心臓移植委員会で書面審査を行って適応判定が得られてから，いずれかの移植施設から日本臓器移植ネットワーク（JOTNW）に登録して完了する。申請は移植施設以外からも可能である。移植待機は重症度によって2グループに分けられる。2016年11月までに行われた312例の心臓移植のうち，小児の1例のみがstatus 2で，残りはすべてstatus 1であった。本邦では，移植希望登録者数（2016年11月30日現在で549名）[4]からみて，ドナーが著しく少ないために移植待機期間はきわめて長期となっている。図15-2に，日本心臓移植研究会がまとめた年別の待機期間を折線で示す。2005年以降，900日前後の待機期間が続いていたが，2015年に約3年となった。このような長期の待機となるために，棒グラフで示すように，ほぼ全例がVADを装着して移植に到達している[5]。

本邦では，2013年2月まで心臓移植登録年齢が60歳未満とされていたために，レシピエント年齢

表 15-1　心臓移植の適応疾患と適応条件

従来の治療法では救命ないし延命の期待が持てない重症心疾患
①拡張型心筋症および拡張相の肥大型心筋症
②虚血性心筋疾患
③その他，日本循環器学会心臓移植適応検討委員会で承認する心臓疾患
不治の末期的状態にあり，以下を参考にして最長余命 1 年以内と予想される場合
①左室駆出率が 20％以下
②長期間または繰り返し入院治療を必要とする心不全
③β 遮断薬および ACE 阻害薬を含む治療法では NYHA 分類 III〜IV 度から改善しないもの
④現存するいかなる治療法でも無効な致死性不整脈を有する症例
65 歳未満が望ましい
他臓器障害を合併していないこと

ACE：angiotensin converting enzyme, NYHA：New York Heart Association

表 15-2　心臓移植の除外条件

①肝，腎臓の不可逆的機能障害
②活動性感染症（サイトメガロウイルス感染を含む）
③肺高血圧症（肺血管抵抗＞4〜6 wood 単位）
④薬物中毒（アルコール性心筋疾患を含む）
⑤悪性腫瘍
⑥HIV 抗体陽性

HIV：human immunodeficiency virus

は欧米よりかなり低く，2016 年 6 月までの 284 例の平均は 38.1 歳であった。その一方で，脳死下ドナーがきわめて少ないために，本邦では独自のドナー管理システム「medical consultant system」が2002 年から導入されてきた。このシステムの導入によって，マージナルドナーを含む心臓利用率は約 75％と，米国の約 30％をはるかに超えている。そのために心臓ドナー平均年齢（2016 年 3 月までの 275 例）は 41.6 歳とやや高い。60 歳以上のドナーの割合も 7.6％と ISHLT 報告より高い。

2.　適応

　2016 年の ISHLT 報告[1]によると，2009〜2015 年までに移植を受けた 18 歳以上の患者の原疾患は，拡張型心筋症が 49％，虚血性心疾患が 35％と多く，拘束型心筋症，弁膜症，先天性心疾患，肥大型心筋症，再移植がいずれも 3％ずつであった。本邦の 2016 年 6 月までの 284 例の原疾患の内訳は，拡張型心筋症が 65％と顕著に多く，拡張相肥大型心筋症 11％，虚血性心疾患 8％，心筋炎後心筋症4％などで，虚血性心疾患の割合がきわめて少ないのが特徴である[5]。

　表 15-1 に，本邦の心臓移植適応疾患と適応条件を示す。内科的および外科的治療を可能な限り行っても，予後不良な重症の心不全を対象としている。移植登録年齢の上限は，従来 60 歳未満が適当とされていたが，2013 年 2 月から国際標準である 65 歳未満まで引き上げられた。表 15-2 に，除外条件を示す。本邦では，心肺同時移植は認められているが，心腎同時あるいは心肝同時移植は認められていない。

3.　手技
1) Biatrial 法と Bicaval 法

　現在主に行われている移植手技には，biatrial 法と bicaval 法がある。前者は 1960 年に Lower とShumway が報告した方法（Lower-Shumway 法）で，2005 年頃まで全世界のスタンダードな手技で

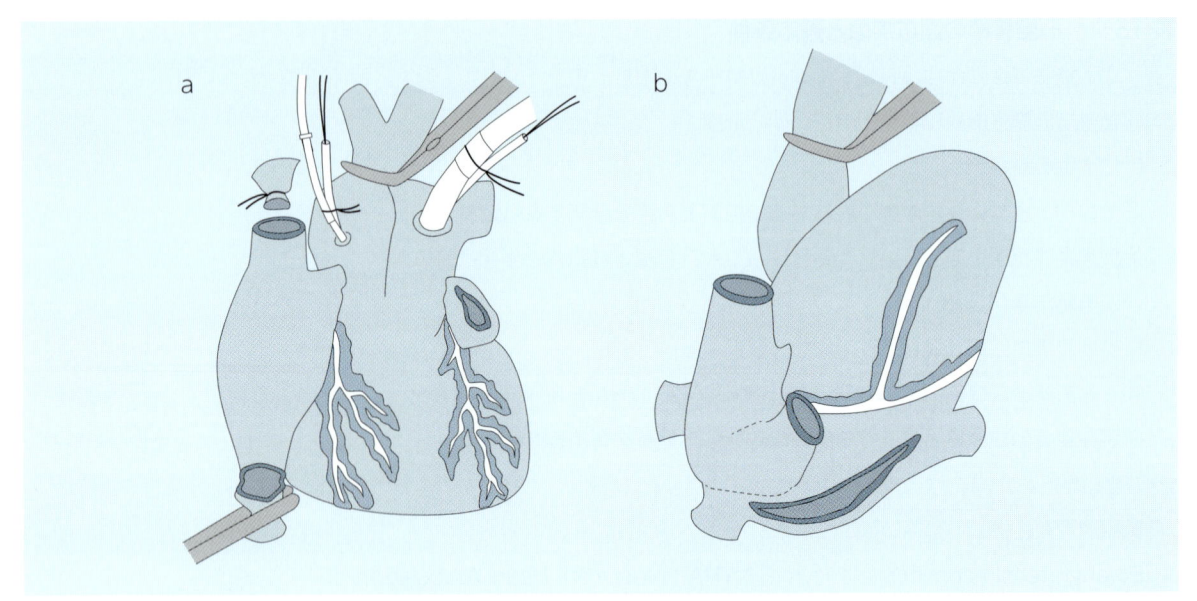

図 15-3　IVC を切開して，SVC を離断したところ（a）。左心房の切開を右側から左心耳に向けて進める（b）

あった。左右の心房レベルで吻合を行い，肺動脈と大動脈を吻合して完了する。手技的には容易であるが，洞機能不全がしばしば起こり，遠隔期の三尖弁閉鎖不全症の合併が多いと報告されてきた。これに対して，後者は左房レベルの吻合は前者と同様だが，右房レベルは上下大静脈で吻合を行う手技で，1990 年頃から行われるようになった。移植後のペースメーカー装着が bicaval 法で有意に減少した（biatrial：16.7％，bicaval：1.8％）ことが報告され，最近では国際的に bicaval 法が主流となりつつある。本邦では，Kitamura らが上下大静脈を独立に吻合するのではなく，右房後壁の連続性を維持して，それぞれ心房・大静脈レベルで吻合する modified bicaval 法を報告した[2]。この方法では，ドナー－レシピエント間でしばしば遭遇する大静脈の口径差を調節して吻合しやすいという利点があり，本邦の移植手技の 90％以上を占めている。

2）ドナー心摘出（図 15-3）

　本邦では，欧米と比べて，肺摘出を同時に行う場合が多い。胸骨正中切開を行い，心膜を縦切開する。心臓を視診と触診で十分に確認する。とくに，高齢者では冠状動脈の石灰化に注意する。上大静脈（superior vena cava；SVC）を奇静脈まで剝離し，下大静脈（inferior vena cava；IVC）を横隔膜から剝離して，それぞれにテーピングする。大動脈は右腕頭動脈レベルまで剝離し，大動脈・肺動脈間を可及的に剝離しておく。この後に，肺摘出チームが両側開胸して肺の確認や剝離を行う。腹部の剝離操作が終了してから，メチルプレドニゾロン 1g とヘパリン 5mg/kg を投与する。

　上下大静脈をスネアして大動脈遮断する。右房・IVC 接合部を小切開して，左心耳を小切開する。大動脈基部から心筋保護液を投与するが，本邦では Celsior 液が最も多く使用されている（4℃，20〜30mL/kg）。左右心房からの灌流液を 2 本の吸引管でドレナージする。同時に心囊内にアイススラッシュを満たして局所冷却する。灌流終了後に摘出を開始する。右房・IVC 接合部を切断し，SVC を奇静脈流入部で切断する。右側心房間溝を剝離して左房切開を置いて，左肺静脈に切り込まないように，反時計回りに左心耳基部付近まで左房切開を行う。上行大動脈をなるべく遠位で切離し，左右主肺動脈分岐の手前で肺動脈幹を切離し，それぞれ後面の結合組織を切離する。最後に左房切開の残りを時計回りに切離する。心臓を 3 重の滅菌パックで保護して搬送する。

3）レシピエント心摘出

　本邦で多い VAD が装着されている場合について述べる。癒着は高度であり，確実な止血を得るた

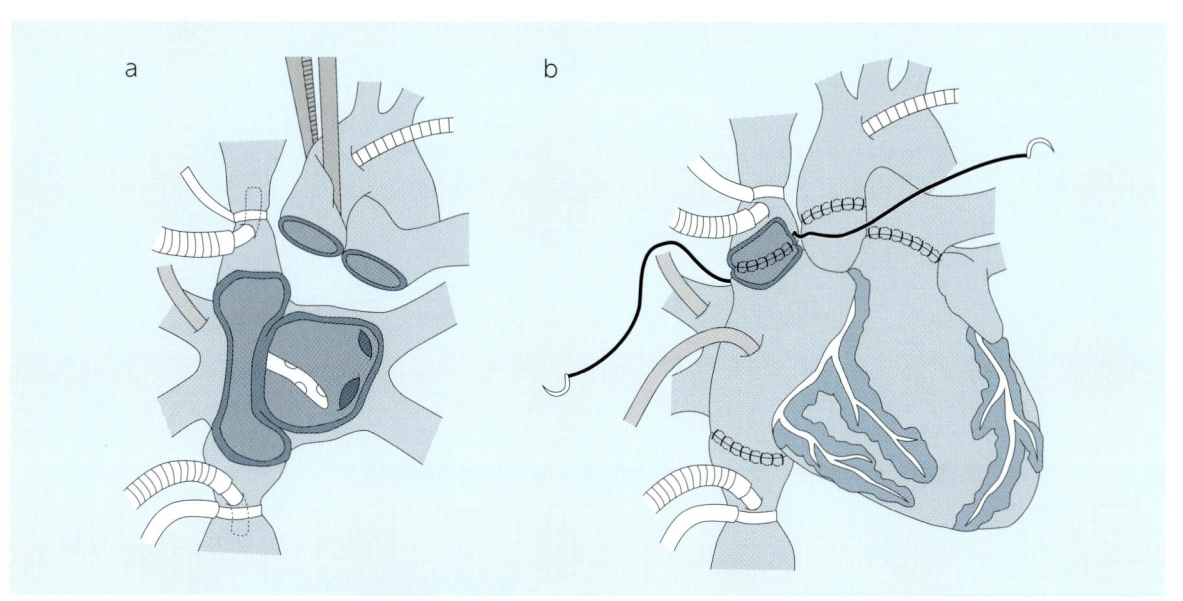

図 15-4　Modified bicaval 法の時の自己心摘出後の状態 (a) と移植完了直前の状態 (b)

めに電気メスで剥離を行うことを推奨する。ポンプポケットの開放，カニューレ体内部分の剥離，右房右側・心嚢横隔膜面，左室側壁，大動脈周囲を剥離する。心尖部周辺は脱血カニューレが障害となることが少なくない。上行大動脈遠位または弓部（あるいは大腿動脈）から送血する。上下大静脈に直接脱血カニューレを挿入して，人工心肺を開始する。Half flow になったところで VAD 駆動を停止して，送血人工血管を遮断・切離する。Full flow として，右上肺静脈からベントチューブを挿入する。深部体温 28℃ まで冷却する。

　VAD 送血人工血管吻合部から 2cm 以上遠位で大動脈を遮断する。心尖部の脱転が困難な場合（とくに DuraHeart® や Jarvik2000®）には，左室心尖部付近をメスで切断すると剥離を進めやすい。上下大静脈のそれぞれ約 2cm 手前まで右房を縦切開して，右房を観音開きに切開する。卵円孔を中心に心房中隔を上下に切開して，尾側に冠静脈洞・僧帽弁後尖弁輪に沿うように左房切開を進める。頭側には transseptal superior approach の要領で，左房の天井に切開を進める。VAD 送血人工血管吻合部レベルで上行大動脈を切断し，肺動脈弁レベルで肺動脈を切離する。大血管後面の結合組織を電気メスで切離する。最後に左房切開線を頭側から左心耳を切離するように進めて心摘出が完了する。

4) 移植（modified bicaval 法：図 15-4）

　レシピエント心摘出を開始すると同時に，バックテーブルでドナー心の準備を開始する。卵円孔開存（patent foramen ovale；PFO）がある場合には縫合閉鎖する。左心耳が切開されている場合には 2 重に縫合閉鎖する。肺の摘出がなく，左房が肺静脈レベルで切離されている場合には，左房後壁を開いてカフを作製しておく。

　レシピエントの右房側壁は切離して後壁のみ連続性を持たせる。テベシウス静脈（Thebesian vein）を縫合閉鎖する。左房切離線の冠静脈洞部分を連続縫合で縫い上げて小静脈を止血する。

　ドナー左心耳とレシピエント左下肺静脈から吻合を開始して，時計方向へ心房中隔中部まで進む。ベントチューブを左室内に入れて，左房の残りを反時計方向に吻合する。ドナーIVC はレシピエント右房カフに吻合するが，後壁は inclusion 法となる。ドナーSVC を適切な長さに切離して吻合する。後壁は inclusion 法となる。肺動脈は屈曲しやすいので，十分に切離した後に吻合を行うが，周囲結合脂肪織を拾うようにするとその後の止血が容易である。最後に大動脈を吻合するが，吻合部の確認を容易にするためにやや長めにしておくとよい。また，サイズミスマッチが大きいことが少なからずあるので，丁寧にバイトを大きく取って吻合する。これらの一連の吻合中にはアイススラッシュを心

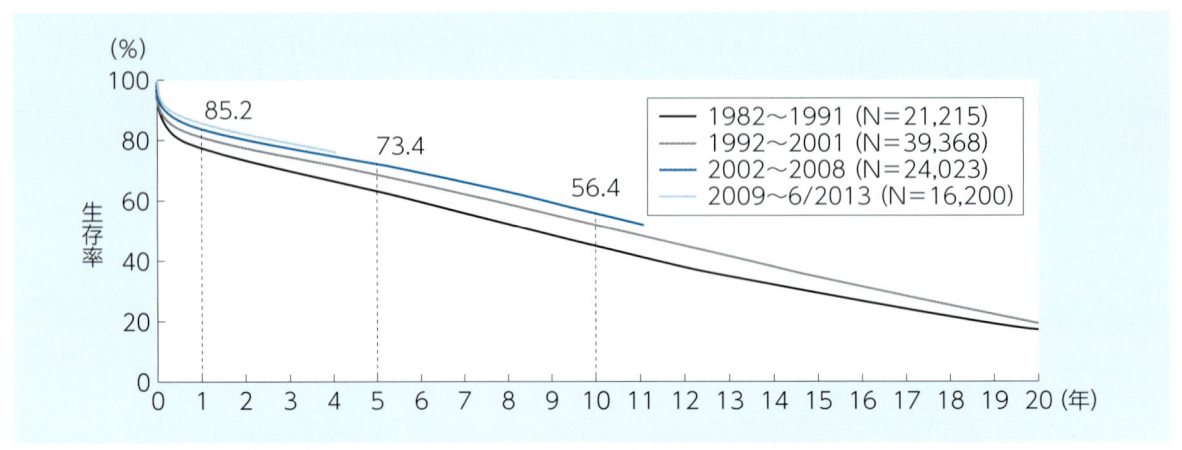

図 15-5　国際心肺移植学会登録データによる年次別成人心臓移植遠隔成績

グラフ凡例：
- 1982〜1991 (N=21,215)
- 1992〜2001 (N=39,368)
- 2002〜2008 (N=24,023)
- 2009〜6/2013 (N=16,200)

85.2　73.4　56.4

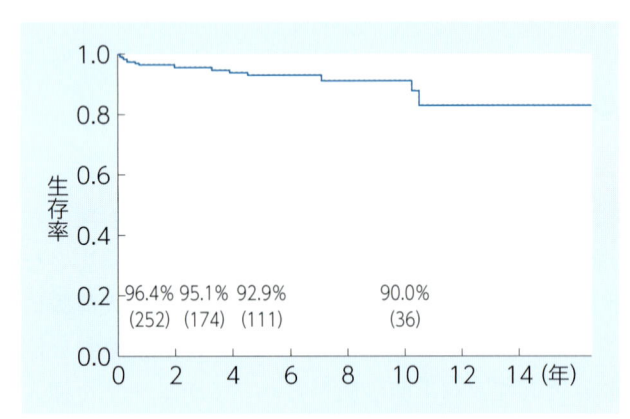

図 15-6　本邦における心臓移植遠隔成績（2015 年 12 月末現在）

生存率 (number at risk) は 1 年，3 年，5 年および 10 年を示す。

〔日本心臓移植研究会レジストリーデータによる〕

96.4% 95.1% 92.9%　90.0%
(252) (174) (111)　(36)

表 15-3　本邦 284 例の心臓移植症例

年齢（284 例中 19 例は 18 歳未満の児童）		38.1±13.6 (1〜66) 歳
性別（男性：女性）		211 : 73
原疾患	拡張型心筋症	195
	拡張相肥大型心筋症	31
	虚血性心疾患	23
	心筋炎後心筋症	10
	その他	25
待機期間		status 1 で 915 日
補助状態	補助人工心臓 (VAD)	264
	強心薬	19
	補助なし	1
VAD 補助期間		936 (21〜1,738) 日

VAD : ventricular assist device

〔日本心臓移植研究会レジストリーデータによる〕

表面にのせて，心筋温が上昇しないように心がける。

　十分に加温しながら再灌流を行い，経食道心エコーで左室の収縮の状態を観察する。人工心肺からの離脱に際しては，カテコラミン製剤や PDE III（phosphodiesterase III）阻害薬に加えて，必要時には一酸化窒素の吸入が必ずできるようにしておく。

4.　成績

　図 15-5 に，ISHLT の約 10 万例の登録データから得られた年次別成人心臓移植遠隔成績を示す[1]。時代とともに成績が向上していることが明らかである。この報告によると，1 年，5 年，10 年，20 年生存率はそれぞれ，85.2%，73.4%，56.4%，19.3% である。時代とともに移植後の成績が改善する傾向は疾患別に分けた場合にも当てはまり，特発性心筋症，虚血性心疾患，先天性心疾患，弁膜症，再移植のいずれでも改善してきている。移植後成績の改善が最も顕著な群は再移植の患者で，1992〜2001 年と 2009〜2014 年を比較すると，5 年生存率が 17% 改善している。新たな優れた免疫抑制薬の登場や移植後管理の進歩ももちろん関与しているが，最も大きな理由は再移植の適応病態の厳格化である。移植後の急性グラフト不全や激烈な急性拒絶反応に対する再移植から，慢性期の安定した移植後冠動脈病変患者に限定するようになって，予後が大きく改善した。

　ISHLT 報告によると，移植後死亡の原因は，移植後 1 カ月以内はグラフト不全（多くは primary

graft dysfunction），1 カ月〜1 年は non-CMV 感染症，1〜5 年はグラフト不全（おそらく多くは non-compliance による急性拒絶による）が最多を占めている。5 年以降は原因が入れ替わり，悪性腫瘍が最多となり，グラフト不全および CAV（cardiac allograft vasculopathy）が 2 番目となっている[1]。

図 15-6 に，本邦で 2016 年 6 月末までに行われた 284 例（表 15-3）の心臓移植の遠隔成績を示す[5]。1 年，5 年および 10 年生存率はそれぞれ 96.4%，92.9% および 90.0% で，ISHLT データよりも著しく優れている。これまでに 21 例が死亡しているが，死因として最も多いのが感染症の 8 例で，悪性腫瘍が 3 例，多臓器不全が 3 例などであった。急性拒絶反応による死亡はないと思われ，CAV による死亡は 2 例のみである。

5. 今後の課題

本邦の心臓移植はドナーがきわめて少ないために，3 年を超える長期の植込み型 VAD による bridge to transplantation が必須となっている。小児においてはさらにドナーが少ない状況で，唯一の体外設置型 VAD である Berlin Heart EXCOR pediatric の役割がますます重要となってきている。さらに，小児心臓移植においては，2016 年現在においても海外渡航移植に頼らざるを得ない状況である。可能な限り国内での移植実施を実現するために，移植医療の理解と救急医療におけるオプション提示の日常化が浸透することを切に願っている。

■文献

1) Lund LH, Edwards LB, Dipchand AI, et al：The Registry of the International Society for Heart and Lung Transplantation：Thirty-third official adult heart transplantation report—2016. J Heart Lung Transplant. 2016；35：1158-1169.
2) Kitamura S, Nakatani T, Bando K, et al：Modification of bicaval anastomosis technique for orthotopic heart transplantation. Ann Thorac Surg. 2001；72：1405-1406.
3) Davies RR, Russo MJ, Morgan JA, et al：Standard versus bicaval techniques for orthotopic heart transplantation：An analysis of the United Network of Organ Sharing database. J Thorac Cardiovasc Surg. 2010；140：700-708.
4) 日本臓器移植ネットワークホームページ：移植希望登録者数.
http://www.jotnw.or.jp/datafile/index.html（最終アクセス 2016 年 12 月 19 日）.
5) 日本心臓移植研究会ホームページ：心臓移植レジストリ.
http://www.jsht.jp/registry/japan/index.html（最終アクセス 2016 年 12 月 19 日）.

〔小野 稔〕

Ⅱ 肺

肺移植は終末期肺疾患に対する治療の mainstay である。国際登録のデータでは，2015 年 6 月末現在，すでに 5 万 8,000 件を超える脳死下肺移植が実施されている[1][2]。本邦の肺移植実施総数は，2016 年末現在で 533 例となり，その長期成績は国際登録データに比し良好である[3]。2016 年 1 年間では 51 件の脳死下肺移植が実施された[3]。2010 年 7 月の改正臓器移植法施行前の年平均 1 桁の脳死下肺移植実施数と比較し隔世の感がある。しかし，新規肺移植待機登録患者は肺移植実施数をはるかに上回るペースで増加しており[3]，相変わらずドナー肺不足は深刻である。本節では，肺移植の世界と本邦の現況，適応，手術手技，成績，今後の課題について概説する。

1. 世界と日本の現況

国際登録における脳死下肺移植数は，2015 年 6 月末現在成人 55,795 例，小児 2,229 例，合計 58,024 例に達している。2014 年 1 年間の脳死下肺移植数は，成人 3,973 例，小児 107 例，合計 4,080 例で

表 15-4　肺・心肺移植レシピエントの一般的適応指針

①治療に反応しない慢性進行性肺疾患で，肺移植以外に救命の有効な手段がない
②移植を行わなければ残存余命が限定されると判断される
③年齢が心肺移植の場合 45 歳未満，両肺移植の場合 55 歳未満，片肺移植の場合には 60 歳未満である
④本人が精神的に安定しており，移植医療の必要性を認識し，これに対し積極的態度を示すとともに，家族および患者をとりまく環境に十分な協力体制が期待できる
⑤レシピエントが移植手術後の定期検査と，それに基づく免疫抑制療法の必要性を理解でき，心理学的・身体的に十分耐えられる

〔肺・心肺移植関連学会協議会〕

あった[1][2]。一方，本邦では，2016 年 12 月末現在，脳死下肺移植 332 例，生体肺移植 198 例，心肺同時移植 3 例の計 533 例の肺移植が施行された[3]。2009 年までは毎年 1 桁台の脳死下肺移植実施数であったが，2010 年の改正臓器移植法施行以後は著増し，2015 年は 45 例，2016 年は 51 例であった[3]。しかしその間，新規肺移植待機登録患者は肺移植実施数を上回るペースで増加しており，2015 年は 130 名，2016 年は 141 名が新たに登録されている[3]。2017 年 1 月末現在の累積登録者数は 1,153 名となり，このうち 379 名（33％）が肺移植を受けている（脳死下移植 324 名，生体移植 52 名，渡航移植 3 名）。309 名（27％）が現在待機中で，待機中死亡は 453 名（39％）に及ぶ[4]。2016 年の脳死下肺移植 51 例の登録から肺移植までの待機日数 11〜3,190 日の中央値は 824 日（約 2 年 3 カ月），平均は 717 日（約 2 年弱）であった[3]。

2. 適応

　脳死下肺移植の適応は，肺・心肺移植関連学会協議会によりその基準が定められている。以下の 3 ステップで判断する。

①一般的適応指針を満たしているか：一般的適応指針（**表 15-4**）では，治療に反応しない慢性進行性肺疾患で，肺移植以外に救命の有効な手段がなく，残存余命が限定されると判断される場合，肺移植の適応となる。レシピエントには年齢制限があり，本人の精神状態，治療の必要性の認識，家族の協力体制にも言及されている。移植後の定期検査・免疫抑制療法を理解し，心理学的・身体的にそれらに耐えうることも重要である。

②肺移植の適応となる疾患かどうか：疾患として，肺高血圧症，特発性間質性肺炎，その他の間質性肺炎など，**表 15-5** に示すものが適応となる。

③除外基準に当てはまらないかどうか：除外基準（**表 15-6**）は，肺移植によって救命することが困難と考えられる状況を示す基準で，肺外の活動性の感染巣，悪性腫瘍・骨髄疾患など，他の重要臓器の不可逆性障害，精神社会生活上の重要な障害の存在などが含まれている。

　両肺移植か片肺移植かの選択は，基本的に肺動脈性肺高血圧症，アイゼンメンゲル症候群，慢性血栓塞栓性肺高血圧症などの肺高血圧症，慢性肺気腫や特発性間質性肺炎などに著明な肺高血圧を伴うもの，気管支拡張症やびまん性汎細気管支炎のように慢性気道感染を伴うもの，両側の気胸歴のある閉塞性細気管支炎，このほか片肺移植をして罹患片肺が遺残した場合に著しく不具合をきたすと判断される場合は両肺移植を，そのほかは，深刻なドナー肺不足を背景とする臓器シェアの観点から本邦では片肺移植を選択している。

　生体肺移植の適応は，前述の脳死下肺移植の適応を満たし，原因疾患と全身状態を鑑みて，脳死下肺移植を受けることのできる可能性がほとんどないと判断されることである[5]。生体肺移植には，原則として 2 名のドナーの存在が必要となる。生体肺移植ドナー適応基準（**表 15-7**）は，日本移植学会「生体部分肺移植ガイドライン」[5] および倫理指針[6] に記載されている通り，親族（6 親等内の血族，配偶者と 3 親等内の姻族；肺移植実施施設ごとに親族の範囲を設定している），成人であること，レシピエントと血液型が適合すること，全身性の活動性感染症がないこと，悪性腫瘍がないこと，提供手

表 15-5　肺・心肺移植レシピエントの適応疾患

①肺高血圧症
②特発性間質性肺炎（IIPs）
③その他の間質性肺炎
④肺気腫
⑤造血幹細胞移植後肺障害（GVHD）
⑥肺移植手術後合併症
⑦肺移植後移植片慢性機能不全（CLAD）
⑧その他の呼吸器疾患
　1. 気管支拡張症
　2. 閉塞性細気管支炎
　3. じん肺
　4. ランゲルハンス細胞組織球症
　5. びまん性汎細気管支炎
　6. サルコイドーシス
　7. リンパ脈管筋腫症
　8. 嚢胞性肺線維症
⑨上記に該当しないその他の疾患

表 15-6　肺・心肺移植レシピエントの除外基準

①肺外に活動性の感染巣が存在する
②他の重要臓器に進行した不可逆性障害が存在する。悪性腫瘍，骨髄疾患，冠動脈疾患，高度胸郭変形症，筋・神経疾患，肝疾患（T-bil＞2.5mg/dL）腎疾患（Cr＞1.5mg/dL，Ccr＜50mL/分）
③きわめて悪化した栄養状態
④最近まで喫煙していた症例
⑤極端な肥満
⑥リハビリテーションが行えない，またはその能力が期待できない症例
⑦精神社会生活上に重要な障害の存在
⑧アルコールを含む薬物依存症の存在
⑨本人および家族の理解と協力が得られない
⑩有効な治療法のない各種出血性疾患および凝固能異常
⑪胸膜に広範な癒着や瘢痕の存在
⑫HIV 抗体陽性

HIV：human immunodeficiency virus

〔肺・心肺移植関連学会協議会〕

表 15-7　生体肺移植ドナー適応基準

①「日本移植学会倫理指針」で定める範囲内の親族*1
②「日本移植学会倫理指針」で定める範囲の年齢*2 であること
③レシピエントと血液型が適合すること
④肺機能が正常であること
⑤全身性の活動性感染症がないこと
⑥悪性腫瘍がないこと（治癒したと考えられるものは支障ない）
⑦提供手術に関連する死亡率を増すような合併症がないこと

＊1：6 親等内の血族，配偶者と3 親等内の姻族
＊2：成人

〔日本移植学会　生体部分肺移植ガイドライン〕

術に関連する死亡率を高めるような合併症がないこと，そして各施設が設定する肺機能の基準を満たすことである。

3.　手技

　脳死下肺移植術は，脳死下ドナーからの肺摘出術とレシピエントへの肺植込みからなる。肺摘出術は他の臓器，とりわけ心臓摘出医との連携が重要である[7]。

　心臓摘出医が胸骨正中切開，心嚢開放し，心臓評価を行った後，肺摘出医は両側の縦隔胸膜を順次切開し，ドナー肺の移植適否の最終評価を行う。心臓摘出医の血管剥離，上行大動脈へのU字縫合の後，肺動脈幹に巾着縫合をかけタニケットを通しておく。全身ヘパリン化の後，心臓摘出医が心灌流液注入用カテーテルを上行大動脈に挿入する。次いで，肺摘出医が肺動脈カテーテルを挿入し，肺保存液灌流回路と接続する。クロスクランプ，心停止，左心房（あるいは左心耳）切開の後，肺保存液灌流を開始する。心臓摘出後に，心嚢後壁横切開，食道腹側の用手的剥離（気管分岐部の高さまで），左右肺靱帯切離，食道腹側胸膜切開，右は奇静脈弓，左は遠位大動脈弓切断，気管両側の構造物の切断を行う。換気により肺を伸展させ，自動縫合器で気管を切断し，両肺をブロックで摘出する。

　レシピエントの両肺移植術は，仰臥位，クラムシェル切開で行う。胸膜癒着があれば剥離し，上下肺静脈を可能な範囲で剥離してテーピングしておく。必要に応じて，体外循環〔人工心肺や体外式膜型人工肺（extracorporeal membrane oxygenation；ECMO）〕を導入し，右肺摘出（上下肺静脈をそれぞれ自動縫合器で切離，肺動脈上幹を結紮切離後，その分岐末梢を自動縫合器で切離，気管支上幹，中間幹をそれぞれ自動縫合器で切離）→右グラフト肺植込み（右主気管支幹吻合，肺動脈吻合，

肺静脈吻合）→左肺摘出（自動縫合器による上下肺静脈切離，左主肺動脈切離，上下葉気管支幹切離）→左グラフト肺植込みを行う。体外循環を離脱し，止血を行い，左右胸腔に 2 本ずつ胸腔ドレーンを留置し閉胸する。

4.　成績（合併症含む）

　国際登録の成人脳死下肺移植例 49,453 例の生存期間中央値は 5.8 年で，3 カ月生存率 89％，1 年生存率 80％，3 年生存率 65％，5 年生存率 54％，10 年生存率 32％と報告されている[1]。成人脳死下肺移植後 30 日以内の死亡原因として，最も多いのが移植肺機能不全（24.5％）で，次いでサイトメガロウイルス（CMV）以外の感染（19.1％），多臓器不全（12.3％），心血管（11.6％），手術関連死（11.4％）と続く[1]。術後 31 日以降 1 年までは，CMV 以外の感染症が最多（35.2％）で，1 年以降は閉塞性細気管支炎症候群（bronchiolitis obliterans syndrome；BOS，20〜30％），CMV 以外の感染症（16〜22％），グラフト機能不全（15〜19％）が多い[8]。とりわけ 1 年以降，悪性疾患の死因に占める割合が漸増する（1〜3 年 9.8％，3〜5 年 12.7％，5〜10 年 15.9％，10 年〜16.3％）[8]。

　2016 年末までの本邦の脳死下肺移植例 332 例の急性期成績は，移植後 30 日生存率 97.6％，3 カ月生存率 94.6％である[3]。3 カ月以内死亡原因として最も多いのが移植肺機能不全（38.9％）で，次いで感染症（27.8％），手術関連死（16.7％），拒絶反応（16.7％）と続く[3]。長期成績は，5 年生存率 73.1％，10 年生存率 61.7％と国際登録のデータに比し良好である[3]。慢性期死亡例も含めた死亡原因として，最多なのが感染症（30.7％）で，移植肺機能不全（20.0％），拒絶反応（13.3％）と続く。近年，EBV（Epstein-Barr virus）感染に関連したリンパ増殖性疾患（posttransplantation lymphoproliferative disorder；PTLD）や悪性腫瘍による慢性期死亡が増加傾向であることも一つの特徴である。

5.　今後の課題

　肺移植における最大の課題は，やはり待機登録者数に比しドナー肺が極端に不足していることであろう。国民への啓発活動，脳死事例が発生した際に，救急や脳神経外科の担当医に臓器提供のオプション提示をしていただくための方策の検討，脳死下ドナー肺をいかに早期に評価して管理し移植に適する状態に保つ（あるいは改善させる）か，これからも今後も重要な課題である。近日中に導入される予定の 1 回目の脳死判定直後のレシピエント選定・移植施設コールがなされる体制において，これまでの体制ではまだドナー肺評価がなされていなかった時点において，誰がどう評価してどう適応判定するかもきわめて重要な課題である。他の肺移植適応疾患に比し待機中死亡率がきわめて高い特発性間質性肺炎や，その他の間質性肺炎患者の優先順位の調整についても，数年前からしきりに議論がなされている。このほか，脳死下ドナー肺の標準的適応基準から逸脱するマージナルドナー肺や心停止患者肺の活用を目指した EVLP（*ex-vivo* lung perfusion）の導入，急性期（とくに肺高血圧症に対する肺移植後急性期）成績の改善，慢性拒絶反応・近年話題となっているドナー特異的抗体関連拒絶反応の制御，新たな免疫抑制薬の開発，一般細菌・ウイルス・真菌感染予防，制御など課題は山積みである。

■文献

1) Yusen RD, Edwards LB, Dipchand AI, et al：The Registry of the International Society for Heart and Lung Transplantation：thirty-third adult lung and heart-lung transplant report-2016; focus theme：primary diagnostic indications for transplant. J Heart Lung Transplant. 2016：35：1170-1184.

2) Goldfarb SB, Levvey BJ, Edwards LB, et al：The Registry of the International Society for Heart and Lung Transplantation：nineteenth pediatric lung and heart-lung transplantation report-2016; focus theme：primary diagnostic indications for transplant. J Heart Lung Transplant. 2016：35：1196-

1205.
3）日本肺および心肺移植研究会：レジストリーレポート.
　　http://www2.idac.tohoku.ac.jp/dep/surg/shinpai/pg185.html（2017年1月31日）
4）日本臓器移植ネットワーク：移植に関するデータ.
　　http://www.jotnw.or.jp/datafile/index.html（2017年2月10日）
5）日本移植学会：生体部分肺移植ガイドライン.
　　http://www.asas.or.jp/jst/pdf/guideline_003haiishoku..pdf
6）日本移植学会：日本移植学会倫理指針.
　　http://www.asas.or.jp/jst/pdf/kaisei20071122.pdf
7）星川康：肺採取術. 日本移植学会.
　　http://www.asas.or.jp/jst/pdf/manual/004.pdf
8）Yusen RD, Edwards LB, Kucheryavaya AY, et al：The Registry of the International Society for Heart and Lung Transplantation：thirty-second official adult lung and heart-lung transplantation report--2015；focus theme：early graft failure. J Heart Lung Transplant. 2015；34：1264-1277.

〔星川 康〕

Ⅲ　肝臓

　肝臓はきわめて複雑で多彩な機能を持つ臓器であり，人工臓器としての再現は困難で，肝移植が末期肝不全患者に対する治療法として考えられている。肝移植は，欧米諸国では脳死下肝移植を主体に，脳死下ドナーのきわめて少ない本邦では生体肝移植を中心とした肝移植医療が発展してきている。本節では，世界と本邦での肝移植医療の現況を中心に，今後の課題も踏まえ述べる。

1. 世界と日本の現況

　肝臓移植は，米国で1963年に開始された歴史の浅い医療である[1]。しかし，米国では現在年間約6,000例の脳死下肝臓移植が行われ，これまでに約14万近い症例の実績があり，すでに確立された医療であるといえる[2]。約1万5,000人が常時脳死下移植待機リストに登録されている状態であるが，待機中死亡の問題もあり，生体肝移植はわずかであるが増加傾向にある。しかし，2015年の年間生体肝移植症例は359例であり，脳死下肝移植症例6,768例と比較すると，差は歴然としている。待機中死亡患者に関しても，2002年よりMELD（model for end-stage liver disease）スコアによる臓器配分システムを開始することで，着実に死亡数を減少させている[3]。欧州における肝移植も，米国と同様に脳死下肝移植が主体である。Eurotransplantからの報告では，2015年までに脳死下肝移植は約3万2,000例に，2015年の1年間では1,638例に施行されており，脳死下移植待機リストには約2,000例が登録されている[4]。生体肝移植は2015年までに約2,100例に施行されており，年間症例数としては約100例前後に留まっている。英国では，2015年に883例の肝移植が施行されており，内訳は脳死下肝移植が843例，生体肝移植が40例となっている[5]。また，欧米では積極的に脳死分割肝移植が導入され，脳死下肝移植のドナープール拡大とともに，小児に対する脳死下肝移植症例の増加に寄与している[6]。

　一方，本邦における肝移植は脳死下肝移植が進まない背景のもと，生体肝移植を中心に肝移植医療が行われてきた。1989年11月13日に島根大学で，胆道閉鎖症末期肝不全の男児に対して父親をドナーとして行われたのが最初である。その後は，脳死下肝移植件数の限られたなかで，生体部分肝移植の技術を向上させ，新生児から成人まで適応を拡大させてきた（図15-7）。本邦では，2015年末までに8,066例の生体肝移植が施行され，2015年の年間症例数は391例であった[7]。脳死下肝移植に関しては，本邦では1997年10月に臓器移植法が施行され，1999年2月28日に高知赤十字病院で臓器提供が行われたのが最初である。その後，脳死下肝移植が法制上は実施可能となったが，脳死下肝移植の症例数は非常に少なく，年間5例程度の脳死下肝移植が行われているにすぎなかった。2010年

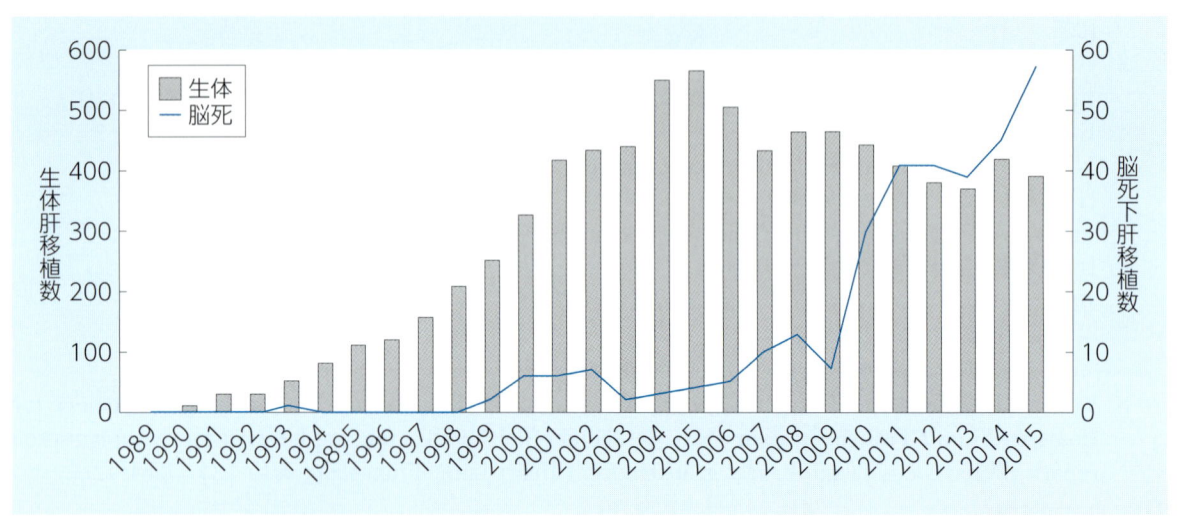

図 15-7　本邦における肝移植数

表 15-8　肝移植適応疾患

- 先天性肝・胆道疾患（胆道閉鎖症，アラジール症候群など）
- 肝硬変（肝炎ウイルス性，アルコール性など）
- 先天性代謝性疾患
- 肝腫瘍性疾患（肝細胞癌，肝芽腫など）
- 急性肝不全
- 血管性疾患（バッド・キアリ症候群，先天性門脈欠損症など）
- 原発性胆汁性肝硬変症
- 原発性硬化性胆管炎
- その他肝移植以外の治療法がない疾患

の改正臓器移植法の施行後より，家族同意・15 歳未満小児脳死下ドナーからの臓器提供が可能となり，本邦でも脳死下臓器提供の件数は徐々に増加傾向となった。脳死下肝移植症例のほとんどは成人症例であったが，この改正より，小児症例においても，少なからずとも脳死下臓器提供の機会が増えたのは事実である。しかし，脳死下移植件数の飛躍的な増加が見込まれていたものの，年間 50 例程度で推移しているのが現状である。2016 年 8 月現在までに 344 例の脳死下肝移植が施行されているが，そのうち 18 歳未満の児童肝移植症例は約 40 例となっている。

2. 適応

　他の治療法で救命できない肝疾患はすべて肝移植の適応となりうる（**表 15-8**）。ただし，肝臓以外に悪性腫瘍がある場合や肝胆道系以外に重篤な感染症がある場合は，移植の成功率が著しく低下するため移植適応外である。また，他臓器疾患を合併している場合，その疾患の長期予後が見込まれなければ，移植適応は慎重に判断すべきである。とくに生体肝移植の場合，健常人からの臓器摘出が必要なため，レシピエントの長期予後をより慎重に検討しなければならない。

　肝移植が必要となる原因としては，①慢性肝疾患（細胞性，胆汁うっ滞性など），②代謝性疾患，③急性肝不全，の大きく 3 つに分けられる。日本肝移植研究会による肝移植症例登録報告[7] では，生体肝移植において，成人症例では肝炎による肝硬変，悪性腫瘍疾患が多くみられるのに対し，小児症例では少数である。一方，小児肝移植の主な適応疾患は，胆汁うっ滞性肝疾患が全体の 73.4% を占め最も多く，次いで代謝性肝疾患，急性肝不全となっている。以下に，主な適応疾患に関する特徴と，各疾患に対しての望ましい移植時期について述べる。

1) 胆汁うっ滞性肝疾患

胆汁うっ滞性肝疾患のなかでは，胆道閉鎖症が適応疾患としてほとんどの割合を占めている。本邦では，胆道閉鎖症に対する葛西術後，減黄不良による非代償性肝硬変が主に肝移植の適応となる。減黄不良症例以外にも，繰り返す胆管炎，門脈圧亢進症状，成長障害などの症例に対しても移植が検討される。胆管炎の炎症により腹腔内，とくに肝門部の癒着が強くなり，術中の副損傷につながる可能性も高くなるため，胆管炎を繰り返す場合は早期に移植を考慮することが望まれる[8)9)]。腹水貯留や消化管出血，脾機能亢進などの門脈圧亢進症状を呈する症例のほとんどは門脈の狭小化，硬変肝による門脈血流の減弱が大きく関与し，原因の解決には肝移植が必要になる。これらの症状を認める場合は速やかに移植施設へのコンサルトをするべきである。

2) C 型肝炎

1989〜2013 年での全国調査によると，C 型肝硬変による肝移植は本邦 18 歳以上の生体肝移植 4,551 例中 1,010 例，肝細胞性疾患 1,366 例中 599 例と非常に大きな割合を占めている[10)]。本邦だけでなく，世界的にも C 型肝炎陽性の肝硬変に対する肝移植は多い適応となっているが，肝移植後の再燃が問題となっている[11)]。抗ウイルス療法により移植後の再発制御が可能となった B 型肝炎と異なり，C 型肝炎のグラフト再感染はほぼ必発であるため注意が必要である。しかし，近年インターフェロン治療に変わる新たなウイルス薬が開発され，今後の治療効果に期待はできると考える[12)]。これらのことを踏まえたうえで，慎重に適応を考える必要がある。

3) 肝細胞癌

本邦では，2004 年からミラノ基準が保険適用基準として用いられている。ミラノ基準は，単発なら最大径 5cm まで，3 個までなら最大径 3cm までを適応とするものである[13)]。ミラノ基準は脳死下肝移植医療の検討で提唱されたものであり，脳死下ドナーの乏しい本邦では，異なる基準を設けるべきだとの意見もあり，各施設の経験に基づいてさまざまな適応基準が提唱されている[14)〜17)]。本邦ではミラノ基準が保険医療となっているため適応には注意が必要であるが，それにとらわれる必要もなくなりつつあるのが現状である。

4) 代謝性肝疾患

先天性代謝異常症は，種々の代謝異常により成長発達障害などをきたし，重症時は致死的な代謝発作を繰り返す。これらの代謝性疾患では，内科的治療に抵抗性であることが多く，厳しい食事制限が必須であり，患者や家族の QOL（quality of life）を著しく低下させている。さらには，厳密な食事制限により，それに伴う脂肪肝や二次的線維化が問題となる。肝移植の適応となる小児の代謝性肝疾患に関しては，銅代謝異常症であるウイルソン病と尿素サイクル異常症，有機酸代謝異常症に大別される。肝移植適応代謝性疾患としては，ウイルソン病が最も多い。ウイルソン病に対する基本的な肝移植適応としては，①急性肝不全症例，②内科的治療に不応な重症型非代償性肝硬変症例，③内科的治療中断後の重症・進行性肝不全，が主にあげられる[18)]。神経精神症状に対する肝移植の適応については確立されていない。神経症状が肝移植によって改善したとの報告もあり，神経症状を有する症例が移植の適応となる場合もあるが，移植後の神経予後についての結論は得られていないため慎重に考慮する必要がある[19)20)]。そのほか，代謝性疾患に対しての移植適応ガイドライン[21)]を参照にしていただきたい。

5) 急性肝不全

急性肝不全では，早期に原因を特定し，その原因特異的な治療を施行することが望まれるが，原因は不明であることが多く，予後は不良である。最終的には肝移植のみが治療法となるが，他の疾患に

対する肝移植成績と比較しても予後は不良で，とくに，乳児期における原因不明急性肝不全症例に対する肝移植成績はわるい。本邦では，急性肝不全症例に対して，2008年に難治性の肝・胆道疾患に関する調査研究班から発表された「劇症肝炎に対する肝移植適応ガイドライン」[22]によるスコアリングが，予後予測の指標として成人症例に対して用いられている。小児症例に対しても，上記スコアリングの適応が検討されているが，移植適応・至適時期の判定基準はいまだ確立はされていない。

3. 手技

本邦で一般的な生体肝移植手術について概説する。

1) 生体肝移植—ドナー手術

生体ドナーは自発的臓器提供意思を有する健常成人でなければならない。年齢は20歳以上65歳以下で，レシピエントと3親等以内，血液型は適合ないし一致しているほうが望ましい。小児肝移植ドナー手術では主に肝臓の外側区域が，成人では左葉や右葉がグラフトとして使用されることが多い。体重6kg未満の小児症例では，外側区域をグラフトとして使用すると，サイズミスマッチによりグラフトの血流障害や腹腔内容積増大による呼吸障害が問題となる。そのため，近年そのような症例には，外側区域をさらに縮小したグラフトを用いる工夫がなされてきている[23]。

外側区域もしくは左葉がグラフトとなる場合は上腹部正中切開で，右葉がグラフトとなる場合はL字切開で開腹し，肝門部で肝動脈・門脈・肝管を剝離する。肝実質切離を行い，グラフトを摘出した後，レシピエントに移植するまで冷却した臓器保存液に浸漬保存する。減量外側区域グラフトを使用する場合は，術中超音波検査および門脈内色素注入などを用いることで切除範囲を規定し，肝切離を行っている。ドナーに合併症がないように，細心の注意が必要である。

2) 生体肝移植—レシピエント手術

レシピエントの自己肝臓をすべて摘出した後，同じ部位にドナーから摘出したグラフトを同所性に移植する。肝静脈・門脈を吻合した後，肝動脈は細径のため手術用顕微鏡下で吻合する。血管吻合終了後，胆管空腸吻合（または胆管胆管吻合）を行い手術が終了する。慎重な手技と洗練されたチームワークが必要である。

4. 成績

日本肝移植研究会からの年次報告[7]では，生体肝移植におけるレシピエントの累積1年，5年，10年生存率はそれぞれ84.4%，77.8%，72.5%となっている。一方，脳死下肝移植においての累積1年，5年，10年生存率はそれぞれ85.8%，80.3%，75.1%となっており，生体肝移植の成績とほとんど差はない。疾患別でみると，急性肝不全，C型肝炎，悪性新生物の予後がわるく，この理由としては移植後の原病再発が考えられる。

肝移植後の主な外科的合併症としては，血管合併症（肝静脈，門脈，肝動脈），胆管合併症があげられる。移植後直後の血管合併症は致命的であり，グラフト喪失に直結する合併症であるため，早期発見が重要となる。とくに，小児症例においては，肝動脈合併症は注意が必要な合併症である[24]。移植後早期であれば再手術の適応となる。また，遅発性に発生する門脈狭窄や血栓，肝静脈狭窄に対してはIVR（interventional radiology）での治療を積極的に行っている。

胆管合併症としては，主なものに胆管狭窄があげられる。施設間にも差を認めるが，発生率は約10%といわれている[25][26]。原因としては，虚血，縫合不全後，グラフト再生によるねじれ，長時間の冷阻血時間などがあげられる[27]。胆管胆管吻合における狭窄に対しては，ERCP（endoscopic retrograde cholangiopancreatography）が有効であり，内瘻化ステントを一定期間留置することで改善することが多い。また，ERCPでのステント留置が不可能もしくは胆管空腸吻合であった場合は，経皮

経肝胆道ドレナージ術を選択し，内瘻化が可能であればドレナージチューブを留置している。

5. 今後の課題

　本邦における肝移植医療は，脳死下肝移植が少なく，大部分は生体ドナーに頼らざるを得ない状態で，ドナーに対する負担が計り知れないのが現状である。2010年の改正臓器移植法の施行により，家族同意・15歳未満小児脳死下ドナーからの臓器提供が可能となり，本邦でも脳死下臓器提供の件数は徐々に増加傾向となった。しかし，脳死下移植件数の飛躍的な増加が見込まれたものの，年間50例程度で推移しているのが現状である。

　このような状況下で，脳死下ドナープール拡大のために，近年分割肝移植という手技が徐々に広がってきている。分割肝移植とは，1つの成人脳死下ドナー肝を左右に分割し，2つのグラフトとして2人のレシピエントに移植する方法である。欧米では積極的にこの手技が導入され，脳死下肝移植のドナープール拡大，待機死亡率低下とともに，小児に対する脳死下肝移植症例の増加に寄与している[28]。本邦では，2015年12月までに23例に分割肝移植が施行されている。分割肝移植施行において，欧米では明確な適応基準を設けているが，本邦では施設間において異なり，今後統一させることが課題である。

■文献

1) Starzl TE, Marchioro TL, Vonkaulla KN, et al：Homotransplantation of the liver in humans. Surg Gynecol Obstet. 1963；117：659-676.
2) United Network for Organ Sharing：Transplant trends.
　　http://www.unos.org
3) Berg CL, Steffick DE, Edwards EB, et al：Liver and intestine transplantation in the United States 1998-2007. Am J Transplant. 2009；9：907-931.
4) Eurotransplant：Annual Reports 2015.
　　http://eurotransplant.org
5) NHS Blood and Transplant：ODT Clinical.
　　http://www.odt.nhs.uk
6) Busuttil RW, Goss JA：Split liver transplantation. Ann Surg. 1999；229：313-321.
7) 猪股裕紀洋，梅下浩司，上本伸二；日本肝移植研究会：肝移植症例登録報告. 移植 2015；50：156-169.
8) Wu ET, Chen HL, Ni YH, et al：Bacterial cholangitis in patients with biliary atresia：impact on short-term outcome. Pediatr Surg Int. 2001；17：390-395.
9) Kelly DA, Davenport M：Current management of biliary atresia. Arch Dis Child. 2007；92：1132-1135.
10) Umeshita K, Inomata Y, Furukawa H, et al：Liver transplantation in Japan：Registry by the Japanese Liver Transplantation Society. Hepatol Res. 2016；46：1171-1186.
11) Neumann UP, Berg T, Bahra M, et al：Fibrosis progression after liver transplantation in patients with recurrent hepatitis C. J Hepatol. 2004；41：830-836.
12) Kumada H, Suzuki Y, Ikeda K, et al：Daclatasvir plus asunaprevir for chronic HCV genotype 1b infection. Hepatology. 2014；59：2083-2091.
13) Mazzaferro V, Regalia E, Doci R, et al：Liver transplantation for the treatment of small hepatocellular carcinomas in patients with cirrhosis. N Engl J Med. 1996；14；334：693-699.
14) Todo S, Furukawa H, Tada M；Japanese Liver Transplantation Study G：Extending indication：role of living donor liver transplantation for hepatocellular carcinoma. Liver Transpl. 2007；13：S48-54.
15) Ito T, Takada Y, Ueda M, et al：Expansion of selection criteria for patients with hepatocellular carcinoma in living donor liver transplantation. Liver Transpl. 2007；13：1637-1644.
16) Soejima Y, Taketomi A, Yoshizumi T, et al：Extended indication for living donor liver transplantation in patients with hepatocellular carcinoma. Transplantation. 2007；15；83：893-899.
17) Sugawara Y, Tamura S, Makuuchi M：Living donor liver transplantation for hepatocellular carcino-

ma：Tokyo University series. Dig Dis. 2007；25：310-312.

18）Sternlieb I：Wilson's disease：indications for liver transplants. Hepatology. 1984；4：S15-17.

19）Medici V, Mirante VG, Fassati LR, et al：Liver transplantation for Wilson's disease：The burden of neurological and psychiatric disorders. Liver Transpl. 2005；11：1056-1063.

20）Wang XH, Cheng F, Zhang F, et al：Living-related liver transplantation for Wilson's disease. Transpl Int. 2005；18：651-656.

21）「先天代謝異常症に対する移植療法の確立とガイドラインの作成に関する研究」肝移植班：「先天代謝異常症に対する移植療法の確立とガイドラインの作成に関する研究」ガイドライン Ver1.0. 厚生労働科学研究費補助金難治性疾患等克服研究事業（平成 25 年度難治性疾患克服研究事業），2014 http://jlts.umin.ac.jp/images/guidelinesver1.0.pdf

22）Naiki T, Nakayama N, Mochida S, et al：Novel scoring system as a useful model to predict the outcome of patients with acute liver failure: Application to indication criteria for liver transplantation. Hepatol Res 2012；42：68-75.

23）Sakamoto S, Kanazawa H, Shigeta T, et al：Technical considerations of living donor hepatectomy of segment 2 grafts for infants. Surgery. 2014；156：1232-1237.

24）Jain A, Costa G, Marsh W, et al：Thrombotic and nonthrombotic hepatic artery complications in adults and children following primary liver transplantation with long-term follow-up in 1000 consecutive patients. Transpl Int. 2006；19：27-37.

25）Egawa H, Inomata Y, Uemoto S, et al：Biliary anastomotic complications in 400 living related liver transplantations. World J Surg. 2001；25：1300-1307.

26）Arain MA, Attam R, Freeman ML：Advances in endoscopic management of biliary tract complications after liver transplantation. Liver Transpl. 2013；19：482-498.

27）Darius T, Rivera J, Fusaro F, et al：Risk factors and surgical management of anastomotic biliary complications after pediatric liver transplantation. Liver Transpl. 2014；20：893-903.

28）Diamond IR, Fecteau A, Millis JM, et al：Impact of graft type on outcome in pediatric liver transplantation：a report from Studies of Pediatric Liver Transplantation (SPLIT). Ann Surg. 2007；246：301-310.

〔内田　孟・阪本　靖介・福田　晃也・笠原　群生〕

Ⅳ　膵臓

　内科的治療法によってもコントロールが不良な 1 型糖尿病に対して，移植医療が検討される。本邦では，臓器移植として膵臓移植，組織移植として膵島移植という範疇に分けられるが，現時点で保険診療となり確立されている治療法は膵臓移植である。膵臓移植が適応となる 1 型糖尿病患者の多くは，糖尿病性腎症から慢性腎不全を併発し，腎移植も適応となる。腎移植の有無とその同時性の有無から，膵臓移植は膵腎同時移植（simultaneous pancreas and kidney transplantation；SPK），腎移植後膵臓移植（pancreas transplantation after kidney transplantation；PAK），膵単独移植（pancreas transplantation alone；PTA）の 3 つに分類される。本邦では約 80％が SPK であり，1 型糖尿病患者が末期腎不全に陥ると生命予後は不良であるが，膵臓移植に加え腎移植を施行することで，生命予後の著明な改善が見込まれる。

　本節では膵臓移植について解説するが，膵臓移植と組織移植である膵島移植は共に同じ 1 型糖尿病に対する移植医療であり，allocation などの課題についても述べたい。

1.　世界と日本の現状

　1 型糖尿病は欧米白色人種に多く，脳死下ドナーからの臓器提供も多いことから，膵臓移植数は本邦と比べ，欧米で圧倒的に多い。米国では 2013 年までに 29,128 例の膵臓移植が行われており，米国以外の国々の累計 19,173 例を上回る[1]。一方，本邦では，2004 年に初めての脳死下膵臓移植が行われ，2015 年末までに 246 例の脳死下膵臓移植が行われた[2]。また，ほぼ同時期に 27 例の生体膵臓移植も行われているが，両者を合計しても欧米諸国に比べ，はるかに膵臓移植は少ない[3,4]。2010 年に

表 15-9　膵臓移植レシピエント適応基準

1. 対象
膵臓移植の対象は，以下の①，②のいずれかに該当する者であり，かつ，該当者が居住する地域の適応委員会において長期間にわたる臨床データおよび臨床検査をもとに，適応ありと判定されたものとする。なお，レシピエントの評価をする際には，心血管機能と腎機能に十分配慮する必要がある 　①腎不全に陥った糖尿病患者であること 　　臨床的に腎臓移植の適応がありかつ内因性インスリン分泌が著しく低下しており，移植医療の十分な効能を得るうえでは膵腎両臓器の移植が望ましいもの 　　患者はすでに腎臓移植を受けていてもよいし，腎臓移植と同時に膵臓移植を受けるものでもよい 　②IDDM 患者で，糖尿病学会認定医によるインスリンを用いたあらゆる治療手段によっても血糖値が不安定であり，代謝コントロールがきわめて困難な状態が長期にわたり持続しているもの 　　本例に膵臓単独移植を考慮する場合もありうる

2. 年齢
年齢は原則として 60 歳以下が望ましい

3. 合併症または併存症による制限
①糖尿病性網膜症で進行が予測される場合は，眼科的対策を優先する 　②活動性の感染症，活動性の肝機能障害，活動性の消化性潰瘍 　③悪性腫瘍 　　悪性腫瘍の治療終了後少なくとも 5 年経過し，この間に再発の徴候がなく，根治していると判断される場合は禁忌としない 　④その他 　　膵臓移植地域適応検討委員会が移植治療に不適当と判断したものも対象としない

IDDM：insulin dependent diabetes mellitus

改正臓器移植法が施行され，脳死下ドナーからの提供数が増え，現在は年間 30～40 例の膵臓移植が行われている。

Kapur ら[5]や，Troppmann ら[6]が示す通り，通常 45 歳以上の脳死下ドナーはマージナルとして，欧米では移植膵臓提供にはいたらないことが多い。米国では，2010～2014 年で 45 歳以上のドナーは 147/4,617 例（3.2%）にすぎないのに対して，本邦では 45 歳以上の提供が 114/246 例（46.3%）を占める。また，死因が脳血管障害（50.4%）や，摘出時に血行動態が不安定な症例（34.6%）も多く，いわゆるマージナルドナーが多いのが本邦の膵臓移植の特徴である。

また，本邦ではレシピエントの糖尿病歴が平均 27.9 年，SPK 症例の透析歴が平均 7.0 年と非常に長い罹病期間を有する症例に対する移植が多いのも特徴である。

2.　適応

膵臓移植レシピエントの適応基準は，移植関係学会合同委員会が定めており，2016 年 11 月 17 日に最新の改訂が加えられ，表 15-9 の通りとなっている。1 型糖尿病患者でもとくにインスリン分泌能がほぼ枯渇し，慢性腎不全合併例か無自覚性低血糖発作を繰り返す重症例が対象となる。

ドナーの適応基準（第 13 章　表 13-1 を参照）を鑑みて，最終的には移植各施設が判断を行う。現在は膵島移植との allocation も考え，メディカルコンサルタント（medical consultant；MC）制度がドナー適応に関し，コンサルトを受けることがあるが，これについては後述する。

ドナー発生時は JOTNW に登録されている患者から，表 15-10 の基準によって移植レシピエントが選択される。

3.　手技

1）移植膵採取

膵臓採取においては，他臓器同様，まず手術室入前に 3 次評価を行う。ドナー膵臓を，撮像があれ

表 15-10　レシピエント選択基準

適合基準
血液型：ABO 式血液型がドナーと一致および適合 抗体反応：リンパ球交差試験　陰性

優先順位
適合条件を満たす候補者の優先順位は以下の順に決定する ①親族：親族優先提供の意思表示がある場合 ②血液型：適合より一致を優先 ③HLA ミスマッチ数の少なさ：ドナーの HLA 型とミスマッチ数の少ない順に優先 ④術式：膵腎同時移植 (SPK)，腎移植後膵臓移植 (PAK)，膵単独移植 (PTA) 　・ドナーからの膵臓および腎臓の提供がある場合 　　SPK，PAK，PTA の順に優先 　・ドナーから膵臓のみの提供があり，腎臓は提供されない場合 　　PAK，PTA の順に優先 (SPK 希望者は除外) ⑤待機期間：待機期間の長い者を優先 ⑥搬送時間：臓器搬送に有する時間がより短く見込まれる者を優先

HLA：human leukocyte antigen

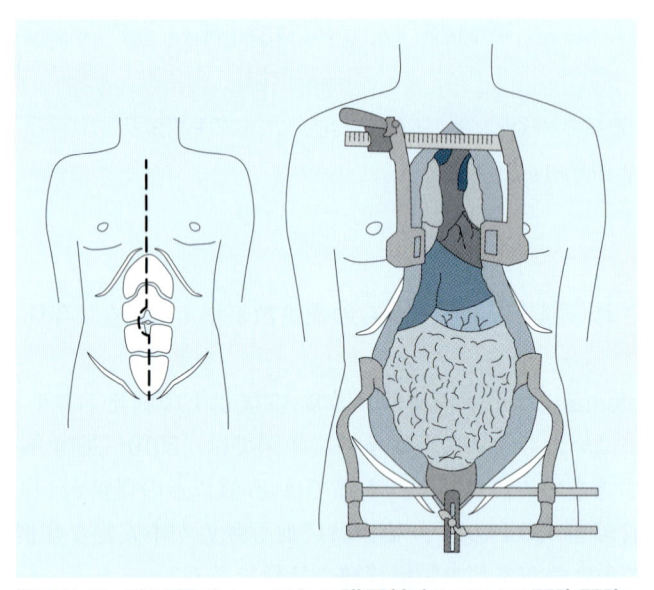

図 15-8　脳死下ドナーからの臓器摘出における開胸開腹
〔出典：浅野武秀 監，福嶌教偉，剣持敬，絵野沢伸 編：移植のための臓器摘出と保存. 丸善出版，東京，2012〕

ば CT，および超音波検査を施行してよく観察する。その際，腫瘍性病変の有無，解剖学的異常の有無，膵管拡張の有無をよく観察する。摘出時に肝臓チームとグラフト血管をシェアするため，肝動脈走行の破格の有無を 3 次評価の際に把握し，あらかじめ肝臓摘出チームと相談しておくとよい。SPK の場合は腎チームとともにドナー腎の観察も行う。

　移植膵採取手技に関する詳細は，日本移植学会の HP に公開されている「膵臓採取マニュアル」[7]，もしくは「移植のための臓器摘出と保存」[8] を参照にしていただきたい。ここでは手順のみ簡単に説明する。

①開腹（図 15-8）：胸部開胸創に続いて恥骨上部までの正中切開

②肝臓摘出がある場合，肝生検に引き続き，網嚢を開放し摘出膵を視診，触診し摘出の最終評価を行う

③総腸骨動静脈左右分岐部直上で腹部大動脈，下大静脈テーピング

④横隔膜直下での腹部大動脈テーピング

⑤腎背側の剥離を行い，サーフェイスクーリング用のスペースの作製

⑥全身ヘパリン化（通常 400 単位/kg）3 分後に，総腸骨動静脈左右分岐部直上で腹部大動脈，下大静

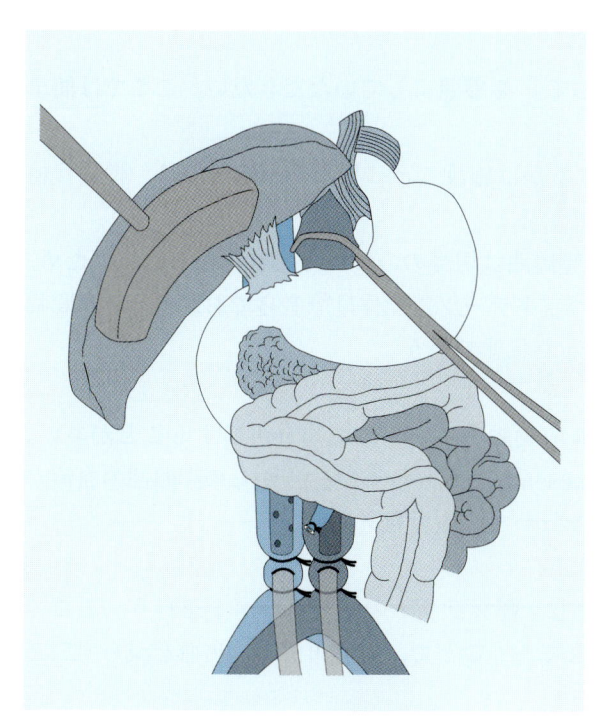

図 15-9　クロスクランプ（大動脈遮断）
〔出典：浅野武秀 監，福嶌教偉，剣持敬，絵野沢伸 編：移植のための臓器摘出と保存．丸善出版，東京，2012〕

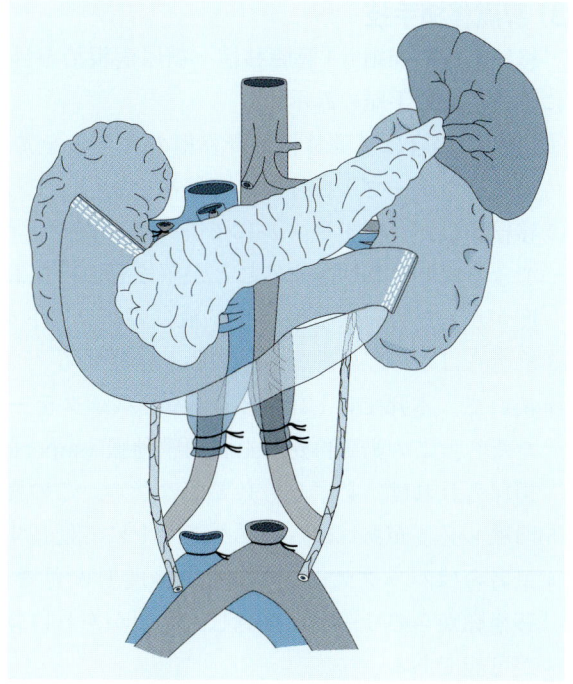

図 15-10　膵腎の en bloc 採取
〔出典：浅野武秀 監，福嶌教偉，剣持敬，絵野沢伸 編：移植のための臓器摘出と保存．丸善出版，東京，2012〕

脈にそれぞれカニュレーション

⑦クロスクランプ（図 15-9）：横隔膜直下での腹部大動脈の遮断，下大静脈からの脱血，腹部大動脈からの冷保存液の灌流，アイススラッシュによるサーフェイスクーリングをできるだけ速やかに行う

⑧冷保存液は通常 UW 液を 2〜3L 使用し，灌流

⑨心，肺，小腸，肝，膵，腎の順に採取

⑩この際，総肝動脈（common hepatic artery；CHA）から固有肝動脈（proper hepatic artery；PHA）を肝移植チームが使用するため，腹腔動脈（celiac artery；CEA）と脾動脈（splenic artery；SPA）の分枝から 1〜1.5cm で CHA を，CHA の分枝から 5mm で胃十二指腸動脈（gastroduodenal artery；GDA）を切離する

⑪門脈も同様に肝移植チームをシェアし，膵上縁より肝側 5mm の位置で切離する

⑫肝臓摘出後，多くは膵腎を en bloc に採取（図 15-10）

⑬膵臓は十二指腸と脾臓も付いたまま採取する。十二指腸の口側，肛門側はそれぞれ自動縫合器にて切離する

⑭バックテーブルで膵腎の分離，さらに左右腎の分離

⑮移植の際の，血管再建に使用する可能性があるため，左右の総腸骨動静脈を採取し，これを肝移植チームとシェアする

⑯閉腹を他の臓器移植チームと協力し，行う

⑰パッキング，搬送

　以上一般的な流れであるが，もちろん各臓器の摘出有無，血管走行の破格などにより，バリエーションはいろいろあるので，現場では各チームが協力し，臨機応変に対応する。

2) 保存・搬送

　保存は UW 液による浸漬冷保存によって行い，クーラーボックスで搬送を行う。移植膵の冷保存許容時間は 24 時間とされている。

3) 膵臓移植手技

　移植手技の詳細も「膵臓移植　糖尿病根治を目指して」[9]を参照にしていただきたい。ここでは簡単に移植手技の手順のみ示す。

①SPK の場合は膵臓移植と腎移植のどちらを先にするかは施設ごとに異なる。筆者らは，膵臓移植のバックテーブル操作中に腎移植を先行して行っている

②移植膵はバックテーブルにてトリミングを行う。膵周囲は切離のみでは非常に出血しやすいため，できる限り結紮切離することが望ましい。なお，バックテーブル操作は筆者らでおおよそ 2 時間程度かかるため，氷冷した UW 液に膵グラフトを浸した状態で行う

③筆者らはこの際に脾臓も移植膵と分離する

④続いて，本邦では CHA と GDA をバックテーブルで動脈グラフトにて吻合再建することが多い。ただし，この動脈再建は上腸間膜動脈（superior mesenteric artery；SMA）からの膵頭部の血流が担保されれば，必ずしも必要ではなく，この操作を行わない施設もある

⑤門脈も必要があれば，静脈グラフトにて延長する

⑥筆者らはバックテーブルでもう一度 UW 液を灌流し，膵グラフトのリークテストを行う。ここで移植膵からのリークを確認し，必要があれば結紮しておくことで，血流再開時の出血を減らすことが可能である

⑦膵グラフトは通常，右腸骨窩に移植（SPK の際の腎臓は左腸骨窩に移植）される。レシピエント自身の膵臓はとくに摘出されることはなく，異所性に移植される。また，膵臓の向きであるが，膵頭部を尾側に向ける施設が多いようである。筆者らは膵グラフトを安置し，動静脈の並びが自然になるようにしており，膵頭部が頭側を向く場合もある

⑧膵グラフトをプットインする前に保存液の UW 液はカリウムが多いため，やはり冷たいリンゲル液などで UW 液をウォッシュアウトしておく。プットイン後から血流再開までの操作は，冷生理食塩水液などを膵グラフトにかけて温まらないようにしながら行う

⑨筆者らは右下腹部に約 15cm の弧状切開を置き，経腹的に外腸骨動静脈を剝離し，吻合血管に用いている

⑩門脈と外腸骨静脈を端側吻合する。膵臓移植の最も重要な点はいかに静脈血栓を予防するかにあり，この吻合が最も注意を要する。吻合部狭窄，移植膵を安置した際の静脈のねじれなどには十分に注意を払う。筆者らは静脈吻合に通常 5-0 モノフィラメント非吸収糸を使用している

⑪動脈は通常，CEA と SMA の根部が大動脈壁から立ち上がったパッチ（Carrel patch）となっているため，このパッチを外腸骨動脈に吻合する。糖尿病歴や透析歴が長いと吻合血管の石灰化が強いため，注意を要する。筆者らはやはりこの動脈吻合に通常 5-0 モノフィラメント非吸収糸を使用している

⑫動静脈の吻合が終了したら，血流再開するが，著しく出血することもあるため，麻酔医と協力し，やや血圧を高めに維持してもらうように努める

⑬血流再開後は温生理食塩水で膵グラフトを温めながら，止血を丹念に行う。筆者らは血栓予防のため，ACT をみながらヘパリンを 5,000〜20,000 単位/日を術中から第 9 病日まで使用するため，この止血は非常に重要である

⑭止血操作が一通り終了したら，膵液ドレナージルートを作製する。筆者らは Roux-Y を作製し，回腸と側々吻合を行っているが，膀胱ドレナージを選択する施設もある（図 15-11a, b）

⑮腸管吻合が終了したら，温生理食塩水でよく洗浄し，もう一度よく止血を行う。ドレーンは膵グラフト頭部と尾部にそれぞれ閉鎖式持続吸引ドレーンを留置し，閉腹，終刀となる

4) 免疫抑制プロトコール

　免疫抑制療法は腎移植に準じて行っている。すなわち，導入療法として移植当日と第 4 病日に抗

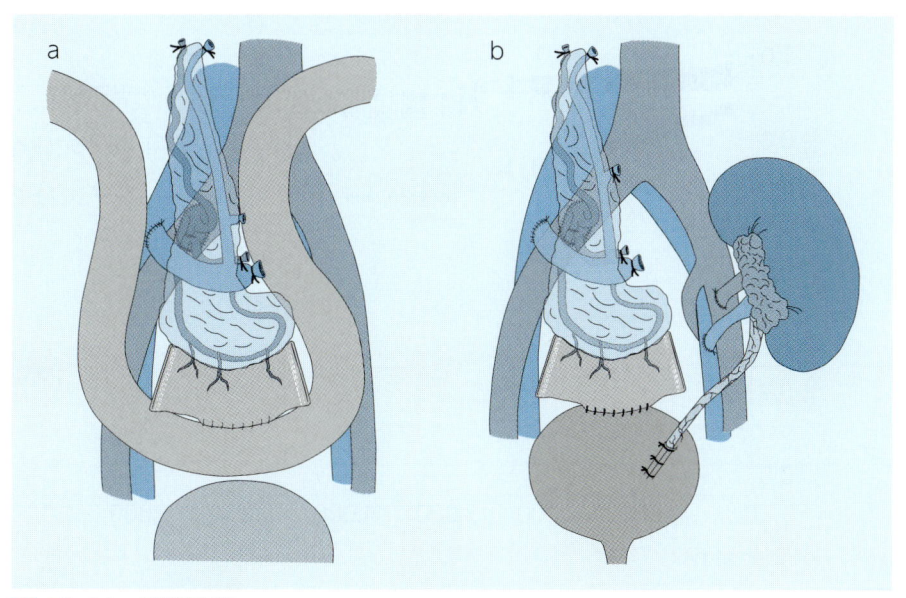

図 15-11　膵臓移植
a 腸管ドレナージの場合，b 膵腎同時移植（SPK）で膀胱ドレナージの場合
〔出典：浅野武秀 監，福嶌教偉，剣持敬，絵野沢伸 編：移植のための臓器摘出と保存．丸善出版，東京，2012〕

CD25 モノクローナル抗体（バシリキシマブ）20mg/body を投与し，カルシニューリン阻害薬，ミコフェノール酸モフェチル，ステロイド薬の3剤で維持を行う．しかし，腎移植を伴わない PAK や PTA ではバシリキシマブは保険適用外であり，同じ保険適用外の使用ならばと，より免疫抑制効果の強い抗ヒト胸腺細胞ウサギ免疫グロブリン（rabbit anti-thymocyte globulin；rATG）を導入療法として使用する施設もある．

4. 成績

　欧米に比べると，高齢ドナーや脳血管障害による脳死下ドナーが多く，レシピエントも糖尿病歴や透析歴が長いのが本邦の特徴であるが，膵臓移植の成績は欧米の成績[1) 10) 11)] と比べ遜色がない．2010〜2014 年の国際統計データでは患者生存率が1年 96.3%，3年 94.9% であるのに対し，本邦の1年，5年，10年の患者生存率はそれぞれ 96.3%，94.3%，90.8%，と同等である（図 15-12）．一方，1年，5年，10年の膵グラフト生着率はそれぞれ 86.5%，75.6%，67.1% で，SPK における1年，5年，10年の腎グラフト生着率は 93.4%，92.6%，86.8% であり，これも諸外国の報告と同等かややそれに勝る成績である．

　術式の約 80% は SPK，約 15% は PAK，約 5% が PTA であるが，各術式における膵グラフト生着率を図 15-13 に示す．PAK，PTA の膵グラフト生着率が SPK に劣るのは諸外国でも変わらない．しかし，全体としての膵グラフト生着率には問題はないが，PAK，PTA に限ると極端に成績が落ちることが本邦の課題である．

5. 今後の課題

　膵臓移植における今後の課題は，①移植膵グラフト血栓症の克服，②PAK，PTA 症例のグラフト生着率の改善，③膵臓移植，膵島移植の allocation，④待機期間の短縮，の4点があげられる．以下に，現在も検討，施行されている改善点を列記する．

　グラフト血栓による膵グラフト廃絶は 12/246 例（4.9%）で，これは欧米の報告[12)〜14)] と比べ少なく，本邦の膵臓移植の手術成績は比較的良好であると考えられる．これは提供数が増えることによる，ドナー条件の改善やレシピエントの待機期間の短縮がさらに改善されることが見込まれる．また，血栓

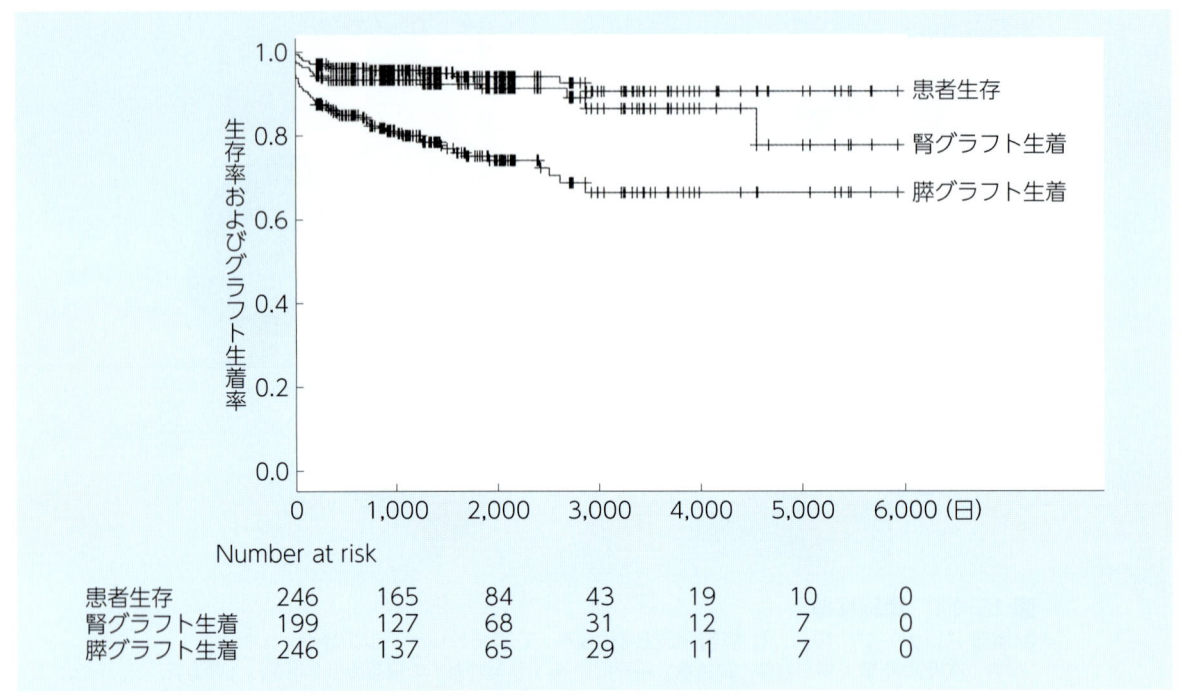

図 15-12　膵臓移植における患者生存曲線と膵・腎グラフト生着曲線
〔出典：伊藤泰平，剣持敬，會田直弘，他：膵臓移植の長期成績向上に向けて—膵グラフト生着に影響を及ぼす因子の検討．移植 2016；51：355-370〕

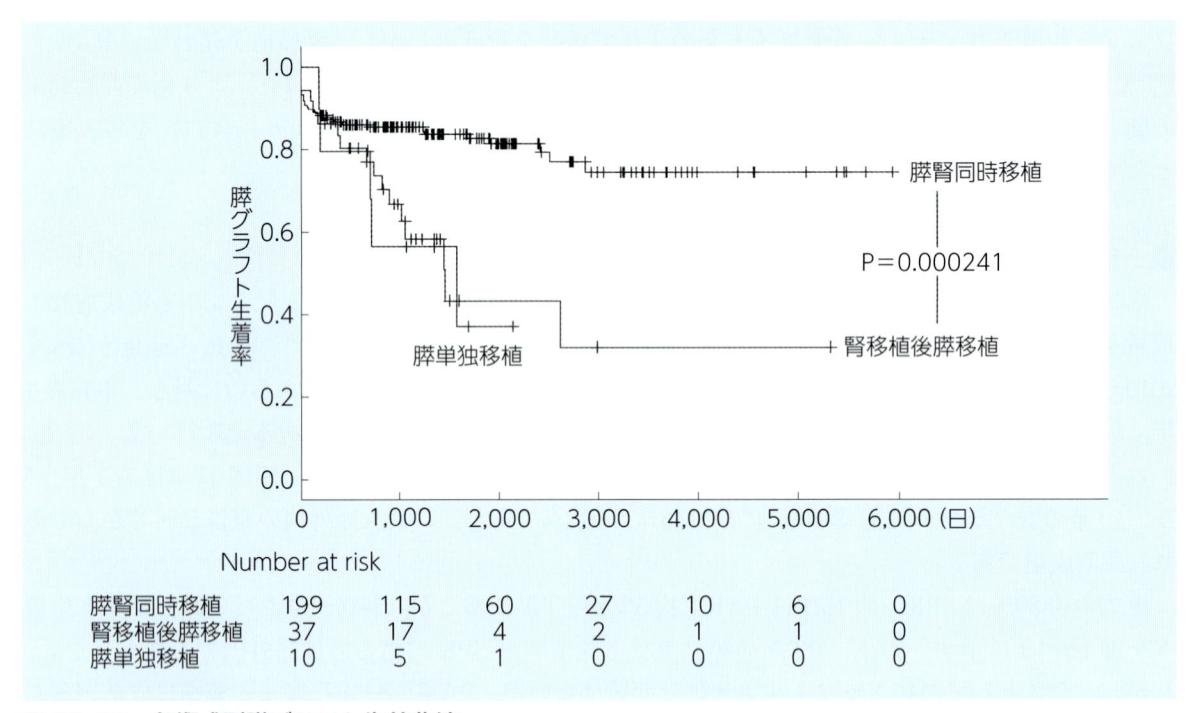

図 15-13　各術式別膵グラフト生着曲線
〔出典：伊藤泰平，剣持敬，會田直弘，他：膵臓移植の長期成績向上に向けて—膵グラフト生着に影響を及ぼす因子の検討．移植 2016；51：355-370〕

にモニタリングが難しいこともあり，筆者らは造影超音波検査を膵臓移植後の血栓スクリーンング[15]に応用しており，有用であると考えている。

　PAK，PTA 症例のグラフト生着率が劣る原因には拒絶反応が大きく関与している。rATG による導入療法は膵臓移植後の拒絶反応合併率を減らし，PAK，PTA のグラフト生着率の改善することが期待される。

2013 年から脳死下ドナーからの提供による膵島移植が可能となったが，当初は膵島移植に情報提供が遅いなどの時間的制約もあり，うまく allocation につながらなかった。現在，膵島移植班事務局に寄せられるドナー情報の約 70% は脳死下ドナー情報[16]であり，その allocation をスムーズに行うためにも，膵臓移植の MC 制度が利用されている。すなわち，①ドナー年齢 60 歳以上，②BMI 30 以上，③その他（長期心肺停止，糖尿病既往がある，HbA1c の異常値などの場合）に膵臓移植 MC 3 名に JOTNW から連絡が入り，3 名が膵臓移植の斡旋中止と判断した場合，速やかに膵島移植の斡旋が開始されるシステムが構築された。これにより，以前と比べると格段に脳死下ドナーからの膵島移植がスムーズに行われるようになった。

最後に，改正臓器移植法の施行後も JOTNW に登録されている膵臓移植待機患者は約 200 名と変わらず，現在でもその 25% が 5 年以上の待機が続いている。比較的，生命維持に直結しない膵臓移植でも待機中の患者死亡があり，他臓器同様，ドナー不足の改善が本邦の喫緊の課題である。

■ 文献

1) Gruessner AC, Gruessner RW：Pancreas transplantation of US and non-US cases from 2005 to 2014 as reported to the United Network for Organ Sharing (UNOS) and the International Pancreas Transplant Registry (IPTR). Rev Diabet Stud. 2016；13：35-58.

2) 伊藤泰平，剣持敬，會田直弘，他：膵臓移植の長期成績向上に向けて―膵グラフト生着に影響を及ぼす因子の検討．移植 2016；51：355-370.

3) Kenmochi T, Asano T, Maruyama M, et al：Living donor pancreas transplantation in Japan. J Hepatobiliary Pancreat Sci. 2010；17：101-107.

4) Maruyama M, Kenmochi T, Akutsu N, et al：Laparoscopic-assisted distal pancreatectomy and nephrectomy from a live donor. J Hepatobiliary Pancreat Sci. 2010；17：193-196.

5) Kapur S, Bonham CA, Dodson SF, et al：Strategies to expand the donor pool for pancreas transplantation. Transplantation. 1999；67：284-290.

6) Troppmann C, Gruessner AC, Benedetti E, et al：Vascular graft thrombosis after pancreatic transplantation：univariate and multivariate operative and nonoperative risk factor analysis. J Am Coll Surg. 1996；182：285-316.

7) 剣持敬：膵臓採取マニュアル．日本移植学会．
http://www.asas.or.jp/jst/pdf/manual/007.pdf

8) 浅野武秀 監，福嶌教偉，剣持敬，絵野沢伸 編：移植のための臓器摘出と保存．丸善出版，東京，2012.

9) 出月康夫，野澤眞澄 監，伊藤壽記，寺岡慧 編：膵臓移植―糖尿病根治を目指して．シュプリンガージャパン，東京，2009.

10) Kopp WH, Verhagen MJ, Blok JJ, et al：Thirty years of pancreas transplantation at Leiden University Medical Center：long-term follow-up in a large Eurotransplant Center. Transplantation. 2015；99：e145-151.

11) Gruessner AC, Gruessner RW：Pancreas transplant outcomes for United States and non United States cases as reported to the United Network for Organ Sharing and the International Pancreas Transplant Registry as of December 2011. Clin Transpl. 2012：23-40.

12) Humar A, Ramcharan T, Kandaswamy R, et al：Technical failures after pancreas transplants：why grafts fail and the risk factors — a multivariate analysis. Transplantation. 2004；78：1188-1192.

13) Wang SN, Sturdevant M, Kandaswamy R, et al：Technical failure of the pancreas after SPK transplant：are these patients good candidates for later pancreas retransplant? Clin Transplant. 2008；22：50-54.

14) Banga N, Hadjianastassiou VG, Mamode N, et al：Outcome of surgical complications following simultaneous pancreas-kidney transplantation. Nephrol Dial Transplant. 2012；27：1658-1663.

15) Ito T, Kenmochi T, Nishikawa T, et al：A novel screening test for detecting graft thrombosis after pancreatic transplantation using contrast-enhanced ultrasonography with sonazoid. Transplant Proc. 2014；46：1917-1919.

16) 日本膵・膵島移植研究会膵島移植班：膵島移植症例登録報告 (2016)．移植 2016；51：178-186.

〔伊藤 泰平〕

Ⅴ　腎臓

　腎移植は多くの末期腎不全患者に対する根本的な治療法であり，生活の質（quality of life；QOL）の改善のみならず，生存率の改善を期待された治療である。維持透析（血液透析，腹膜透析）と比較してのメリットを以下に列挙する[1]。

- 生存率の改善
- 慢性腎臓病に伴う代謝異常の改善
　　尿毒症症状，ビタミン D とミネラルの代謝，貧血
- QOL の改善
　　透析からの開放，就労時間の確保
- 妊孕性などの性機能の改善
- 家族の QOL の改善
- 医療費が安い

　こうした理由から，全身麻酔下の手術を受けることが可能であるすべての透析患者は腎移植を受けることが望ましい。しかしながら，2017 年現在 31 万人以上の透析患者がいるなかで，年間の国内の腎移植件数は増加傾向にあるものの，2,000 件にも満たない。日本での腎移植の現状，そして適応，手術手技，成績，今後の課題について述べる。

1.　世界と日本の現況

　2017 年現在，献腎移植希望登録者数は 12,000 人以上であるが，2016 年に献腎移植を受けることができた患者数は肝腎同時，膵腎同時移植を含めてもわずかに 177 名のみであった。JOTNW によると，2015 年に献腎移植を受けた方の平均待機日数は 4,619 日（12.7 年）であった。そのうち 16 歳未満は 1,187 日（3.3 年）で，16 歳以上では 4,791 日（13.1 年）であった。これまで献腎移植を待ちながら合併症で死亡した患者数は 2016 年 8 月 1 日現在 3,617 名となっており，同時期までに献腎移植を受けられた 3,350 名より多くなっている[2]。

　IRODaT（International Registry in Organ Donation and Transplantation）という組織が各国の献腎移植と生体腎移植の件数を公表している[3]。**表 5-11** に示したものは，2016 年の各国における人口 100 万人あたり（per million population；PMP）における献腎移植件数，生体腎移植件数をそれぞれ記したものである。日本の献腎移植件数は諸外国と比較して圧倒的に少ないのがわかる。IRODaT 登録 60 カ国中，献腎移植の PMP は 59 番目であった。改正臓器移植法の施行により，脳死下提供が増加したものの心停止下提供は減少しており，JOTNW を中心とする腎提供の啓発活動は続けられているものの，これが世界と比較した日本の献腎移植の現状である。

表 5-11　各国と日本の人口 100 万人あたりの献腎移植，生体腎移植の件数と PMP

	献腎移植		生体腎移植	
	件数	PMP	件数	PMP
スペイン	2,633	56.99	341	7.32
フランス	3,615	55.87	576	8.90
米国	14,501	45.06	5,632	17.05
韓国	1,059	20.66	1,177	22.96
日本	177	1.40	1,471	11.63

2. 適応

1) 生体ドナーについて

　ドナーに適するのは，基本的に健康な方である。最近では腹腔鏡手術により，手術後の傷の痛みはかなり少なくなり，回復も早くなった。最も大切なことは，ドナー自身がレシピエントや家族，親戚，医療従事者などからの精神的圧力もなく，金銭の授受もなく，自発的に腎臓の提供を申し出ていることである。原則として血縁者では6親等以内，非血縁者では配偶者と姻族3親等以内が，生体ドナーとして臓器を提供することができる。

　日本移植学会が提示している，基本となる生体腎ドナー適応ガイドラインを以下に示す。

①年齢は20歳以上で70歳以下

②以下の疾患，または状態を伴わないこと

　　全身性活動性感染症

　　HIV 抗体陽性

　　クロイツフェルト・ヤコブ病

　　悪性腫瘍（原発性脳腫瘍および治癒したと考えられるものを除く）

③血圧は140/90 mmHg 未満

④肥満がないこと

　　BMI は $30\,kg/m^2$ 以下。高値の際は $25\,kg/m^2$ 以下への減量に努める

⑤腎機能は，GFR（糸球体濾過量）が $80\,mL/min/1.73\,m^2$ 以上（イヌリンクリアランスまたはアイソトープ法，クレアチニンクリアランス（Ccr）で代用可）

⑥蛋白尿は24時間蓄尿で150 mg/日未満，あるいは150 mg/gCr 未満，またはアルブミン尿が30 mg/gCr 未満

⑦糖尿病（耐糖能障害）がないこと

　　早朝空腹時血糖値で126 mg/dL 以下でHbA1c（NGSP）値で6.2% 以下。判断に迷う際にはO-GTT検査を行い評価することが望ましい

⑧器質的腎疾患がない（悪性腫瘍，尿路感染症，ネフローゼ，囊胞腎など治療上の必要から摘出された腎臓は移植対象から除く）

　ドナーになるには腎臓を提供することで，手術後の健康と生活に支障をきたさないことが大前提である。年齢の上限は，前述のように通常は70歳以下が望ましいとされているが，十分健康で手術や術後の生活に耐えられると担当医が判断すればその限りではない。献腎ドナーの少ない本邦においては，上記の生体腎ドナー適応基準を満たしていなくても主治医の判断にて腎移植ドナーとなることは可能である（マージナルドナー適応基準もあり）。

2) 血液型，HLA について

　血液型は「一致◎」といって同じ血液型の組み合わせが望ましいが，違う血液型でも「不一致○」であれば移植可能であり，一致，不一致は「適合」ともいわれる。「不適合△」でも，まずリツキシマブを使用することでB細胞を除去し，レシピエントの血液中に存在するドナーの血球に対する抗体を手術前に血漿交換等で取り除けば，移植は可能となる（**表5-12**）。

　ABO は赤血球の型であるが，HLA（組織適合性抗原）は，白血球の型を示している。免疫抑制療法が進歩した現在ではHLA が適合していなくとも移植は可能である。通常は6種類のHLA（A：2種類，B：2種類，DR：2種類）について，ドナー，レシピエントの組み合わせの一致率が高いほど生着率がよく，そうでない組み合わせでの生着率はわるい傾向にある。加えて現在はDQ も重要視されている[4]。

　さらに術前にドナーのリンパ球に対する抗体が，レシピエントの血液中にないことを確認する（リンパ球クロスマッチ，フローサイトクロスマッチ）。この検査が陽性だと，拒絶反応を起こす可能性

表5-12　腎移植と血液型

		レシピエント			
		O	A	B	AB
ドナー	O	◎	○	○	○
	A	△	◎	△	○
	B	△	△	◎	○
	AB	△	△	△	◎

◎：一致，○：不一致，△：不適合

が高くなるため，移植することが難しくなったり，術前から強力な減感作療法が必要となる。

3) 献腎ドナーについて

心停止下では，JOTNWからの連絡により腎摘出チームが派遣され，提供病院施設内で待機する。ドナー管理に関しては，尿量，血圧維持，腎血流に関する昇圧剤の変更などを中心に協力することもあるが，あくまで腎摘出チームが直接ドナー管理を行うことはない。状況に応じて，ドナー担当医とドナー家族の関係に十分配慮する必要があり，積極的にドナー管理に介入できないことも多い。また腎採取の時間を予定することはできず，ドナーの状態により摘出チームは長時間の待機を提供病院で要することもある。温阻血時間（warm ischemic time；WIT）は死亡宣告から灌流開始までである。

一方，脳死下臓器提供の場合は異なる。1回目脳死判定以降に提供病院にメディカルコンサルタント（MC）が派遣され，ドナー管理を行う。

ドナー腎の評価については，心停止下の場合は派遣された摘出チームが行うこととなる一方，脳死下では第一次評価としてJOTNWコーディネーターが禁忌事項の確認を行い，第二次評価はMCが臓器ごとに行い，第三次評価は移植を行う移植チームが行うこととなる。

臓器採取はドナーごとに提供が行われる対象臓器が異なるが，臓器ごとの摘出チームが術前にミーティングを行い，タイムテーブルに沿って行われる[5]。

4) preemptive 腎移植について

近年では，血液透析や腹膜透析を経ずに腎移植を受ける preemptive（先行的）腎移植も盛んに行われている。preemptive 腎移植は，内服コンプライアンスやドナーへの感謝の面において通常の腎移植と比較して劣るともいう意見もあるが，尿量減少に伴う排尿機能の悪化を防ぐ意味もあり，今後さらに積極的に行われていく可能性がある。現在，先行的献腎移植の登録が可能である。申請時から1年前後で腎代替療法が必要になると，予測される進行性腎機能障害の場合で，かつ19歳以上では eGFR 15mL/分/1.73m^2 未満，19歳未満または腎移植後で移植腎機能の低下が進行してきた場合では eGFR 20mL/分/1.73m^2 未満の際，申請が可能である。

3. 手技

レシピエントの手術は，右または左下腹部に15cmほど斜めに切開し，提供された腎臓を移植する。この場所は，腹膜を開けることがないので，腸管等の腹腔内臓器を露出することなく安全に手術をすることができ，膀胱にも近く，その後の管理や生検がしやすい。基本的にはレシピエントの内腸骨動脈とドナーの腎動脈とを端々吻合，レシピエントの外腸骨静脈とドナーの腎静脈を端側吻合し，ドナーの尿管をレシピエントの膀胱に逆流防止の手技で吻合する。長期の透析により動脈硬化が進行し，内腸骨動脈が閉塞している場合には外腸骨動脈と腎動脈を端側吻合し，身体の小さな乳児や小児の際は大動脈や総腸骨動脈と吻合することもある。

1) 生体ドナーの手術 (腹腔鏡手術)

　生体ドナーの手術は，腹部または側腹部に 5mm〜1cm の皮切で 3〜4 カ所にトロッカーを留置し，腹腔鏡で行うことが標準となっている。腎臓を取り出すための傷が必要となるので，下腹部の 1 つの傷は 5cm ほどに切開を延長する必要がある。

　腹腔鏡手術には，痛みが少ない，術後の回復が早い，入院期間が少なくてすむ，傷が小さいので感染を起こしにくい，美容的にもよいなどのメリットがある。左右差がなければ一般的には腎静脈が長く手術をより安全に施行できる左の腎臓を摘出するが，ドナーの状態（分腎機能検査にて右腎機能が劣っている，左腎動静脈の血管の本数が多いなど）によっては右の腎臓を摘出する場合もある。健常者であるドナーの負担を減らすため，2〜3mm の小径鉗子を用いたり，ポートの本数を減らした reduced port surgery や単孔式腹腔鏡手術，経膣的摘出などを行う施設もある。

2) 献腎採取術

　心停止下の場合，脳死判定が終了していて，家族の同意が得られている場合には心停止前にダブルバルーンカテーテルを用いたカニュレーションを行う。カニュレーションは通常鼠径部を切開し，カットダウンの要領で大腿動脈，大腿静脈にカテーテルを留置することで行われる。また脳死判定ができていない場合には，心停止直後に行ったり，心臓マッサージをしながら手術室に入室して開腹下にカニュレーションを行い，その後腎臓摘出を行う。

　一方，脳死下の場合は，カニュレーションはドナー心拍動下に開腹後に腹部大動脈，下大静脈に行う。横隔膜の位置でクロスクランプの後に直ちに灌流を行い，臓器表面の冷却も行うため記録上は WIT は存在しない。

　その後は両腎を大動脈，大静脈，尿管とともに摘出し，bench surgery にて左右腎に分離する。腎採取術に基本的には大きな差はないが，脳死下は他臓器採取チームと共同して行うため，膵腎の提供と同時の場合は膵腎一括摘除後に対側腎を分離してもらうこととなる。

　摘出した腎臓は UW 液で灌流され，冷却されながら移植施設へ移植医により搬送される。単純冷却保存法が一般的ではあるが，器具を用いての低温持続還流を行いながら移植施設へ搬送する持続灌流保存法も近年増加している。

4. 主な合併症
1) 拒絶反応

　移植手術でもともと自分のものではない腎臓が体内に入ってくると，免疫が働いて移植した腎臓を攻撃する。これが拒絶反応である。免疫は生きていくうえで非常に大切なものであるが，移植後は免疫をコントロールして，移植腎を守らなければならない。

　拒絶反応は発生時期によりおおまかに，移植腎血流再開後 24 時間以内に発生する超急性拒絶反応（hyperacute rejection），術後 1 週間以内に発症する促進型急性拒絶反応（accelerated acute rejection），術後約 1 年以内に発症する急性拒絶反応（acute rejection），それ以降に発症する慢性拒絶反応（chronic rejection）に分類される。

　免疫学的には，B リンパ球により産生される液性抗体によってひき起こされる抗原抗体反応による拒絶反応（抗体関連型拒絶反応：antibody-mediated rejection）と T リンパ球を中心とした細胞性免疫による拒絶反応（T リンパ球関連型拒絶反応：T-cell-mediated rejection）に分類される。

　また，病理組織学的に Banff 分類として世界共通の基準で拒絶反応の診断が行われる。

　移植した腎臓がある限り，拒絶反応は起こりうるため，免疫抑制薬は原則として一生のみ続ける必要がある。近年本邦においては，免疫抑制療法は主に以下の 6 剤の組み合わせで行われている。

①カルシニューリンインヒビター（シクロスポリン，タクロリムス）
②ステロイド（プレドニゾロン，メチルプレドニゾロン）

③代謝拮抗剤（ミコフェノール酸モフェチル，ミゾリビン，アザチオプリン）
④抗 CD25 モノクローナル抗体（バシリキシマブ，点滴）
⑤抗 CD20 モノクローナル抗体（リツキシマブ，点滴）
⑥mTOR 阻害剤（エベロリムス）

　これらの免疫抑制薬を組み合わせて投与している。統一されたプロトコールはなく，施設ごとに各々のプロトコールを用いている。ABO 不適合腎移植や DSA 陽性移植などのハイリスク症例は免疫抑制を強化するのが一般的である。

2）感染症

　拒絶反応を抑えるために免疫抑制薬を服用すると，免疫力が落ちるため抵抗力が弱くなり感染症にかかりやすくなる。健康な人ではほとんど害を及ぼさない真菌やサイトメガロウイルス，水痘帯状疱疹ウイルスなどのウイルスにも感染しやすくなる（日和見感染）。感染症が疑われる症状としてはサイトメガロウイルス（cytomegalovirus；CMV）肺炎，ニューモシスチス肺炎などであれば発熱，咳，息切れなど，BK ウイルス感染であれば血尿等，水痘帯状疱疹ウイルス感染症であれば発疹等があげられる。ただし，CMV 感染や BK ウイルス感染などは症状を認めないうちに腎機能の悪化を招くこともあり，採血による CMV アンチゲネミア値や尿細胞診による Decoy 細胞などのモニタリングが重要である。感染症を防ぐために，ペットの飼育を避ける，人ごみは避ける，うがい，手洗いを励行する，必要に応じてマスクをつけるなどの日常生活からの注意が必要である。

5.　成績

　表 5-13 に示すように，免疫抑制薬の進歩に伴い腎移植後の生存率，生着率は上昇傾向にある[6]。しかし，移植後早期の急性拒絶反応，献腎移植後早期から腎機能が発現しない primary non function やカルシニューリン阻害剤による慢性腎障害，慢性拒絶反応など将来に向けての課題は残されているのが現状である。

6.　今後の課題

　献腎移植が少なく，待機期間が長く二次移植や三次移植の少ない本邦においては，生体ドナー適応基準に満たないマージナルドナーからの腎移植もあり，少しでも腎移植の成績を向上させることが必須である。DSA 抗体陽性患者などのハイリスク症例や抗体関連型拒絶反応に対して有効と思われるリツキシマブ投与，高用量 IVIG，さらにはボルテゾミブ投与など現在保険適用外である治療も多数ある。移植成績のさらなる向上は腎不全患者の QOL 改善，医療費削減のみならず生命予後改善につながる可能性があり，これによるさらなる献腎移植の増加につながることが予想される。免疫抑制薬の進歩に伴い，逆に日和見感染症は以前より増加している。CMV 感染症に対するホスカルネット投

表 5-13　腎移植後の年代別生存率，生着率

年代		生存率				生着率			
		症例数	1 年	5 年	10 年	症例数	1 年	5 年	10 年
生体腎	1983～2000 年	7,365	97.0%	93.4%	88.6%	5,486	92.8%	81.8%	78.5%
	2001～2009 年	6,820	98.3%	96.0%	92.7%	6,141	97.5%	93.6%	80.8%
	2010～2014 年	5,156	99.1%	97.2%		4,780	98.7%	94.6%	
献腎	1983～2000 年	2,796	92.4%	85.6%	78.5%	2,253	81.4%	64.4%	51.4%
	2001～2009 年	1,323	95.9%	89.2%	80.8%	1,151	92.4%	83.4%	71.1%
	2010～2014 年	673	97.8%	93.4%		617	96.4%	87.5%	

与，BK ウイルス腎症に対するシドフォビル投与など海外では数年前から通常に行われている治療も，本邦において同様に保険適用外である。

　移植成績の向上を求められていながら，よりよい治療が存在するにもかかわらず保険適用で治療できないジレンマを移植医は抱えている。

　また献腎移植においては，ABO 血液型，居住地域とともに平均待機日数が優先される。勇気を持って若年者の家族がドナーとなることを決断された場合，小児が優先される現制度においても，待機日数の長い高齢者がレシピエントとなるケースは日常にある。親族への優先提供と同様に，若年者ドナーからは若年者レシピエントへの優先提供ももう一段整備されてもいいかもしれない。

　イスタンブール宣言にて渡航移植は禁止されており，本邦の腎移植を希望する腎不全患者は本邦の腎移植に関わる医療者が一体となって守っていかなければならない。

■ 文献
1) 今井直彦監訳：臨床医のための腎移植ポケットマニュアル．東京医学社，東京，2014.
2) 日本臓器移植ネットワーク：移植に関するデータ．
　 https://www.jotnw.or.jp
3) International Registry in Organ Donation and Transplantation.
　 http://www.irodat.org
4) Arreola-Guerra JM, Morales-Buenrostro LE, Granados J, et al：Anti-HLA-DQ antibodies are highly and independently related to the C1q-binding capacity of HLA antibodies. Transplant Immunol. 2017；41：10-16.
5) 日下守：死体腎（献腎）移植とは．腎と透析 2014；76：479-482.
6) 日本移植学会：臓器移植ファクトブック 2016.
　 http://www.asas.or.jp/jst/pro/pro8.html

〔中川　健，香野　日高〕

Ⅵ　小腸

　小腸移植は腸管不全の究極の治療として正常な小腸を移植する治療であり，腸管不全の患者の予後を改善し，また生活の質（QOL）を上げるために非常に有効な治療手段といえる。

　もちろん経静脈栄養（parental nutrition；PN）が腸管不全患者の第一の治療であるが，経静脈栄養に関連した合併症，カテーテル感染や中心静脈の閉塞，そして腸管不全関連肝障害（intestinal failure associated liver disease；IFALD）が起こり経静脈栄養が継続できない時に小腸移植が検討される。しかしながら，他の固形臓器移植に比べると，一般的に行われているとはいいがたい。本節では小腸移植の概略について述べるとともに，現在の小腸移植の問題点について明らかにする。

1.　世界と日本の現況
　小腸移植は大きく分けて以下の 3 種類に分類される（図 15-14）。
　　①単独小腸移植（isolated intestinal transplantation）
　　②肝・小腸移植（liver and intestinal transplantation）
　　③多臓器移植（multivisceral transplantation）
　小腸移植については国際小腸リハビリ・移植学会（Intestinal Rehabilitation and Transplant Association）における国際小腸移植レジストリーが確立しており，2015 年にアルゼンチンのブエノスアイレスで発表された国際小腸移植レジストリーによると，小腸移植は 2015 年 2 月までに全世界で 3,067 例が行われた[1]。
　一方，本邦では 2015 年 12 月末までに，23 名に対して 26 例の小腸移植が実施されたのみである[2]

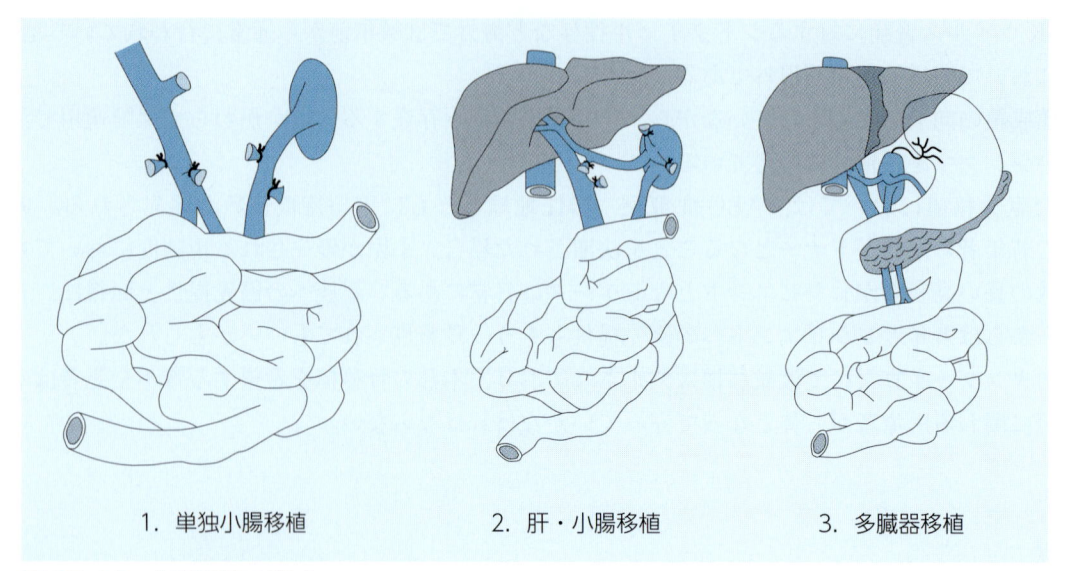

1.　単独小腸移植　　　　2.　肝・小腸移植　　　　3.　多臓器移植

図 15-14　小腸移植の術式

〔Medscape：Drugs & Diseases. http://emedicine.medscape.com からの引用〕

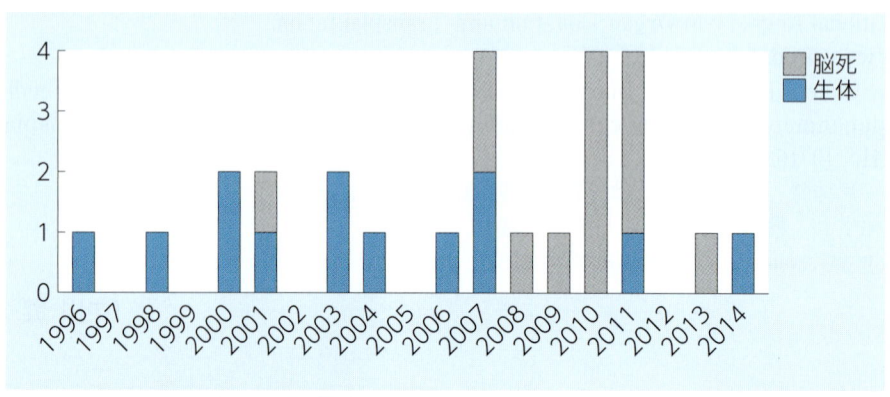

図 15-15　小腸移植の年代別推移

〔上野豪久, 松浦俊治, 奥山宏臣, 他；日本小腸移植研究会：本邦小腸移植症例登録報告. 移植 2016；51：187-192 より引用〕

（図 15-15）。ドナー別では脳死下小腸移植が 13 例, 生体小腸移植が 13 例であった。国内の小腸移植の実施された年齢の内訳をみると, 19 歳以上のほぼ成人に対して実施された症例数は 10 例であるのに対し, 2 歳以下の乳幼児に対する症例は 3 例と非常に限られている。

　3 分の 1 が小腸の大量切除による短腸症であったが, 海外に比べるとやや腸管運動障害によるものが多く, 全症例の半数を占めている（図 15-16）。

2.　適応

　腸管不全によって生命が脅かされる時に小腸移植が適応となる。具体的に小腸移植の適応は, 腸管不全により経静脈栄養から離脱の見込みがない状態で, 経静脈栄養が困難な以下の状態となった時である。

①経静脈栄養が維持できない時

- 肝不全状態, もしくは差し迫っている時
- 2 本以上の中枢アクセスの喪失
- 頻回なる重度なカテーテル感染症
- 輸液にもかかわらず頻回に重度な脱水が起こる時

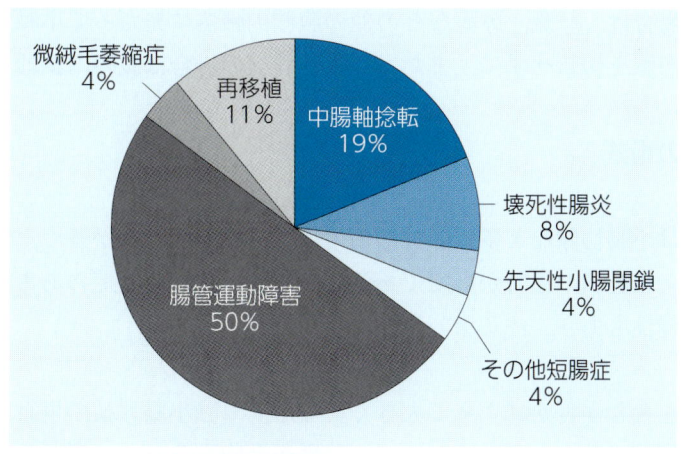

図 15-16　小腸移植の原疾患
〔上野豪久, 松浦俊治, 奥山宏臣, 他；日本小腸移植研究会：本邦小腸移植症例登録報告. 移植 2016；51：187-192 より引用〕

②ハイリスクな原疾患
- デスモイド腫瘍
- 先天性腸粘膜疾患, 超短腸症

③腸管不全のため著しく QOL が落ちている場合
- 頻回なる入院
- 鎮痛薬の常用状態

　適応となる疾患については, 大きく分けると短腸症と腸管運動障害がある。短腸症をきたす疾患として代表的なものでは, 中腸軸捻転, 壊死性腸炎, 小腸閉鎖などがある。また, 腸管運動障害の代表的疾患としてはヒルシュスプルング病類縁疾患があげられる。これらの疾患による腸管不全で, 静脈栄養を維持できない時に小腸移植の適応となる。また, 微絨毛萎縮症のような先天性粘膜疾患や腹部の浸潤性のデスモイド腫瘍は単独で小腸移植の適応疾患となる[3)~5)]。

　経静脈栄養の合併症として肝不全にいたった場合には, もはや小腸単独の移植では回復を見込めない。このように, 肝不全を伴った場合, 肝臓, 小腸同時移植が選択される。肝・小腸同時移植における複雑な胆管部の吻合を避けるため, とくに小児の場合は患者のサイズによる技術的な容易さから, 多臓器移植が選択される場合もある。また, 多臓器移植には小腸の拒絶を防ぐ保護効果も認められる[6)]。

3.　手技

1) ドナーの手術

　小腸移植の場合も, 他の臓器と同様に, 脳死下移植と生体移植の選択がある。小腸の生体移植は, 生体ドナーから通常約 1~2 m の回腸を摘出し, レシピエントに移植する。この際, 移植される小腸の長さは, ドナー小腸の血管分布にも左右されるが, 回腸末端を 20 cm 以上残して, およそ小腸全長の 3 分の 1 程度摘出をする。

　小腸の脳死下移植は, 他の臓器の脳死下移植と同様に, 健康なドナーを傷つける必要がないという最大の利点があり, また, 小腸のすべてを摘出して移植に用いることができるのが長所である。また, 小腸移植は待機患者が少なく, 比較的有利に脳死下臓器提供を受けることができる。海外でもほとんどの症例が脳死下移植で行われている。

　ドナーはレシピエントと同程度の体重かもしくは小さいことが望ましい。ただし, 体格が大きなドナーであっても, 部分小腸を移植することができるので, レシピエントの待機可能状態により必ずしもこの限りではない。しかしながら, 腸管不全の患者は成長障害を伴う場合が多く, また小児ドナーの場合には体格の小さな小児ドナーが必要である場合も少なくない。

　単独小腸移植の場合は，肝臓，膵臓などの他の腹腔内臓器に先だって小腸が摘出される。肝・小腸同時移植の場合は門脈を切断せずに，また，多臓器移植の場合は腹腔内臓器を en bloc で摘出する。

2) レシピエントの術式

(1) 臓器摘出

　腸管不全の患者は小腸切除など多数の腹部手術の既往があることが多く，また消化管瘻孔の既往などある場合もあり，腹腔内の癒着が高度である。また，門脈圧亢進症のある場合は癒着部位からでも大出血を起こす可能性もあり，注意深い術操作が要求される。

(2) 血行再建

　血行再建は肝臓を含むか否かによって大きく異なる。単独小腸移植の場合は，ドナーの門脈または上腸間膜静脈がレシピエントの門脈または下大静脈へと吻合される。門脈吻合に比べて下大静脈への吻合は技術的に平易であり，門脈への吻合と比べて生存率や合併症の発症率に大きな違いはない[7]。上腸間膜動脈は一般的には大動脈への吻合になる。この際に，ドナーの血管を用いて導管を作製すると，術操作が容易になる。

　肝臓を含んだ移植（肝・小腸同時移植，または多臓器移植）の場合は，肝移植における静脈再建と同様に，ピギーバック法ないしはスタンダード法（肝後部下大静脈を置換する方法）での吻合を行う。ドナーの門脈の再建は不要であるが，レシピエントの胃膵を温存する肝・小腸移植ではレシピエントの門脈を下大静脈に端側吻合する門脈大静脈シャントを増設する必要がある。動脈吻合はドナーの大動脈を腹腔動脈・上腸間膜動脈とともにレシピエントの大動脈に吻合するのが一般的である。

(3) 消化管再建

　小腸移植の消化管再建は一般的に，口側では空腸空腸吻合，胃空腸吻合などが用いられ，肛門側では回腸結腸吻合が用いられる。ドナーの回盲弁を含めて大腸も移植する場合はドナー大腸とレシピエント大腸との吻合になる[8]。

　多臓器移植の場合は，口側では，レシピエント食道とドナー胃を吻合する食道胃吻合を行ってもよいが，レシピエントの噴門側を一部残して胃-胃吻合を行うと，術操作は平易で術後の合併症も少なくなる。移植胃に対しては幽門形成術が必要である。また，術後の経管栄養のために胃瘻ないしは小腸瘻を形成する。

　人工肛門は，移植臓器の回腸末端を引き出すループ式人工肛門を用いる場合と，回腸末端を単孔式ストーマにして回腸に結腸を端側吻合する形が好んで用いられる。人工肛門を一期的に閉鎖した場合，合併症が起きた際に内視鏡を行うことが困難となるため，いったん Bishop-Koop 式の端側回腸人工肛門を作成した後，合併症がないことを確認して人工肛門を閉鎖することも行われる。

(4) 閉腹

　短腸症候群の患者は，もともと腹腔内に占める消化管の容積が小さいため，移植後に閉腹が困難なことが多々ある。移植臓器の部分切除を行って容積を小さくし，術中に後腹膜の剝離を行って腹腔内容積を拡げる努力をするが，それでも不十分な場合も多々ある。

　その場合，移植当日にはメッシュにて腹壁を閉鎖した後に，二期的に腹壁閉鎖を行う。二期的な閉鎖でも腹壁閉鎖が困難な症例では，人工被覆剤が用いられる。

4. 成績（合併症を含む）

　本邦の小腸移植の成績をみると，患者の 1 年生存率は 87% とほぼ 9 割に近く，5 年生存率は 68% となっている。この成績は，海外のデータに比して優れたものとなっている。グラフト生着率も，1 年生着率が 81%，5 年生着率がそれぞれ 56%，とこれもまた良好な成績を示している。過去において小腸移植が実施されてこなかった理由の一つにはその成績のわるさがあげられるが，近年の成績の改善に伴い小腸移植が難治性腸管不全の標準的治療の一つとなりうるものだと考える。とくに，静脈

栄養の合併症をひき起こし，予後が不良な患者に対してならば十分検討するに値するといえる。

1）免疫抑制薬

現在，ほとんどの移植センターではタクロリムスを主体とした免役抑制薬を小腸移植に用いている[9]。術直後のタクロリムスのトラフレベルは 15〜20ng/ml が基準とされている。また，ステロイドの投与は，他の臓器移植と同様に，術中再還流後に大量投与を行い，術後漸減していく。

近年の本邦での小腸移植は，daclizumab (Zenapax®) の導入療法に，タクロリムス＋ステロイドの維持療法がほとんであったが，現在では本邦で入手可能なバシリキシマブ（シムレクト®）や抗ヒト胸腺細胞ウサギ免疫グロブリン（サイモグロブリン®）の投与が試みられている[10]。

2）拒絶反応

小腸に対する急性拒絶反応は最も頻度の高い合併症であり，拒絶反応を早期の検出することが小腸移植後の術後管理としては最も重要な課題となる。手術直後からの定期的な内視鏡と組織学的な検査が早期拒絶反応の発見のために重要である[11]。術直後は週 2 回の内視鏡検査を行う。また，人工肛門排泄量の増加，性状の変化，発熱などを認めた場合には緊急の内視鏡も追加される。そのため，移植病理医との綿密な連携も重要である。

肝・小腸同時移植において，肝臓は小腸に対して保護的効果を発揮して拒絶が起こりにくいというデータが出ている。また，多臓器移植は高度の拒絶反応に対して保護的に働いている可能性がある[12]。

3）感染

他の臓器移植と同様に，小腸移植においても感染症の予防は必須課題である。死亡原因としては，敗血症からなる多臓器不全が 60% 前後である。

術直後からの抗菌薬の使用も重要であり，サイトメガロウイルス (CMV) 感染症，ニューモシスティス・カリニ原虫に対するガンシクロビル，バルガンシクロビル，スルファメソキサゾール・トリメトプリム合剤の予防薬の使用にのみならず，アムホテリシン B リポソーム製剤などの抗真菌薬も予防的に使用している。

また，カテーテル感染も高率で発生し，グラム陰性桿菌による菌血症では望まざる転帰をとる場合もあるので，カテーテル感染が疑われる場合には，血液培養の結果を待たずにカテーテルを抜去しなければ，不幸な転帰をきたす場合もある。

消化管の感染としては，クロストリジウムディフィシル (*Clostridium difficile*)，ロタウイルス，アデノウイルスなどが特定される場合もあるが，起因菌を特定できない場合も多く認められる。

正常な腸内細菌叢の維持も重要な課題で，慢性的な人工肛門排泄量の増加，消化管潰瘍などに対して乳酸菌製剤などの細菌製剤がよく使用される。

5. 今後の課題

2011 年に行われた腸管不全の全国調査においては，少なくとも 100 名弱の小腸移植の適応患者がいると考えられている。小腸移植の適応患者が適切に小腸移植の実施施設に紹介される体制をとらなければならない。また，小腸移植の成績についてはまだまだ改善する余地があるところである。

多臓器移植は国際的には小腸移植の大きな割合を占める移植であり，肝不全を伴った腸管不全や腸管運動障害に対する小腸移植のためには多臓器同時移植を実現可能する必要があろう。

改正臓器移植法が施行され，小児からの臓器提供が可能になったことから，乳幼児も含めた小児の臓器提供ができる環境を整えていく必要がある。

最後に，小腸移植の普及を阻んでいる理由に保険適用でないことから医療費が高額となることがあげられ，早期に保険適用が認められることが重要である。

■文献

1) Grant D, Abu-Elmagd K, Mazariegos G, et al：Intestinal transplant registry report: global activity and trends. Am J Transplant. 2015；15：210-219.

2) 上野豪久，松浦俊治，奥山宏臣，他；日本小腸移植研究会：本邦小腸移植症例登録報告. 移植 2016；51：187-192.

3) Pironi L, Arends J, Bozzetti F, et al：ESPEN guidelines on chronic intestinal failure in adults. Clin Nutr. 2016；35：247-307.

4) Buchman AL, Scolapio J, Fryer J：AGA technical review on short bowel syndrome and intestinal transplantation. Gastroenterology. 2003；124：1111-1134.

5) Kaufman SS, Atkinson JB, Bianchi A, et al：Indications for pediatric intestinal transplantation: a position paper of the American Society of Transplantation. Pediatr Transplant. 2001；5：80-87.

6) Tzakis AG, Kato T, Levi DM, et al：100 multivisceral transplants at a single center. Ann Surg. 2005；242：480-490；discussion 491-493.

7) Schraut WH, Abraham VS, Lee KK：Portal versus caval venous drainage of small bowel allografts: technical and metabolic consequences. Surgery. 1986；99：193-198.

8) Kato T, Selvaggi G, Gaynor JJ, et al：Inclusion of donor colon and ileocecal valve in intestinal transplantation. Transplantation. 2008；86：293-297.

9) Tzakis AG, Tryphonopoulos P, Kato T, et al：Intestinal transplantation: advances in immunosuppression and surgical techniques. Transplant Proc. 2003；35：1925-1926.

10) Abu-Elmagd KM, Costa G, Bond GJ, et al：Evolution of the immunosuppressive strategies for the intestinal and multivisceral recipients with special reference to allograft immunity and achievement of partial tolerance. Transpl Int. 2009；22：96-109.

11) Lee RG, Nakamura K, Tsamandas AC, et al：Pathology of human intestinal transplantation. Gastroenterology. 1996；110：1820-1834.

12) Kato T, Gaynor JJ, Selvaggi G, et al：Intestinal transplantation in children: a summary of clinical outcomes and prognostic factors in 108 patients from a single center. J Gastrointest Surg. 2005；9：75-89；discussion 89.

〔上野　豪久〕

第16章

普及・啓発活動

Ⅰ 組織提供増加のための取り組み～海外の手法を学ぶ～

　現在の日本組織移植学会（JSTT）で定義される組織には，発足当時の皮膚，骨，心臓弁・血管，および膵島，羊膜などが追加されている。組織の提供を増加させるためには，従来の心停止下での提供のみならず脳死下臓器提供や生体からの提供へも対応しなければならない。

　本邦の組織バンクの性格上，総合的な組織バンクは少なく，その多くが単一の組織を対象としている。そのため，バンク独自の活動により必要とする組織を獲得する活動に主眼が置かれるが，効率性を考えると，組織バンク間での連携した活動が必要である。

　一方，臓器提供の情報では，複数の臓器とともに組織の提供を希望する場合も少なからずあるため，臓器提供の意思確認の際に，組織提供意思の確認を円滑に行える体制も重要である。本邦においては，「臓器の移植に関する法律（臓器移植法）」で臓器と臓器斡旋と組織移植が区別されていることから，日本臓器移植ネットワーク（JOTNW）の設立時に組織移植に関しての選択肢の提示を行わずに進められてきた。その後，JSTT の設立により，従来病院単位で実施していた心臓弁等の組織バンクを独立したバンク化し認定作業を開始したが，地域性が高く組織により提供ができる地域，時間などが画一化されていなかった経緯からも，臓器提供の承諾の際に，組織の提供を全国的に統一したインフォームド・コンセントが行えなかった。現在は，臓器と組織が教育も統一化されて，円滑に，臓器と組織のインフォームド・コンセントが行える地域が増加していることは提供者の立場からも大変望ましいことである。

1. EDHEP (European Donor Hospital Education)

　海外では提供者の増加に向けたプログラムが施行されてきた。1970 年代には，欧州において臓器提供時の悲嘆家族へのアプローチ方法と正確な情報伝達方法の教育，ならびに医療従事者やドナー家族の満足度の向上に向けたプログラムを集約した EDHEP が開始された。とくに，当時は欧州でも臓器提供が発生する救急医療や集中治療の現場に，外部から臓器斡旋機関の職員が介入してくることに対してまだ抵抗が大きい医療文化であったため，グリーフケアを担う医療機関からの介入を目的として開発された教育モデルであった。現在でもグリーフケアの要素として得るべき内容は多い。

2. DAP (Donor Action Program)

　その後，ベルギーに設立された Donor Action Foundation による DAP が開発された。このプログラムはより具体的で，移植コーディネーターが医療機関に介入する際のターゲットの絞り方を 5 つの段階に切り分け，①ドナー候補の識別，②ドナー照会，③家族ケア，④ドナー管理，⑤臓器摘出，の各項目における臓器提供プロセスの現状分析と問題の発掘を行い，それらの問題点の改善策を盛り込んだアクションプランにして実施し，数カ月単位で評価して，さらに最初の現状分析と問題の発掘といういわゆるデミングの管理（PDCA サイクル）に落としたものである（図16-1）。これらの分析は，

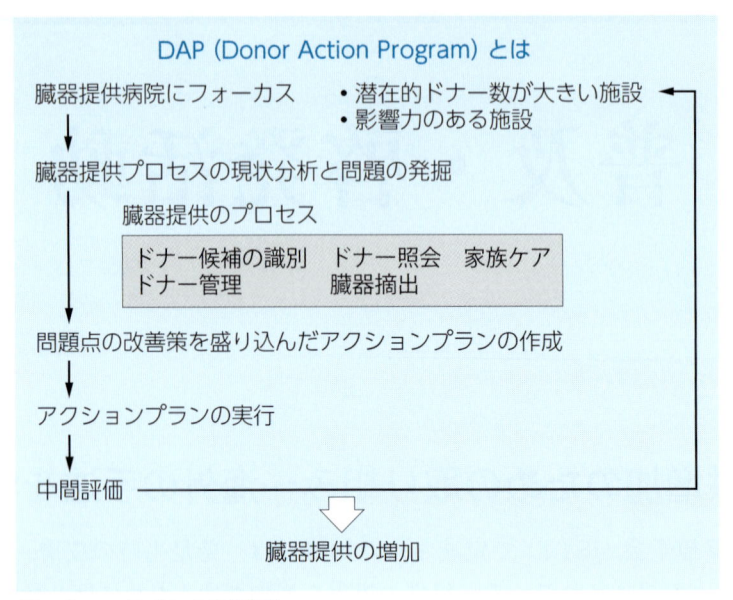

図 16-1　DAP の展開図

国際基準となっている医療機関職員の意識調査（hospital attitude survey；HAS）と，カルテからポテンシャルドナーの識別を行う医療記録調査（medical record review；MRR）の 2 つのツールから行うものである。

　HAS では，職員の臓器提供に関する意識調査を行い，とくに職種ごと，職場ごとでの意識を集約し，臓器提供のプロセスやグリーフケア，コミュニケーションスキル，臓器提供の同意を得るプロセス等の具体的な教育経験と教育ニーズをくみ上げることが可能である。そのうえで，研修プログラムを実施し，その後に実施する HAS との比較により効果測定が行えるものである。また，実際の提供に接した職員に対して調査を行うことで，職員の意識変化やストレスとなっている点の解析も行うことが可能となり，活用による職員満足度調査（employee satisfaction；ES）で医療機関に貢献することが可能となる。MRR は，医療機関での臓器提供のプロセスをカルテから調査し，ターゲットとする部門でのプロセス管理を行う手法である。初期段階では全死亡症例を抽出し，そのなかから 75 歳未満，医学的に臓器提供の適応のある者，呼吸器が使用されている数，脳死とされる状態，脳死の診断の有無，家族へのオプション提示などの段階を追っての解析が行え，これらの数字をもとに国際比較までの他院との統計学的解析が行えるものである。導入当初のデータ入力の作業量が多いため当初の負担は少なくないが，医療機関においてどのようなポテンシャルドナーの流れになっているのか，また，他の医療機関や地域，国との比較が可能となり，自施設の特徴とその原因分析ができる。そのうえで，改善計画を設定して特定の期限をそのプランに沿って実施，中間評価を行い，有効性を確認する作業を繰り返すという PDCA サイクルを実施するものである。このプログラムで重要なのはアクションプランの妥当性で，これらの立案，実施のためのドナーアクション委員会を医療機関に設置して計画的に機能させることである。

3.　TPM（Transplant Procurement Management）

　DAP を開始した当初のメンバーでもあり，その後院内体制の整備のために訓練された医療従事者が，救急の現場で行うべき行動を体系化したのが TPM である。1980 年代中盤よりスペインのバルセロナ大学において開始され，とくに救急や ICU をユニットで管理する手法である。このプログラムが秀でているのは，集中治療医，麻酔科医，救急の看護師を中心に，ポテンシャルドナーのディテクション，家族ケア，ドナー管理といった DAP で実施されていた内容を初級からマスターまでの各種コースで受講し，コースごとに上級化するものである。メインとなるアドバンスコースでは，5 日

間，40〜50名程度の受講者に対して35名ほどの講師が座学，グループワークなど，多彩な教育を実施する。近年では国際コースを英語で実施しており，

- detection, identification and selection of donors
- death diagnosis
- donor management
- organ viability studies
- family approach for organ donation
- organ recovery and preservation techniques
- organ sharing and allocation
- DCD（donation after cardiac death）
- living donation
- tissue procurement, processing and distribution
- ethics and legislation
- public education and mass media
- evaluation of donation-transplant process
- organizational models

をカバーする。

世界保健機構（World Health Organization；WHO）でも世界的に成功した当モデルを推奨しており，イタリア，クロアチア，中国など多くの国がその手法を取り入れている。運営母体もDTI（Donation & Transplantation Institute）と改組され，TPMを実施している。組織においても，Tissue Banking & Advanced Therapies Training Programが開始され，onlineでのコースとして，

- tissue donor detection and selection criteria
- ethical and regulatory issues in tissue banking
- quality management in tissue banking
- sterilization of tissue grafts
- eye banking
- cardiovascular banking
- musculoskeletal banking
- skin banking
- advanced therapies
- stem cells and cord blood banking
- gamete banking
- tissue living donation

の項目に関してトレーニングを実施している。

face to faceコースとしては下記が実施されている。

- tissue and eye banking today
- legal, ethical and regulatory aspects
- quality management
- traceability and Biovigilance
- detection, identification and suitability of tissue and eye donors
- tissue and eye recovery and processing
- tissue and eye processing facilities organization and design
- clinical graft applications
    ocular and amniotic membrane

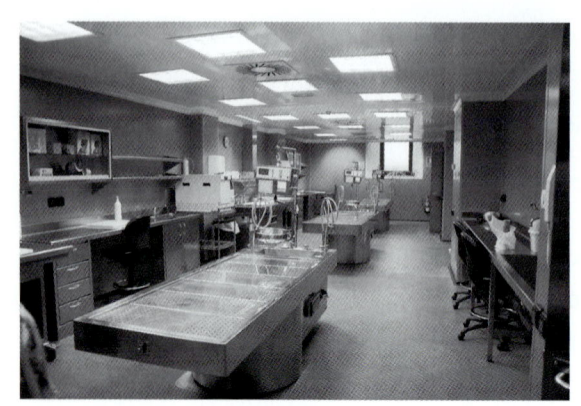

図 16-2　コースの研修環境

　　　　skin

　　　　cardiovascular

　　　　musculoskeletal

　• hematopoietic stem cells

　• advanced therapies

　また，これらの双方を受講できるコースも完備されている。さらに，臓器，組織，細胞を統合した international master in donation and transplantation of organs, tissues and cells のコースも開始された。組織バンクに関するコースでは研修環境も整えられている（図 16-2）。

　一方，米国では米国組織バンク協会（American Association of Tissue Banks；AATB）ならびに米国アイバンク協会（Eye Bank Association of America；EBAA）のそれぞれ世界最大の団体が，医学基準を米国食品医薬品局（Food and Drug Administration；FDA）参加の下，年 2 回改定を行うと同時に，各地の OPO（organ procurement organization）と共同で組織バンクとアイバンクが共同で collaborative を実施し，ポテンシャルドナーの報告率を上る，組織間のドナー情報のシェアリングを行うなどの活動を実施した。

　米国においては州法で，referral が義務付けられている州が多い。つまり，臓器，組織提供の可能性のある患者が発生した際に，州の臓器提供レジストリーシステムで提供意思を確認する必要がある。これらの作業を医療機関が個別に行う際には，抜けが生じた入り人件費がかさむ。これらのことから比較的大きな医療機関では，アイバンクや OPO などと契約し，この業務を委託することが一般的となっている。斡旋機関での業務対応方法，手法により，提供者数が大きく変動する。医療機関としては，法的義務を安価に達成することが目的となり，斡旋機関としては効率的に提供につなげることが目標となる。カリフォルニア州の場合では，Health Safety Code（HSC§7150.55）により，2 段階の確認が義務付けられている。第一に，警官等の法執行官，消防士，パラメディックや救急隊員は，死亡，もしくは死に近い状態である者の臓器提供意思，もしくは拒否の意思を確認すること，第二に，医療従事者はドナー登録されている記録を確認する義務があり，donate life の California Organ and Tissue Donor Registry とその他，アイバンクなどの donor registry を確認することとされている。これらの法的根拠においては，医療機関にポテンシャルドナーの状態にある患者（脳死下，心停止下の患者）が発生した場合に，臓器・組織の提供のレジストリーを確認する義務を州法で規定している場合が多く，斡旋機関は医療機関と契約して，レジストリー確認および家族への承諾をコーディネーターにより行っている。斡旋機関（OPO やある程度の規模の組織バンク）では，当該専門部署が設置されており，承諾作業後に，医療機関への報告，摘出の手配，斡旋，ドナーファミリーケアなどを実施して，これらの各機関に対するインセンティブが健全に確立している。

　スペインのような社会保障制度が確立し，医師にとって集中治療科や麻酔科にとって，TPM と

なって救急の現場で活躍することがキャリアアップにつながる仕組みになっている。その教育方法自体も学ぶべき点が多く，WHO でも推奨する手法となっているが，その教育内容とともに，社会として医療制度に組み込まれ，国民の臓器提供意思が確実に活かされるための制度が裏打ちしているために成功していることにも注目しなければならない。

一方，米国の場合のように，州法での規定のうえで医療機関の経営上のインセンティブを斡旋機関との契約で行使する仕組みでは，斡旋機関の質により結果が左右されるため，経済的なインセンティブ，すなわち提供が増加した場合に経営が改善するという資本原理で動いている国もある。

本邦においては，独自の文化と医療制度を持っており，終末期医療，とくに急性期医療機関における医療体制に対して，臓器移植法に規定されている生前の移植医療に自身の臓器が資する国民の希望を活かすために，施設基準，医療保険制度においても独自の方策が必要である。

平成 25（2013）年度の世論調査では，国民の 43.1％が臓器提供を希望している。この数字は前述のスペインなどと比較しても高い数字となっており，国民の希望を真にかなえられる医療体制，社会体制を構築することが，本邦が海外の成功事例から学ぶべき点であり，個々の手法のみでなく国としての医療制度に適した方策を模索し，改善を続ける必要がある。

〔篠崎 尚史〕

Ⅱ 啓発活動

1. 一般の人々への啓発活動

一般の人々を対象に臓器・組織提供，移植医療の知識，認識を広めるため，メディアや講演会等で広報活動を行う。しかし，すぐに提供数の増加に結びつくわけではなく，移植医療の意義と価値を示すためには継続的に行うことが重要であり，さまざまな年齢層にも受け入れられやすい情報の提供をしなければならない。

広報（public relation）とは PR 活動をいう。特定の組織と一般の人々が相互理解を確立し，その関係を維持，促進させていくための組織側からの働きかけである。パンフレット掲示，ホームページ，講演会等多様な媒体を用いて，対象者に内容等をアピールする。

広告（commercial）とは世間一般に告げ知らせることである。商業上の目的で商品やサービス，事業等の情報を積極的に世間に広く宣伝する活動である。

2. 医療従事者への啓発活動

医療従事者への啓発活動は，臓器・組織移植において患者の提供意思を尊重するためにもきわめて重要な活動の一つである。この医療従事者への啓発活動を病院開発ともいう。医療機関は提供されうる方，およびその家族の意思を汲むことが重要であり，医療機関が提供意思を拒む権利は持ち合わせていないということを十分に理解してもらいながら進めていくことが重要である。

しかしながら，提供症例が発生することは，医療機関にとっては，通常業務に影響を与えるなどさまざまな問題が発生するため，大変な業務であることに相違ない。このため啓発活動は，意識改革（医療従事者が提供意思確認をすることの任務），システム構築（臓器・組織提供が円滑に行われるための環境構築）を双方意識して進めなければならない。システムを構築するためには意識改革をまず行う必要がある。また，医療機関が意思確認の認識を深めていくことにより，各施設の環境に応じて自発的にシステム構築がなされることが望ましく，その自発性および手助けをコーディネーターがサポートすることが望ましいと考えられる。

1）病院開発の目標

病院開発の目標は，円滑な臓器・組織提供が行えるシステムの構築である。サービスアプローチ，

情報提供システム，病院との関係維持がこのシステムの基本的コンセプトである。

(1) サービスアプローチ

　ドナーコーディネーターは，提供側にサービスを行うと思われがちであるが，第一にレシピエント，第二に移植医・移植医療機関，第三にドナー本人，そしてドナー家族にサービスを行わなければならない。移植医療は移植が必要な患者を救うことが目的であり，質の高い臓器・組織を提供することがサービスであるため，レシピエントが第一である。

　移植医・移植医療機関には質の高い医療を行ってもらわなければならないため，技術や知識を高めるための講習会の開催などサービスを行う。

　ドナー家族のケアは，移植医療の発展を大きく左右する。コーディネーターにとっては，一症例が積み重ねの一つと捉えられがちであるが，ドナー家族にとってはこの症例がすべてであることを常に感じながら活動することが重要である。

　提供病院はポテンシャルドナーの供給源である。臓器・組織提供を望む人にとって，医療機関はその意思を忠実に継承するための窓口であり，ドナーコーディネーターは医療従事者に「罪悪感を抱かせず，誇りを持つ」という実感を与えることが役割である。近年，院内コーディネーターの役割も重要視されており，ドナー家族に対する継続的ケアの補助や，提供病院の提供に関する法的事項を遵守（脳死判定等），提供病院に移植適応患者が発生した場合の対応を円滑に行えるように対応するための連携が重要であり，それらが提供病院へのサービスである。

(2) 情報提供システム

　24 時間の電話対応等のいつでも対応できるシステム，医療従事者への簡潔なプロトコール（一度の連絡で完了できるシステム）を提供することが必要である。最高のサービスを提供することがコーディネーターの役割であり，電話が通じないことがないようにしなければならない。

(3) 病院との関係維持

　医療機関における院内システムについて，院内コーディネーター等のキーパーソンとともに院内全体の取り組みとしての理解を深めておくことが重要であり，クレームの収集方法のフォーマット化や提供病院訪問の規格化も行う。そのうえで，提供病院訪問を行い，サイレントクレームの特定化や情報経路の人材トレーニングを行いつつ，コミュニケーションを図っていく。レシピエントやドナー家族の情報をフィードバックし，成果の共有を行うことが大切である。

2) 病院開発の手順

　病院開発の具体的な手順として，まず地域内医療機関の提供体制に関するレベル分類，キーパーソンの有無（院内コーディネーター設置の有無および役割，権限などの個別情報収集），ベッド数，患者種別，年間死亡数，脳死件数，過去の提供事例・問題等を調査することから始める。そのうえで，連絡体制を準備し，病院関係者に面会し，提供に協力を得られるキーパーソンをあらためて選定していかなければならない。ドナーとなりえた患者がなぜ，どこで，実際のドナーになりえなかったかを明らかにし，要因を抽出していくことが重要である。そして，その病院に合わせた，オーダーメードの臓器・組織提供のプログラムを作成し，提供が可能な状態を継続し維持していくことが必要である。

〔渡邉　和誉〕

編 集 後 記

日本組織移植学会教育委員会　委員長

剣持　敬

　組織移植医療は法律下で行われる臓器移植医療に比較して認知度が低く，また専門家も少ないのが現状です。何とか日本でも組織移植医療を発展させるべく，日本組織移植学会では種々の取り組みを行ってきました。その一つとして，2005年より組織移植コーディネーター，2015年より組織移植医の認定を実施しています。これまでには，組織移植コーディネーターの教科書として『移植コーディネーター概論』を作成してまいりましたが，いくつかのアップデートを含めたこと，さらには組織移植医認定の移行期が終了し，筆記試験が導入されることより，本格的な組織移植の教科書を刊行する運びとなりました。

　刊行にあたっては，現在の日本の組織移植医療をリードする第一線の先生方，コーディネーターの皆さまに執筆をお願いしました。その内容も医学的なもののみでなく，日本の組織移植医療の歴史，現在の実施体制など，本書をみれば組織移植のすべてが理解されるものとなっていると自負しております。本書が，認定を目指す医師，コーディネーターのみならず，多くの医療関係者にとって，組織移植医療への理解が深まるツールとなっていただければ幸いに存じます。

　最後に，短期間にもかかわらず執筆いただきました先生方，コーディネーターの皆さま，編集から刊行までをしていただきました，株式会社へるす出版の斉藤浩司殿に深謝いたします。

編集：日本組織移植学会教育委員会（◎委員長，○幹事）

◎剣持 敬，穴澤貴行，伊藤泰平，後藤満一，篠崎尚史，外園千恵，田中秀治，
田村純人，蜂谷裕道，本村 昇，青木 大，○明石優美

索　引

組織移植 Text Book
組織移植医・組織移植コーディネーターにむけて

定価（本体価格 5,000 円＋税）

2018年7月25日　第1版第1刷発行

監　修／日本組織移植学会
編　集／日本組織移植学会教育委員会
発行者／佐藤　枢
発行所／株式会社 **へるす出版**
　　　　〒164-0001　東京都中野区中野 2－2－3
　　　　Tel. 03（3384）8035［販売］　03（3384）8177［編集］
　　　　振替 00180-7-175971
　　　　https://www.herusu-shuppan.co.jp
印刷所／永和印刷株式会社

©2018, Printed in Japan
落丁本，乱丁本はお取り替えいたします。　　　　　　　　〈検印省略〉
ISBN978-4-89269-955-9